临床专科护理与护理管理

LINCHUANG ZHUANKE HULI YU HULI GUANLI

◉ 主编　李层层　臧雯雯　万会会　王丽丽
　　　　谢玉花　祁业英　吴炳敏

黑龙江科学技术出版社
HEILONGJIANG SCIENCE AND TECHNOLOGY PRESS

图书在版编目(CIP)数据

临床专科护理与护理管理 / 李层层等主编. -- 哈尔滨：黑龙江科学技术出版社，2024.4

ISBN 978-7-5719-2367-9

Ⅰ．①临…　Ⅱ．①李…　Ⅲ．①护理学　Ⅳ．①R47

中国国家版本馆CIP数据核字（2024）第068519号

临床专科护理与护理管理
LINCHUANG ZHUANKE HULI YU HULI GUANLI

主　　编	李层层　臧雯雯　万会会　王丽丽　谢玉花　祁业英　吴炳敏
责任编辑	陈兆红
封面设计	宗　宁
出　　版	黑龙江科学技术出版社
	地址：哈尔滨市南岗区公安街70-2号　邮编：150007
	电话：（0451）53642106　传真：（0451）53642143
	网址：www.lkcbs.cn
发　　行	全国新华书店
印　　刷	黑龙江龙江传媒有限责任公司
开　　本	787 mm×1092 mm　1/16
印　　张	22
字　　数	554千字
版　　次	2024年4月第1版
印　　次	2024年4月第1次印刷
书　　号	ISBN 978-7-5719-2367-9
定　　价	238.00元

编委会

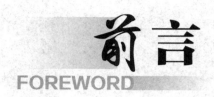

前言
FOREWORD

护理学是以自然科学和社会科学理论为基础,研究维护、促进、恢复人类健康的护理理论、技能及其发展规律的综合性应用科学,是医学科学的一门独立学科。专科护理在我国医疗卫生事业的发展中发挥着极其重要的作用,广大护理工作人员在协助临床诊疗、救治生命、促进康复、减轻疼痛及增进医患和谐方面肩负着大量工作。现代护理理论的提出是为了更好地解决临床护理工作中遇到的问题,提高专科护理工作者的护理水平。因此,我们组织了一批具有丰富经验的护理专家,结合自身临床实践经验共同编写了这本《临床专科护理与护理管理》,展示了相关疾病在诊疗、护理过程中使用的新技术、新方法,尽力做到贴近临床、科学严谨。

本书以现有护理知识体系为基础,融入编者多年的临床经验,结合了现代护理发展的最新成果,主要围绕临床常见疾病护理展开。本书不仅对常见病的病因、发病机制、临床表现进行了阐述,而且着重介绍了各种疾病的护理评估、护理诊断、护理措施等一系列完整的护理程序,涵盖了丰富的护理基础理论与实践操作经验,内容翔实,逻辑清晰,可以为读者提供详尽的临床思路,体现了较强的实用性、科学性、指导性,具有较高的参考价值。本书适合临床护理工作人员参考使用,也适合医学院实习生进行翻阅学习。

鉴于编者的语言组织能力和本书篇幅有限,本书内容不能反映护理学的全部进展,书中存在的失误和疏漏之处,希望广大读者不吝赐教,以便后期改正。

《临床专科护理与护理管理》编委会
2024 年 1 月

目录
CONTENTS

第一章　护理管理

第一节　管理理论引入护理管理

护理管理学是管理科学在护理事业中的具体应用,是一门系统而完整的管理分支学科。它结合护理工作的特点,研究护理的规律性,在实现护理学科目标中提供一种重要手段及根本保证。在大量的护理实践中,护理人员要运用科学管理方法,组织执行护理职责、完成护理任务,因此,它也是护理中基本的重要的工作内容。

一、概念

联合国世界卫生组织(WHO)护理专家委员会认为:"护理管理是发挥护士的潜在能力和有关人员及辅助人员的作用,或者运用设备和环境、社会活动等,在提高人类健康中有系统地发挥这些作用的过程。"我国台湾出版的《护理行政管理学》提出:"护理管理是促使护理人员提供良好护理质量之工作'过程'"。美国护理专家吉利斯(Gillies)认为:护理管理过程应包括资料收集、规划、组织、人事管理、领导与控制的功能。他认为卓越的护理管理者若能具备规划、组织、领导、控制的能力,对人力、财力、物力、时间能做最经济有效的运用,必能达到最高效率与收到最大效果。

护理管理是以提高护理质量和工作效率为主要目的的活动过程。管理中要对护理工作的诸输入要素,进行科学的计划、组织、领导、控制、协调,以便使护理系统达到最优运转,放大系统的效能,为服务对象提供最优的护理服务输出,并同时得到工作人员的提高发展和一定的研究成果。

二、护理管理的任务

护理管理是应用现代管理理论,紧密结合我国卫生改革的实际和护理学科的发展,研究护理工作的特点,找出其规律性,对护理工作中的人员、技术、设备及信息等进行科学的管理,以提高护理工作的效率和效果,提高护理质量。所以,护理管理的任务:①向人们提供最良好的护理。②应用科学化的管理过程。

中国的护理管理学经过了前20多年的建立和发展阶段,已经有所成就,但距离国际先进管理理论和在实践中的应用仍有很大差距。目前,我国护理管理面临的任务仍很艰巨。今后应进一步加快步伐,加强科学研究,并将研究成果推广、应用到卫生改革和医院改革的实践中。主要研究方向可考虑:①我国卫生改革的发展形势和护理管理的环境特点。②我国护理管理实践中的成功经验和存在问题。③研究、学习现代护理管理的理论、经验和技能并加以运用。④结合我国实际,考虑护理管理发展战略和策略。⑤发展、完善具有中国特色的护理管理学科。

三、护理管理研究范围

根据管理学的研究内容和特点,凡护理学研究的领域或护理活动所涉及的范围都是护理管理学的研究范围。

美国护理专家 Barbara J Stevens 博士提出了一个护理管理模型(图 1-1)。

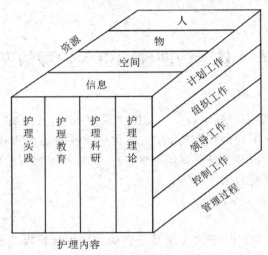

图 1-1　护理管理模型

该模型表示护理管理作为一个过程所涉及的范围。护理实践、护理教育、护理科研、护理理论都是管理应研究的部分。人、物、空间、信息是管理的要素,主要的资源。人力资源包括工作人员的数量、智力和类型;物质资源包括仪器、设备、物资和工程应用技术;空间资源包括建筑设计布局和规模;信息资源将提供社会和环境对护理服务的影响及反映等。

四、护理管理的特征

现代护理学已经发展为一门独立学科,护理服务的模式也发生了很大变化。护理服务面对的是人的健康和生命,它不同于工业、农业、商业等其他专业,有自己的学科特点。护理管理需要结合护理工作的实际特点和适应其规律性,因此要研究护理学科的特点,注意在实践中与之相适应。护理管理除具有一般管理学的特点外,还有以下特征。

(一)护理管理要适应护理作为独立性学科的要求

现代护理学综合应用了自然科学、社会科学、行为科学方面的知识,帮助、指导、照顾人们保持或重新获得体内外环境的相对平衡,以达到身心健康、精力充沛。护理工作有与医师协作进行诊断、治疗的任务,但主要是要独立地进行护理诊断和治疗人们现存的和潜在的健康问题的反应,有区别于医疗实践,工作有相对独立性。由于医学模式的转变,促使护理工作发展得更具有独立性、规律性的特点,这就要求在管理中应加以适应。例如,对患者的分类与护理、工作人员的分工与培养教育及质量管理,都应适应整体护理模式的需要与采取护理程序的方法,管理体制和管理方法均需要适应独立性的要求。

(二)护理管理要适应护理与多专业集体协作的协同性要求

医院工作是多种专科技术人员和医护、医技分工协作的单位。护理工作需要与各级医师协作对患者进行诊断、治疗,同时与手术、理疗、药房、放射、其他各种功能检查等医技科室及后勤服务部门工作有密切的联系。大量的护理质量问题与各方协同操作、协调服务有关,需要与各方面加强协同管理,以便更好地发挥整体协调与合作功能。

(三)护理管理要适应专业对护士素质修养的伦理性要求

由于护理职业主要工作对象是患者,面对的是人的健康与生命,是服务性很强的工作。因此对护士素质修养提出了特殊的要求。①安心本职,有良好的医学道德,树立革命的人道主义精神。②要有高度的责任感和认真细致的工作作风。③业务技术上要精益求精,严格操作规程和严谨的科学态度。④仪表整洁、举止大方,使患者感到亲切、信赖、安全并能充分合作。培养和保持护士的良好伦理道德和素质修养是护理管理建设的重要内容之一。

(四)护理管理要适应护理工作的科学性和技术性的要求

现代护理理论和实践的不断发展,新技术、新知识的引入,加强了护理的科学性、技术性。由于护理是为人类健康服务的工作,尤其是临床护理是以患者为中心,具有较强的科学性、技术性和脑力劳动特征,要求护理管理中重视护理业务技术管理;加强专业化、信息化建设;通过继续教育和建立学习型组织,提高人员业务水平和终身学习的自觉性与能力;并培养一批专业带头人才;还要注意培养护理人员工作的责任心、主动性及创造精神。

(五)护理管理要适应护理人员人际沟通广泛性的要求

护理工作在医院内需要与各方协作,因此,与各部门广泛交往,与医师、后勤人员、患者及家属和社区人员的人际关系及沟通技巧甚为重要。培养护理人员良好的人际沟通技巧、准确表达能力与符合专业要求的礼仪也是护理管理建设的重要内容。

(六)护理管理要适应护理工作的连续性、时间性和性别特点的要求

护理工作连续性强,夜班多,操作技术多,接触患者密切,精神紧张,工作劳累,生活很不规律。

时间性对护理工作也非常重要。患者较多时要分清轻重缓急,治疗时要分清药物的时间性,所有治疗、护理必须按时间进行。没有时间概念也就没有护理质量。

护理人员中妇女又占绝大多数,身心均有特殊性,且一般在家庭中负担较重。

护理管理者实施管理措施时,一方面必须十分重视保证临床工作的连续性、时间性、重视护理效果和质量,另一方面也要重视适当解决护理人员各种困难,保证愉快、安心工作。

(七)护理管理要适应护理工作的安全性的要求

患者到医院首先需要在安全的基础上进行诊疗,保证护理安全性是护理管理的重要特点。护理工作中危险因素很多,经常会遇到一些突发或危机事件,造成大量患者同时就诊或住院,需要紧急抢救及护理。护理操作多和工作环节多,也容易发生护理差错和事故,或出现医疗护理纠纷等。这些都需要管理中加强控制,时时处处把关,保证患者的治疗正确、及时、彻底、安全、有效。遇到危机情况,则需加强危机管理。

(八)护理管理综合性和实践性的特点

管理本身即有综合性和实践性,需综合利用有关的知识和理论。护理管理又是以管理学作为基础,在实践中还具有护理学科多种影响因素。例如基层护理管理者决策时,需综合考虑各方面影响因素。①医院内外环境因素:包括政策、法律、风俗习惯、地理位置、建筑条件、设备设施等。②组织机构因素:包括现行体制要求、自己的权限、成员编制数量及选择补充渠道、薪资和培训等管理措施、信息系统等。③组织目标宗旨:包括质量要求、工作效率、社会效益等。④人员状况:包括护理人员学历、经历、价值观、内聚力、工作动机及积极性等素质。⑤任务技术因素:包括医院任务的种类、计划、医疗护理技术水平、工作程序、要求的身体条件等。可见,实践中要综合考虑多方面因素,运用多方面业务和知识。

护理管理的实践性,即需要理论结合我国目前护理实践加以应用,积累自己的管理经验,增加对实际情况的切身体验。不断提高工作艺术性。

(九)护理管理广泛性的特点

护理管理涉及的范围广泛,包括行政管理、业务管理、教学管理、科研管理、信息管理等多方面广泛的内容。由于管理内容广泛,要求管理人员应具有相关的管理理论和较广泛的知识。

在医院内,几个层次护理管理人员各有自己的管理职责。护理副院长、护理部正副主任的职责主要是建立全院性的护理工作目标、任务和有关标准,组织和指导全院性护理工作,控制护理质量等;科护士长主要是组织贯彻执行上层管理部门提出的决策、任务,指导和管理本部门护理管理人员及所管辖的护理工作;基层护士长主要是管理和指导护士及患者工作;护士作为管理者也都有参与管理患者、管理病房、管理物品等职责,进行一定的管理活动。所以,护理中参加管理的人员较广泛。由于以上特点,要求护理管理知识的普及性及广泛性。

(谢玉花)

第二节 SWOT 分 析

一、SWOT分析模型简介

SWOT分析法又称态势分析法,20世纪80年代初由美国旧金山大学的管理学教授韦里克提出,经常被用于医疗机构战略制订、竞争对手分析等场合。在现在的战略规划报告里,SWOT分析已经成为众所周知和必用的分析工具。SWOT分析包括分析医疗机构的优势(strength)、劣势(weakness)、机会(opportunity)和威胁(threats)。因此,SWOT分析实际上是对医疗机构内外部条件各方面内容进行综合和概括,进而分析组织的优劣势、面临的机会和威胁的一种方法。通过SWOT分析,可以帮助医疗机构把资源和行动聚集在自己的强项和有最多机会的地方。

二、SWOT分析模型内容

优劣势分析主要是着眼于医疗机构自身的实力及其与竞争对手的比较,而机会和威胁分析将注意力放在外部环境的变化及对医疗机构的可能影响上。在分析时,应把所有的内部因素(即优劣势)集中在一起,然后用外部的力量来对这些因素进行评估。

（一）机会与威胁分析（OT）

随着经济、社会、科技等诸多方面的迅速发展，特别是世界经济全球化、一体化过程的加快，全球信息网络的建立和医疗消费需求的多样化，医疗机构所处的环境更为开放和动荡。这种变化几乎对所有医疗机构都产生了深刻的影响。环境分析成为一种日益重要的医疗机构的职能。环境发展趋势分为两大类：一类表示环境威胁；另一类表示环境机会。环境威胁指的是环境中一种不利的发展趋势所形成的挑战，如果不采取果断的战略行为，这种不利趋势将导致医院竞争地位受到削弱。环境机会就是对医院行为富有吸引力的领域，在这一领域中，该医院将拥有竞争优势。

（二）优势与劣势分析（SW）

每个医疗机构都要定期检查自己的优势与劣势，这可通过进行。医疗机构或医疗机构外的咨询机构都可利用"医疗机构经营管理检核表"的方式检查医疗机构的营销、财务、服务和组织能力等，每一方面都要按照强弱进行等级划分。两个医疗机构处在同一医疗服务市场，或者说它们向同一患者群体提供服务时，如果其中一个医疗机构有更高的服务能力或服务潜力，这个医疗机构就比另外一个医疗机构更具有竞争优势。换句话说，竞争优势是一个医疗机构超越其竞争对手的能力，这种能力有助于医疗机构战略目标的实现。竞争优势实际上说明一个医疗机构比其竞争对手有更强的综合优势，但是实际上医疗机构更希望明确在哪一方面具有优势，因为可以扬长避短。

（三）SWOT 分析步骤

（1）确认当前的战略是什么。

（2）确认医疗机构外部环境的变化。

（3）根据医疗机构资源组合情况，确认医疗机构的关键能力和关键限制。

（4）按照通用矩阵或类似的方式打分评价。

（5）把识别出的所有优势分成两组，是与行业中潜在的机会有关，还是与潜在的威胁有关。用同样的办法把劣势分成两组：一组与机会有关；另一组与威胁有关。将结果在 SWOT 分析图上定位或者用 SWOT 分析表，将刚才的优势和劣势按机会和威胁分别填入表格，形成 SWOT 战略方针，见图 1-2、1-3。

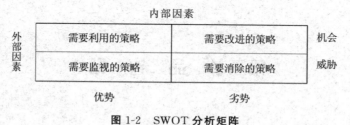

图 1-2　SWOT 分析矩阵

三、使用方法及注意事项

（一）成功应用 SWOT 分析法时应注意

（1）进行 SWOT 分析的时候必须对医院的优势与劣势有客观的认识。

（2）必须区分医院的现状与前景。

（3）必须全面考虑各种情况。

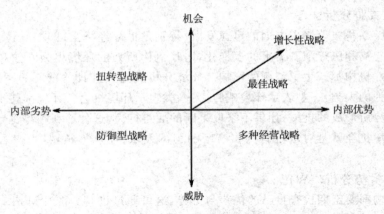

图 1-3 SWOT 分析结果的实施战略

（4）必须与竞争对手进行比较，优于或劣于竞争对手的方面。

（5）保持 SWOT 分析法的简洁化，避免复杂化与过度分析。

（6）SWOT 分析法因人而异。

（二）整体观念

由于医疗机构是一个整体，而且竞争性优势来源十分广泛，所以，在做优劣势分析时必须从整个价值链的每个环节上，将医疗机构与竞争对手做详细的对比。如果一个医疗机构在某一方面或几个方面的优势正是该行业医疗机构应具备的关键成功要素，那么，该医疗机构的综合竞争优势就强些。衡量一个医疗机构及其服务是否具有竞争优势，只能站在患者角度上，而不是站在医疗机构的角度上。

（三）局限性

与很多其他的战略模型一样，SWOT 模型也带有时代的局限性。以前的医疗机构可能比较关注成本、质量，现在的医疗机构可能更强调组织流程。SWOT 没有考虑到医疗机构改变现状的主动性，医疗机构是可以通过寻找新的资源来创造医疗机构所需要的优势，从而达到过去无法达成的战略目标。

（赵彩军）

第三节 品 管 圈

一、品管圈的简介

品管圈（quality control circle，QCC）是由日本石川馨博士所创。指同一工作现场、工作性质相似的人员自动自发进行品质管理所形成的小组，这些小组作为全面质量管理环节的一环，在自我启发、相互启发的原则下，活用各种统计工具，以全员参与的方式不断进行维护改善自己工作现场的活动。通过轻松愉快的现场管理方式，使护理人员自动自发地参与管理活动，在工作中获得满足感与成就感。

二、品管圈的主要内容

(一)组圈

由工作目标相同、场所相同、性质相同的3～10人组成品管圈,选出圈长。圈长通常由班、组长或部门主管、技术骨干担任。圈名由圈员共同商讨决定,最好选择富有持久性及象征性工作性质和意义的名字。

(二)选定主题

在充分了解、掌握部门工作现场问题的基础上,选定主题。工作现场的问题大致有效率问题、服务问题、品质问题等。选定主题应该慎重,要考虑其共通性,是圈能力可以解决的,可以数据量化,可以收到预期效果并且符合主要目标方针的主题。

(三)拟定活动计划

主题选定后,应拟定活动计划,事先拟定计划表对品管活动能否顺利推行并取得显著成效具有十分重要的作用。计划表可以周为单位来拟定,在实施过程中,如发现实际与计划有出入或停止不前,应立即找出问题所在并及时加以改进。在拟定计划表时应明确各步骤具体负责人看在活动推进过程中,需明确标注实施线,且计划线应在实施线之上。

(四)现况把握与分析

对工作现场进行调查分析,分析需用数据说话,这种数据的客观性、可比性、时限性,通过数据整理,分层分析,找到问题的症结。针对存在的问题进行原因分析,对诸多原因进行鉴别,找到主要原因,为制订策略提供依据。

(五)制订活动目标并解析

设定与主题对应的改善目标,目标要明确,最好用数据表示目标值并说明制订目标值的依据。

(六)检查对策

确定对策,用5W2H做法,具体为做什么(what);为什么做(why);谁来做(who);何地进行(where);何时(when);如何做(how);成本如何(how much)。讨论出的改善计划内容应包括改善项目主题、发生原因、对策措施、责任人、预定完成时间。

(七)实施对策

拟定具体的实施方法,实施前召集相关人员进行适当培训。实施过程中,负责专项责任的圈员应该负担起交到的责任,并控制过程中正确的做法。小组成员严格按照对策表列出的改进措施计划加以实施。每条对策实施完毕,应再次手机数据,与对策表中锁定的目标进行比较,检查对策是否彻底实施并达到要求。

(八)确认成效

把对策实施后的数据与实施前的现状及小组置顶的目标进行比较,计算经济效益,鼓舞士气,增加成就感,调动积极性。

(九)标准化

评价活动效果,优秀或良好者应保持下去,并将实施方案标准化,写成标准操作程序,并经有关部门确定。已经标准化的作业方法,要进行认真培训,并确定遵守,确保活动收获成效。

(十)检讨与改进

据实评价活动开展过程中每个步骤的实施效果,分析其优缺点,总结经验,探讨今后应努力的方向,为下一圈活动的顺利推行提供经验。

三、使用方法及注意事项

(1)品管圈已广泛应用于病房管理、专科护理、健康教育等护理质量管理的层面,实现了护理质量管理以物为中心的传统管理模式向以人为中心的现代管理模式的转化,体现并强调了全员、全过程、全部门质量控制的全面质量管理理念,对促进护理人才队伍发展亦有重要实践意义。

(2)推行以单位为主的品管圈是护理人员作为改善护理工作问题常用策略,通过活动的不断改进,提升医疗护理水平。品管圈方法的应用,提高了全员质量意识,充分调动了基层护理人员的积极性,开发了管理潜能,引导他们在临床工作中以护理质量为核心,以满足患者需求为导向,发现及寻求方法解决工作中的一些实际问题,包括工作流程的改进、相关制度的落实、质量监控的方法、护理程序的应用、护理表格的制作等。通过品质改善活动,提高管理效益和执行力,提高护理质量。

(3)在护理质量管理过程中成功推行品管圈活动的关键是准确把握问题点。来自临床一线工作现场的问题点往往很多,以手术室护理质量管理为例,常见的护理质量相关的问题,手术体位安全摆放、术后标本正确处置等,当圈员从不同角度提出问题后,如何准确把握关键问题,确保品管圈活动能顺利推行并收获实效,受限需要把问题整理分类,从各个角度加以分析,确定上述哪些是将来可能解决的,哪些是当下亟需解决的,哪些是潜在问题;其次是要考虑问题的共通性;同时要兼顾圈能力,对上述问题的把握能定量化,可用数据表示;并且要评估项目实施的预期效果。只有通过这样严谨的流程确定的问题点,才是关键问题点,只有准确把握好关键问题点才能为品管圈活动顺利推行打下坚实基础。

(高军清)

第四节 PDCA 循 环

一、PDCA 循环简介

PDCA 循环又称戴明循环(Deming cycle)。20 世纪 20 年代美国著名统计学家有"统计质量控制之父"美名的沃特·阿曼德·休哈特,率先提出"计划—执行—检查(plan-do-see)"的概念,后由美国质量管理专家戴明发展成为计划—执行—检查—处理(plan-do-check-action)的 PDCA模式,又被称为"戴明环"。PDCA 循环是计划、执行、检查、处理 4 个阶段的循环反复的过程,是一种程序化、标准化、科学化的管理方式,是发现问题和解决问题的过程。作为质量管理的基本方法,广泛应用于医疗和护理领域的各项工作中。

PDCA 循环的优点:①适用于日常管理,既适用于个人的管理,也适用于组织或团队管理。②PDCA 循环是发现问题、解决问题的过程,会随着一个问题的解决,随之产生新的变化演变出新的问题,也就可以是问题得到不断持续的改进和提高。③适用于项目管理,在护理管理中特别适用于护理专项管理工作的改进,包括护理质量管理、护理人力资源管理等方面。④有助于持续改进和提高,因此也适用于护理服务的改进或护理新技术的研发和应用,如护理服务流程的不断改进,护理服务质量的不断提高。

二、PDCA 循环的主要内容

PDCA 循环是一个质量持续改进模型,包括持续改进与不断提高的 4 个阶段 8 个步骤。①计划阶段:第 1 步分析质量现状,找出存在的质量问题;第 2 步分析产生质量问题的原因或影响因素;第 3 步找出影响质量的主要因素;第 4 步针对影响质量的主要原因研究对策,制订相应的管理或措施,提出改进计划和行动方案,并预测实际效果。②实施阶段:将预定的质量计划、目标、措施及分工要求等,予以实施,成为 PDCA 循环的第 5 步。③检查阶段:根据计划要求,对实际执行情况进行检查,将实际效果与预计目标进行比较,寻找和发现计划执行中的问题并进行改进,作为 PDCA 循环的第 6 步。④处理阶段:对检查结果进行分析、评价和总结,具体分为两个步骤,第 7 步把结果和经验纳入有关标准和规范中。巩固已取得的成绩,防止不良结果再次发生。第 8 步把没有解决的质量问题或新发现的质量问题转入下一个 PDCA 循环,为制订下一轮循环计划提供信息。处理阶段通过总结经验,巩固成绩,工作结果标准化;提出尚未解决的问题,转入下一个循环。原有的问题解决了,又会产生新的问题,问题不断出现又被不断解决,使得 PDCA 循环周而复始地不停运转,使得管理问题得到不断改善和完善。

三、使用方法及注意事项

(1)PDCA 循环作为科学的工作程序,是一个有机的整体,缺少任何一个环节都不可能产生预期效果,工作都很难得到改善。PDCA 循环作为科学的管理方法,是用于护理管理的各项工作和环节。对于循环过程的各个循环彼此联系,相互作用。护理质量管理作为医院质量管理的子循环,与医疗、医技、行政、后勤等部门的质量管理的子循环共同构成医院质量管理的大循环。各护理单元或护理服务项目又是医院护理质量体系中的子循环,这些大小循环相互影响,相互作用,整个医院的质量取决于各个子系统、各部门和各个环节的质量,而这些子系统、各个部门和环节又必须围绕医院的总的质量目标协同行动,因此,医院作为大循环是小循环的依据,小循环又是大循环的基础。PDCA 循环将医院各系统、各部门、各项工作有机地组织起来,彼此影响和促进,持续改进和提高。

(2)PDCA 循环是一个持续改进型,需要不断改进和完善,阶梯式、螺旋式提高,每次循环的结束,都意味着新的循环的开始,使管理的效果从一个水平上升到另一个水平。

(3)应用 PDCA 循环 4 个阶段 8 个步骤来解决质量问题时,需要收集和整理信息,要采用科学的方法进行数据分析,用数据说话,用事实说话。最常用的排列图、因果图、直方图、分层法、相关图、控制图及统计分析表七种统计方法,以数理统计为理论基础,科学可靠、直观地可以使 PDCA 循环建立在坚实的问题提出和分析的基础上。统计方法与 PDCA 循环关系见表 1-1。

表 1-1　统计方法与 PDCA 循环关系表

阶段	步骤	主要方法
P	1.分析现状、找出问题	排列图、直方图、控制图
	2.分析各种影响因素或原因	因果图
	3.找出主要影响因素	排列图,相关图
	4.针对主要原因,制订措施计划	回答"5W1H"(why、what、where、when、who、how)

续表

阶段	步骤	主要方法
D	5.执行、实施计划	
C	6.检查计划执行结果	排列图、直方图、控制图
A	7.总结成功经验,制订相应标准	制订或修改工作规程,检查规程及有关规章制度
	8.把未解决或新出现问题转入下一个 PDCA 循环	

（宋芳芳）

第五节　护理人员的培训

一、护理人员培训的目的与功能

(一)护理人员培训的目的

1.角色转变需要

帮助护理人员了解医院宗旨、文化、价值观和发展目标,增进护理人员对组织的认同感和归属感,尽快适应角色。

2.满足工作需要

学校教育主要是完成基础教育和基本专业技术教育,毕业时所拥有的仅仅为基础理论知识与技能操作方法。进入医院护理岗位后将从事的工作大多数则是专业性较强的理论知识与技能,所以必须对他们进行相应的培训。

3.适应发展需要

随着社会、经济、医学科学技术和教育的发展,只有通过接受培训,才能顺应发展的需要,不断转变观念,更新知识,提高技能,发展能力。

4.提升素质需要

培训可以促使具有不同价值观、信念、工作习惯的护理人员,按照社会、市场、岗位及管理的要求,形成统一、团结、和谐的工作团队和饱满的精神状态,提升护理人员整体素质,提高工作效率,创造优质护理服务质量。

(二)护理人员培训的功能

(1)掌握工作基本方法:通过培训,使新上岗的护理人员或调到新岗位的护理人员尽快进入工作角色,掌握工作基本方法,履行角色职责。

(2)理解护理工作宗旨:通过培训,帮助护理人员理解组织和护理工作的宗旨、价值观和发展目标,提高和增进护理人员对组织的认同感和归属感。

(3)改善护理工作态度:通过培训,强化护理人员的职业素质,为创造优质护理服务质量奠定基础。

(4)制订职业生涯规划:通过培训,协助护理人员结合自身特点制订职业生涯发展规划,使护理人员在完成各项护理工作的同时有意识地关注自身的发展,自觉地提高个人素质,最大限度地发展个人潜能。

在注重对个体培训的同时,有计划地进行护理人力资源团队的建设,以利于护理工作的顺利开展,有效优化护理质量,保障护理人力资源的可持续发展。

二、护理人员培训的程序

目前的护理人员培训程序一般由 3 个阶段组成:培训前准备阶段、培训中实施阶段和培训后评价阶段。

(一)培训前准备阶段

主要是进行培训需求分析、培训前测试和确立培训目标。培训需求分析是从医院发展、工作岗位需求及护理人员个人要求 3 个方面考虑。培训需求分析是确立培训目标、制订培训计划和评价培训效果的依据。

(二)培训中实施阶段

在确定培训需求的基础上,培训者要根据目标制订出相应的培训计划。培训计划包括培训内容、时间安排、培训方法、学习形式、培训制度、受训人员和培训人员及必要的经费预算等内容。培训内容的选择应体现学习目标,既要考虑培训的系统性,也要考虑培训的可行性、适宜性。培训人员的选择要注重资格(教师本身的专业性)和责任心。培训方法与学习形式的选择应根据培训的目标、医院条件和岗位需求综合考虑。

(三)培训后评价阶段

培训评价是保证培训效果的重要一环,其主要包括 4 个步骤。

1.确立评价目标

以目标为基础确立评价标准。标准应具体、可操作、符合培训计划。

2.控制培训过程

控制培训过程是指培训过程中不断根据目标、标准和受训者的特点,矫正培训方法和控制培训进程。培训过程中注意观察,及时了解培训情况,及时获得培训过程中的信息,矫正偏差,保证培训取得预期效果。

3.评价培训效果

包括培训效果的评价和培训经费使用的审核两个方面,常用的评价方法如下。

(1)书面评估表评价课堂理论培训效果。

(2)小组讨论形式评价,让受训者讲述学习收获和对培训的建议。

(3)相关试卷测试及技能考核。

(4)岗位实际工作考核,观察受训者在工作中使用新知识、新技能的情况。

(5)问卷调查,通过问卷比较受训者培训前后的工作表现。

培训经费使用的审核包括培训费用支出的有效性、可控性及合理性。

4.迁移评价效果

迁移评价效果是指把培训的效果应用于临床护理工作中,促进临床护理工作的优质化。

三、护理人员培训的形式和方法

(一)培训形式

1.岗前培训

岗前培训是使新员工熟悉组织,适应环境和岗位的过程。对刚进入工作单位的护士来说,最重要的是学会如何去做自己的工作及保持与自己角色相适应的行为方式。岗前培训能帮助新护士放弃自己与组织要求不相适应的理念、价值观和行为方式，以便尽快地适应新组织的要求、工作准则和工作方法。岗前培训首先要使新护士在和谐的气氛中融入工作环境，为以后的工作打下良好的基础。其次，要使护士了解医院的组织文化、经营思想和发展目标，帮助护士熟悉胜任工作的必要知识技能和职业道德规范，了解医院和护理系统的有关政策、规章制度和运转程序，熟悉岗位职责和工作环境。

2.脱产培训

脱产培训是根据医院护理工作的实际需要选派不同层次的护理骨干，集中时间离开工作岗位，到专门的学校、研究机构或其他培训机构进行学习或接受教育。这种培训可以系统地学习相关理论，因此，对提高培训人员的素质和专业能力具有积极影响。脱产培训包括短期或长期脱产学习、学历教育和新技能培训等形式。

3.在职培训

在职培训是指护理人员边工作边接受指导、教育的学习过程。这种培训方法多采用导师制，即由高年资护士向低年资护士传送知识和技能的过程。这种指导关系不仅体现在操作技能方面，同时，在价值观的形成、人际关系的建立及合作精神培养等方面都具有指导意义。

培训的安排有集中式、分散式、集中与分散相结合3种。集中式是由护理部统一安排所有新护士参加护理部组织的培训；分散式则由各临床科室护士长组织相应的临床师资，对进入本科室的新护士进行针对性的专科培训。集中与分散相结合则兼有上述两种形式。

（二）培训的方法

（1）讲授法：是一种以教师讲解为主的知识传授方法。通过教学人员的讲解可帮助学员理解有一定难度的知识。并且可同时对数量较多的护理人员进行培训。讲授法培训也可以结合案例分析进行讨论。可用于职业道德、规章制度、专科护理技术、护士礼仪等培训。

（2）演示法：是借助实物和教具，通过操作示范，使学员了解某项操作的完成步骤的一种教学方法。如心肺复苏术，呼吸机、监护仪、输液泵的使用等内容。演示法能激发学习者的学习兴趣，有利于加深对学习内容的理解。也可通过运用光盘、录像带、幻灯片等教具介绍医院的发展情况、医院环境、组织规模等，进行护士职业道德、行为规范、基础护理操作技术等教育。

（3）案例分析法：是通过观察和分析，让学员针对案例提出问题并找出解决问题方法的一种教学方法。案例分析法可以培养学员观察问题、分析问题和解决护理问题的实际能力。

（4）讨论法：是一种通过学员之间的讨论来加深对知识的理解、掌握和应用，并能解决疑难问题的培训方法。讨论法有利于知识和经验的交流，促使受训者积极思考，从而锻炼和培养实际工作能力。

（5）研讨会：是以学员感兴趣的题目为主，进行有特色的演讲，并发放相关材料，引导学习者讨论的培训方法。研讨会需要合适的场地，对参会人员数量和时间也有一定要求，这些因素都限制了研讨会的举行。适宜于在学校、研究机构或其他培训机构进行。

（6）其他方法：视听和多媒体教学法、角色扮演等方法均可选择性地运用于护理人员的培训教育。计算机网络技术的发展、远程教育手段等技术的应用，为提高护理人员的培训质量提供了更加广阔的前景。

（三）培训的内容

（1）公共部分：由护理部制订培训计划并组织实施，一般为1～2周。包括医院简介、医院环境、医院组织体系、有关规章制度、职业道德、护士礼仪与行为要求、有关法律法规及护理纠纷的防范、基本护理技术、急救技术(如心肺复苏)、院内感染预防、护理文书书写等,有些医院还组织新护士的授帽仪式。

(2)专科部分:由各临床科室分别制订计划并逐项落实,普通科室为3～4周,ICU、CCU、急诊科一般为6～8周。包括熟悉本科室环境、人员结构、各类人员职责、各班工作要求、质量控制标准等,以及本科室常见病和常见急症的主要临床表现、治疗(救治)原则及护理措施、主要专科检查和特殊诊疗技术的临床应用及主要护理措施(如各种造影检查、心电监护、呼吸机的应用)等。

(四)培训的考核

(1)公共部分由护理部统一组织安排,分为理论和技能两部分,理论部分包括有关规章制度、职业道德、护士礼仪与行为要求、有关法律法规及护理纠纷的防范、护理文书书写等内容;技能部分为主要基础护理操作技术、护士礼仪及语言的考核。

(2)专科部分由各专科护士长组织有关临床师资负责,以理论考试为主,包括护士的职责、各班工作要求、本科室常见病和常见急症的临床表现、治疗(救治)原则及护理措施、专科主要检查和特殊诊疗技术的临床应用及护理(如各种造影检查、心电监护、呼吸机的应用)等。

(五)护士的继续护理学教育

继续护理学教育是继护士的规范化培训之后,以学习新理论、新知识、新技术和新方法为主的一种终生性护理学教育。主要内容包括学术会议、专题讲座、调研考察报告、护理疑难病例讨论会、技术操作示教、专题培训班等,一般以短期和业余学习为主。

1.学分授予

继续护理学教育实行学分制,分为Ⅰ类学分和Ⅱ类学分。

2.学分制管理

继续护理学教育实行学分制,可按照《继续医学教育学分授予试行办法》执行。护理人员继续教育学分制要求护理技术人员每年参加经认可的继续护理学教育活动的最低学分为25学分,其中Ⅰ类学分须达到3～10学分,Ⅱ类学分须达到15～22学分。省、自治区、直辖市级医院的主管护师及其以上人员5年内必须获得国家级继续护理学教育项目授予5～10学分。护理技术人员在任期内每年须修满25学分以上(包括25学分),才能再次注册、聘任及晋升。

(尚海燕)

第二章　基础护理操作技术

第一节　铺　床　法

　　病床是病室的主要设备,是患者睡眠与休息的必须用具。患者,尤其是卧床患者与病床朝夕相伴,因此,床铺的清洁、平整和舒适,可使患者心情舒畅,增强治愈疾病的自信心,并可预防并发症的发生。

　　铺床总的要求为舒适、平整、安全、实用、节时、节力。常用的病床:①钢丝床,有的可通过支起床头、床尾(二截或三截摇床)而调节体位,有的床脚下装有小轮,便于移动。②木板床,为骨科患者所用。③电动控制多功能床,患者可自己控制升降或改变体位。

　　病床及被服类规格要求:①一般病床,高 60 cm,长 200 cm,宽 90 cm。②床垫,长宽与床规格同,厚 9 cm。以棕丝制作垫芯为好,也可用橡胶泡沫、塑料泡沫作垫芯,垫面选帆布制作。③床褥,长宽同床垫,一般以棉花作褥芯,棉布作褥面。④棉胎,长 210 cm,宽 160 cm。⑤大单,长 250 cm,宽 180 cm。⑥被套,长 230 cm,宽 170 cm,尾端开口缝四对带。⑦枕芯,长 60 cm,宽 40 cm,内装木棉或高弹棉、锦纶丝棉,以棉布作枕面。⑧枕套,长 65 cm,宽 45 cm。⑨橡胶单,长 85 cm,宽 65 cm,两端各加白布 40 cm。⑩中单,长 85 cm,宽 170 cm。以上各类被服均以棉布制作。

一、备用床

(一)目的

铺备用床为准备接受新患者和保持病室整洁美观。

(二)用物准备

床、床垫、床褥、枕芯、棉胎或毛毯、大单、被套或衬单及罩单、枕套。

(三)操作方法

1.被套法

(1)将上述物品置于护理车上,推至床前。

(2)移开床旁桌,距床 20 cm,并移开床旁椅置床尾正中,距床 15 cm。

(3)将用物按铺床操作的顺序放于椅上。

(4)翻床垫,自床尾翻向床头或反之,上缘紧靠床头。床褥铺于床垫上。

（5）铺大单，取折叠好的大单放于床褥上，使中线与床的中线对齐，并展开拉平，先铺床头后铺床尾。①铺床头：一手托起床头的床垫，一手伸过床的中线将大单塞于床垫下，将大单边缘向上提起呈等边三角形，下半三角平整塞于床垫下，再将上半三角翻下塞于床垫下。②铺床尾：至床尾拉紧大单，一手托起床垫，一手握住大单，同法铺好床角。③铺中段：沿床沿边拉紧大单中部边沿，然后双手掌心向上，将大单塞于床垫下。④至对侧：同法铺大单。

（6）套被套：①S形式套被套法（图2-1）。被套正面向外使被套中线与床中线对齐，平铺于床上，开口端的被套上层倒转向上约1/3。棉胎或毛毯竖向三折，再按S形横向三折。将折好的棉胎置于被套开口处，底边与被套开口边平齐。拉棉胎上边至被套封口处，并将竖折的棉胎两边展开与被套平齐（先近侧后对侧）。盖被上缘距床头15 cm，至床尾逐层拉平盖被，系好带子。边缘向内折叠与床沿平齐，尾端掖于床垫下。同上法将另一侧盖被理好。②卷筒式套被套法（图2-2）。被套正面向内平铺于床上，开口端向床尾，棉胎或毛毯平铺在被套上，上缘与被套封口边齐，将棉胎与被套上层一并由床尾卷至床头（也可由床头卷向床尾），自开口处翻转，拉平各层，系带，余同S形式。

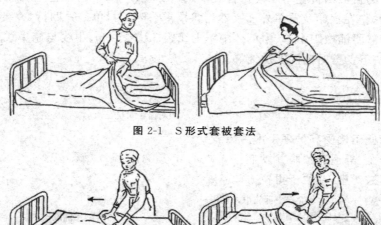

图2-1　S形式套被套法

图2-2　卷筒式套被套法

（7）套枕套，于椅上套枕套，使四角充实，系带子，平放于床头，开口背门。

（8）移回桌椅，检查床单，保持整洁。

2.被单法

（1）移开床旁桌、椅，翻转床垫、铺大单，同被套法。

（2）将反折的大单（衬单）铺于床上，上端反折10 cm，与床头齐，床尾按铺大单法铺好。

（3）棉胎或毛毯平铺于衬单上，上端距床头15 cm，将床头衬单反折于棉胎或毛毯上，床尾同大单铺法。

（4）铺罩单，正面向上对准床中线，上端与床头齐，床尾处则折成斜45°，沿床边垂下。转至对侧，先后将衬单、棉胎及罩单同上法铺好。

（5）余同被套法。

（四）注意事项

（1）铺床前先了解病室情况，若患者进餐或做无菌治疗时暂不铺床。

（2）铺床前要检查床各部分有无损坏,若有则修理后再用。

（3）操作中要使身体靠近床边,上身保持直立,两腿前后分开稍屈膝以扩大支持面增加身体稳定性,既省力又能适应不同方向操作。同时手和臂的动作要协调配合,尽量用连续动作,以节省体力消耗,并缩短铺床时间。

（4）铺床后应整理床单及周围环境,以保持病室整齐。

二、暂空床

（一）目的

铺暂空床供新入院的患者或暂离床活动的患者使用,保持病室整洁美观。

（二）用物准备

同备用床,必要时备橡胶中单、中单。

（三）操作方法

（1）将备用床的盖被四折叠于床尾。若被单式,在床头将罩单向下包过棉胎上端,再翻上衬单25 cm的反折,包在棉胎及罩单外面。然后将罩单、棉胎、衬单一并四折,叠于床尾。

（2）根据病情需要铺橡胶中单、中单。中单上缘距床头 50 cm,中线与床中线对齐,床缘的下垂部分一并塞床垫下。至对侧同上法铺好。

三、麻醉床

（一）目的

（1）铺麻醉床便于接受和护理手术后患者。

（2）使患者安全、舒适和预防并发症。

（3）防止被褥被污染,并便于更换。

（二）用物准备

1.被服类

同备用床,另加橡胶中单、中单两条。弯盘、纱布数块、血压计、听诊器、护理记录单、笔。根据手术情况备麻醉护理盘或急救车上备麻醉护理用物。

2.麻醉护理盘用物

治疗巾内置张口器、压舌板、舌钳、牙垫、通气导管、治疗碗、镊子、输氧导管、吸痰导管、纱布数块。治疗巾外放电筒、胶布等。必要时备输液架,吸痰器、氧气筒、胃肠减压器等。天冷时无空调设备应备热水袋及布套各 2 只、毯子。

（三）操作方法

（1）拆去原有枕套、被套、大单等。

（2）按使用顺序备齐用物至床边,放于床尾。

（3）移开床旁桌椅等同备用床。

（4）同暂空床铺好一侧大单、中段橡胶中单、中单及上段橡胶中单、中单,上段中单与床头齐。转至对侧,按上法铺大单、橡胶中单、中单。

（5）铺盖被。①被套式:盖被头端两侧同备用床,尾端系带后向内或向上折叠与床尾齐,将向门口一侧的盖被三折叠于对侧床边。②被单式:头端铺法同暂空床,下端向上反折和床尾齐,两侧边缘向上反折同床沿齐,然后将盖被折叠于一侧床边。

(6)套枕套后将枕头横立于床头,以防患者躁动时头部碰撞床栏而受伤(图2-3)。

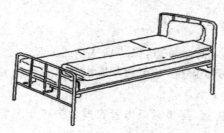

图2-3 麻醉床

(7)移回床旁桌,椅子放于接受患者对侧床尾。

(8)麻醉护理盘置于床旁桌上,其他用物放于妥善处。

(四)注意事项

(1)铺麻醉床时,必须更换各类清洁被服。

(2)床头一块橡胶中单、中单可根据病情和手术部位需要铺于床头或床尾。若下肢手术者将单铺于床尾,头胸部手术者铺于床头。全麻手术者为防止呕吐物污染床单则铺于床头。而一般手术者,可只铺床中部中单即可。

(3)患者的盖被根据医院条件增减。冬季必要时可置热水袋两只加布套,分别放于床中部及床尾的盖被内。

(4)输液架、胃肠减压器等物放于妥善处。

四、卧有患者床

(一)扫床法

1.目的

(1)使病床平整无皱褶,患者睡卧舒适,保持病室整洁美观。

(2)随扫床操作协助患者变换卧位,又可预防压疮及坠积性肺炎。

2.用物准备

护理车上置浸有消毒液的半湿扫床巾的盆,扫床巾每床一块。

3.操作方法

(1)备齐用物,推护理车至患者床旁,向患者解释,以取得合作。

(2)移开床旁桌椅,半卧位患者,若病情许可,暂将床头、床尾支架放平,以便操作。若床垫已下滑,须上移与床头齐。

(3)松开床尾盖被,助患者翻身侧卧背向护士,枕头随患者翻身移向对侧。松开近侧各层被单,取扫床巾分别扫净中单、橡胶中单后搭在患者身上。然后自床头至床尾扫净大单上碎屑,注意枕下及患者身下部分各层应彻底扫净,最后将各单逐层拉平铺好。

(4)助患者翻身侧卧于扫净一侧,枕头也随之移向近侧。转至对侧,以上法逐层扫净拉平铺好。

(5)助患者平卧,整理盖被,将棉胎与被套拉平,披成被筒,为患者盖好。

(6)取出枕头,揉松,放于患者头下,支起床上支架。

(7)移回床旁桌椅,整理床单位,保持病室整洁美观,向患者致谢意。

（8）清理用物，归回原处。

（二）更换床单法

1.目的

（1）使病床平整无皱褶，患者睡卧舒适，保持病室整洁美观。

（2）随扫床操作协助患者变换卧位，又可预防压疮及坠积性肺炎。

2.用物准备

清洁的大单、中单、被套、枕套，需要时备患者衣裤。护理车上置浸有消毒液的半湿扫床巾的盆，扫床巾每床一块。

3.操作方法

（1）适用于卧床不起，病情允许翻身者（图2-4）：①备齐用物推护理车至患者床旁，向患者解释，以取得合作。移开床旁桌椅，半卧位患者若病情许可，暂将床头、床尾支架放平，以便操作。若床垫已下滑，须上移与床头齐。清洁的被服按更换顺序放于床尾椅上。②松开床尾盖被，助患者侧卧，背向护士，枕头随之移向对侧。③松开近侧各单，将中单卷入患者身下，用扫床巾扫净橡胶中单上的碎屑，搭在患者身上再将大单卷入患者身下，扫净床上碎屑。④取清洁大单，使中线与床中线对齐。将对侧半幅卷紧塞于患者身近侧，半幅自床头、床尾、中部先后展平拉紧铺好，放下橡胶中单，铺上中单（另一半卷紧塞于患者身下），两层一并塞入床垫下铺平。移枕头并助患者翻身面向护士。转至对侧，松开各单，将中单卷至床尾大单上，扫净橡胶中单上的碎屑后搭于患者身上，然后将污大单从床头卷至床尾与污中单一并丢入护理车污衣袋或护理车下层。⑤扫净床上碎屑，依次将清洁大单、橡胶中单、中单逐层拉平，同上法铺好。助患者平卧。⑥解开污被套尾端带子，取出棉胎盖在污被套上，并展平。将清洁被套铺于棉胎上（反面在外），两手伸入清洁被套内，抓住棉胎上端两角，翻转清洁被套，整理床头棉被，一手抓棉被下端，一手将清洁被套往下拉平，同时顺手将污棉套撤出放入护理车污衣袋或护理车下层。棉被上端可压在枕下或请患者抓住，然后至床尾逐层拉平后系好带子，掖成被筒为患者盖好。⑦一手托起头颈部，一手迅速取出枕头，更换枕套，助患者枕好枕头。⑧清理用物，归回原处。

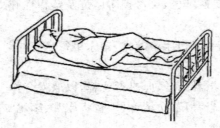

图2-4 卧有允许翻身患者床换单法

（2）适用于病情不允许翻身的侧卧患者（图2-5）：①备齐用物推护理车至患者床旁，向患者解释，以取得合作。移开床旁桌椅，半卧位患者，若病情许可，暂将床头、床尾支架放平，以便操作。若床垫已下滑，需上移与床头齐。清洁的被服按更换顺序放于床尾椅上。②2人操作。一人一手托起患者头颈部，另一人一手迅速取出枕头，放于床尾椅上。松开床尾盖被，大单、中单及橡胶中单。从床头将大单横卷成筒式至肩部。③将清洁大单横卷成筒式铺于床头，大单中线与床中线对齐，铺好床头大单。一人抬起患者上半身（骨科患者可利用牵引架上拉手，自己抬起身躯），将污大单、橡胶中单、中单一起从床头卷至患者臀下，同时另一人将清洁大单也随着污单拉至臀部。④放下上半身,一人托起臀部,一人迅速撤出污单,同时将清洁大单拉至床尾,橡胶中单放在床尾椅背上,污单丢入护理车污衣袋或护理车下层,展平大单铺好。⑤一人套枕套为患者枕好。一人备橡胶中单、中单,并先铺好一侧,余半幅塞患者身下至对侧,另一人展平铺好。⑥更换被套、枕套同方法一,两人合作更换。

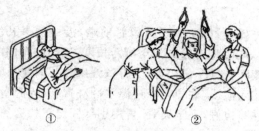

图 2-5 卧有不允许翻身患者床换单法

(3)盖被为被单式更换衬单和罩单的方法:①将床头污衬单反折部分翻至被下,取下污罩单丢入污衣袋或护理车下层。②铺大单(衬单)于棉胎上,反面向上,上端反折 10 cm,与床头齐。③将棉胎在衬单下由床尾退出,铺于衬单上,上端距床头 15 cm。④铺罩单,正面向上,对准中线,上端和床头齐。⑤在床头将罩单向下包过棉胎上端,再翻上衬单作 25 cm 的反折,包在棉胎和罩单的外面。⑥盖被上缘压于枕下或请患者抓住,在床尾撤出衬单,并逐层拉平铺好床尾,注意松紧,以防压迫足趾。

4.注意事项

(1)更换床单或扫床前,应先评估患者及病室环境是否适宜操作。需要时应关闭门窗。

(2)更换床单时注意保暖,动作敏捷,勿过多翻动和暴露患者,以免患者过劳和受凉。

(3)操作时要随时注意观察病情。

(4)患者若有输液管或引流管,更换床单时可从无管一侧开始,操作较为方便。

(5)撤下的污单切勿丢在地上或他人床上。

(李层层)

第二节 鼻饲术

一、鼻饲目的

对不能由口进食者或者拒绝进食者,提供足够的热量和蛋白质等多种营养素和药物,以满足其对营养和治疗的需求。

二、操作流程

(一)评估

(1)患者的病情及治疗情况,是否能承受插入导管的刺激。

(2)患者的心理状态与合作程度,既往是否接受过类似的治疗,是否紧张,是否了解插管的目的,是否愿意配合和明确如何配合插管。

(3)患者鼻腔黏膜有无肿胀、炎症,有无鼻中隔偏曲,有无鼻息肉等。

(二)操作

(1)清洁鼻孔,戴手套,测量插管长度(自前额发际到剑突的长度),必要时以胶布粘贴做标记,相当于 45～55 cm。

(2)润滑胃管前段,左手托住胃管,右手持胃管前端,沿一侧鼻孔缓缓插入,到咽喉部时(约 15 cm),嘱患者做吞咽动作,同时将胃管送下至所需长度,暂用胶布固定于鼻翼。

(3)抽吸胃液,若有胃液证实胃管是在胃中,将胃管用胶布固定于面颊部。

(4)注入少量温水,再注入流质,注毕以少量温水冲洗胃管,提起胃管末端使水进入胃内。

(5)折胃管开口端,用纱布包好,夹子夹紧,再用别针固定于枕旁。

(三)为昏迷患者插胃管

插管前应先撤去患者枕头,头向后仰,可避免胃管误入气管,当胃管插入 15 cm 时,将患者头部托起,使下颌靠近胸骨柄,以增大咽喉部通道的弧度,便于胃管顺利通过会厌部缓缓插入胃管至预定长度。

(四)确认胃管在胃内的方法

(1)连接注射器于胃管末端进行抽吸,抽出胃液。

(2)置听诊器于患者胃部,快速经胃管向胃内注入 10 mL 空气,能听到气过水声。

(3)将胃管末端置于盛水的治疗碗内,无气泡逸出。

三、并发症的预防及处理流程

(一)腹泻、腹痛

腹泻患者大便次数增多,部分呈水样便,肠鸣音亢进,部分患者有腹痛。

1.处理

(1)及时清理,保持肛周皮肤清洁干燥。

(2)腹泻严重者,遵医嘱应用止泻药物,必要时停用。

(3)菌群失调患者,可口服乳酸菌制剂。

2.预防

(1)鼻饲液现用现配,配制过程中防止污染。

(2)营养液浓度适宜,灌注的速度不能太快,温度以 37～42 ℃最为适宜。

(二)胃食管反流

胃潴留腹胀,鼻饲液输注前抽吸胃液可见潴留量＞150 mL,严重者可引起胃食管反流。

1.处理

(1)鼻饲前常规检查胃潴留量,＞150 mL 时应暂停鼻饲。

(2)协助患者进行腹部环形按摩,促进肠蠕动。

(3)胃潴留的重病患者,遵医嘱给予甲氧氯普胺,加速胃排空。

2.预防

(1)每次鼻饲量不超过 200 mL,间隔时间不少于 2 小时。

(2)鼓励患者床上及床边活动,促进胃肠功能恢复。

(3)进行腹部环形按摩,促进肠蠕动。

(4)鼻饲前常规检查胃潴留量,>150 mL时应暂停鼻饲。

(三)血压下降、休克

胃出血胃管内可抽出少量鲜血,出血量较多时,患者排柏油样便,严重者血压下降,脉搏细速,出现休克。

1.处理

(1)出血量小者,可暂停鼻饲,密切观察出血量。

(2)出血量大者,可用冰盐水洗胃,减轻出血。

2.预防

(1)鼻饲前抽吸力量避免过大,以免损伤胃黏膜引起出血。

(2)胃管位置适当,固定牢固,躁动不安的患者遵医嘱适当使用镇静剂。

(四)呛咳、气喘、呼吸困难

胃食管反流、误吸在鼻饲过程中出现呛咳、气喘、心动过速、呼吸困难的症状,严重者肺内可闻及湿性啰音和水泡音。

1.处理

(1)出现反流误吸,立即帮助患者清除误吸物,必要时进行吸引。

(2)告知医师,根据误吸程度进行对症处理。

2.预防

(1)鼻饲时床头应抬高,避免反流误吸。

(2)选用管径适宜的胃管,匀速注入。

(3)管饲前后半小时应禁止翻身扣背,以免胃受机械性刺激而引起反流。

(4)管饲前应吸净气管内痰液,以免吸痰时腹内压增高引起反流。

四、注意事项

(1)插管动作应轻稳,特别是在通过食管3个狭窄处时。

(2)须经鼻饲管使用药物时,应将药片研碎,溶解后再灌入。

(3)每次鼻饲量不超过200 mL,间隔时间不少于2小时,温度39～41 ℃。

(4)长期鼻饲者,应每天进行口腔护理,胃管应每周更换(晚上拔出),第二天清晨再由另一鼻孔插入。

(李层层)

第三节 洗 胃 术

一、适应证

一般在服毒后6小时内洗胃效果最好。但当服毒量大、所服毒物吸收后可经胃排出,即使超过6小时,多数情况下仍需洗胃。对昏迷、惊厥患者洗胃时应注意保护呼吸道,避免发生误吸。

二、禁忌证

(1)腐蚀性毒物中毒。

(2)正在抽搐、大量呕血者。

(3)原有食管胃底静脉曲张或上消化道大出血病史者。

三、洗胃液的选择

对不明原因的中毒应选用清水或生理盐水洗胃,如已知毒物种类,则按医嘱选用特殊洗胃液。

(一)胃黏膜保护剂

对吞服腐蚀性毒物者,可用牛奶、蛋清、米汤、植物油等保护胃肠黏膜。

(二)溶剂

脂溶性毒物(如汽油、煤油等)中毒时,可先口服或胃管内注入液状石蜡150～200 mL,使其溶解而不被吸收,然后进行洗胃。

(三)吸附剂

活性炭是强力吸附剂,能吸附多种毒物。但不能很好吸附乙醇、铁等毒物。因活性炭的效用有时间依赖性,因此应在摄毒60分钟内给予活性炭。活性炭结合是一种饱和过程,需要应用超过毒物的足量活性炭来吸附毒物,应注意按医嘱保证给予所需的量。首次1～2 g/kg,加水200 mL,可口服或经胃管注入,2～4小时重复应用0.5～1.0 g/kg,直至症状改善。

(四)解毒剂

可通过与体内存留的毒物发生中和、氧化、沉淀等化学反应,改变毒物的理化性质,使毒物失去毒性。

(五)中和剂

对吞服强腐蚀性毒物的患者,可服用中和剂中和,如吞服强酸时可用弱碱(如镁乳、氢氧化铝凝胶等)中和,不要用碳酸氢钠,因其遇酸可生成二氧化碳,使胃膨胀,造成穿孔的危险。强碱可用弱酸类物质(如食醋、果汁等)中和。

(六)沉淀剂

有些化合物可与毒物作用,生成溶解度低、毒性小的物质,因而可用作洗胃剂。乳酸钙或葡萄糖酸钙与氟化物或草酸盐作用,可生成氟化钙或草酸钙沉淀;生理盐水与硝酸银作用生成氯化银沉淀;2%～5%硫酸钠可与可溶性钡盐生成不溶性硫酸钡沉淀。

四、洗胃的护理

(1)严格掌握洗胃的适应证、禁忌证。

(2)解释洗胃的目的、必要性和并发症,使患者或家属知情同意并签字。

(3)取头低脚高左侧卧位。

(4)置入胃管的长度:由鼻尖经耳垂至胸骨剑突的距离,一般为50～55 cm。

(5)中毒物质不明时,应选用温开水或生理盐水洗胃,强酸、强碱中毒禁忌洗胃。

(6)水温控制在35 ℃左右,过热可促进局部血液循环,加快吸收;过冷可加速胃蠕动,从而促进毒物排入肠腔。

（7）严格掌握洗胃原则：先出后入、快进快出、出入基本平衡。应留取首次抽吸物标本作毒物鉴定。每次灌洗量为 300～500 mL，一般总量为 25 000～50 000 mL。需要反复灌洗，直至洗出液澄清、无味为止。

（8）严密观察病情，洗胃过程中防止误吸，有出血、窒息、抽搐应立即停止洗胃，通知医师。

（9）拔胃管时，要先将胃管尾部夹住，以免拔胃管过程中管内液体反流入气管内。

（10）洗胃后整理用物，观察并记录洗胃液的量、颜色及患者的反应，同时记录患者的生命体征。严格清洗和消毒洗胃机。

（李层层）

第四节　导　尿　术

一、目的

（1）为尿潴留患者解除痛苦；使尿失禁患者保持会阴清洁干燥。

（2）收集无菌尿标本，作细菌培养。

（3）避免盆腔手术时误伤膀胱，为危重、休克患者正确记录尿量，测尿比重提供依据。

（4）检查膀胱功能，测膀胱容量、压力及残余尿量。

（5）鉴别尿闭和尿潴留，以明确肾功能不全或排尿功能障碍。

（6）诊断及治疗膀胱和尿道的疾病在医学教育网搜集整理，如进行膀胱造影或对膀胱肿瘤患者进行化疗等。

二、准备

（一）物品准备

治疗盘内：橡皮圈 1 个，别针 1 枚，备皮用物 1 套，一次性无菌导尿包一套（治疗碗两个、弯盘、双腔气囊导尿管根据年龄选不同型号尿管、弯血管钳一把、镊子一把、小药杯内置棉球若干个、液状石蜡棉球瓶一个、洞巾一块）。弯盘一个，一次性手套一双，治疗碗一个（内盛棉球若干个），弯血管钳一把，镊子两把，无菌手套一双，常用消毒溶液：0.1％苯扎溴铵（新洁尔灭）、0.1％氯己定等，无菌持物钳及容器一套，男患者导尿另备无菌纱布 2 块。

治疗盘外：小橡胶单和治疗巾一套（或一次性治疗巾），便盆及便盆巾。

（二）患者、护理人员及环境准备

患者了解导尿目的、方法、注意事项及配合要点。取仰卧屈膝位，调整情绪，指导或协助患者清洗外阴，备便盆。护理人员应衣帽整齐，修剪指甲，洗手，戴口罩。环境安静、整洁、光线、温湿度适宜，关闭门窗，备屏风或隔帘。

三、评估

（1）评估患者病情、治疗情况、意识、心理状态及合作度。

（2）患者排尿功能异常的程度，膀胱充盈度及会阴部皮肤、黏膜的完整性。

(3)向患者解释导尿的目的、方法、注意事项及配合要点。

四、操作步骤

将用物推至患者处,核对患者床号、姓名,向患者解释导尿的目的、方法、注意事项及配合要点。消除患者紧张和窘迫的心理,以取得合作:①用屏风或隔帘遮挡患者,保护患者的隐私,使患者精神放松。②帮助患者清洗外阴部,减少逆行尿路感染的机会。③检查导尿包的日期,是否严密干燥,确保物品无菌性,防止尿路感染。④根据男女性尿道解剖特点执行不同的导尿术。

(一)男性患者导尿术操作步骤

(1)操作者位于患者右侧,帮助患者取仰卧屈膝位,脱去对侧裤腿,盖在近侧腿上,对侧下肢和上身用盖被盖好,两腿略外展,暴露外阴部。

(2)将一次性橡胶单和治疗巾垫于患者臀下,弯盘放于患者臀部,治疗碗内盛棉球若干个。

(3)左手戴手套,用纱布裹住阴茎前1/3,将阴茎提起,另一手持镊子夹消毒棉球按顺序消毒,阴茎后2/3部-阴阜-阴囊暴露面。

(4)用无菌纱布包裹消毒过的阴茎后2/3部-阴阜-阴囊暴露面,消毒阴茎前1/3,并将包皮向后推,换另一把镊子夹消毒棉球消毒尿道口,向外螺旋式擦拭龟头-冠状沟-尿道口数次,包皮和冠状沟易藏污,应彻底消毒,预防感染。污棉球置于弯盘内移至床尾。

(5)在患者两腿间打开无菌导尿包,用持物钳夹浸消毒液的棉球于药杯内。

(6)戴无菌手套,铺洞巾,使洞巾与包布内面形成无菌区域。嘱患者勿移动肢体保持体位,以免污染无菌区。

(7)按操作顺序排列好用物,用镊子取液状石蜡棉球,润滑导尿管前端。

(8)左手用纱布裹住阴茎并提起,使之与腹壁呈60°,使耻骨前弯消失,便于插管。将包皮向后推,右手用镊子夹取浸消毒液的棉球,按顺序消毒尿道口、螺旋消毒龟头、冠状沟、尿道口数遍,每个棉球只可用一次,禁止重复使用,确保消毒部位不受污染,污棉球置于弯盘内,右手将弯盘移至靠近床尾无菌区域边沿,便于操作。

(9)左手固定阴茎,右手将治疗碗置于洞巾口旁,男性尿道长而且又有三个狭窄处,当插管受阻时,应稍停片刻嘱患者深呼吸,减轻尿道括约肌紧张,再徐徐插入导尿管,切忌用力过猛而损伤尿道。

(10)用另一只血管钳夹持导尿管前端,对准尿道口轻轻插入20~22 cm,见尿液流出后,再插入约2 cm,将尿液引流入治疗碗(第一次放尿不超过1 000 mL,防止大量放尿,腹腔内压力急剧下降,血液大量滞留腹腔血管内,血压下降虚脱及膀胱内压突然降低,导致膀胱黏膜急剧充血,发生血尿)。

(11)治疗碗内尿液盛2/3满后,可用血管钳夹住导尿管末端,将尿液导入便器内,再打开导尿管继续放尿。注意询问患者的感觉,观察患者的反应。

(12)导尿毕,夹住导尿管末端,轻轻拔出导尿管,避免损伤尿道黏膜。撤下洞巾,擦净外阴,脱去手套置弯盘内,撤出臀部一次性橡胶单和治疗巾置治疗车下层。协助患者穿好裤子,整理床单位。

(13)整理用物。

(14)洗手,记录。

（二）女性患者导尿术操作步骤

（1）操作者位于患者右侧，帮助患者取仰卧屈膝位，脱去对侧裤腿，盖在近侧腿上，对侧下肢和上身用盖被盖好，两腿略外展，暴露外阴部。

（2）将一次性橡胶单和治疗巾垫于患者臀下，弯盘放于患者臀部，治疗碗内盛棉球若干个。

（3）左手戴手套，右手持血管钳夹取消毒棉球做外阴初步消毒，按由外向内，自上而下，依次消毒阴阜、两侧大阴唇。

（4）左手分开大阴唇，换另一把镊子按顺序消毒大小阴唇之间—小阴唇—尿道口—自尿道口至肛门，减少逆行感染的机会。污棉球置于弯盘内，消毒完毕，脱下手套置于治疗碗内，污物放置治疗车下层。

（5）在患者两腿间打开无菌导尿包，用持物钳夹浸消毒液的棉球于药杯内。

（6）戴无菌手套，铺洞巾，使洞巾与包布内面形成无菌区域。嘱患者勿移动肢体保持体位，以免污染无菌区。

（7）按操作顺序排列好用物，用镊子取液状石蜡棉球，润滑导尿管前端。

（8）左手拇指、示指分开并固定小阴唇，右手持弯持物钳夹取消毒棉球，按由内向外，自上而下顺序消毒尿道口、两侧小阴唇、尿道口，尿道口处要重复消毒一次，污棉球及弯血管钳置于弯盘内，右手将弯盘移至靠近床尾无菌区域边沿，便于操作。

（9）右手将无菌治疗碗移至洞巾旁，嘱患者张口呼吸，用另一只弯血管钳夹持导尿管对准导尿口轻轻插入尿道 4～6 cm，见尿液后再插入 1～2 cm。

（10）左手松开小阴唇，下移固定导尿管，将尿液引入治疗碗。注意询问患者的感觉，观察患者的反应。

（11）导尿毕，夹住导管末端，轻轻拔出导尿管，避免损伤尿道黏膜。撤下洞巾，擦净外阴，脱去手套置弯盘内，撤出臀部一次性橡胶单和治疗巾置治疗车下层。协助患者穿好裤子，整理床单位。

（12）整理用物。

（13）洗手，记录。

五、注意事项

（1）向患者及其家属解释留置导尿管的目的和护理方法，使其认识到预防泌尿道感染的重要性，并主动参与护理。

（2）保持引流通畅，避免导尿管扭曲堵塞，造成引流不畅。

（3）防止泌尿系统逆行感染。

（4）患者每天摄入足够的液体，每天尿量维持在 2 000 mL 以上，达到自然冲洗尿路的目的，以减少尿路感染和结石的发生。

（5）保持尿道口清洁，女患者用消毒棉球擦拭外阴及尿道口，如分泌物过多，可用 0.02% 高锰酸钾溶液冲洗，再用消毒棉球擦拭外阴及尿道口。男患者用消毒棉球擦拭尿道口、阴茎头及包皮，1～2 次/天。

（6）每周定时更换集尿袋 1 次，定时排空集尿袋，并记录尿量。

（7）每月定时更换导尿管 1 次。

（8）采用间歇性夹管方式，训练膀胱反射功能。关闭导尿管，每 4 小时开放 1 次，使膀胱定时充盈和排空,促进膀胱功能的回复。

(9)离床活动时,应用胶布将导尿管远端固定在大腿上,集尿袋不得超过膀胱高度,防止尿液逆流。

(10)协助患者更换体位,倾听患者主诉,并观察尿液性状、颜色和量,尿常规每周检查一次,若发现尿液混浊、沉淀、有结晶,应做膀胱冲洗。

(李层层)

第五节　膀胱冲洗术

一、目的

(1)对留置导尿管的患者,保持其尿液引流通畅。

(2)清除膀胱内的血凝块、黏液、细菌等异物,预防感染的发生。

(3)治疗某些膀胱疾病,如膀胱炎、膀胱肿瘤。

膀胱冲洗常用冲洗溶液:生理盐水、0.02%呋喃西林溶液、3%硼酸溶液、0.1%新霉素溶液、0.2%氯己定溶液、0.1%雷夫奴尔溶液、2.5%醋酸等。

二、准备

(一)用物准备

治疗盘(消毒物品)1套,无菌膀胱冲洗装置1套,冲洗液按医嘱备,弯血管钳1把,输液调节器1个,必要时备启瓶器、输液架各1个。

(二)患者、护理人员及环境准备

患者了解膀胱冲洗目的、方法、注意事项及配合要点。护理人员应衣帽整齐,修剪指甲,洗手,戴口罩。环境安静、整洁、光线、温湿度适宜,关闭门窗。

三、操作步骤

(1)准备物品和冲洗溶液,仔细检查冲洗液有无浑浊、沉淀或絮状物;备齐用物,携至患者床边。

(2)核对患者床号、姓名,向患者解释操作目的和过程。

(3)按医嘱取冲洗液,冬季冲洗液应加温至38~40 ℃,以防低温刺激膀胱。常规消毒瓶塞,打开膀胱冲洗装置,将冲洗导管针头插入瓶塞,严格执行无菌操作技术。将冲洗液瓶倒挂于输液架上,瓶内液面距床面60 cm,以便产生一定的压力使液体能够顺利滴入膀胱,排气后用弯血管钳夹导管。

(4)打开引流管夹子,排空膀胱,降低膀胱内压,便于冲洗液顺利滴入膀胱。

(5)夹毕引流管,开放冲洗管,使溶液滴入膀胱,调节滴速,滴速一般为60~80滴/分,以免患者尿意强烈,膀胱收缩,迫使冲洗液从导尿管侧溢出尿道外。

(6)待患者有尿意或滴入溶液200~300 mL后,夹毕冲洗管,放开引流管,将冲洗液全部引流出来后,再夹毕引流管。

(7)按需要量,如此反复冲洗,一般每天冲洗2次,每次500~1 000 mL,冲洗过程中,经常询问患者感受,观察患者反应及引流液性状。

(8)冲洗完毕,取下冲洗管,清洁外阴部,固定好导尿管。

(9)协助患者取舒适卧位,整理床单位,清理物品。

(10)洗手记录冲洗液名称、冲洗量、引流量、引流液性质,冲洗过程中患者的反应。

四、注意事项

(1)严格遵医嘱并根据病情准备冲洗液。

(2)根据膀胱冲洗"微温、低压、少量、多次"的原则进行冲洗。

(3)保持冲洗管及引流管的无菌,冲洗过程中注意无菌原则。

(4)冲洗过程若患者出现不适或有出血情况,应立即停止冲洗,并与医师联系。

(5)如滴入治疗用药,须在膀胱内保留30分钟后再引流出体外,有利于药液与膀胱内液充分接触,并保持有效浓度。

(6)冲洗时不宜按压膀胱。

(李层层)

第六节　灌　肠　术

一、目的

(1)刺激肠蠕动,软化和清除粪便,排出肠内积气,减轻腹胀。

(2)清洁肠道,为手术、检查和分娩作准备。

(3)稀释和清除肠道内有害物质,减轻中毒。

(4)为高热患者降温。

根据灌肠的目的不同分为保留灌肠和不保留灌肠。不保留灌肠按灌入液体量不同,分大量不保留灌肠和小量不保留灌肠(小量不保留灌肠适用于危重患者、老年体弱、小儿、孕妇等)。

二、准备

(一)物品准备

治疗盘内备:通便剂按医嘱备,一次性手套一双,剪刀(用开塞露时)1把,弯盘一个,卫生纸、纱布1块。

治疗盘外备:温开水(用肥皂栓时)适量,屏风、便盆、便盆布各1个。

(二)患者、护理人员及环境准备

患者了解通便目的、方法、注意事项及配合要点。取侧卧屈膝位,调整情绪,指导或协助患者清洗肛周,备便盆。护理人员应衣帽整齐,修剪指甲,洗手,戴口罩。环境安静、整洁、光线、温湿度适宜,关闭门窗,备屏风或隔帘,保护患者隐私,消除紧张、恐惧心理,取得合作。

三、评估

(1)评估患者病情、治疗情况、意识、心理状态及合作度。

(2)评估患者的腹胀情况、肛周皮肤、黏膜的完整性。

四、操作步骤

(1)关闭门窗,用屏风遮挡患者,保护患者隐私。

(2)条件许可患者可帮助其取左侧卧位,双腿屈曲,背向操作者,暴露肛门,便于操作。

(3)患者臀部移至床沿,臀下铺一次性尿垫,保持床单位清洁,便器放置在床旁。

(4)将弯盘置于臀部旁,用血管钳关闭灌肠筒胶管倒灌肠液于筒内,悬挂灌肠筒于输液架上,灌肠筒内液面与肛门距离不超过 30 cm。

(5)将玻璃接头一头连接肛管,另一头连接灌肠筒胶管。

(6)戴一次性手套,一手分开肛门,暴露肛门口,嘱患者张口呼吸,使患者放松便于插管,另一手将肛管轻轻旋转插入肛门,沿着直肠壁进入直肠 7～10 cm。

(7)固定肛管,打开血管钳,缓缓注入灌肠液,速度不可过快过猛,以防刺激肠黏膜,出现排便。

(8)用血管钳关闭灌肠筒胶管,一手持卫生纸紧贴肛周下沿,防止灌肠液流出,另一手将肛管轻轻拔出,置弯盘内。

(9)擦净肛周,协助患者取舒适卧位,灌肠液在体内保留 10～20 分钟后再排便。充分软化粪便,提高灌肠效果。

(10)清理用物。

(11)协助患者排便,整理床单位。洗手、记录。

五、注意事项

(1)灌肠液温度控制在 38 ℃,温度过高损伤肠黏膜,温度过低可引起肠痉挛。

(2)灌肠如遇患者有便意、腹胀时,嘱患者做深呼吸,让灌肠液在体内尽量保留 10～20 分钟后再排便。

(3)消化道出血、急腹症、妊娠、严重心血管疾病患者禁忌灌肠。

六、相关护理方法

(一)人工取便术

(1)条件许可患者可帮助其取左侧卧位,双腿屈曲,背向操作者,暴露肛门,便于操作。

(2)患者臀下铺一次性尿垫保持床单位清洁,便器放置在床旁。

(3)戴一次性手套,在右手示指端倒 1～2 mL 的 2% 利多卡因,插入肛门停留 5 分钟,利多卡因对肛管和直肠起麻醉作用,能减少刺激,减轻疼痛。

(4)嘱患者张口呼吸,轻轻旋转插入肛门,沿着直肠壁进入直肠。

(5)手指轻轻摩擦,松弛粪块,取出粪块,放入便器,重复数次,直至取净,动作轻柔,避免损伤肠黏膜或引起肛周水肿。

(6)取便过程中注意观察患者的生命体征和反应,如发现面色苍白、出汗、疲惫等表现,应暂停,休息片刻,若患者心率明显改变,应立即停止操作。

(7)操作结束,清洗肛门和臀部并擦干,病情许可时可行热水坐浴,促进局部血液循环,减轻疼痛,防止病原微生物传播。

(8)整理消毒用物,洗手并作记录。

(9)注意事项:有肛门黏膜溃疡、肛裂及肛门剧烈疼痛者禁用此法。

(二)便秘的护理

(1)正确引导,安排合理膳食结构。

(2)协助患者适当增加运动量。

(3)养成良好的排便习惯。

(4)腹部进行环形按摩,通过按摩腹部,刺激肠蠕动,促进排便。方法:用右手或双手叠压稍微按压腹部,自右下腹盲肠部开始,依结肠蠕动方向,经升结肠、横结肠、降结肠、乙状结肠做环形按摩,或在乙状结肠部,由近心端向远心端作环形按摩,每次5~10分钟,每天2次。可由护士操作或指导患者自己进行。

(5)遵医嘱给予口服缓泻药物,禁忌长期使用,产生依赖性而失去正常的排便功能。

(6)简便通便术包括通便剂通便术和人工取便术。是患者及家属经过护士指导,可自行完成的一种简单易行、经济有效的护理技术。常用剂通便剂有开塞露(由50%的甘油或少量山梨醇制成,装于塑料胶壳内的一种溶剂)、甘油栓(由甘油和硬脂酸制成,为无色透明或半透明栓剂,呈圆锥形,密封于塑料袋内的一种溶剂,需冷藏储存)、肥皂栓(将普通肥皂削成底部直径1 cm,长3~4 cm圆锥形栓剂)。具有吸收水分、软化粪便、润滑肠壁刺激肠蠕动的作用。人工取便术是用手指插入直肠,破碎并取出嵌顿粪便的方法。常用于粪便嵌塞的患者采用灌肠等通便术无效时,以解除患者痛苦的方法。

(李层层)

第三章　呼吸内科护理

第一节　呼吸衰竭

一、概述

呼吸衰竭是指各种原因引起的肺通气和/或换气功能严重障碍,以至在静息状态下亦不能维持足够的气体交换,导致缺氧伴(或不伴)二氧化碳潴留,进而引起一系列病理生理改变和代谢紊乱的临床综合征。主要表现为呼吸困难、发绀、精神、神经症状等。常以动脉血气分析作为呼吸衰竭的诊断标准:在水平面、静息状态、呼吸空气条件下,动脉血氧分压(PaO_2)< 8.0 kPa(60 mmHg),伴或不伴 CO_2 分压($PaCO_2$)> 6.7 kPa(50 mmHg),并排除心内解剖分流和原发于心排血量降低等致低氧因素,可诊断为呼吸衰竭。

(一)病因

参与呼吸运动过程的任何一个环节发生病变,都可导致呼吸衰竭。临床上常见的病因有以下几种。

1.呼吸道阻塞性病变

气管-支气管的炎症、痉挛、肿瘤、异物、纤维化瘢痕,如慢性阻塞性肺疾病(COPD)、重症哮喘等引起呼吸道阻塞和肺通气不足。

2.肺组织病变

各种累及肺泡和/或肺间质的病变,如肺炎、肺气肿、严重肺结核、弥漫性肺纤维化、肺水肿、肺不张、硅沉着病等均可导致肺容量减少、有效弥散面积减少、肺顺应性降低、通气/血流比值失调。

3.肺血管疾病

肺栓塞、肺血管炎、肺毛细血管瘤、多发性微血栓形成等可引起肺换气障碍,通气/血流比值失调,或部分静脉血未经氧合直接进入肺静脉。

4.胸廓与胸膜疾病

胸外伤引起的连枷胸、严重的自发性或外伤性气胸等均可影响胸廓活动和肺脏扩张,造成通气障碍。严重的脊柱畸形、大量胸腔积液或伴有胸膜增厚、粘连,亦可引起通气减少。

5.神经-肌肉疾病

脑血管疾病、颅脑外伤、脑炎及安眠药中毒,可直接或间接抑制呼吸中枢。脊髓高位损伤、脊髓灰质炎、多发性神经炎、重症肌无力、有机磷中毒、破伤风及严重的钾代谢紊乱,均可累及呼吸肌,使呼吸肌动力下降而引起通气不足。

(二)分类

1.按发病的缓急分类

(1)急性呼吸衰竭:多指原来呼吸功能正常,由于某些突发因素,如创伤、休克、溺水、电击、急性呼吸道阻塞、药物中毒、颅脑病变等,造成肺通气和/或换气功能迅速出现严重障碍,短时间内引起呼吸衰竭。

(2)慢性呼吸衰竭:指在一些慢性疾病,包括呼吸和神经肌肉系统疾病的基础上,呼吸功能障碍逐渐加重而发生的呼吸衰竭。最常见的原因为COPD。

2.按动脉血气分析分类

(1)Ⅰ型呼吸衰竭:缺氧性呼吸衰竭,血气分析特点为$PaO_2 < 8.0$ kPa(60 mmHg),$PaCO_2$降低或正常。主要见于弥散功能障碍、通气/血流比值失调、动-静脉分流等肺换气障碍性疾病,如急性肺栓塞、间质性肺疾病等。

(2)Ⅱ型呼吸衰竭:高碳酸性呼吸衰竭,血气分析特点为$PaO_2 < 8.0$ kPa(60 mmHg),同时$PaCO_2 > 6.7$ kPa(50 mmHg)。因肺泡有效通气不足所致。单纯通气不足引起的缺氧和高碳酸血症的程度是平行的,若伴有换气功能障碍,则缺氧更严重,如COPD。

(三)发病机制和病理生理

1.缺氧(低氧血症)和二氧化碳潴留(高碳酸血症)的发生机制

(1)肺通气不足:各种原因造成呼吸道管腔狭窄,通气障碍,使肺泡通气量减少,肺泡氧分压下降,二氧化碳排出障碍,最终导致缺氧和二氧化碳潴留。

(2)弥散障碍:指氧气、二氧化碳等气体通过肺泡膜进行气体交换的物理弥散过程发生障碍。由于氧气和二氧化碳通透肺泡膜的能力相差很大,氧的弥散力仅为二氧化碳的1/20,故在弥散障碍时,通常表现为低氧血症。

(3)通气/血流比失调:正常成年人静息状态下,肺泡通气量为 4 L/min,肺血流量为5 L/min,通气/血流比为0.8。病理情况下,通气/血流比失调有两种形式:①部分肺泡通气不足,如肺泡萎陷、肺炎、肺不张等引起病变部位的肺泡通气不足,通气/血流比减小,静脉血不能充分氧合,形成动-静脉样分流。②部分肺泡血流不足,肺血管病变如肺栓塞引起栓塞部位血流减少,通气正常,通气/血流比增大,吸入的气体不能与血流进行有效交换,形成无效腔效应,又称无效腔样通气。通气/血流比失调的结果主要是缺氧,而无二氧化碳潴留。

(4)氧耗量增加:加重缺氧的原因之一。发热、战栗、呼吸困难和抽搐均增加氧耗量,正常人可借助增加通气量以防止缺氧。而原有通气功能障碍的患者,在氧耗量增加的情况下会出现严重的低氧血症。

2.缺氧对人体的影响

(1)对中枢神经系统的影响:脑组织对缺氧最为敏感。缺氧对中枢神经影响的程度与缺氧的程度和发生速度有关。轻度缺氧仅有注意力不集中、智力减退、定向障碍等;随着缺氧的加重可出现烦躁不安、神志恍惚、谵妄、昏迷。由于大脑皮质神经元对缺氧的敏感性最高,因此临床上缺氧的最早期表现是精神症状。

严重缺氧可使血管的通透性增加,引起脑组织充血、水肿和颅内压增高,压迫脑血管,可进一步加重缺血、缺氧,形成恶性循环。

(2)对循环系统的影响:缺氧可反射性加快心率,使血压升高、冠状动脉血流增加以维持心肌活动所必需的氧。心肌对缺氧十分敏感,早期轻度缺氧即可在心电图上表现出来,急性严重缺氧可导致心室颤动或心搏骤停。长期慢性缺氧可引起心肌纤维化、心肌硬化。缺氧、肺动脉高压及心肌受损等多种病理变化最终导致肺源性心脏病。

(3)对呼吸系统的影响:呼吸的变化受到低氧血症和高碳酸血症所引起的反射活动及原发病的影响。轻度缺氧可刺激颈动脉窦和主动脉体化学感受器,反射性兴奋呼吸中枢,使呼吸加深加快。随着缺氧的逐渐加重,这种反射迟钝,呼吸抑制。

(4)对酸碱平衡和电解质的影响:严重缺氧可抑制细胞能量代谢的中间过程,导致能量产生减少,乳酸和无机磷大量积蓄,引起代谢性酸中毒。而能量的不足使体内离子转运泵受到损害,钾离子由细胞内转移到血液和组织间,钠和氢离子进入细胞内,导致细胞内酸中毒和高钾血症。代谢性酸中毒产生的固定酸与缓冲系统中碳酸氢盐起作用,产生碳酸,使组织的二氧化碳分压增高。

(5)对消化、血液系统的影响:缺氧可直接或间接损害肝细胞,使丙氨酸氨基转移酶升高。慢性缺氧可引起继发红细胞增多,增加了血黏度,严重时加重肺循环阻力和右心负荷。

3.二氧化碳潴留对人体的影响

(1)对中枢神经系统的影响:轻度二氧化碳潴留,可间接兴奋皮质,引起失眠、精神兴奋、烦躁不安等症状,随着二氧化碳潴留的加重,皮质下层受到抑制,表现为嗜睡、昏睡甚至昏迷,称为二氧化碳麻醉。二氧化碳还可扩张脑血管,使脑血流量增加,严重时造成脑水肿。

(2)对循环系统的影响:二氧化碳潴留可引起心率加快,心排血量增加,肌肉及腹腔血管收缩,冠状动脉、脑血管及皮肤浅表血管扩张,早期表现为血压升高。二氧化碳潴留的加重可直接抑制心血管中枢,引起血压下降、心律失常等严重后果。

(3)对呼吸的影响:二氧化碳是强有力的呼吸中枢兴奋剂,$PaCO_2$急骤升高,呼吸加深加快,通气量增加;长时间的二氧化碳潴留则会对呼吸中枢产生抑制,此时的呼吸运动主要靠缺氧对外周化学感受器的刺激作用得以维持。

(4)对酸碱平衡的影响:二氧化碳潴留可直接导致呼吸性酸中毒。血液 pH 取决于 HCO_3^-/H_2CO_3 比值,前者靠肾脏的调节(1～3 天),而 H_2CO_3 的调节主要靠呼吸(仅需数小时)。急性呼吸衰竭时二氧化碳潴留可使 pH 迅速下降;而慢性呼吸衰竭时,因二氧化碳潴留发展缓慢,肾减少 HCO_3^- 排出,不致使 pH 明显降低。

(5)对肾脏的影响:轻度二氧化碳潴留可使肾血管扩张,肾血流量增加而使尿量增加。二氧化碳潴留严重时,由于 pH 降低,使肾血管痉挛,血流量减少,尿量亦减少。

二、急性呼吸衰竭

(一)病因

1.呼吸系统疾病

严重呼吸系统感染、急性呼吸道阻塞病变、重度或持续性哮喘、各种原因引起的急性肺水肿、肺血管疾病、胸廓外伤或手术损伤、自发性气胸和急剧增加的胸腔积液等,导致肺通气和换气障碍。

2.神经系统疾病

急性颅内感染、颅脑外伤、脑血管病变等直接或间接抑制呼吸中枢。

3.神经-肌肉传导系统病变

脊髓灰质炎、重症肌无力、有机磷中毒及颈椎外伤等可损伤神经-肌肉传导系统,引起通气不足。

(二)临床表现

急性呼吸衰竭的临床表现主要是低氧血症所致的呼吸困难和多器官功能障碍。

1.呼吸困难

其是呼吸衰竭最早出现的症状。表现为呼吸节律、频率和幅度的改变。

2.发绀

发绀是缺氧的典型表现。当动脉血氧饱和度低于90%时,可在口唇、甲床等末梢部位出现紫蓝色称为发绀。血红蛋白增高和休克时易出现发绀,严重贫血者即使缺氧也无明显发绀。发绀还受皮肤色素及心功能的影响。

3.精神神经症状

急性缺氧可出现精神错乱、狂躁、抽搐、昏迷等症状。

4.循环系统表现

多数患者有心动过速;严重低氧血症、酸中毒可引起心肌损害,亦可引起周围循环衰竭、血压下降、心律失常、心搏骤停。

5.消化和泌尿系统表现

严重缺氧损害肝、肾细胞,引起转氨酶、尿素氮升高;个别病例可出现蛋白尿和管型尿。因胃肠道黏膜屏障功能损伤,导致胃肠道黏膜充血、水肿、糜烂或应激性溃疡,引起上消化道出血。

(三)诊断

根据急性发病的病因及低氧血症的临床表现,急性呼吸衰竭的诊断不难做出,结合动脉血气分析可确诊。

(四)治疗

急性呼吸衰竭时,机体往往来不及代偿,故需紧急救治。

1.改善与维持通气

保证呼吸道通畅是最基本最重要的治疗措施。立即进行口对口人工呼吸,必要时建立人工呼吸道(气管插管或气管切开)。用手压式气囊做加压人工呼吸,将更利于发挥气体弥散的作用,延长氧分压在安全水平的时间,为进一步抢救赢得机会。

若患者有支气管痉挛,应立即由静脉给予支气管扩张药。

2.高浓度给氧

及时给予高浓度氧或纯氧,尽快缓解机体缺氧状况,保护重要器官是抢救成功的关键。但必须注意吸氧浓度和时间,以免造成氧中毒。一般吸入纯氧<5小时。

3.其他抢救措施

见本节慢性呼吸衰竭。

三、慢性呼吸衰竭

慢性呼吸衰竭是由慢性胸肺疾病引起呼吸功能障碍逐渐加重而发生的呼吸衰竭。由于机体的代偿适应,尚能从事较轻体力工作和日常活动者称代偿性慢性呼吸衰竭;当并发呼吸道感染、呼吸道痉挛等原因致呼吸功能急剧恶化,代偿丧失,出现严重缺氧和二氧化碳潴留及代谢紊乱者称失代偿性慢性呼吸衰竭。以Ⅱ型呼吸衰竭最常见。

(一)病因

以慢性阻塞性肺疾病(COPD)最常见,其次为重症哮喘发作、弥漫性肺纤维化、严重肺结核、尘肺、广泛胸膜粘连、胸廓畸形等。呼吸道感染常是导致失代偿性慢性呼吸衰竭的直接诱因。

(二)临床表现

除原发病的相应症状外,主要是由缺氧和二氧化碳潴留引起的多器官功能紊乱。慢性呼吸衰竭的临床表现与急性呼吸衰竭大致相似,但在以下几方面有所不同。

1.呼吸困难

COPD所致的呼吸衰竭,病情较轻时表现为呼吸费力伴呼气延长,严重时呈浅快呼吸。若并发二氧化碳潴留,$PaCO_2$明显升高或升高过快,可出现二氧化碳麻醉,患者由深而慢的呼吸转为浅快呼吸或潮式呼吸。

2.精神神经症状

慢性呼吸衰竭伴二氧化碳潴留时,随着$PaCO_2$的升高,可表现为先兴奋后抑制。抑制之前的兴奋症状有烦躁、躁动、夜间失眠而白天嗜睡(睡眠倒错)等,抑制症状有神志淡漠、注意力不集中、定向力障碍、昏睡甚至昏迷,亦可出现腱反射减弱或消失、锥体束征阳性等,称为肺性脑病。

3.循环系统表现

二氧化碳潴留使外周体表静脉充盈、皮肤充血、温暖多汗、血压升高、心排血量增多而致脉搏洪大,多数患者有心率加快,因脑血管扩张产生搏动性头痛。

(三)诊断

根据患者有慢性肺疾病或其他导致呼吸功能障碍的疾病史,新近有呼吸道感染,有缺氧、二氧化碳潴留的临床表现,结合动脉血气分析可作出诊断。

(四)治疗

治疗原则是畅通呼吸道、纠正缺氧、增加通气量、纠正酸碱失衡及电解质紊乱和去除诱因。

1.保证呼吸道通畅

呼吸道通畅是纠正呼吸衰竭的首要措施。应鼓励患者咳嗽,对无力咳嗽、咳痰或意识障碍的患者要加强翻身拍背和体位引流,昏迷患者可采用多孔导管通过口腔、鼻腔、咽喉部,将分泌物或胃内反流物吸出。痰液黏稠不易咳出者,可采用雾化吸入稀释痰液;对呼吸道痉挛者可给予支气管解痉药,必要时建立人工呼吸道,并采用机械通气辅助呼吸。

2.氧疗

常用鼻塞或鼻导管吸氧,Ⅱ型呼吸衰竭应给予低流量(1~2 L/min)低浓度(25%~33%)持续吸氧。因Ⅱ型呼吸衰竭时,呼吸中枢对高二氧化碳的反应性差,呼吸的维持主要靠缺氧的刺激,若给予高浓度吸氧,可消除缺氧对呼吸的驱动作用,而使通气量迅速降低,二氧化碳分压更加升高,患者很快进入昏迷。Ⅰ型呼吸衰竭时吸氧浓度可较高(35%~45%),宜用面罩吸氧。应防止高浓度(>60%)长时间(>24小时)吸氧引起氧中毒。

3.增加通气量

减少二氧化碳潴留,二氧化碳潴留主要是由于肺泡通气不足引起的,只有增加肺泡通气量才能有效地排出二氧化碳。目前临床上常通过应用呼吸兴奋药和机械通气来改善肺泡通气功能。

（1）合理应用呼吸兴奋药可刺激呼吸中枢或周围化学感受器，增加呼吸频率和潮气量，使通气改善，还可改善神志，提高咳嗽反射，有利于排痰。常用尼可刹米 $1.875\sim3.750$ g 加入 5％葡萄糖液 500 mL 中静脉滴注，但应注意供氧，以弥补其氧耗增多的弊端。氨茶碱、地高辛可增强膈肌收缩而增加通气量，可配合应用。必要时还可选用纳洛酮以促醒。

（2）机械通气的目的在于提供维持患者代谢所需要的肺泡通气；提供高浓度的氧气以纠正低氧血症，改善组织缺氧；代替过度疲劳的呼吸肌完成呼吸作用，减轻心肺负担，缓解呼吸困难症状。对于神志尚清，能配合的呼吸衰竭患者，可采用无创性机械通气，如做鼻或口鼻面罩呼吸机机械通气；对于病情危重神志不清或呼吸道有大量分泌物者，应建立人工呼吸道，如气管插管气管切开安装多功能呼吸机机械通气。机械通气为正压送气，操作时各项参数（潮气量、呼吸频率、吸呼比、氧浓度等）应适中，以免出现并发症。

4.抗感染

慢性呼吸衰竭急性加重的常见诱因是感染，一些非感染因素诱发的呼吸衰竭也容易继发感染。因此，抗感染治疗是慢性呼吸衰竭治疗的重要环节之一，应注意根据病原学检查及药物敏感试验合理应用抗生素。

5.纠正酸碱平衡失调

慢性呼吸衰竭常有二氧化碳潴留，导致呼吸性酸中毒。呼吸性酸中毒的发生多为慢性过程，机体常常以增加碱储备来代偿。因此，在纠正呼吸性酸中毒的同时，要注意纠正潜在的代谢性碱中毒，可给予盐酸精氨酸和补充钾盐。

6.营养支持

呼吸衰竭患者由于呼吸功能增加、发热等因素，导致能量消耗上升，机体处于负代谢，长时间会降低免疫功能，感染不易控制，呼吸肌易疲劳。故可给予患者高蛋白、高脂肪和低糖，以及多种维生素和微量元素的饮食，必要时静脉滴注脂肪乳。

7.病因治疗

病因治疗是治疗呼吸衰竭的根本所在。在解决呼吸衰竭本身造成的危害的前提下，应针对不同病因采取适当的治疗措施。

（五）转诊

1.转诊指征

呼吸衰竭一旦确诊，应立即转上一级医院诊治。

2.转诊注意事项

转诊前需给予吸氧、吸痰、强心、应用呼吸兴奋药等。

（六）健康指导

缓解期鼓励患者进行耐寒锻炼和呼吸功能锻炼，以增强体质及抗病能力；注意保暖，避免受凉及呼吸道感染，若出现感染症状，应及时治疗；注意休息，掌握合理的家庭氧疗；加强营养，增加抵抗力，减少呼吸道感染的机会。

四、护理评估

（一）致病因素

引起呼吸衰竭的病因很多，凡参与肺通气和换气的任何一个环节的严重病变都可导致呼吸衰竭。

(1)呼吸系统疾病:常见于慢性阻塞性肺疾病(COPD)、重症哮喘、肺炎、严重肺结核、弥散性肺纤维化、肺水肿、严重气胸、大量胸腔积液、硅沉着病、胸廓畸形等。

(2)神经肌肉病变:如脑血管疾病、颅脑外伤、脑炎、镇静催眠药中毒、多发性神经炎、脊髓颈段或高位胸段损伤、重症肌无力等。

上述病因可引起肺泡通气量不足、氧弥散障碍、通气/血流比例失调,导致缺氧或合并二氧化碳潴留而发生呼吸衰竭。

(二)身体状况

呼吸衰竭除原发疾病症状、体征外,主要为缺氧、二氧化碳潴留所致的呼吸困难和多脏器功能障碍。

1.呼吸困难

呼吸困难是最早、最突出的表现。主要为呼吸频率增快,病情严重时辅助呼吸肌活动增加,出现"三凹征"。若并发二氧化碳潴留,$PaCO_2$升高过快或明显升高时,患者可由呼吸过快转为浅慢呼吸或潮式呼吸。

2.发绀

发绀是缺氧的典型表现,可见口唇、指甲和舌发绀。严重贫血患者由于红细胞和血红蛋白减少,还原型血红蛋白的含量降低可不出现发绀。

3.精神神经症状

主要是缺氧和二氧化碳潴留的表现。早期轻度缺氧可表现为注意力分散,定向力减退;缺氧程度加重,出现烦躁不安、神志恍惚、嗜睡、昏迷。轻度二氧化碳潴留,表现为兴奋症状,即失眠、躁动、夜间失眠而白天嗜睡;重度二氧化碳潴留可抑制中枢神经系统导致肺性脑病,表现为神志淡漠、间歇抽搐、肌肉震颤、昏睡,甚至昏迷等二氧化碳麻醉现象。

4.循环系统表现

二氧化碳潴留使外周体表静脉充盈、皮肤充血、温暖多汗、血压升高、心排血量增多而致脉搏洪大;多数患者有心率加快;因脑血管扩张产生搏动性头痛。

5.其他

患者可表现为上消化道出血、谷丙转氨酶升高、蛋白尿、血尿、氮质血症等。

(三)心理、社会状况

患者常因躯体不适、气管插管或气管切开、各种监测及治疗仪器的使用等感到焦虑或恐惧。

(四)实验室及其他检查

1.动脉血气分析

$PaO_2 < 8.0$ kPa(60 mmHg),伴或不伴 $PaCO_2 > 6.7$ kPa(50 mmHg),为最重要的指标,可作为呼吸衰竭的诊断依据。

2.血 pH 及电解质测定

呼吸性酸中毒合并代谢性酸中毒时,血 pH 明显降低常伴有高钾血症。呼吸性酸中毒合并代谢性碱中毒时,常有低钾和低氯血症。

3.影像学检查

胸部 X 线片、肺 CT 和放射性核素肺通气/灌注扫描等,可协助分析呼吸衰竭的原因。

五、护理诊断及医护合作性问题

(1)气体交换受损:与通气不足、通气/血流失调和弥散障碍有关。

（2）清理呼吸道无效：与分泌物增加、意识障碍、人工气道、呼吸肌功能障碍有关。

（3）焦虑：与呼吸困难、气管插管、病情严重、失去个人控制及对预后的不确定有关。

（4）营养失调：低于机体需要量与食欲缺乏、呼吸困难、人工气道及机体消耗增加有关。

（5）有受伤的危险：与意识障碍、气管插管及机械呼吸有关。

（6）潜在并发症：如感染、窒息等。

（7）缺乏呼吸衰竭的防治知识。

六、治疗及护理措施

（一）治疗要点

慢性呼吸衰竭治疗的基本原则是治疗原发病、保持气道通畅、纠正缺氧和改善通气，维持心、脑、肾等重要脏器的功能，预防和治疗并发症。

1.保持呼吸道通畅

保持呼吸道通畅是呼吸衰竭最基本、最重要的治疗措施。主要措施：清除呼吸道的分泌物及异物；积极使用支气管扩张药物缓解支气管痉挛；对昏迷患者采取仰卧位，头后仰，托起下颌，并将口打开；必要时采用气管切开或气管插管等方法建立人工气道。

2.合理氧疗

吸氧是治疗呼吸衰竭必需的措施。

3.机械通气

根据患者病情选用无创机械通气或有创机械通气。临床上常用的呼吸机分压力控制型及容量控制型两大类，是一种用机械装置产生通气，以代替、控制或辅助自主呼吸，达到增加通气量，改善通气功能的目的。

4.控制感染

慢性呼吸衰竭急性加重的常见诱因是呼吸道感染，因此应选用敏感有效的抗生素控制感染。

5.呼吸兴奋药的应用

必要时给予呼吸兴奋药如都可喜等兴奋呼吸中枢，增加通气量。

6.纠正酸碱平衡失调

以机械通气的方法能较为迅速地纠正呼吸性酸中毒，补充盐酸精氨酸和氯化钾可同时纠正潜在的碱中毒。

（二）护理措施

1.病情观察

重症患者需持续心电监护，密切观察患者的意识状态、呼吸频率、呼吸节律和深度、血压、心率和心律。观察排痰是否通畅、有无发绀、球结膜水肿、肺部异常呼吸音及啰音；监测动脉血气分析、电解质检查结果、机械通气情况等；若患者出现神志淡漠、烦躁、抽搐时，提示有肺性脑病的发生，应及时通知医师进行处理。

2.生活护理

（1）休息与体位：急性发作时，安排患者在重症监护病室，绝对卧床休息；协助和指导患者取半卧位或坐位，指导、教会病情稳定的患者缩唇呼吸。

（2）合理饮食：给予高热量、高蛋白、富含维生素、低糖类、易消化、少刺激性的食物；昏迷患者常规给予鼻饲或肠外营养。

3.氧疗的护理

(1)氧疗的意义和原则:氧疗能提高动脉血氧分压,纠正缺氧,减轻组织损伤,恢复脏器功能。临床上根据患者病情和血气分析结果采取不同的给氧方法和给氧浓度。原则是在畅通气道的前提下,Ⅰ型呼吸衰竭的患者可短时间内间歇给予高浓度(>35%)或高流量(4～6 L/min)吸氧;Ⅱ型呼吸衰竭的患者应给予低浓度(<35%)、低流量(1～2 L/min)鼻导管持续吸氧,使 PaO_2 控制在 8.0 kPa(60 mmHg)或 SaO_2 在 90%以上,以防因缺氧完全纠正,使外周化学感受器失去低氧血症的刺激而导致呼吸抑制,加重缺氧和 CO_2 潴留。

(2)吸氧方法:有鼻导管、鼻塞、面罩、气管内和呼吸机给氧。临床常用、简便的方法是鼻导管、鼻塞法吸氧,其优点为简单、方便,不影响患者进食、咳嗽。缺点为氧浓度不恒定,易受患者呼吸影响,高流量对局部黏膜有刺激,氧流量不能>7 L/min。吸氧过程中应注意保持吸入氧气的湿化,输送氧气的面罩、导管、气管应定期更换消毒,防止交叉感染。

(3)氧疗疗效的观察:若吸氧后呼吸困难缓解、发绀减轻、心率减慢、尿量增多、皮肤转暖、神志清醒,提示氧疗有效;若呼吸过缓或意识障碍加深,提示二氧化碳潴留加重。应根据动脉血气分析结果和患者的临床表现,及时调整吸氧流量或浓度。若发绀消失、神志清楚、精神好转、PaO_2>8.0 kPa(60 mmHg)、$PaCO_2$<6.7 kPa(50 mmHg),可间断吸氧几日后,停止氧疗。

4.药物治疗的护理

用药过程中密切观察药物的疗效和不良反应。使用呼吸兴奋药必须保持呼吸道通畅,脑缺氧、脑水肿未纠正而出现频繁抽搐者慎用;静脉滴注时速度不宜过快,如出现恶心、呕吐、烦躁、面色潮红、皮肤瘙痒等现象,需要减慢滴速。对烦躁不安、夜间失眠患者,禁用对呼吸有抑制作用的药物,如吗啡等,慎用镇静药,以防止引起呼吸抑制。

5.心理护理

呼吸衰竭的患者常对病情和预后有顾虑、心情忧郁、对治疗丧失信心,应多了解和关心患者的心理状况,特别是对建立人工气道和使用机械通气的患者,应经常巡视,让患者说出或写出引起或加剧焦虑的因素,针对性解决。

6.健康指导

(1)疾病知识指导:向患者及家属讲解疾病的发病机制、发展和转归。告诉患者及家属慢性呼吸衰竭患者度过危重期后,关键是预防和及时处理呼吸道感染等诱因,以减少急性发作,尽可能延缓肺功能恶化的进程。

(2)生活指导:从饮食、呼吸功能锻炼、运动、避免呼吸道感染、家庭氧疗等方面进行指导。

(3)病情监测指导:指导患者及家属学会识别病情变化,如出现咳嗽加剧、痰液增多、色变黄、呼吸困难、神志改变等,应及早就医。

(游盟盟)

第二节　重　症　肺　炎

肺炎是指终末气道、肺泡和肺间质的炎症,可由病原微生物、理化因素、免疫损伤、过敏及药物所致。细菌性肺炎是最常见的肺炎,也是最常见的感染性疾病之一。

目前肺炎按患病环境分成社区获得性肺炎（community-acquired pneumonia，CAP）和医院获得性肺炎（hospital-acquired pneumonia，HAP），CAP是指在医院外罹患的感染性肺实质炎症，包括具有明确潜伏期的病原体感染而在入院后平均潜伏期内发病的肺炎。HAP亦称医院内肺炎（nosocomial pneumonia，NP），是指患者入院时不存在，也不处于潜伏期，而于入院48小时后在医院（包括老年护理院、康复院等）内发生的肺炎。HAP还包括呼吸机相关性肺炎（ventilator associated pneumonia，VAP）和卫生保健相关性肺炎（healthcare associated pneumonia，HCAP）。CAP和HAP年发病率分别为12/1 000人口和5/1 000～10/1 000住院患者，近年发病率有增加的趋势。肺炎病死率门诊肺炎患者＜5％，住院患者平均为12％，入住重症监护病房（ICU）者约40％。发病率和病死率高的原因与社会人口老龄化、吸烟、伴有基础疾病和免疫功能低下有关，如慢性阻塞性肺病、心力衰竭、肿瘤、糖尿病、尿毒症、神经疾病、药瘾、嗜酒、艾滋病、久病体衰、大型手术、应用免疫抑制剂和器官移植等。此外，亦与病原体变迁、耐药菌增加、HAP发病率增加、病原学诊断困难、不合理使用抗生素和部分人群贫困化加剧等有关。

重症肺炎至今仍无普遍认同的定义，需入住ICU者可认为是重症肺炎。目前一般认为，如果肺炎患者的病情严重到需要通气支持（急性呼吸衰竭、严重气体交换障碍伴高碳酸血症或持续低氧血症）、循环支持（血流动力学障碍、外周低灌注）及加强监护治疗（肺炎引起的脓毒症或基础疾病所致的其他器官功能障碍）时可称为重症肺炎。

一、病因和发病机制

正常的呼吸道免疫防御机制（支气管内黏液-纤毛运载系统、肺泡巨噬细胞等细胞防御的完整性等）使气管隆凸以下的呼吸道保持无菌。是否发生肺炎决定于两个因素：病原体和宿主因素。如果病原体数量多，毒力强和/或宿主呼吸道局部和全身免疫防御系统损害，即可发生肺炎。病原体可通过下列途径引起社区获得性肺炎：①空气吸入；②血行播散；③邻近感染部位蔓延；④上呼吸道定植菌的误吸。医院获得性肺炎还可通过误吸胃肠道的定植菌（胃食管反流）和通过人工气道吸入环境中的致病菌引起。病原体直接抵达下呼吸道后，滋生繁殖，引起肺泡毛细血管充血、水肿，肺泡内纤维蛋白渗出及细胞浸润。

二、诊断

（一）临床表现特点

1.社区获得性肺炎

（1）新近出现的咳嗽、咳痰或原有呼吸道疾病症状加重，并出现脓性痰，伴或不伴胸痛。

（2）发热。

（3）肺实变体征和/或闻及湿性啰音。

（4）白细胞计数＞10×10^9/L或＜4×10^9/L，伴或不伴细胞核左移。

（5）胸部X线检查显示片状、斑片状浸润性阴影或间质性改变，伴或不伴胸腔积液。

以上1～4项中任何1项加第5项，除外非感染性疾病可作出诊断。CAP常见病原体为肺炎链球菌、支原体、衣原体、流感嗜血杆菌和呼吸病毒（甲、乙型流感病毒、腺病毒、呼吸合胞病毒和副流感病毒）等。

2.医院获得性肺炎

住院患者X线检查出现新的或进展的肺部浸润影加上下列3个临床症候中的2个或以上

可以诊断为肺炎。

(1)发热超过 38 ℃。

(2)血白细胞计数增多或减少。

(3)脓性气道分泌物。

HAP 的临床表现、实验室和影像学检查特异性低,应注意与肺不张、心力衰竭和肺水肿、基础疾病肺侵犯、药物性肺损伤、肺栓塞和急性呼吸窘迫综合征等相鉴别。无感染高危因素患者的常见病原体依次为肺炎链球菌、流感嗜血杆菌、金黄色葡萄球菌、大肠埃希菌、肺炎克雷伯杆菌等;有感染高危因素患者为金黄色葡萄球菌、铜绿假单胞菌、肠杆菌属、肺炎克雷伯杆菌等。

(二)重症肺炎的诊断标准

不同国家制定的重症肺炎的诊断标准有所不同,各有优缺点,但一般均注重对客观生命体征、肺部病变范围、器官灌注和氧合状态的评估,临床医师可根据具体情况选用。以下列出目前常用的几项诊断标准。

1.中华医学会呼吸病学分会颁布的重症肺炎诊断标准

(1)意识障碍。

(2)呼吸频率≥30 次/分。

(3)PaO_2<8.0 kPa(60 mmHg)、氧合指数(PaO_2/FiO_2)<40.0 kPa(300 mmHg),需行机械通气治疗。

(4)动脉收缩压<12.0 kPa(90 mmHg)。

(5)并发脓毒性休克。

(6)X 线胸片显示双侧或多肺叶受累,或入院 48 小时内病变扩大≥50%。

(7)少尿:尿量<20 mL/h,或<80 mL/4 小时,或急性肾衰竭需要透析治疗。

符合 1 项或以上者可诊断为重症肺炎。

2.美国感染病学会(IDSA)和美国胸科学会(ATS)新修定的诊断标准

具有 1 项主要标准或 3 项或以上次要标准可认为是重症肺炎,需要入住 ICU。

(1)主要标准:①需要有创通气治疗。②脓毒性休克需要血管收缩剂。

(2)次要标准:①呼吸频率≥30 次/分。②PaO_2/FiO_2≤250。③多叶肺浸润。④意识障碍/定向障碍。⑤尿毒症(BUN≥7.14 mmol/L)。⑥白细胞数减少(白细胞计数<4×10^9/L)。⑦血小板减少(血小板计数<10 万×10^9/L)。⑧低体温(<36 ℃)。⑨低血压需要紧急的液体复苏。

说明:①其他指标也可认为是次要标准,包括低血糖(非糖尿病患者)、急性酒精中毒/酒精戒断、低钠血症、不能解释的代谢性酸中毒或乳酸升高、肝硬化或无脾。②需要无创通气也可等同于次要标准的①和②。③白细胞计数减少仅是感染引起。

3.英国胸科学会(BTS)制定的 CURB(confusion,urea,respiratory rate and blood pressure,CURB)标准

标准一:存在以下 4 项核心标准的 2 项或以上即可诊断为重症肺炎:①新出现的意识障碍。②尿素氮(BUN)>7 mmol/L。③呼吸频率≥30 次/分。④收缩压<12.0 kPa(90 mmHg)或舒张压≤8.0 kPa(60 mmHg)。

CURB 标准比较简单、实用,应用起来较为方便。

标准二:包括两种情况。

(1)存在以上 4 项核心标准中的 1 项且存在以下 2 项附加标准时须考虑有重症倾向。附加标准包括:①PaO_2<8.0 kPa(60 mmHg)/SaO_2<92%(任何 FiO_2)。②胸片提示双侧或多叶肺炎。

(2)不存在核心标准但存在 2 项附加标准并同时存在以下 2 项基础情况时也须考虑有重症倾向。基础情况包括:①年龄≥50 岁。②存在慢性基础疾病。

如存在标准二中(1)(2)两种有重症倾向的情况时需结合临床进行进一步评判。在(1)情况下需至少 12 小时后进行一次再评估。

CURB-65 即改良的 CURB 标准,标准在符合下列 5 项诊断标准中的 3 项或以上时即考虑为重症肺炎,需考虑收入 ICU 治疗:①新出现的意识障碍。②BUN>7 mmol/L。③呼吸频率≥30 次/分。④收缩压<12.0 kPa(90 mmHg)或舒张压≤8.0 kPa(60 mmHg)。⑤年龄≥65 岁。

(三)严重度评价

评价肺炎病情的严重程度对于决定在门诊或入院治疗甚或 ICU 治疗至关重要。肺炎临床的严重性决定于 3 个主要因素:局部炎症程度,肺部炎症的播散和全身炎症反应。除此之外,患者如有下列其他危险因素会增加肺炎的严重度和死亡危险。

1.病史

年龄>65 岁;存在基础疾病或相关因素,如慢性阻塞性肺疾病(COPD)、糖尿病、充血性心力衰竭、慢性肾功能不全、慢性肝病、一年内住过院、疑有误吸、神志异常、脾切除术后状态、长期嗜酒或营养不良。

2.体征

呼吸频率>30 次/分;脉搏≥120 次/分;血压<12.0/8.0 kPa(90/60 mmHg);体温≥40 ℃或≤35 ℃;意识障碍;存在肺外感染病灶如败血症、脑膜炎。

3.实验室和影像学异常

白细胞计数>20×10⁹/L 或<4×10⁹/L,或中性粒细胞计数<1×10⁹/L;呼吸空气时 PaO_2<8.0 kPa(60 mmHg)、PaO_2/FiO_2<40.0 kPa(300 mmHg),或 $PaCO_2$>6.7 kPa(50 mmHg);血肌酐>106 μmol/L 或 BUN>7.1 mmol/L;血红蛋白<90 g/L 或血细胞比容<30%;血浆清蛋白<25 g/L;败血症或弥漫性血管内凝血(DIC)的证据,如血培养阳性、代谢性酸中毒、凝血酶原时间和部分凝血活酶时间延长、血小板计数减少;X 线胸片病变累及一个肺叶以上、出现空洞、病灶迅速扩散或出现胸腔积液。

为使临床医师更精确地做出入院或门诊治疗的决策,近几年用评分方法作为定量的方法在临床上得到了广泛的应用。PORT(肺炎患者预后研究小组,pneumonia outcomes research team)评分系统(表 3-1)是目前常用的评价社区获得性肺炎(community acquired pneumonia,CAP)严重度及判断是否必须住院的评价方法,其也可用于预测 CAP 患者的病死率。其预测死亡风险分级如下。1~2 级:≤70 分,病死率 0.1%~0.6%;3 级:71~90 分,病死率 0.9%;4 级:91~130 分,病死率 9.3%;5 级:>130 分,病死率27.0%。PORT 评分系统因可以避免过度评价肺炎的严重度而被推荐使用,即其可保证一些没必要住院的患者在院外治疗。

表 3-1 PORT 评分系统

患者特征	分值	患者特征	分值	患者特征
年龄		脑血管疾病	10	实验室和放射学检查
男性	−10	肾脏疾病	10	pH<7.35
女性	+10	体格检查		BUN>11 mmol/L(>30 mg/dL)
住护理院		神志改变	20	Na+<130 mmol/L
并存疾病		呼吸频率>30 次/分	20	葡萄糖>14 mmol/L(>250 mg/dL)
肿瘤性疾病	30	收缩血压<12.0 kPa(90 mmHg)	20	血细胞比容<30%
肝脏疾病	20	体温<35 ℃或>40 ℃	15	PaO$_2$<8.0 kPa(60 mmHg)
充血性心力衰竭	10	脉率>12 次/分	10	胸腔积液

为避免评价 CAP 肺炎患者的严重度不足,可使用改良的 BTS 重症肺炎标准:呼吸频率≥30 次/分,舒张压≤8.0 kPa(60 mmHg),BUN>6.8 mmol/L,意识障碍。4 个因素中存在两个可确定患者的死亡风险更高。此标准因简单易用,且能较准确地确定 CAP 的预后而被广泛应用。

临床肺部感染积分(clinical pulmonary infection score,CPIS)(表 3-2)则主要用于医院获得性肺炎(hospital acquired pneumonia,HAP)包括呼吸机相关性肺炎(ventilator-associated pneumonia,VAP)的诊断和严重度判断,也可用于监测治疗效果。此积分从 0～12 分,积分 6 分时一般认为有肺炎。

三、治疗

(一)临床监测

1.体征监测

监测重症肺炎的体征是一项简单、易行和有效的方法,患者往往有呼吸频率和心率加快、发绀、肺部病变部位湿啰音等。目前多数指南都把呼吸频率加快(≥30 次/分)作为重症肺炎诊断的主要或次要标准。意识状态也是监测的重点,神志模糊、意识不清或昏迷提示重症肺炎可能性。

表 3-2 临床肺部感染积分评分表

参数	标准	分值
体温	≥36.5 ℃,≤38.4 ℃	0
	≥38.5～38.9 ℃	1
	≥39 ℃,或≤36 ℃	2
白细胞计数(×10^9)	≥4.0,≤11.0	0
	<4.0,>11.0	1
	杆状核白细胞	2
气管分泌物	<14+吸引	0
	≥14+吸引	1
	脓性分泌物	2

续表

参数	标准	分值
氧合指数（PaO_2/FiO_2）	＞240 或急性呼吸窘迫综合征	0
	≤240	2
胸部 X 线	无渗出	0
	弥漫性渗出	1
	局部渗出	2
半定量气管吸出物培养 （0,1＋,2＋,3＋）	病原菌≤1＋或无生长	0
	病原菌≥1＋	1
	革兰染色发现与培养相同的病原菌	2

2.氧合状态和代谢监测

PaO_2、PaO_2/FiO_2、pH、混合静脉血氧分压（PvO_2）、胃张力测定、血乳酸测定等都可对患者的氧合状态进行评估。单次的动脉血气分析一般仅反映患者瞬间的氧合情况；重症患者或有病情明显变化者应进行系列血气分析或持续动脉血气监测。

3.胸部影像学监测

重症肺炎患者应进行系列 X 线胸片监测，主要目的是及时了解患者的肺部病变是进展还是好转，是否合并有胸腔积液、气胸，是否发展为肺脓肿、急性呼吸窘迫综合征（acute respiratory distress syndrome，ARDS）等。检查的频度应根据患者的病情而定，如要了解病变短期内是否增大，一般每 48 小时进行一次检查评价；如患者临床情况突然恶化（呼吸窘迫、严重低氧血症等），在不能除外合并气胸或进展至 ARDS 时，应短期内复查；而当患者病情明显好转及稳定时，一般可 10～14 天后复查。

4.血流动力学监测

重症肺炎患者常伴有脓毒症，可引起血流动力学的改变，故应密切监测患者的血压和尿量。这两项指标比较简单、易行，且非常可靠，应作为常规监测的指标。中心静脉压的监测可用于指导临床补液量和补液速度。部分重症肺炎患者可并发中毒性心肌炎或 ARDS，如临床上难于区分时应考虑行漂浮导管检查。

5.器官功能监测

器官功能监测包括脑功能、心功能、肾功能、胃肠功能、血液系统功能等，进行相应的血液生化和功能检查。一旦发现异常，要积极处理，注意防止多器官功能障碍综合征（multiple organ dysfunction syndrome，MODS）的发生。

6.血液监测

血液监测包括外周血白细胞计数、C 反应蛋白、降钙素原、血培养等。

（二）抗生素治疗

经验性联合应用抗生素治疗重症肺炎的理论依据是联合应用能够覆盖可能的微生物并预防耐药的发生。对于铜绿假单胞菌肺炎，联用 β-内酰胺类和氨基糖苷类具有潜在的协同作用，优于单药治疗；然而氨基糖苷类抗生素的抗菌谱窄，毒性大，特别是对于老年患者，其肾损害的发生率比较高。临床应用氨基糖苷类时要注意其为浓度依赖性抗生素，一般要用足够剂量、提高峰药浓度以提高疗效，同时也应避免与毒性相关的谷浓度的升高。在监测药物的峰浓度时，庆大霉素和妥布霉素＞7 μg/mL，或阿米卡星＞28 μg/mL的效果较好。氨基糖苷类的另一个不足是对支气管分泌物的渗透性较差，仅能达到血药浓度的40%。此外，肺炎患者的支气管分泌物 pH 较低，在这种环境下许多抗生素活性都降低。因此，有时联合应用氨基糖苷类抗生素并不能增加疗效，反而增加了肾毒性。

目前对于重症肺炎，抗生素的单药治疗也已得到临床医师的重视。新的头孢菌素、碳青霉烯类、其他 β-内酰胺类和氟喹诺酮类抗生素由于抗菌效力强、广谱，并且耐细菌 β-内酰胺酶，故可用于单药治疗。即使对于重症 HAP，只要不是耐多药的病原体，如铜绿假单胞菌、不动杆菌和耐甲氧西林金黄色葡萄球菌（MRSA）等，仍可考虑抗生素的单药治疗。对重症 VAP 有效的抗生素一般包括亚胺培南、美罗培南、头孢吡肟和哌拉西林/他唑巴坦。对于重症肺炎患者来说，临床上的初始治疗常联用多种抗生素，在获得细菌培养结果后，如果没有高度耐药的病原体就可以考虑转为针对性的单药治疗。

临床上一般认为不适合单药治疗的情况包括：①可能感染革兰阳性、革兰阴性菌和非典型病原体的重症 CAP。②怀疑铜绿假单胞菌或肺炎克雷伯杆菌的菌血症。③可能是金黄色葡萄球菌和铜绿假单胞菌感染的 HAP。三代头孢菌素不应用于单药治疗，因其在治疗中易诱导肠杆菌属细菌产生 β-内酰胺酶而导致耐药发生。

对于重症 VAP 患者，如果为高度耐药病原体所致的感染则联合治疗是必要的。目前有3种联合用药方案。①β-内酰胺类联合氨基糖苷类：在抗铜绿假单胞菌上有协同作用，但也应注意前面提到的氨基糖苷类的毒性作用。②2 个 β-内酰胺类联合使用：因这种用法会诱导出对两种药同时耐药的细菌，故虽然有过成功治疗的报道，仍不推荐使用。③β-内酰胺类联合氟喹诺酮类：虽然没有抗菌协同作用，但也没有潜在的拮抗作用；氟喹诺酮类对呼吸道分泌物穿透性很好，对其疗效有潜在的正面影响。

对于铜绿假单胞菌所致的重症肺炎，联合治疗往往是必要的。抗假单胞菌的 β-内酰胺类抗生素包括青霉素类的哌拉西林、阿洛西林、氨苄西林、替卡西林、阿莫西林；第三代头孢菌素类的头孢他啶、头孢哌酮；第四代头孢菌素类的头孢吡肟；碳青霉烯类的亚胺培南、美罗培南；单酰胺类的氨曲南（可用于青霉素类过敏的患者）；β-内酰胺类/β-内酰胺酶抑制剂复合剂的替卡西林/克拉维酸钾、哌拉西林/他唑巴坦。其他的抗假单胞菌抗生素还有氟喹诺酮类和氨基糖苷类。

1.重症 CAP 的抗生素治疗

重症 CAP 患者的初始治疗应针对肺炎链球菌（包括耐药肺炎链球菌）、流感嗜血杆菌、军团菌和其他非典型病原体，在某些有危险因素的患者还有可能为肠道革兰阴性菌属包括铜绿假单胞菌的感染。无铜绿假单胞菌感染危险因素的 CAP 患者可使用 β-内酰胺类联合大环内酯类或氟喹诺酮类（如左氧氟沙星、加替沙星、莫西沙星等）。因目前为止还没有确立单药治疗重症 CAP 的方法，所以很难确定其安全性、有效性（特别是并发脑膜炎的肺炎）或用药剂量。可用于重症 CAP 并经验性覆盖耐药肺炎链球菌的 β-内酰胺类抗生素有头孢曲松、头孢噻肟、亚胺培南、美罗培南、头孢吡肟、氨苄西林/舒巴坦或哌拉西林/他唑巴坦。目前高达40%的肺炎链球菌对青霉素或其他抗生素耐药，其机制不是 β-内酰胺酶介导而是青霉素结合蛋白的改变。虽然不少 β-内酰胺类和氟喹诺酮类抗生素对这些病原体有效，但对耐药肺炎链球菌肺炎并发脑膜炎的患者应使用万古霉素治疗。如果患者有假单胞菌感染的危险因素（如支气管扩张、长期使用抗生素、长期使用糖皮质激素）应联合使用抗假单胞菌抗生素并应覆盖非典型病原体，如环丙沙星加抗假单胞菌 β-内酰胺类，或抗假胞菌 β-内酰胺类加氨基糖苷类加大环内酯类或氟喹诺酮类。

临床上选取任何治疗方案都应根据当地抗生素耐药的情况、流行病学和细菌培养及实验室结果进行调整。关于抗生素的治疗疗程目前也很少有资料可供参考,应考虑感染的严重程度,菌血症、多器官功能衰竭、持续性全身炎症反应和损伤等。一般来说,根据疾病的严重程度和宿主免疫抑制的状态,肺炎链球菌肺炎疗程为 7～10 天,军团菌肺炎的疗程需要 14～21 天。ICU 的大多数治疗都是通过静脉途径的,但近期的研究表明只要病情稳定、没有发热,即使在危重患者,3 天静脉给药后亦可转为口服治疗,即序贯或转换治疗。转换为口服治疗的药物可选择氟喹诺酮类,因其生物利用度高,口服治疗也可达到同静脉给药一样的血药浓度。

由于嗜肺军团菌在重症 CAP 的相对重要性,应特别注意其的治疗方案。虽然目前有很多体外有抗军团菌活性的药物,但在治疗效果上仍缺少前瞻性、随机对照研究的资料。回顾性的资料和长期临床经验支持使用红霉素 4 g/d 治疗住院的军团菌肺炎患者。在多肺叶病变、器官功能衰竭或严重免疫抑制的患者,在治疗的前 3～5 天应加用利福平。其他大环内酯类(克拉霉素和阿奇霉素)也有效。除上述之外可供选择的药物有氟喹诺酮类(环丙沙星、左氧氟沙星、加替沙星、莫西沙星)或多西环素。氟喹诺酮类在治疗军团菌肺炎的动物模型中特别有效。

2.重症 HAP 的抗生素治疗

HAP 应根据患者的情况和最可能的病原体而采取个体化治疗。对于早发的(住院 4 天内起病者)重症肺炎患者而没有特殊病原体感染危险因素者,应针对"常见病原体"治疗。这些病原体包括肺炎链球菌、流感嗜血杆菌、甲氧西林敏感的金黄色葡萄球菌和非耐药的革兰阴性细菌。抗生素可选择第二代、第三代、第四代头孢菌素、β-内酰胺类/β-内酰胺酶抑制剂复合剂、氟喹诺酮类或联用克林霉素和氨曲南。

对于任何时间起病、有特殊病原体感染危险因素的轻中症肺炎患者,有感染"常见病原体"和其他病原体危险者,应评估危险因素来指导治疗。如果有近期腹部手术或明确的误吸史,应注意厌氧菌,可在主要抗生素基础上加用克林霉素或单用 β-内酰胺类/β-内酰胺酶抑制剂复合剂;如果患者有昏迷或有头部创伤、肾衰竭或糖尿病史,应注意金黄色葡萄球菌感染,需针对性选择有效的抗生素;如果患者起病前使用过大剂量的糖皮质激素、或近期有抗生素使用史、或长期 ICU 住院史,即使患者的 HAP 并不严重,也应经验性治疗耐药病原体。治疗方法是联用两种抗假单胞菌抗生素,如果气管抽吸物革兰染色见阳性球菌还需加用万古霉素(或可使用利奈唑胺或奎奴普丁/达福普汀)。所有的患者,特别是气管插管的 ICU 患者,经验性用药必须持续到痰培养结果出来之后。如果无铜绿假单胞菌或其他耐药革兰阴性细菌感染,则可根据药敏情况使用单一药物治疗。非耐药病原体的重症 HAP 患者可用任何以下单一药物治疗:亚胺培南、美罗培南、哌拉西林/他唑巴坦或头孢吡肟。

ICU 中 HAP 的治疗也应根据当地抗生素敏感情况,以及当地经验和对某些抗生素的偏爱而调整。每个 ICU 都有它自己的微生物药敏情况,而且这种情况随时间而变化,因而有必要经常更新经验用药的策略。经验用药中另一个需要考虑的是"抗生素轮换"策略,它是指标准经验治疗过程中有意更改抗生素使细菌暴露于不同的抗生素从而减少抗生素耐药的选择性压力,达到减少耐药病原体感染发生率的目的。"抗生素轮换"策略目前仍在研究之中,还有不少问题未能明确,包括每个用药循环应该持续多久、应用什么药物进行循环、这种方法在内科和外科患者的有效性分别有多高、循环药物是否应该针对革兰阳性细菌同时也针对革兰阴性细菌等。

在某些患者中,雾化吸入这种局部治疗可用以弥补全身用药的不足。氨基糖苷类雾化吸入可能有一定的益处,但只用于革兰阴性细菌肺炎全身治疗无效者。多黏菌素雾化吸入也可用于耐药铜绿假单胞菌的感染。

对于初始经验治疗失败的患者,应该考虑其他感染性或非感染性的诊断,包括肺曲霉感染。对持续发热并有持续或进展性肺部浸润的患者可经验性使用两性霉素 B。虽然传统上应使用开放肺活检来确定其最终诊断,但临床上是否活检仍应个体化。临床上还应注意其他的非感染性肺部浸润的可能性。

(三)支持治疗

支持治疗主要包括液体补充、血流动力学、通气和营养支持,起到稳定患者状态的作用,而更直接的治疗仍需要针对患者的基础病因。流行病学证据显示,营养不良影响肺炎的发病和危重患者的预后。同样,临床资料也支持肠内营养可以预防肺炎的发生,特别是对于创伤的患者。对于严重脓毒症和多器官功能衰竭的分解代谢旺盛的重症肺炎患者,在起病48小时后应开始经肠内途径进行营养支持,一般把导管插入到空肠进行喂养以避免误吸;如果使用胃内喂养,最好是维持患者半卧体位以减少误吸的风险。

(四)胸部理疗

拍背、体位引流和振动可以促进黏痰排出的效果尚未被证实。胸部理疗广泛应用的局限在于:①其有效性未被证实,特别是不能减少患者的住院时间。②费用高,需要专人使用。③有时引起 PaO_2 的下降。目前的经验是胸部理疗对于脓痰过多(>30 mL/d)或严重呼吸肌疲劳不能有效咳嗽的患者是最为有用的,如对囊性纤维化、COPD 和支气管扩张的患者。

使用自动化病床的侧翻疗法,有时加以振动叩击,是一种有效地预防外科创伤及内科患者肺炎的方法,但其地位仍不确切。

(五)促进痰液排出

雾化和湿化可降低痰的黏度,因而可改善不能有效咳嗽患者的排痰,然而雾化产生的大多水蒸气都沉积在上呼吸道并引起咳嗽,一般并不影响痰的流体特性。目前很少有数据支持湿化能特异性地促进细菌清除或肺炎吸收的观点。乙酰半胱氨酸能破坏痰液的二硫键,有时也用于肺炎患者的治疗,但由于其刺激性,因而在临床应用上受到一定限制。痰中的 DNA 增加了痰液黏度,重组的 DNA 酶能裂解 DNA,已证实在囊性纤维化患者中有助于改善症状和肺功能,但对肺炎患者其价值尚未被证实。支气管扩张剂也能促进黏液排出和纤毛运动频率,对 COPD 合并肺炎的患者有效。

四、急救护理

(一)护理目标

(1)维持生命体征稳定,降低病死率。

(2)维持呼吸道通畅,促进有效咳嗽、排痰。

(3)维持正常体温,减轻高热伴随症状,增加患者舒适感。

(4)供给足够营养和液体。

(5)预防传染和继发感染。

(二)护理措施

1.病情监护

重症肺炎患者病情危重、变化快,特别是高龄及合并严重基础疾病患者,需要严密监护病情变化,包括持续监护心电、血压、呼吸、血氧饱和度,监测意识、尿量、血气分析结果、肾功能、电解质、血糖变化。任何异常变化均应及时报告医师,早期处理。同时床边备好吸引装置、吸氧装置、气管插管和气管切开等抢救用品及抢救药物等。

2.维持呼吸功能的护理

(1)密切观察患者的呼吸情况,监护呼吸频率、节律、呼吸音、血氧饱和度。出现呼吸急促、呼吸困难,口唇、指(趾)末梢发绀,低氧血症(血氧饱和度<80%),双肺呼吸音减弱,必须及时给予鼻导管或面罩有效吸氧,根据病情变化调节氧浓度和流量。面罩呼吸机加压吸氧时,注意保持密闭,对于面颊部极度消瘦的患者,在颊部与面罩之间用脱脂棉垫衬托,避免漏气影响氧疗效果和皮肤压迫。意识清楚的患者嘱其用鼻呼吸,脱面罩间歇时间不宜过长。鼓励患者多饮水,减少张口呼吸和说话。

(2)常规及无创呼吸机加压吸氧不能改善缺氧时,采取气管插管呼吸机辅助通气。机械通气需要患者较好的配合,事先向患者简明讲解呼吸机原理、保持自主呼吸与呼吸机同步的配合方法、注意事项等。指导患者使用简单的身体语言表达需要,如用动腿、眨眼、动手指表示口渴、翻身、不适等或写字表达。机械通气期间严格做好护理,每天更换呼吸管道,浸泡消毒后再用环氧乙烷灭菌;严格按无菌技术操作规程吸痰。护理操作特别是给患者翻身时,注意呼吸机管道水平面保持一定倾斜度,使其低于患者呼吸道,集水瓶应在呼吸环路的最低位,并及时检查倾倒管道内、集水瓶内冷凝水,避免其反流入气道。根据症状、血气分析、血氧饱和度调整吸入氧浓度,力求在最低氧浓度下达到最佳的氧疗效果,争取尽快撤除呼吸机。

(3)保持呼吸道通畅,及时清除呼吸道分泌物。①遵医嘱给予雾化吸入每天2次,有效湿化呼吸道。正确使用雾化吸入,雾化液用生理盐水配制,温度在35℃左右。使喷雾器保持竖直向上,并根据患者的姿势调整角度和位置,吸入过程护士必须在场严密观察病情,如出现呼吸困难、口周发绀,应停止吸入,立即吸痰、吸氧,不能缓解时通知医师。症状缓解后继续吸入。每次雾化后,协助患者翻身、拍背。拍背时五指并拢成空心掌,由上而下,由外向内,有节律地轻拍背部。通过振动,使小气道分泌物松动易于进入较大气道,有利于排痰及改善肺通、换气功能。每次治疗结束后,雾化器内余液应全部倾倒,重新更换灭菌蒸馏水;雾化器连接管及面罩用0.5%三氯异氰尿酸(健之素)消毒液浸泡30分钟,用清水冲净后晾干备用。②指导患者定时有效咳嗽,病情允许时使患者取坐位,先深呼吸,轻咳数次将痰液集中后,用力咳出,也可促使肺膨胀。协助患者勤翻身,改变体位,每2小时拍背体疗1次。对呼吸无力、衰竭的患者,用手指压在胸骨切迹上方刺激气管,促使患者咳嗽排痰。③老年人、衰弱的患者,咳嗽反射受抑制者,呼吸防御机制受损,不能有效地将呼吸道分泌物排出时,应按需要吸痰。用一次性吸痰管,检查导管通畅后,在无负压情况下将吸痰管轻轻插入10～15 cm,退出1～2 cm,以便游离导管尖端,然后打开负压,边旋转边退出。有黏液或分泌物处稍停。每次吸痰时间应少于15秒。吸痰时,同一根吸痰管应先吸气道内分泌物,再吸鼻腔内分泌物,不能重复进入气道。

(4)研究表明,患者俯卧位发生吸入性肺炎的概率比左侧卧位和仰卧位患者低,定时帮助患者取该体位。进食时抬高床头30°～45°,减少胃液反流误吸机会。

3.合并感染性休克的护理

发生休克时,患者取去枕平卧位,下肢抬高20°～30°,增加回心血量和脑部血流量。保持静脉通道畅通,积极补充血容量,根据心功能、皮肤弹性、血压、脉搏、尿量及中心静脉压情况调节输液速度,防止肺水肿。加强抗感染,使用血管活性药物时,用药浓度、单位时间用量,严格遵医嘱,动态观察病情,及时反馈,为治疗方案的调整提供依据。体温不升者给予棉被保暖,避免使用热水袋、电热毯等加温措施。

4.合并急性肾衰竭的护理

少尿期准确记录液体出入量,留置导尿,记录每小时尿量,严密观察肾功能及电解质变化,根据医嘱严格控制补液量及补液速度。高血钾是急性肾衰竭患者常见死亡原因之一,此期避免摄入含钾高的食物;多尿期应注意补充水分,保持水、电解质平衡。尿量<20 mL/h 或<80 mL/24 小时的急性肾衰竭者需要血液透析治疗。

5.发热的护理

高热时帮助降低体温,减轻高热伴随症状,增加患者舒适感。每 2 小时监测体温 1 次。密切观察发热规律、特点及伴随症状,及时报告医师对症处理;寒战时注意保暖,高热给予物理降温,冷毛巾敷前额,冰袋置于腋下、腹股沟等处,或温水、乙醇擦浴。物理降温效果差时,遵医嘱给予退热剂。降温期间要注意随时更换汗湿的衣被,防止受凉,鼓励患者多饮水,保证机体需要,防止肾血流灌注不足,诱发急性肾功能不全。加强口腔护理。

6.预防传染及继发感染

(1)采取呼吸道隔离措施,切断传播途径。单人单室,避免交叉感染。严格遵守各种消毒、隔离制度及无菌技术操作规程,医护人员操作前后应洗手,特别是接触呼吸道分泌物和护理气管切开、插管患者前后要彻底流水洗手,并采取戴口罩、手套等隔离手段。开窗通风保持病房空气流通,每天定时紫外线空气消毒 30~60 分钟,加强病房内物品的消毒,所有医疗器械和物品特别是呼吸治疗器械定时严格消毒、灭菌。控制陪护及探视人员流动,实行无陪人管理。对特殊感染、耐药菌株感染及易感人群应严格隔离,及时通报。

(2)加强呼吸道管理。气管切开患者更换内套管前,必须充分吸引气囊周围分泌物,以免含菌的渗出液漏入呼吸道诱发肺炎。患者取半坐位以减少误吸危险。尽可能缩短人工气道留置和机械通气时间。

(3)患者分泌物、痰液存放于黄色医疗垃圾袋中焚烧处理,定期将呼吸机集水瓶内液体倒入装有0.5%健之素消毒液的容器中集中消毒处理。

7.营养支持治疗的护理

营养支持是重要的辅助治疗。重症肺炎患者防御功能减退,体温升高使代谢率增加,机体需要增加免疫球蛋白、补体、内脏蛋白的合成,支持巨噬细胞、淋巴细胞活力及酶活性。提供重症肺炎患者高蛋白、高热量、富含维生素、易消化的流质或半流质饮食,尽量符合患者口味,少食多餐。有时需要鼻饲营养液,必要时胃肠外应用免疫调节剂,如免疫球蛋白、血浆、清蛋白和氨基酸等营养物质以提高抵抗力,增强抗感染效果。

8.舒适护理

为保证患者舒适,重视做好基础护理。重症肺炎急性期患者要卧床休息,安排好治疗、护理时间,尽量减少打扰,保证休息。帮助患者维持舒服的治疗体位。保持病室清洁、安静、空气新鲜。室温保持在22~24 ℃,使用空气湿化器保持空气相对湿度为 60%~70%。保持床铺干燥、平整。保持口腔清洁。

9.采集痰标本的护理干预

痰标本是最常用的下呼吸道病原学标本,其检验结果是选择抗生素治疗的确切依据,正确采集痰标本非常重要。准确的采样是经气管采集法,但患者有一定痛苦,不易被接受。临床一般采用自然咳痰法。采集痰标本应注意必须在抗生素治疗前采集新鲜、深咳后的痰,迅速送检,避免标本受到口咽处正常细菌群的污染,以保证细菌培养结果准确性。具体方法是嘱患者先将唾液吐出、漱口,并指导或辅助患者深吸气后咳嗽,咳出肺部深处痰液,留取标本。收集痰液后应在30分钟内送检。经气管插管收集痰标本时,可使用一次性痰液收集器。用无菌镊夹持吸痰管插入气管深部,注意勿污染吸痰管。留痰过程注意无菌操作。

10.心理护理

评估患者的心理状态,采取有针对性的护理。患者病情重,呼吸困难、发热、咳嗽等明显不适,导致患者烦躁和恐惧,加压通气、气管插管、机械通气患者尤其明显,上述情绪加重呼吸困难。护士要鼓励患者倾诉,多与其交流,语言交流困难时,用文字或体态语言主动沟通,尽量消除其紧张恐惧心理。了解患者的经济状况及家庭成员情况,帮助患者寻求更多支持和帮助。及时向患者及家属解释,介绍病情和治疗方案,使其信任和理解治疗、护理的作用,增加安全感,保持情绪稳定。

11.健康教育

出院前指导患者坚持呼吸功能锻炼,做深呼吸运动,增强体质。减少去公共场所的次数,预防感冒。上呼吸道感染急性期外出戴口罩。居室保持良好的通风,保持空气清新。均衡膳食,增加机体抵抗力,戒烟,避免劳累。

(游盟盟)

第三节　重症哮喘

支气管哮喘(简称哮喘)是常见的慢性呼吸道疾病之一,近年来,其患病率在全球范围内有逐年增加的趋势,参照全球哮喘防治创议(GINA)和我国支气管哮喘防治指南,将定义重新修定为哮喘是由多种细胞包括气道的炎性细胞和结构细胞(如嗜酸性粒细胞、肥大细胞、T淋巴细胞、中性粒细胞、平滑肌细胞、气道上皮细胞等)和细胞组分参与的气道慢性炎症性疾病。这种慢性炎症导致气道高反应性,通常出现广泛多变的可逆性气流受限,并引起反复发作性的喘息、气急、胸闷或咳嗽等症状,常在夜间和/或清晨发作、加剧,多数患者可自行缓解或经治疗缓解。如果哮喘急性发作,虽经积极吸入糖皮质激素($\leqslant 1\,000\ \mu g/d$)和应用长效 β_2 受体激动药或茶碱类药物治疗数小时,病情不缓解或继续恶化;或哮喘呈暴发性发作,哮喘发作后短时间内即进入危重状态,则称为重症哮喘。如病情不能得到有效控制,可迅速发展为呼吸衰竭而危及生命,故需住院治疗。

一、病因和发病机制

(一)病因

哮喘的病因还不十分清楚,目前认为同时受遗传因素和环境因素的双重影响。

(二)发病机制

哮喘的发病机制不完全清楚,可能是免疫-炎症反应、神经机制和气道高反应性及其之间的相互作用。重症哮喘目前已经基本明确的发病因素主要有以下几种。

1.诱发因素的持续存在

诱发因素的持续存在使机体持续地产生抗原-抗体反应,发生气道炎症、气道高反应性和支气管痉挛,在此基础上,支气管黏膜充血水肿、大量黏液分泌并形成黏液栓,阻塞气道。

2.呼吸道感染

细菌、病毒及支原体等的感染可引起支气管黏膜充血肿胀及分泌物增加,加重气道阻塞;某些微生物及其代谢产物还可以作为抗原引起免疫-炎症反应,使气道高反应性加重。

3.糖皮质激素使用不当

长期使用糖皮质激素常常伴有下丘脑-垂体-肾上腺皮质轴功能抑制,突然减量或停用,可造成体内糖皮质激素水平的突然降低,造成哮喘的恶化。

4.脱水、痰液黏稠、电解质紊乱

哮喘急性发作时,呼吸道丢失水分增加、多汗造成机体脱水,痰液黏稠不易咳出而阻塞大小气道,加重呼吸困难,同时由于低氧血症可使无氧酵解增加,酸性代谢产物增加,合并代谢性酸中毒,使病情进一步加重。

5.精神心理因素

许多学者提出心理社会因素通过对中枢神经、内分泌和免疫系统的作用而导致哮喘发作,是使支气管哮喘发病率和病死率升高的一个重要因素。

二、病理生理

重症哮喘的支气管黏膜充血水肿、分泌物增多甚至形成黏液栓及气道平滑肌的痉挛导致呼吸道阻力在吸气和呼气时均明显升高,小气道阻塞,肺泡过度充气,肺内残气量增加,加重吸气肌肉的负荷,降低肺的顺应性,内源性呼气末正压(PEEPi)增大,导致吸气功耗增大。小气道阻塞,肺泡过度充气,相应区域毛细血管的灌注降低,引起肺泡通气/血流(V/Q)比例的失调,患者常出现低氧血症,多数患者表现为过度通气,通常$PaCO_2$降低,若$PaCO_2$正常或升高,应警惕呼吸衰竭的可能性或是否已经发生了呼吸衰竭。重症哮喘患者,若气道阻塞不迅速解除,潮气量将进行性下降,最终将会发生呼吸衰竭。哮喘发作持续不缓解,也可能出现血液循环的紊乱。

三、临床表现

(一)症状

重症哮喘患者常出现极度严重的呼气性呼吸困难、被迫采取坐位或端坐呼吸,干咳或咳大量白色泡沫痰,不能讲话、紧张、焦虑、恐惧、大汗淋漓。

(二)体征

患者常出现呼吸浅快,呼吸频率增快(>30次/分),可有三凹征,呼气期两肺满布哮鸣音,也可哮鸣音不出现,即所谓的"寂静胸",心率增快(>120次/分),可有血压下降,部分患者出现奇脉、胸腹反常运动、意识障碍,甚至昏迷。

四、实验室检查和其他检查

(一)痰液检查

哮喘患者痰涂片显微镜下可见到较多嗜酸性粒细胞、脱落的上皮细胞。

(二)呼吸功能检查

哮喘发作时,呼气流速指标均明显下降,第 1 秒钟用力呼气容积(FEV_1)、第 1 秒钟用力呼气容积占用力肺活量比值($FEV_1/FVC\%$,即 1 秒率)及呼气峰值流速(PEF)均减少。肺容量指标可见用力肺活量减少、残气量增加、功能残气量和肺总量增加,残气占肺总量百分比增高。大多数成人哮喘患者呼气峰值流速<50%预计值则提示重症发作,呼气峰值流速<33%预计值提示危重或致命性发作,需做血气分析检查以监测病情。

(三)血气分析

由于气道阻塞且通气分布不均,通气/血流比例失衡,大多数重症哮喘患者有低氧血症,PaO_2<8.0 kPa(60 mmHg),少数患者 PaO_2<6.0 kPa(45 mmHg),过度通气可使 $PaCO_2$ 降低,pH 上升,表现为呼吸性碱中毒;若病情进一步发展,气道阻塞严重,可有缺氧及 CO_2 潴留,$PaCO_2$ 上升,血 pH 下降,出现呼吸性酸中毒;若缺氧明显,可合并代谢性酸中毒。$PaCO_2$ 正常往往是哮喘恶化的指标,高碳酸血症是哮喘危重的表现,需给予足够的重视。

(四)胸部 X 线检查

早期哮喘发作时可见两肺透亮度增强,呈过度充气状态,并发呼吸道感染时可见肺纹理增加及炎性浸润阴影。重症哮喘要注意气胸、纵隔气肿及肺不张等并发症的存在。

(五)心电图检查

重症哮喘患者心电图常表现为窦性心动过速、电轴右偏、偶见肺性 P 波。

五、诊断

(一)哮喘的诊断标准

(1)反复发作喘息、气急、胸闷或咳嗽,多与接触变应原、冷空气、物理、化学性刺激及病毒性上呼吸道感染、运动等有关。

(2)发作时双肺可闻及散在或弥漫性、以呼气相为主的哮鸣音,呼气相延长。

(3)上述症状和体征可经治疗缓解或自行缓解。

(4)除去其他疾病所引起的喘息、气急、胸闷和咳嗽。

(5)临床表现不典型者(如无明显喘息或体征),应至少具备以下 1 项试验阳性:①支气管激发试验或运动激发试验阳性。②支气管舒张试验阳性,第 1 秒用呼气容积增加≥12%,且第 1 秒用呼气容积增加绝对值≥200 mL。③呼气峰值流速日内(或 2 周)变异率≥20%。

符合(1)~(4)条或(4)~(5)条者,可以诊断为哮喘。

(二)哮喘的分期及分级

根据临床表现,哮喘可分为急性发作期、慢性持续期和临床缓解期。急性发作是指喘息、气促、咳嗽、胸闷等症状突然发生,或原有症状急剧加重,常有呼吸困难,以呼气流量降低为其特征,常因接触变应原、刺激物或呼吸道感染诱发。哮喘急性发作时病情严重程度可分为轻度、中度、重度、危重 4 级(表 3-3)。

表 3-3　哮喘急性发作时病情严重程度的分级

临床特点	轻度	中度	重度	危重
气短	步行、上楼时	稍事活动	休息时	
体位	可平卧	喜坐位	端坐呼吸	

续表

临床特点	轻度	中度	重度	危重
谈话方式	连续成句	常有中断	仅能说出字和词	不能说话
精神状态	可有焦虑或尚安静	时有焦虑或烦躁	常有焦虑、烦躁	嗜睡、意识模糊
出汗	无	有	大汗淋漓	
呼吸频率(次/分)	轻度增加	增加	>30	
辅助呼吸肌活动及三凹征	常无	可有	常有	胸腹矛盾运动
哮鸣音	散在,呼气末期	响亮、弥漫	响亮、弥漫	减弱、甚至消失
脉率(次/分)	<100	100~120	>120	脉率变慢或不规则
奇脉(深吸气时收缩压下降,mmHg)	无,<10	可有,10~25	常有,>25	无
使用 β_2 受体激动药后呼气峰值流速占预计值或个人最佳值%	>80%	60%~80%	<60% 或 <100 L/min 或作用时间<2小时	
PaO_2(吸空气,mmHg)	正常	≥60	<60	<60
$PaCO_2$(mmHg)	<45	≤45	>45	>45
SaO_2(吸空气,%)	>95	91~95	≤90	≤90
pH				降低

注:1 mmHg=0.133 kPa。

六、鉴别诊断

(一)左侧心力衰竭引起的喘息样呼吸困难

(1)患者多有高血压、冠状动脉粥样硬化性心脏病、风湿性心脏病和二尖瓣狭窄等病史和体征。

(2)阵发性咳嗽,咳大量粉红色泡沫痰,两肺可闻及广泛的湿啰音和哮鸣音,左心界扩大,心率增快,心尖部可闻及奔马律。

(3)胸部 X 线及心电图检查符合左心病变。

(4)鉴别困难时,可雾化吸入 β_2 受体激动药或静脉注射氨茶碱缓解症状后,进一步检查,忌用肾上腺素或吗啡,以免造成危险。

(二)慢性阻塞性肺疾病

(1)中老年人多见,起病缓慢、病程较长,多有长期吸烟或接触有害气体的病史。

(2)慢性咳嗽、咳痰,晨间咳嗽明显,气短或呼吸困难逐渐加重。有肺气肿体征,两肺可闻及湿啰音。

(3)慢性阻塞性肺疾病急性加重期和哮喘区分有时十分困难,用支气管扩张药和口服或吸入激素做治疗性试验可能有所帮助。慢性阻塞性肺疾病也可与哮喘合并同时存在。

（三）上气道阻塞

（1）呼吸道异物者有异物吸入史。

（2）中央型支气管肺癌、气管支气管结核、复发性多软骨炎等气道疾病，多有相应的临床病史。

（3）上气道阻塞一般出现吸气性呼吸困难。

（4）胸部 X 线摄片、CT、痰液细胞学或支气管镜检查有助于诊断。

（5）平喘药物治疗效果不佳。

此外，应和变态反应性肺浸润、自发性气胸等相鉴别。

七、急诊处理

哮喘急性发作的治疗取决于发作的严重程度及对治疗的反应。对于具有哮喘相关死亡高危因素的患者，应给予高度重视。高危患者包括：①曾经有过气管插管和机械通气的濒于致死性哮喘的病史。②在过去 1 年中因为哮喘而住院或看急诊。③正在使用或最近刚刚停用口服糖皮质激素。④目前未使用吸入糖皮质激素。⑤过分依赖速效 β_2 受体激动药，特别是每月使用沙丁胺醇（或等效药物）超过 1 支的患者。⑥有心理疾病或社会心理问题，包括使用镇静药。⑦有对哮喘治疗不依从的历史。

（一）轻度和部分中度急性发作哮喘患者可在家庭中或社区中治疗

治疗措施主要为重复吸入速效 β_2 受体激动药，在第 1 小时每次吸入沙丁胺醇 $100 \sim 200\ \mu g$ 或特布他林 $250 \sim 500\ \mu g$，必要时每 20 分钟重复 1 次，随后根据治疗反应，轻度调整为 $3 \sim 4$ 小时再用 $2 \sim 4$ 喷，中度 $1 \sim 2$ 小时用 $6 \sim 10$ 喷。如果对吸入性 β_2 受体激动药反应良好（呼吸困难明显缓解，呼气峰值流速占预计值 $> 80\%$ 或个人最佳值，且疗效维持 $3 \sim 4$ 小时），通常不需要使用其他药物。如果治疗反应不完全，尤其是在控制性治疗的基础上发生的急性发作，应尽早口服糖皮质激素（泼尼松龙 $0.5 \sim 1.0\ mg/kg$ 或等效剂量的其他激素），必要时到医院就诊。

（二）部分中度和所有重度急性发作均应到急诊室或医院治疗

1.联合雾化吸入 β_2 受体激动药和抗胆碱能药物

β_2 受体激动药通过对气道平滑肌和肥大细胞等细胞膜表面的 β_2 受体的作用，舒张气道平滑肌、减少肥大细胞脱颗粒和介质的释放等，缓解哮喘症状。重症哮喘时应重复使用速效 β_2 受体激动药，推荐初始治疗时连续雾化给药，随后根据需要间断给药（6 次/天）。雾化吸入抗胆碱药物，如溴化异丙托品（常用剂量为 $50 \sim 125\ \mu g$，$3 \sim 4$ 次/天）、溴化氧托品等可阻断节后迷走神经传出支，通过降低迷走神经张力而舒张支气管，与 β_2 受体激动药联合使用具有协同、互补作用，能够取得更好的支气管舒张作用。

2.静脉使用糖皮质激素

糖皮质激素是最有效的控制气道炎症的药物，重度哮喘发作时应尽早静脉使用糖皮质激素，特别是对吸入速效 β_2 受体激动药初始治疗反应不完全或疗效不能维持者。如静脉及时给予琥珀酸氢化可的松（$400 \sim 1\ 000\ mg/d$）或甲泼尼龙（$80 \sim 160\ mg/d$），分次给药，待病情得到控制和缓解后，改为口服给药（如静脉使用激素 $2 \sim 3$ 天，继之以口服激素 $3 \sim 5$ 天），静脉给药和口服给药的序贯疗法有可能减少激素用量和不良反应。

3.静脉使用茶碱类药物

茶碱具有舒张支气管平滑肌作用,并具有强心、利尿、扩张冠状动脉、兴奋呼吸中枢和呼吸肌等作用。临床上在治疗重症哮喘时静脉使用茶碱作为症状缓解药,静脉注射氨茶碱[首次剂量为 $4\sim6$ mg/kg,注射速度不宜超过 0.25 mg/(kg·min),静脉滴注维持剂量为 $0.6\sim0.8$ mg/(kg·h)],茶碱可引起心律失常、血压下降,甚至死亡,其有效、安全的血药浓度范围应在 $6\sim15$ μg/mL,在有条件的情况下应监测其血药浓度,及时调整浓度和滴速。发热、妊娠、抗结核治疗可以降低茶碱的血药浓度;而肝疾病、充血性心力衰竭及合用西咪替丁、喹诺酮类、大环内酯类药物等可影响茶碱代谢而使其排泄减慢,增加茶碱的毒性作用,应引起重视,并酌情调整剂量。

4.静脉使用 β_2 受体激动药

平喘作用较为迅速,但因全身不良反应的发生率较高,国内较少使用。

5.氧疗

使 $SaO_2\geqslant90\%$,吸氧浓度一般 30% 左右,必要时增加至 50%,如有严重的呼吸性酸中毒和肺性脑病,吸氧浓度应控制在 30% 以下。

6.气管插管机械通气

重度和危重哮喘急性发作经过氧疗、全身应用糖皮质激素、β_2 受体激动药等治疗,临床症状和肺功能无改善,甚至继续恶化,应及时给予机械通气治疗,其指征主要包括意识改变、呼吸肌疲劳、$PaCO_2\geqslant6.0$ kPa(45 mmHg)等。可先采用经鼻(面)罩无创机械通气,若无效应及早行气管插管机械通气。哮喘急性发作机械通气需要较高的吸气压,可使用适当水平的呼气末正压治疗。如果需要过高的气道峰压和平台压才能维持正常通气容积,可试用允许性高碳酸血症通气策略以减少呼吸机相关肺损伤。

八、急救护理

(一)护理目标

(1)及早发现哮喘先兆,保障最佳治疗时机,终止发作。

(2)尽快解除呼吸道阻塞,纠正缺氧,挽救患者生命。

(3)减轻患者身体、心理的不适及痛苦。

(4)提高患者的活动能力,提高生活质量。

(5)健康指导,提高自护能力,减少复发,维护肺功能。

(二)护理措施

(1)院前急救时的护理:①首先做好出诊前的评估。接到出诊联系电话时询问患者的基本情况,做出预测评估及相应的准备。除备常规急救药外,需备短效的糖皮质激素及 β_2 受体激动剂(气雾剂)、氨茶碱等。做好机械通气的准备,救护车上的呼吸机调好参数,准备吸氧面罩。②到达现场后,迅速评估病情及周围环境,判断是否有诱发因素。简单询问相关病史,评估病情。立即监测生命体征、意识状态的情况,发生呼吸、心搏骤停时立即配合医师进行心肺复苏,建立人工气道进行机械辅助通气。尽快解除呼吸道阻塞,及时纠正缺氧是抢救患者的关键。给予氧气吸入,面罩或者用高频呼吸机通气吸氧。遵医嘱立即帮助患者吸入糖皮质激素和 β_2 受体激动剂定量气雾剂,氨茶碱缓慢静脉滴注,肾上腺素 $0.25\sim0.50$ mg 皮下注射,30 分钟后可重复 1 次。迅速建立静脉通道。固定好吸氧、输液管,保持通畅。重症哮喘病情危急,严重缺氧导致极其恐惧、烦躁,护士要鼓励患者,端坐体位做好固定,扣紧安全带,锁定担架平车与救护车定位把手,并在旁扶持。运送途中,密切监护患者的呼吸频率及节律、血氧饱和度、血压、心率、意识的变化,观察用药反应。

(2)到达医院后,帮助患者取坐位或半卧位,放移动托板,使其身体伏于其上,利于通气和减少疲劳。立即连接吸氧装置,调好氧流量。检查静脉通道是否通畅。备吸痰器、气管插管、呼吸机、抢救药物、除颤器。连接监护仪,监测呼吸、心电、血压等生命体征。观察患者的意识、呼吸频率、哮鸣音高低变化。一般哮喘发作时,两肺布满高调哮鸣音,但重危哮喘患者,因呼吸肌疲劳和小气道广泛痉挛,使肺内气体流速减慢,哮鸣音微弱,出现"沉默胸",提示病情危重。护士对病情变化要有预见性,发现异常及时报告医师处理。

(3)迅速收集病史、以往药物服用情况,评估哮喘程度。如果哮喘发作经数小时积极治疗后病情仍不能控制,或急剧进展,即为重症哮喘,此时病情不稳定,可危及生命,需要加强监护、治疗。

(4)确保气道通畅维护有效排痰、保持呼吸道通畅是急重症哮喘的护理重点。①哮喘发作时,支气管黏膜充血水肿,腺体分泌亢进,合并感染更重,产生大量痰液。而此时患者因呼吸急促、喘息,呼吸道水分丢失,致使痰液黏稠不易咳出,大量黏痰形成痰栓阻塞气管、支气管,导致严重气道阻塞,加上气道痉挛,气道内压力明显增加,加重喘息及感染。因此必须注意补充水分、湿化气道,积极排痰,保持呼吸道通畅。②按时协助患者翻身、叩背,加强体位引流;雾化吸入,湿化气道,稀释痰液,防止痰栓形成。采用小雾量、短时间、间歇雾化方式,湿化时密切观察患者呼吸状态,发现喘息加重、血氧饱和度下降等异常立即停止雾化。床边备吸痰器,防止痰液松解后大量涌出导致窒息。吸痰时动作轻柔、准确,吸力和深度适当,尽量减少刺激并达到有效吸引。每次吸痰时间不超过 15 秒,该过程中注意观察患者的面色、呼吸、血氧饱和度、血压及心率的变化。严格无菌操作,避免交叉感染。

(5)吸氧治疗的护理:①给氧方式、浓度和流量根据病情及血气分析结果予以调节。一般给予鼻导管吸氧,氧流量 4~6 L/min;有二氧化碳潴留时,氧流量 2~4 L/min;出现低氧血症时改用面罩吸氧,氧流量 6~10 L/min。经过吸氧和药物治疗病情不缓解,低氧血症和二氧化碳潴留加剧时进行气管插管呼吸机辅助通气。此时应做好呼吸机和气道管理,防止医源性感染,及时有效地吸痰和湿化气道。气管插管患者吸痰前后均应吸入纯氧 3~5 分钟。②吸氧治疗时,观察呼吸窘迫有无缓解,意识状况,末梢皮肤黏膜颜色、湿度等,定时监测血气分析。高浓度吸氧(>60%)持续 6 小时以上时应注意有无烦躁、情绪激动、呼吸困难加重等中毒症状。

(6)药物治疗的护理:终止哮喘持续发作的药物根据其作用机制可分为具有抗炎作用和缓解症状作用两大类。给药途径包括吸入、静脉和口服。①吸入给药的护理吸入的药物局部抗炎作用强,直接作用于呼吸道,所需剂量较小,全身性不良反应较少。剂型有气雾剂、干粉和溶液。护士指导患者正确吸入药物。先嘱患者将气呼尽,然后开始深吸气,同时喷出药液,吸气后屏气数秒,再慢慢呼出。吸入给药有口咽部局部的不良反应,包括声音嘶哑、咽部不适和念珠菌感染,吸药后让患者及时用清水含漱口咽部。密切观察与用药效果和不良反应,严格掌握吸入剂量。②静脉给药的护理经静脉用药有糖皮质激素、茶碱类及 β 受体激动剂。护士要熟练掌握常用静脉注射平喘药物的药理学、药代动力学、药物的不良反应、使用方法及注意事项,严格执行医嘱的用药剂量、浓度和给药速度,合理安排输液顺序。保持静脉通路畅通,药液无外渗,确保药液在规定时间内输入。观察治疗反应,监测呼吸频率、节律、血氧饱和度、心率、心律和哮喘症状的变化等。应用拟肾上腺素和茶碱类药物时应注意观察有无心律失常、心动过速、血压升高、肌肉震颤、抽搐、恶心、呕吐等不良反应，严格控制输入速度，及时反馈病情变化，供医师及时调整医嘱，保持药物剂量适当；应用大剂量糖皮质激素类药物应观察是否有消化道出血或水钠潴留、低钾性碱中毒等表现，发现后及时通知医师处理。③口服给药重度哮喘吸入大剂量激素治疗无效的患者应早期口服糖皮质激素，一般使用半衰期较短的糖皮质激素，如泼尼松、泼尼松龙或甲基泼尼松龙等。每次服药护士应协助，看患者服下，防止漏服或服用时间不恰当。正确的服用方法是每天或隔天清晨顿服，以减少外源性激素对脑垂体-肾上腺轴的抑制作用。

（7）并发症的观察和护理：重危哮喘患者主要并发症是气胸、皮下气肿、纵隔气肿、心律失常、心功能不全等，发生时间主要在发病48小时内，尤其是前24小时。在入院早期要特别注意观察，尤应注意应用呼吸机治疗者及入院前有肺气肿和/或肺心病的重症哮喘患者。①气胸是发生率最高的并发症。气胸发生的征象是清醒患者突感呼吸困难加重、胸痛、烦躁不安，血氧饱和度降低。由于胸膜腔内压增加，使用呼吸机时机器报警。护士此时要注意观察有无气管移位，血流动力学是否稳定等，并立即报告医师处理。②皮下气肿一般发生在颈胸部，重者可累及到腹部。表现为颈胸部肿胀，触诊有握雪感或捻发感。单纯皮下气肿一般对患者影响较轻，但是皮下气肿多来自气胸或纵隔气肿，如处理不及时可危及生命。③纵隔气肿纵隔气肿是最严重的并发症，可直接影响到循环系统，导致血压下降、心律失常，甚至心搏骤停，短时间内导致患者死亡。发现皮下气肿，同时有血压、心律的明显改变，应考虑到纵隔气肿的可能，立即报告医师急救处理。④心律失常患者存在的低氧及高碳酸血症、氨茶碱过量、电解质紊乱、胸部并发症等，均可导致各种期前收缩、快速心房纤颤、室上速等心律失常。发现新出现的心律失常或原有心律失常加重，要针对性地观察是否存在上述原因，做出相应的护理并报告医师处理。

（8）出入量管理：急重症哮喘发作时因张口呼吸、大量出汗等原因容易导致脱水、痰液黏稠不易咳出，必须严格出入量管理，为治疗提供准确依据。监测尿量，必要时留置导尿，准确记录24小时出入量及每小时尿量，观察出汗情况、皮肤弹性，若尿量少于 30 mL/h，应通知医师处理。神志清醒者，鼓励饮水。对口服不足及神志不清者，经静脉补充水分，一般每天补液 2 500～3 000 mL，根据患者的心功能状态调整滴速，避免诱发心力衰竭、急性肺水肿。在补充水分的同时应严密监测血清电解质，及时补充纠正，保持酸碱平衡。

（9）基础护理：哮喘发作时，患者生活不能自理，护士要做好各项基础护理。尽量维护患者的舒适感。①保持病室空气新鲜流通，温度（18～22 ℃）、湿度（50%～60%）适宜，避免寒冷、潮湿、异味。注意保暖，避免受凉感冒。室内不摆放花草，整理床铺时防止尘埃飞扬。护理操作尽量集中进行，保障患者休息。②帮助患者取舒适的半卧位和坐位，适当用靠垫等维持，减轻患者体力。每天 3 次进行常规口腔、鼻腔清洁护理，有利于呼吸道通畅，预防感染并发症。口唇干燥时涂液状石蜡。③保持床铺清洁、干燥、平整。对意识障碍加强皮肤护理，保持皮肤清洁、干燥，及时擦干汗液，更换衣服，每 2 小时翻身 1 次，避免局部皮肤长期受压。协助床上排泄，提供安全空间，尊重患者，及时清理污物并清洗会阴。

（10）安全护理：为意识不清、烦躁的患者提供保护性措施，使用床档，防止坠床摔伤。哮喘发作时，患者常采取强迫坐位，给予舒适的支撑物，如移动餐桌、升降架等。哮喘缓解后，协助患者侧卧位休息。

（11）饮食护理：给予高热量、高维生素、易消化的流质食物，病情好转后改半流质、普通饮食。避免产气、辛辣、刺激性食物及容易引起过敏的食物，如鱼、虾等。

（12）心理护理：严重缺氧时患者异常痛苦，有窒息和濒死感，患者均存在不同程度的焦虑、烦躁或恐惧,后者诱发或加重哮喘,形成恶性循环。护士应主动与患者沟通,提供细致护理,给患者精神安慰及心理支持,说明良好的情绪能促进缓解哮喘,帮助患者控制情绪。

(13)健康教育:为了有效控制哮喘发作、防止病情恶化,必需提高患者的自我护理能力,并且鼓励亲属参与教育计划,使其准确了解患者的需求,能提供更合适的帮助。患者经历自我处理成功的体验后会增加控制哮喘的信心,改善生活质量,提高治疗依从性。具体内容主要有哮喘相关知识,包括支气管哮喘的诱因、前驱症状、发作时的简单处理、用药等;自我护理技能的培养,包括气雾剂的使用、正确使用峰流速仪监测、合理安排日常生活和定期复查等。

指导环境控制识别致敏源和刺激物,如宠物、花粉、油漆、皮毛、灰尘、吸烟、刺激性气体等,尽量减少与之接触。居室或工作学习的场所要保持清洁,常通风。

呼吸训练指导患者正确的腹式呼吸法、轻咳排痰法及缩唇式呼吸等,保证哮喘发作时能有效地呼吸。

病情监护指导指导患者自我检测病情,每天用袖珍式峰流速仪监测最大呼出气流速,并进行评定和记录。急性发作前的征兆有使用短效 β 受体激动剂次数增加、早晨呼气峰流速下降、夜间苏醒次数增加或不能入睡,夜间症状严重等。一旦有上述征象,及时复诊。嘱患者随身携带止喘气雾剂,一出现哮喘先兆时立即吸入,同时保持平静。通过指导患者及照护者掌握哮喘急性发作的先兆和处理常识,把握好急性加重前的治疗时间窗,一旦发生时能采取正确的方式进行自救和就医,避免病情恶化或争取抢救时间。

指导患者严格遵医嘱服药指导患者应在医师指导下坚持长期、规则、按时服药,向患者及照护者讲明各种药物的不良反应及服用时注意事项,指导其加强病情观察。如疗效不佳或出现严重不良反应时立即与医师联系,不能随意更改药物种类、增减剂量或擅自停药。

指导患者适当锻炼,保持情绪稳定在缓解期可做医疗体操、呼吸训练、太极拳等,戒烟,减少对气道的刺激。避免情绪激动、精神紧张和过度疲劳,保持愉快情绪。

指导个人卫生和营养细菌和病毒感染是哮喘发作的常见诱因。哮喘患者应注意与流感者隔离,定期注射流感疫苗,预防呼吸道感染。保持良好的营养状态,增强抗感染的能力。胃肠道反流可诱发哮喘发作,睡前 3 小时禁饮食、抬高枕头可预防。

(游盟盟)

第四章　产科护理

第一节　妊娠剧吐

妊娠剧吐是指妊娠期恶心,频繁呕吐,不能进食,导致脱水,酸、碱平衡失调及水、电解质紊乱,甚至肝、肾功能损害,严重可危及孕妇生命。其发生率 0.3%～1.0%。

一、病因

尚未明确,可能与下列因素有关。

(一)绒毛膜促性腺激素(HCG)水平增高

因早孕反应的出现和消失的时间与孕妇血清 HCG 值上升、下降的时间一致;另外多胎妊娠、葡萄胎患者 HCG 值,显著增高,发生妊娠剧吐的比率也增高;而终止妊娠后,呕吐消失。但症状的轻重与血 HCG 水平并不一定呈正相关。

(二)精神及社会因素

恐惧妊娠、精神紧张、情绪不稳、经济条件差的孕妇易患妊娠剧吐。

(三)幽门螺杆菌感染

近年研究发现妊娠剧吐的患者与同孕周无症状孕妇相比,血清抗幽门螺杆菌的 IgG 浓度升高。

(四)其他因素

维生素缺乏,尤其是维生素 B_6 缺乏可导致妊娠剧吐;变态反应;研究发现几种组织胺受体亚型与呕吐有关,临床上抗组胺治疗呕吐有效。

二、病理生理

(1)频繁呕吐导致失水、血容量不足、血液浓缩、细胞外液减少,钾、钠等离子丢失使电解质平衡失调。

(2)不能进食,热量摄入不足,发生负氮平衡,使血浆尿素氮及尿酸升高;由于机体动用脂肪组织供给热量,脂肪氧化不全,导致丙酮、乙酰乙酸及 β-羟丁酸聚集,产生代谢性酸中毒。

(3)由于脱水、缺氧血转氨酶值升高,严重时血胆红素升高。机体血液浓缩及血管通透性增加,另外,钠盐丢失,不仅尿量减少,尿中可出现蛋白及管型。肾脏继发性损害,肾小管有退行性变,部分细胞坏死,肾小管的正常排泄功能减退,终致血浆中非蛋白氮、肌酐、尿酸的浓度迅速增加。肾功能受损和酸中毒使细胞内钾离子较多地移到细胞外,出现高钾血症,严重时心脏停搏。

(4)病程长达数周者,可致严重营养缺乏,由于维生素 C 缺乏,血管脆性增加,可致视网膜出血。

三、临床表现

(一)恶心、呕吐

多见于年轻初孕妇,一般停经 6 周左右出现恶心、呕吐,逐渐加重直至频繁呕吐不能进食。

(二)水、电解质紊乱

严重呕吐、不能进食导致失水、电解质紊乱,使氢、钠、钾离子大量丢失,出现低钾血症。营养摄入不足可致负氮平衡,使血浆尿素氮及尿素增高。

(三)酸、碱平衡失调

机体动用脂肪组织供给能量,使脂肪代谢中间产物酮体增多,引起代谢性酸中毒。病情发展,可出现意识模糊。

(四)维生素缺乏

频繁呕吐、不能进食可引起维生素 B_1 缺乏,导致 Wernicke-Korsakoff 综合征。维生素 K 缺乏,可致凝血功能障碍,常伴血浆蛋白及纤维蛋白原减少,增加孕妇出血倾向。

四、辅助检查

(一)尿液检查

患者尿比重增加,尿酮体阳性,肾功能受损时,尿中可出现蛋白和管型。

(二)血液检查

血液浓缩,红细胞计数增多,血细胞比容上升,血红蛋白值增高;血酮体可为阳性,二氧化碳结合力降低;肝、肾功能受损害时胆红素、转氨酶、肌酐和尿素氮升高。

(三)眼底检查

严重者出现眼底出血。

五、诊断及鉴别诊断

根据病史、临床表现及妇科检查,诊断并不困难。可用 B 型超声检查排除滋养叶细胞疾病,此外尚需与可引起呕吐的疾病,如急性病毒性肝炎、胃肠炎、胰腺炎、胆管疾病、脑膜炎、脑血管意外及脑肿瘤等鉴别。

六、并发症

(一)Wernicke-Korsakoff 综合征

发病率为妊娠剧吐患者的 10%,是由于妊娠剧吐长期不能进食,导致维生素 B_1 缺乏引起的中枢系统疾病,Wernicke 脑病和 Korsakoff 综合征是一个病程中的先后阶段。

维生素 B_1 是糖代谢的重要辅酶,参与糖代谢的氧化脱羧代谢,维生素 B_1 缺乏时,体内丙酮酸及乳酸堆积,发生糖代谢的三羧酸循环障碍,使得主要靠糖代谢供给能量的神经组织、骨骼肌和心肌代谢出现严重障碍。病理变化主要发生在丘脑、下丘脑的脑室旁区域、中脑导水管的周围区灰质、乳头体、第四脑室底部、迷走神经运动背核，可出现不同程度的神经细胞和神经纤维轴索或髓鞘的丧失，伴有星形细胞和小胶质细胞的增生。毛细血管扩张，血管的外膜和内皮细胞明显增生，有散在小出血灶。

Wernicke 脑病表现为眼球震颤、眼肌麻痹等眼部症状，躯干性共济失调及精神障碍，可同时出现，但大多数患者精神症状迟发。Korsakoff 综合征表现为严重的近事记忆障碍，表情呆滞、缺乏主动性，产生虚构与错构。部分伴有周围神经病变。严重时发展为永久性的精神、神经功能障碍，出现神经错乱、昏迷甚至死亡。

(二)Mallory-Weis 综合征

胃-食管连接处的纵向黏膜撕裂出血，引起呕血和黑粪。严重时，可使食管穿孔，表现为胸痛、剧吐、呕血，需急症手术治疗。

七、治疗

治疗原则：休息，适当禁食，计液体出入量，纠正脱水、酸中毒及电解质紊乱，补充营养，并需要良好的心理支持。

(一)补液治疗

每天应补充葡萄糖液、生理盐水、平衡液，总量 3 000 mL 左右，加维生素 B_6 100 mg。维生素 C 2～3 g，维持每天尿量≥1 000 mL，肌内注射维生素 B_1，每天 100 mg。为了更好地利用输入的葡萄糖，可适当加用胰岛素。根据血钾、血钠情况决定补充剂量。根据二氧化碳结合力值或血气分析结果，予以静脉滴注碳酸氢钠溶液。

一般经上述治疗 2～3 天后，病情大多迅速好转，症状缓解。待呕吐停止后，可试进少量流食，以后逐渐增加进食量，调整静脉输液量。

(二)终止妊娠

经上述治疗后，若病情不见好转，反而出现下列情况，应迅速终止妊娠：①持续黄疸。②持续尿蛋白。③体温升高，持续在 38 ℃以上。④心率＞120 次/分。⑤多发性神经炎及神经性体征。⑥出现Wernicke-Korsakoff 综合征。

(三)妊娠剧吐并发 Wernicke-Korsakoff 综合征的治疗

如不紧急治疗，该综合征的死亡率高达 50%，即使积极处理，死亡率约 17%。在未补给足量维生素 B_1 前，静脉滴注葡萄糖会进一步加重三羧酸循环障碍，使病情加重，导致患者昏迷甚至死亡。对长期不能进食的患者应给维生素 B_1 注射液 400～600 mg 分次肌内注射，以后每天 100 mg肌内注射至能正常进食为止，然后改口服，并给予多种维生素。同时应对其内分泌及神经状态进行评价，对病情严重者及时终止妊娠。早期大量维生素 B_1 治疗，上述症状可在数天至数周内有不同程度的恢复，但仍有 60%的患者不能得到完全恢复，特别是记忆恢复往往需要 1 年左右的时间。

八、护理

(一)心理护理

了解患者的心理状态，充分调动患者的主动性，帮患者分析病情，使患者了解妊娠剧吐是一种常见的生理现象，经过治疗和护理是可以预防和治愈的，消除不必要的思想顾虑，克服妊娠剧吐带来的不适，树立妊娠的信心，提高心理舒适度。

（二）输液护理

考虑患者的感受,输液前做好解释工作,操作时做到沉着、稳健、熟练、一针见血,尽可能减少穿刺中的疼痛,经常巡视输液情况,观察输液是否通畅,针头是否脱出,输液管有无扭曲、受压,注射部位有无液体外溢、疼痛等。

（三）饮食护理

妊娠剧吐往往与孕妇自主神经系统稳定性、精神状态、生活环境有密切关系,患者在精神紧张下,呕吐更加频繁,引起水、电解质紊乱,由于呕吐后怕进食,长期饥饿热量摄入不足,故在治疗同时应注意患者的心理因素,予以解释安慰,妊娠剧吐患者见到食物往往有种恐惧心理,食欲缺乏,因此,呕吐时禁食,使胃肠得到休息。但呕吐停止后应适当进食,饮食以清淡、易消化为主,还应含丰富蛋白质和碳水化合物,可少量多餐,对患者进行营养与胎儿发育指导,把进餐当成轻松愉快的享受而不是负担,使胎儿有足够的营养,顺利度过早孕反应期。

（四）家庭护理

（1）少吃多餐,选择能被孕妇接受的食物,以流质为主,避免油腻、异味,吐后应继续再吃,若食后仍吐,多次进食补充,仍可保持身体营养的需要,同时避免过冷过热的食物。必要时饮口服补液盐。

（2）卧床休息,环境安静,通风,减少在视线范围内引起不愉快的情景和异味。呕吐时做深呼吸和吞咽动作(即大口喘气),呕吐后要及时漱口,注意口腔卫生。另外要保持外阴的清洁,床铺的整洁。

（3）关心、体贴孕妇,解除不必要的顾虑,孕妇保持心情愉快,避免急躁和情绪激动。

（4）若呕吐导致体温上升,脉搏增快,眼眶凹陷,皮肤无弹性,精神异常,要立即送医院。

九、健康指导

（1）保持情绪的安定与舒畅。

（2）居室尽量布置得清洁、安静、舒适。避免异味的刺激。呕吐后应立即清除呕吐物,以避免恶性刺激,并用温开水漱口,保持口腔清洁。

（3）注意饮食卫生,饮食宜营养价值稍高且易消化为主。可采取少吃多餐的方法。

（4）为防止脱水,应保持每天的液体摄入量,平时宜多吃一些西瓜、生梨、甘蔗等水果。

（5）呕吐严重者,须卧床休息。

（6）保持大便的通畅。

（7）呕吐较剧者,可在食前口中含生姜 1 片,以达到暂时止呕的目的。

（王丽丽）

第二节　异 位 妊 娠

受精卵在于子宫体腔以外着床称为异位妊娠,习称宫外孕。异位妊娠依受精卵在子宫体腔外种植部位不同分为输卵管妊娠、卵巢妊娠、腹腔妊娠、阔韧带妊娠和宫颈妊娠(图 4-1)。

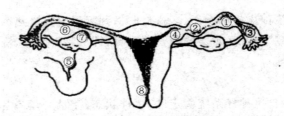

①输卵管壶腹部妊娠；②输卵管峡部妊娠；③输卵管伞部妊娠；④输卵管间
质部妊娠；⑤腹腔妊娠；⑥阔韧带妊娠；⑦卵巢妊娠；⑧宫颈妊娠

图 4-1　异位妊娠的发生部位

异位妊娠是妇产科常见的急腹症，发病率约 1％，是孕产妇的主要死亡原因之一。以输卵管妊娠最常见。输卵管妊娠占异位妊娠 95％ 左右，其中壶腹部妊娠最多见，约占 78％，其次为峡部、伞部、间质部妊娠较少见。

一、病因

(一)输卵管炎症

此是异位妊娠的主要病因。可分为输卵管黏膜炎和输卵管周围炎。输卵管黏膜炎轻者可发生黏膜皱褶粘连、管腔变窄。或使纤毛功能受损，从而导致受精卵在输卵管内运行受阻并于该处着床；输卵管周围炎病变主要在输卵管浆膜层或浆肌层，常造成输卵管周围粘连、输卵管扭曲、管腔狭窄、蠕动减弱而影响受精卵运行。

(二)输卵管手术史输卵管绝育史及手术史者

输卵管妊娠的发生率为 10％～20％。尤其是腹腔镜下电凝输卵管及硅胶环套术绝育，可因输卵管瘘或再通而导致输卵管妊娠。曾经接受输卵管粘连分离术、输卵管成形术(输卵管吻合术或输卵管造口术)者，在再次妊娠时输卵管妊娠的可能性亦增加。

(三)输卵管发育不良或功能异常

输卵管过长、肌层发育差、黏膜纤毛缺乏、双输卵管、输卵管憩室或有输卵管副伞等，均可造成输卵管妊娠。输卵管功能(包括蠕动、纤毛活动及上皮细胞分泌)受雌、孕激素调节。若调节失败，可影响受精卵正常运行。

(四)辅助生殖技术

近年，由于辅助生育技术的应用，使输卵管妊娠发生率增加，既往少见的异位妊娠，如卵巢妊娠、宫颈妊娠、腹腔妊娠的发生率增加。美国报道因助孕技术应用所致输卵管妊娠的发生率为 2.8％。

(五)避孕失败

宫内节育器避孕失败，发生异位妊娠的机会较大。

(六)其他

子宫肌瘤或卵巢肿瘤压迫输卵管，影响输卵管管腔通畅，使受精卵运行受阻。输卵管子宫内膜异位可增加受精卵着床于输卵管的可能性。

二、病理

(一)输卵管妊娠的特点

输卵管管腔狭小,管壁薄且缺乏黏膜下组织,其肌层远不如子宫肌壁厚与坚韧,妊娠时不能形成完好的蜕膜,不利于胚胎的生长发育,常发生以下结局。

1.输卵管妊娠流产

多见于妊娠 8～12 周输卵管壶腹部妊娠。受精卵种植在输卵管黏膜皱襞内,由于蜕膜形成不完整,发育中的胚泡常向管腔突出,最终突破包膜而出血,胚泡与管壁分离,若整个胚泡剥离落入管腔,刺激输卵管逆蠕动经伞端排出到腹腔,形成输卵管妊娠完全流产,出血一般不多。若胚泡剥离不完整,妊娠产物部分排出到腹腔,部分尚附着于输卵管壁,形成输卵管妊娠不全流产,滋养细胞继续侵蚀输卵管壁,导致反复出血,形成输卵管血肿或输卵管周围血肿,血液不断流出并积聚在直肠子宫陷窝形成盆腔血肿,量多时甚至流入腹腔。

2.输卵管妊娠破裂

多见于妊娠 6 周左右输卵管峡部妊娠。受精卵着床于输卵管黏膜皱襞间,胚泡生长发育时绒毛向管壁方向侵蚀肌层及浆膜,最终穿破浆膜,形成输卵管妊娠破裂。输卵管肌层血管丰富。短期内可发生大量腹腔内出血,使患者出现休克。其出血量远较输卵管妊娠流产多,腹痛剧烈;也可反复出血,在盆腔与腹腔内形成血肿。孕囊可自破裂口排出,种植于任何部位。若胚泡较小则可被吸收;若过大则可在直肠子宫陷凹内形成包块或钙化为石胎。

输卵管间质部妊娠虽少见,但后果严重,其结局几乎均为输卵管妊娠破裂。由于输卵管间质部管腔周围肌层较厚、血运丰富,因此破裂常发生于孕 12～16 周。其破裂犹如子宫破裂,症状较严重,往往在短时间内出现低血容量休克症状。

3.陈旧性宫外孕

输卵管妊娠流产或破裂,若长期反复内出血形成的盆腔血肿不消散,血肿机化变硬并与周围组织粘连,临床上称为陈旧性宫外孕。

4.继发性腹腔妊娠

无论输卵管妊娠流产或破裂,胚胎从输卵管排入腹腔内或阔韧带内,多数死亡,偶尔也有存活者。若存活胚胎的绒毛组织附着于原位或排至腹腔后重新种植而获得营养,可继续生长发育,形成继发性腹腔妊娠。

(二)子宫的变化

输卵管妊娠和正常妊娠一样,合体滋养细胞产生 HCG 维持黄体生长,使类固醇激素分泌增加,致使月经停止来潮、子宫增大变软、子宫内膜出现蜕膜反应。若胚胎受损或死亡,滋养细胞活力消失,蜕膜自宫壁剥离而发生阴道流血。有时蜕膜可完整剥离,随阴道流血排出三角形蜕膜管型;有时呈碎片排出。排出的组织见不到绒毛,组织学检查无滋养细胞,此时血 β-HCG 下降。子宫内膜形态学改变呈多样性,若胚胎死亡已久,内膜可呈增生期改变,有时可见 Arias-Stella(A-S)反应,镜检见内膜腺体上皮细胞增生、增大,细胞边界不清,腺细胞排列成团突入腺腔,细胞极性消失,细胞核肥大、深染,细胞质有空泡。这种子宫内膜过度增生和分泌反应,可能为类固醇激素过度刺激所引起;若胚胎死亡后部分深入肌层的绒毛仍存活,黄体退化迟缓,内膜仍可呈分泌反应。

三、临床表现

输卵管妊娠的临床表现与受精卵着床部位、有无流产或破裂，以及出血量多少与时间长短等有关。

(一)症状

典型症状为停经后腹痛与阴道流血。

1.停经

除输卵管间质部妊娠停经时间较长外，多有6～8周停经史。有20%～30%患者无停经史，将异位妊娠时出现的不规则阴道流血误认为月经。或由于月经过期仅数天而不认为是停经。

2.腹痛

腹痛是输卵管妊娠患者的主要症状。在输卵管妊娠发生流产或破裂之前，由于胚胎在输卵管内逐渐增大，常表现为一侧下腹部隐痛或酸胀感。当发生输卵管妊娠流产或破裂时，突感一侧下腹部撕裂样疼痛，常伴有恶心、呕吐。若血液局限于病变区，主要表现为下腹部疼痛，当血液积聚于直肠子宫陷凹时，可出现肛门坠胀感。随着血液由下腹部流向全腹，疼痛可由下腹部向全腹部扩散，血液刺激膈肌，可引起肩胛部放射性疼痛及胸部疼痛。

3.阴道流血

胚胎死亡后。常有不规则阴道流血，色暗红或深褐，量少呈点滴状，一般不超过月经量，少数患者阴道流血量较多，类似月经。阴道流血可伴有蜕膜管型或蜕膜碎片排出，系子宫蜕膜剥离所致。阴道流血一般常在病灶去除后方能停止。

4.晕厥与休克

由于腹腔内出血及剧烈腹痛，轻者出现晕厥，严重者出现失血性休克。出血量越多越快，症状出现越迅速越严重，但与阴道流血量不成正比。

5.腹部包块

输卵管妊娠流产或破裂时所形成的血肿时间较久者，由于血液凝同并与周围组织或器官(如子宫、输卵管、卵巢、肠管或大网膜等)发生粘连形成包块，包块较大或位置较高者，腹部可扪及。

(二)体征

根据患者内出血的情况，患者可呈贫血貌。腹部检查：下腹压痛、反跳痛明显，出血多时，叩诊有移动性浊音。

四、处理原则

处理原则以手术治疗为主，其次是药物治疗。

(一)药物治疗

1.化学药物治疗

主要适用于早期输卵管妊娠、要求保存生育能力的年轻患者。符合下列条件可采用此法：①无药物治疗的禁忌证；②输卵管妊娠未发生破裂或流产；③输卵管妊娠包块直径≤4 cm；④血 β-HCG＜2 000 U/L；⑤无明显内出血，常用甲氨蝶呤(MTX)，治疗机制是抑制滋养细胞增生，破坏绒毛，使胚胎组织坏死、脱落、吸收。但在治疗中若病情无改善，甚至发生急性腹痛或输卵管破裂症状，则应立即进行手术治疗。

2.中医药治疗

中医学认为本病属血瘀少腹,不通则痛的实证。以活血化瘀、消癥为治则,但应严格掌握指征。

(二)手术治疗

手术治疗分为保守手术和根治手术。保守手术为保留患侧输卵管,根治手术为切除患侧输卵管。手术治疗适用于:①生命体征不稳定或有腹腔内出血征象者;②诊断不明确者;③异位妊娠有进展者(如血β-HCG处于高水平,附件区大包块等);④随诊不可靠者;⑤药物治疗禁忌证者或无效者。

1.保守手术

此适用于有生育要求的年轻妇女,特别是对侧输卵管已切除或有明显病变者。

2.根治手术

此适用于无生育要求的输卵管妊娠内出血并发休克的急症患者。

3.腹腔镜手术

这是近年治疗异位妊娠的主要方法。

五、护理

(一)护理评估

1.病史

应仔细询问月经史,以准确推断停经时间。注意不要将不规则阴道流血误认为末次月经,或由于月经仅过期几天,不认为是停经。此外,对不孕、放置宫内节育器、绝育术、输卵管复通术、盆腔炎等与发病相关的高危因素应予高度重视。

2.身心状况

输卵管妊娠发生流产或破裂前,症状及体征不明显。当患者腹腔内出血较多时呈贫血貌,严重者可出现面色苍白,四肢湿冷,脉快、弱、细,血压下降等休克症状。体温一般正常,出现休克时体温略低,腹腔内血液吸收时体温略升高,但不超过 38 ℃。下腹有明显压痛、反跳痛,尤以患侧为重,肌紧张不明显,叩诊有移动性浊音。血凝后下腹可触及包块。

由于输卵管妊娠流产或破裂后,腹腔内急性大量出血及剧烈腹痛,以及妊娠终止的现实都将是孕妇出现较为激烈的情绪反应。可表现为哭泣、自责、无助、抑郁和恐惧等行为。

3.诊断检查

(1)腹部检查:输卵管妊娠流产或破裂者,下腹部有明显压痛或反跳痛,尤以患侧为甚,轻度腹肌紧张;出血多时,叩诊有移动性浊音;如出血时间较长,形成血凝块,在下腹可触及软性肿块。

(2)盆腔检查:输卵管妊娠未发生流产或破裂者,除子宫略大较软外,仔细检查可能触及胀大的输卵管并有轻度压痛。输卵管妊娠流产或破裂者,阴道后穹隆饱满,有触痛。将宫颈轻轻上抬或左右摇动时引起剧烈疼痛,称为宫颈抬举痛或摇摆痛,是输卵管妊娠的主要体征之一。子宫稍大而软,腹腔内出血多时子宫检查呈漂浮感。

(3)阴道后穹隆穿刺:是一种简单、可靠的诊断方法,适用于疑有腹腔内出血的患者。由于腹腔内血液易积聚于子宫直肠陷凹,抽出暗红色不凝血为阳性,说明存在血腹症。无内出血、内出血量少、血肿位置较高或子宫直肠陷凹有粘连者,可能抽不出血液,因而穿刺阴性不能排除输卵管妊娠存在。如有移动性浊音,可做腹腔穿刺。

（4）妊娠试验：放射免疫法测血中 HCG，尤其是 β-HCG 阳性有助诊断。虽然此方法灵敏度高，异位妊娠的阳性率一般可达 $80\% \sim 90\%$，但 β-HCG 阴性者仍不能完全排除异位妊娠。

（5）血清孕酮测定：对判断正常妊娠胚胎的发育情况有帮助，血清孕酮 <5 ng/mL 应考虑宫内妊娠流产或异位妊娠。

（6）超声检查：B 超显像有助于诊断异位妊娠。阴道 B 超检查较腹部 B 超检查准确性高。诊断早期异位妊娠。单凭 B 超现象有时可能会误诊。若能结合临床表现及 β-HCG 测定等，对诊断的帮助很大。

（7）腹腔镜检查：适用于输卵管妊娠尚未流产或破裂的早期患者和诊断有困难的患者，腹腔内有大量出血或伴有休克者，禁做腹腔镜检查。在早期异位妊娠患者，腹腔镜可见一侧输卵管肿大，表面紫蓝色，腹腔内无出血或有少量出血。

（8）子宫内膜病理检查：诊刮仅适用于阴道流血量较多的患者，目的在于排除宫内妊娠流产。将宫腔排出物或刮出物做病理检查，切片中见到绒毛，可诊断为宫内妊娠，仅见蜕膜未见绒毛者有助于诊断异位妊娠。现已经很少依靠诊断性刮宫协助诊断。

（二）护理诊断

1.潜在并发症

出血性休克。

2.恐惧

与担心手术失败有关。

（三）预期目标

（1）患者休克症状得及时发现并缓解。

（2）患者能以正常心态接受此次妊娠失败的事实。

（四）护理措施

1.接受手术治疗患者的护理

（1）护士在严密监测患者生命体征的同时，配合医师积极纠正患者休克症状，做好术前准备。手术治疗是输卵管异位妊娠的主要处理原则。对于严重内出血并发休克的患者，护士应立即开放静脉，交叉配血，做好输血输液的准备。以便配合医师积极纠正休克，补充血容量，并按急症手术要求迅速做好手术准备。

（2）加强心理护理：护士于术前简洁明了地向患者及家属讲明手术的必要性，并以亲切的态度和切实的行动赢得患者及家属的信任，保持周围环境的安静、有序，减少和消除患者的紧张、恐惧心理，协助患者接受手术治疗方案。术后，护士应帮助患者以正常的心态接受此次妊娠失败的现实，向她们讲述异位妊娠的有关知识，一方面可以减少因害怕再次发生移位妊娠而抵触妊娠的不良情绪，另一方面也可以增加和提高患者的自我保健意识。

2.接受非手术治疗患者的护理

对于接受非手术治疗方案的患者，护士应从以下几方面加强护理。

（1）护士需密切观察患者的一般情况、生命体征，并重视患者的主诉，尤应注意阴道流血量与腹腔内出血量不成比例，当阴道流血量不多时，不要误认为腹腔内出血量亦很少。

（2）护士应告诉患者病情发展的一些指征，如出血增多、腹痛加剧、肛门坠胀感明显等，以便当患者病情发展时，医患均能及时发现，给予相应处理。

（3）患者应卧床休息，避免腹部压力增大，从而减少异位妊娠破裂的机会。在患者卧床期间，护士需提供相应的生活护理。

（4）护士应协助正确留取血标本，以检测治疗效果。

（5）护士应指导患者摄取足够的营养物质，尤其是富含铁蛋白的食物，如动物肝脏、肉类、豆类、绿叶蔬菜及黑木耳等，以促进血红蛋白的增加，增强患者的抵抗力。

3.出院指导

输卵管妊娠的预后在于防治输卵管的损伤和感染，因此护士应做好妇女的健康保健工作，防止发生盆腔感染。教育患者保持良好的卫生习惯，勤洗浴、勤换衣，性伴侣稳定。发生盆腔炎后须立即彻底治疗，以免延误病情。另外，由于输卵管妊娠者中约有 10% 的再发生率和 $50\%\sim60\%$ 的不孕率。因此，护士需告诫患者，下次妊娠时要及时就医，并且不宜轻易终止妊娠。

（五）护理评价

（1）患者的休克症状得及时发现并纠正。

（2）患者消除了恐惧心理.愿意接受手术治疗。

（王丽丽）

第三节　过期妊娠

一、概述

（一）定义

平时月经周期规则，妊娠达到或超过 42 周（≥294 天）尚未分娩者，称为过期妊娠，其发生率占妊娠总数的 $3\%\sim15\%$。

（二）发病机制

各种原因引起的雌孕激素失调导致孕激素优势，分娩发动延迟，胎位不正、头盆不称，胎儿、子宫不能密切接触，反射性子宫收缩减少，引起过期妊娠。

（三）处理原则

妊娠 40 周以后胎盘功能逐渐下降，42 周以后明显下降，因此，在妊娠 41 周以后，即应考虑终止妊娠，尽量避免过期妊娠。应根据胎儿安危状况、胎儿大小、宫颈成熟度综合分析，选择恰当的分娩方式。

（1）促宫颈成熟：目前常用的促宫颈成熟的方法主要有 PGE_2 阴道制剂和宫颈扩张球囊。

（2）人工破膜可减少晚期足月和过期妊娠的发生。

（3）引产术：常用静脉滴注缩宫素，诱发宫缩直至临产；胎头已衔接者，通常先人工破膜，1 小时后开始滴注缩宫素引产。

（4）适当放宽剖宫产指征。

二、护理评估

（一）健康史

详细询问患者病史，准确判断预产期、妊娠周数等。

(二)症状、体征

孕期达到或超过 42 周,通过胎动、胎心率、B 超检查、雌孕激素测定、羊膜镜检查等确定胎盘功能是否正常。

(三)辅助检查

B 超检查、雌孕激素测定、羊膜镜检查;胎儿监测的方法包括 NST、CST、生物物理评分(BPP)、改良 BPP(NST＋羊水测量)。尽管 41 周及以上孕周者应行胎儿监测,但采用何种方法及以何频率目前都尚无充分的资料予以确定。

(四)高危因素

高危因素包括初产妇、既往过期妊娠史、男性胎儿、肥胖孕妇。对双胞胎的研究也提示遗传倾向对晚期或过期妊娠的风险因素占 23%～30%。某些胎儿异常可能也与过期妊娠相关,如无脑儿和胎盘硫酸酯酶缺乏,但并不清楚两者之间联系的确切原因。

(五)心理-社会因素

过期妊娠加大胎儿、新生儿及孕产妇风险,导致个人、家庭成员产生紧张、焦虑、担忧等不良情绪。

三、护理措施

(一)常规护理

(1)查看历次产检记录,准确核实孕周。

(2)听胎心,待产期间每 4 小时听 1 次或遵医嘱;交接班必须听胎心;临产后按产程监护常规进行监护;每天至少进行一次胎儿电子监护,特殊情况随时监护。

(3)重视自觉胎动并记录入入院病历中。

(二)产程观察

(1)加强胎心监护。

(2)观察胎膜是否破裂,以及羊水量、颜色、性状等。

(3)注意产程进展、观察胎位变化。

(4)不提倡常规会阴侧切。

(三)用药护理

1.缩宫素静脉滴注

缩宫素作用时间短,半衰期为 5～12 分钟。

(1)静脉滴注中缩宫素的配制方法:应先用生理盐水或乳酸钠林格注射液 500 mL,用 7 号针头行静脉滴注,按每分钟 8 滴调好滴速,然后再向输液瓶中加入 2.5 U 缩宫素,将其摇匀后继续滴入。切忌先将 2.5 U 缩宫素溶于生理盐水或乳酸钠林格注射液中直接穿刺行静脉滴注,因此法初调时不易掌握滴速,可能在短时间内使过多的缩宫素进入体内,不够安全。

(2)合适的浓度与滴速:因缩宫素个体敏感度差异极大,静脉滴注缩宫素应从小剂量开始循序增量,起始剂量为 2.5 U 缩宫素溶于 500 mL 生理盐水或乳酸钠林格注射液中,即 0.5%缩宫素浓度,以每毫升 15 滴计算,相当于每滴液体中含缩宫素 0.33 mU。从每分钟 8 滴开始,根据宫缩、胎心情况调整滴速,一般每隔 20 分钟调整 1 次。应用等差法,即从每分钟 8 滴(2.7 mU/min)调整至 16 滴(5.4 mU/min),再增至 24 滴(8.4 mU/min);为安全起见,也可从每分钟 8 滴开始,每次增加 4 滴,直至出现有效宫缩。

(3)有效宫缩的判定标准:10分钟内出现3次宫缩,每次宫缩持续30～60秒,伴有宫颈的缩短和宫口扩张。最大滴速不得超过每分钟40滴,即13.2 mU/min,如达到最大滴速,仍不出现有效宫缩时可增加缩宫素浓度,但缩宫素的应用量不变。增加浓度的方法是500 mL生理盐水或乳酸钠林格注射液中加5 U缩宫素,即1‰缩宫素浓度,先将滴速减半,再根据宫缩情况进行调整,增加浓度后,最大增至每分钟40滴(26.4 mU),原则上不再增加滴数和缩宫素浓度。

(4)注意事项:①要有专人观察宫缩强度、频率、持续时间及胎心率变化并及时记录,调好宫缩后行胎心监护,破膜后要观察羊水量及有无胎粪污染及其程度。②警惕变态反应。③禁止肌内、皮下、穴位注射及鼻黏膜用药。④输液量不宜过大,以防止发生水中毒。⑤宫缩过强时应及时停用缩宫素,必要时使用宫缩抑制剂。⑥引产失败:缩宫素引产成功率与宫颈成熟度、孕周、胎先露高低有关,如连续使用2～3天仍无明显进展,应改用其他引产方法。

2.前列腺素制剂促宫颈成熟

常用的促宫颈成熟的药物主要是前列腺素制剂。目前常在临床使用的前列腺素制剂如下。

(1)可控释地诺前列酮栓:一种可控制释放的前列腺素E_2(PGE$_2$)栓剂,含有10 mg地诺前列酮,以0.3 mg/h的速度缓慢释放,需低温保存,可以控制药物释放,在出现宫缩过频时能方便取出。

1)应用方法:外阴消毒后将可控释地诺前列酮栓置于阴道后穹隆深处,并旋转90°,使栓剂横置于阴道后穹隆,宜于保持原位。在阴道口外保留2～3 cm终止带,以便于取出。在药物置入后,嘱孕妇平卧20～30分钟,以利栓剂吸水膨胀;2小时后复查,若栓剂仍在原位孕妇可下地活动。

2)出现以下情况时应及时取出:①出现规律宫缩(每3分钟1次的宫缩)并同时伴随有宫颈成熟度的改善,宫颈Bishop评分大于等于6分。②自然破膜或行人工破膜术。③子宫收缩过频(每10分钟有5次及以上的宫缩)。④置药24小时。⑤有胎儿出现不良状况的证据:胎动减少或消失、胎动过频、胎儿电子监护结果分级为Ⅱ类或Ⅲ类。⑥出现不能用其他原因解释的母体不良反应,如恶心、呕吐、腹泻、发热、低血压、心动过速或者阴道流血增多。取出至少30分钟后方可静脉滴注缩宫素。

3)禁忌证:包括哮喘、青光眼、严重肝肾功能不全等;有急产史或有3次以上足月产史的经产妇;瘢痕子宫妊娠;有子宫颈手术史或子宫颈裂伤史;已临产;Bishop评分大于等于6分;急性盆腔炎;前置胎盘或不明原因阴道流血;胎先露异常;可疑胎儿窘迫;正在使用缩宫素;对地诺前列酮或任何赋形剂成分过敏者。

(2)米索前列醇:一种人工合成的前列腺素E_1(PGE$_1$)制剂,有100 μg和200 μg两种片剂,美国食品与药品监督管理局(FDA)于2002年批准米索前列醇用于妊娠中期促宫颈成熟和引产,而用于妊娠晚期促宫颈成熟虽未经FDA和中国国家食品药品监督管理总局认证,但美国ACOG又重申了米索前列醇在产科领域使用的规范。参考美国ACOG的规范并结合我国米索前列醇的临床使用经验,经中华医学会妇产科学分会产科学组多次讨论,米索前列醇在妊娠晚期促宫颈成熟的应用常规如下:用于妊娠晚期未破膜而宫颈不成熟的孕妇,是一种安全有效的引产方法。每次阴道放药剂量为25 μg,放药时不要将药物压成碎片。如6小时后仍无宫缩,在重复使用米索前列醇前应行阴道检查,重新评价宫颈成熟度,了解原放置药物是否溶化、吸收,如未溶化和吸收则不宜再放。每天总量不超过50 μg,以免药物吸收过多。如需加用缩宫素,应该在最后一次放置米索前列醇后再过4小时以上,并行阴道检查证实米索前列醇已经吸收才可以加用。

使用米索前列醇者应在产房观察,监测宫缩和胎心率,一旦出现宫缩过频,应立即进行阴道检查,并取出残留药物。

1)优点:价格低、性质稳定、易于保存、作用时间长,尤其适合基层医疗机构应用。一些前瞻性随机临床试验和荟萃分析表明,米索前列醇可有效促进宫颈成熟。母体和胎儿使用米索前列醇产生的多数不良后果与每次用药量超过 25 μg 相关。

2)禁忌证与取出指征:应用米索前列醇促宫颈成熟的禁忌证及药物取出指征与可控释地诺前列酮栓相同。

(四)产程处理

进入产程后,应鼓励产妇取左侧卧位、吸氧。产程中最好连续监测胎心,注意羊水形状,必要时取胎儿头皮血测 pH,及早发现胎儿宫内窘迫,并及时处理。过期妊娠时,常伴有胎儿窘迫、羊水粪染,分娩时应做相应准备。胎儿娩出后立即在直接喉镜指引下行气管插管,吸出气管内容物,以减少胎粪吸入综合征的发生。

(五)心理护理

(1)为孕产妇提供心理支持,帮助其建立母亲角色。

(2)安抚产妇家属,帮助产妇家庭应对过期妊娠分娩。

(3)接纳可能出现的难产,行胎头吸引、产钳助产等。

四、健康指导

(1)合理、适当地休息、饮食、睡眠等。

(2)情绪放松、身体放松。

(3)适当运动,无其他特殊情况时取自由体位待产。

(4)讲解临产征兆、自觉胎动计数等,指导产妇如何积极配合治疗。

(5)讲解过期妊娠分娩及过期产儿护理原则。

五、注意事项

应急处理:做好正常分娩、难产助产、剖宫产准备。

(王丽丽)

第四节 多胎妊娠

一、概述

(一)定义

一次妊娠宫腔内同时有两个或两个以上的胎儿时为多胎妊娠,以双胎妊娠为多见。随着辅助生殖技术广泛开展,多胎妊娠发生率明显增高。

(二)类型特点

多胎妊娠包括由一个卵子受精后分裂而形成的单卵双胎妊娠和由两个卵子分别受精而形成

的双卵双胎妊娠,双卵双胎妊娠约占双胎妊娠的 70％,两个卵子可来源于同一成熟卵泡或两侧卵巢的成熟卵泡。

(三)治疗原则

1.妊娠期

及早诊断出双胎妊娠者并确定羊膜绒毛性,增加其产前检查次数,注意休息,加强营养,注意预防贫血、妊娠期高血压疾病的发生,防止早产、羊水过多、产前出血等。

2.分娩期

观察产程和胎心变化,如发现有宫缩乏力或产程延长,应及时处理。第一个胎儿娩出后,应立即断脐,助手扶正第二个胎儿的胎位,使其保持纵产式,等待 15～20 分钟后,第二个胎儿自然娩出。如等待 15 分钟仍无宫缩,则可人工破膜或静脉滴注催产素促进宫缩。如发现有脐带脱垂或怀疑胎盘早剥时,即手术助产。如第一个胎儿为臀位,第二个胎儿为头位,应注意防止胎头交锁导致难产。

3.产褥期

第二个胎儿娩出后应立即肌内注射或静脉滴注催产素,腹部放置沙袋,防止腹压骤降引起休克,同时预防发生产后出血。

二、护理评估

(一)健康史

评估本次妊娠的双胎羊膜绒毛膜性,孕妇的早孕反应程度,食欲、呼吸情况,以及下肢水肿、静脉曲张程度。

(二)生理状况

1.孕妇的并发症

妊娠期高血压疾病、妊娠期肝内胆汁瘀积症、贫血、羊水过多、胎膜早破、宫缩乏力、胎盘早剥、产后出血、流产等。

2.围产儿并发症

早产、脐带异常、胎头交锁、胎头碰撞、胎儿畸形及单绒毛膜双胎特有的并发症,如双胎输血综合征、选择性生长受限、一胎无心畸形等;极高危的单绒毛膜单羊膜囊双胎,由于两个胎儿共用一个羊膜腔,两胎儿间无羊膜分隔,因脐带缠绕和打结而发生宫内意外的可能性较大。

(三)辅助检查

1.B 超检查

B超检查可以早期诊断双胎、畸胎,能提高双胎妊娠的孕期监护质量。在妊娠 6～9 周,可通过孕囊数目判断绒毛膜性;妊娠 10～14 周,可以通过双胎间的羊膜与胎盘交界的形态判断绒毛膜性。单绒毛膜双胎羊膜分隔与胎盘呈"T"征,而双绒毛膜双胎胎膜融合处夹有胎盘组织,所以胎盘融合处表现为"双胎峰"(或"λ"征)。

妊娠 18～24 周,最晚不要超过 26 周,对双胎妊娠进行超声结构筛查。双胎容易因胎儿体位的关系影响结构筛查质量,有条件的医院可根据孕周分次进行包括胎儿心脏在内的结构筛查。

2.血清学筛查

唐氏综合征在单胎与双胎妊娠孕中期血清学筛查的检出率分别为 60％～70％和 45％,其假阳性率分别为 5％和 10％。由于双胎妊娠筛查检出率较低,而且假阳性率较高,目前并不推荐单独使用血清学指标进行双胎的非整倍体筛查。

3.有创性产前诊断

双胎妊娠有创性产前诊断操作带来的胎儿丢失率要高于单胎妊娠,以及后续的处理如选择性减胎等也存在危险性,建议转诊至有能力进行宫内干预的产前诊断中心进行。

(四)高危因素

多胎妊娠者可出现妊娠期高血压疾病、妊娠肝内胆汁瘀积症、贫血、羊水过多、胎膜早破、宫缩乏力、胎盘早剥、产后出血、流产等多种并发症。

(五)心理-社会因素

双胎妊娠的孕妇在孕期必须适应两次角色转变,首先是接受妊娠,其次当被告知是双胎妊娠时,必须适应第二次角色转变,即成为两个孩子的母亲;双胎妊娠属于高危妊娠,孕妇既兴奋又常常担心母儿的安危,尤其担心胎儿的存活率。

三、护理措施

(一)常规护理

(1)增加产前检查的次数,每次监测宫高、腹围和体重。

(2)注意休息;卧床时最好取左侧卧位,增加子宫、胎盘的血供,减少早产的机会。

(3)加强营养,尤其是注意补充铁、钙、叶酸等,以满足妊娠的需要。

(二)症状护理

双胎妊娠孕妇胃区受压致食欲减退,因此应鼓励孕妇少量多餐,满足孕期需要,必要时给予饮食指导,如增加铁、叶酸、维生素的供给。因双胎妊娠的孕妇腰背部疼痛症状较明显,应注意休息,可指导其做骨盆倾斜运动,局部热敷也可缓解症状。采取措施预防静脉曲张的发生。

(三)用药护理

双胎妊娠可能出现妊娠期高血压疾病、妊娠肝内胆汁瘀积症、贫血、羊水过多、胎膜早破、胎盘早剥等多种并发症,按相应用药情况护理。

(四)分娩期护理

(1)阴道分娩时严密观察产程进展和胎心率变化,及时处理问题。

(2)防止第二胎儿胎位异常、胎盘早剥;防止产后出血的发生;产后腹部加压,防止腹压骤降引起的休克。

(3)如行剖宫产,需要配合医师做好剖宫产术前准备和产后双胎新生儿护理准备;如是早产,产后应加强对早产儿的观察和护理。

(五)心理护理

帮助双胎妊娠的孕妇完成两次角色转变,使其接受成为两个孩子母亲的事实。告知双胎妊娠虽属高危妊娠,但孕妇不必过分担心母儿的安危,说明保持心情愉快、积极配合治疗的重要性,指导家属准备双份新生儿用物。

四、健康指导

护士应指导孕妇注意休息,加强营养,注意阴道流血量和子宫复旧情况,防止产后出血。并指导产妇正确进行母乳喂养,选择有效的避孕措施。

五、注意事项

合理营养,注意补充铁剂,防止妊娠期贫血,妊娠晚期特别注意避免疲劳,加强休息,预防早产和分娩期并发症。

（王丽丽）

第五节 前置胎盘

妊娠 28 周后,胎盘附着于子宫下段,甚至胎盘下缘达到或覆盖宫颈内口,其位置低于胎先露部,称为前置胎盘。前置胎盘是妊娠晚期严重并发症,也是妊娠晚期阴道流血最常见的原因。其发病率国外报道 0.5%,国内报道 0.24%~1.57%。

一、病因

目前尚不清楚,高龄初产妇(年龄＞35 岁)、经产妇及多产妇、吸烟或吸毒妇女为高危人群。其病因可能与下述因素有关。

(一)子宫内膜病变或损伤

多次刮宫、分娩、子宫手术史等是前置胎盘的高危因素。上述情况可损伤子宫内膜,引起子宫内膜炎或萎缩性病变,再次受孕时子宫蜕膜血管形成不良、胎盘血供不足,刺激胎盘面积增大延伸到子宫下段。前次剖宫产手术瘢痕可妨碍胎盘在妊娠晚期向上迁移。增加前置胎盘的可能性。据统计发生前置胎盘的孕妇,85%~95%为经产妇。

(二)胎盘异常

双胎妊娠时胎盘面积过大,前置胎盘发生率较单胎妊娠高 1 倍;胎盘位置正常而副胎盘位于子宫下段接近宫颈内口;膜状胎盘大而薄,扩展到子宫下段,均可发生前置胎盘。

(三)受精卵滋养层发育迟缓

受精卵到达子宫腔后,滋养层尚未发育到可以着床的阶段,继续向下游走到达子宫下段,并在该处着床而发育成前置胎盘。

二、分类

根据胎盘下缘与宫颈内口的关系,将前置胎盘分为 3 类(图 4-2)。

(1)完全性前置胎盘又称中央性前置胎盘,胎盘组织完全覆盖宫颈内口。

(2)部分性前置胎盘宫颈内口部分为胎盘组织所覆盖。

(3)边缘性前置胎盘胎盘附着于子宫下段,胎盘边缘到达宫颈内口,未覆盖宫颈内口。

胎盘位于子宫下段,与胎盘边缘极为接近,但未达到宫颈内口,称为低置胎盘。胎盘下缘与宫颈内口的关系可因宫颈管消失、宫口扩张而改变。前置胎盘类型可因诊断时期不同而改变,如临产前为完全性前置胎盘,临产后因口扩张而成为部分性前置胎盘。目前临床上均依据处理前最后一次检查结果来决定其分类。

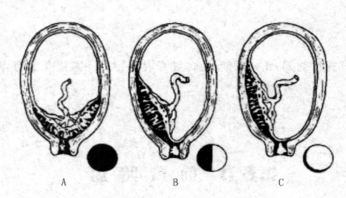

图 4-2 前置胎盘的类型
A.完全性前置胎盘；B.部分性前置胎盘；C.边缘性前置胎盘

三、临床表现

(一)症状

前置胎盘的典型症状是妊娠晚期或临产时，发生无诱因、无痛性反复阴道流血。妊娠晚期子宫下段逐渐伸展，牵拉宫颈内口，宫颈管缩短；临产后规律宫缩使宫颈管消失成为软产道的一部分。宫颈外口扩张，附着于子宫下段及宫颈内口的胎盘前置部分不能相应伸展而与其附着处分离，血窦破裂出血。前置胎盘出血前无明显诱因，初次出血量一般不多，剥离处血液凝固后，出血自然停止；也有初次即发生致命性大出血而导致休克的。由于子宫下段不断伸展，前置胎盘出血常反复发生，出血量也越来越多。阴道流血发生的迟早、反复发生次数、出血量多少与前置胎盘类型有关。完全性前置胎盘初次出血时间早，多在妊娠28周左右，称为"警戒性出血"。边缘性前置胎盘出血多发生于妊娠晚期或临产后，出血量较少。部分性前置胎盘的初次出血时间、出血量及反复出血次数，介于两者之间。

(二)体征

患者一般情况与出血量有关，大量出血呈现面色苍白、脉搏增快微弱、血压下降等休克表现。腹部检查：子宫软，无压痛，大小与妊娠周数相符。由于子宫下段有胎盘占据，影响胎先露部入盆，故胎先露高浮，易并发胎位异常。反复出血或一次出血量过多，使胎儿宫内缺氧，严重者胎死宫内。当前置胎盘附着于子宫前壁时，可在耻骨联合上方听到胎盘杂音。临产时检查见宫缩为阵发性，间歇期子宫完全松弛。

四、处理原则

处理原则是抑制宫缩、止血、纠正贫血和预防感染。根据阴道流血量、有无休克、妊娠周数、胎位、胎儿是否存活、是否临产及前置胎盘类型等综合作出决定。

(一)期待疗法

应在保证孕妇安全的前提下尽可能延长孕周，以提高围生儿存活率。适用于妊娠＜34周、胎儿体重＜2 000 g、胎儿存活、阴道流血量不多、一般情况良好的孕妇。

尽管国外有资料证明，前置胎盘孕妇的妊娠结局住院与门诊治疗并无明显差异，但我国仍应强调住院治疗。住院期间密切观察病情变化，为孕妇提供全面优质护理是期待疗法的关键措施。

(二)终止妊娠

1.终止妊娠指征

(1)孕妇反复发生多量出血甚至休克者,无论胎儿成熟与否,为了母亲安全应终止妊娠。

(2)期待疗法中发生大出血或出血量虽少,但胎龄达孕 36 周以上,胎儿成熟度检查提示胎儿肺成熟者。

(3)胎龄未达孕 36 周,出现胎儿窘迫征象,或胎儿电子监护发现胎心异常者。

(4)出血量多,危及胎儿。

(5)胎儿已死亡或出现难以存活的畸形,如无脑儿。

2.剖宫产

剖宫产可在短时间内娩出胎儿,迅速结束分娩,对母儿相对安全,是处理前置胎盘的主要手段。剖宫产指征应包括完全性前置胎盘,持续大量阴道流血;部分性和边缘性前置胎盘出血量较多,先露高浮,短时间内不能结束分娩;胎心异常。术前应积极纠正贫血、预防感染等,备血,做好处理产后出血和抢救新生的准备。

3.阴道分娩

边缘性前置胎盘、枕先露、阴道流血不多、无头盆不称和胎位异常,估计在短时间内能结束分娩者,可予以试产。

五、护理

(一)护理评估

1.病史

除个人健康史外,在孕产史中尤其注意识别有无剖宫产术、人工流产术及子宫内膜炎等前置胎盘的易发因素。此外妊娠中特别是孕 28 周后,是否出现无痛性、无诱因、反复阴道流血症状,并详细记录具体经过及医疗处理情况。

2.身心状况

患者的一般情况与出血量的多少密切相关。大量出血时可见面色苍白、脉搏细速、血压下降等休克症状。孕妇及其家属可因突然阴道流血而感到恐惧或焦虑,既担心孕妇的健康,更担心胎儿的安危,可能显得恐慌、紧张、手足无措。

3.诊断检查

(1)产科检查:子宫大小与停经月份一致,胎儿方位清楚,先露高浮,胎心可以正常,也可因孕妇失血过多致胎心异常或消失。前置胎盘位于子宫下段前壁时,可于耻骨联合上方听见胎盘血管杂音。临产后检查,宫缩为阵发性,间歇期子宫肌肉可以完全放松。

(2)超声波检查:B超断层相可清楚看到子宫壁、胎头、宫颈和胎盘的位置,胎盘定位准确率达 95% 以上,可反复检查,是目前最安全、有效的首选检查方法。

(3)阴道检查:目前一般不主张应用。只有在近临产期出血不多时,终止妊娠前为除外其他出血原因或明确诊断决定分娩方式前考虑采用。要求阴道检查操作必须在输血、输液和做好手术准备的情况下方可进行。怀疑前置胎盘的个案,切忌肛查。

(4)术后检查胎盘及胎膜:胎盘的前置部分可见陈旧血块附着呈黑紫色或暗红色,如这些改变位于胎盘的边缘,而且胎膜破口处距胎盘边缘＜7 cm,则为部分性前置胎盘。如行剖宫产术,术中可直接了解胎盘附着的部分并确立诊断。

（二）护理诊断

1.潜在并发症

出血性休克。

2.有感染的危险

有感染的危险与前置胎盘剥离面靠近子宫颈口、细菌易经阴道上行感染有关。

（三）预期目标

（1）接受期待疗法的孕妇血红蛋白不再继续下降,胎龄可达或更接近足月。

（2）产妇产后未发生产后出血或产后感染。

（四）护理措施

根据病情须立即接受终止妊娠的孕妇,立即安排孕妇去枕侧卧位,开放静脉,配血,做好输血准备。在抢救休克的同时,按腹部手术患者的护理进行术前准备,并做好母儿生命体征监护及抢救准备工作。接受期待疗法的孕妇的护理措施如下。

1.保证休息

减少刺激孕妇需住院观察,绝对卧床休息,尤以左侧卧位为佳,并定时间断吸氧,每天3次,每次1小时,以提高胎儿血氧供应。此外,还需避免各种刺激,以减少出血可能。医护人员进行腹部检查时动作要轻柔,禁做阴道检查和肛查。

2.纠正贫血

除采取口服硫酸亚铁、输血等措施外,还应加强饮食营养指导,建议孕妇多食高蛋白及含铁丰富的食物,如动物肝脏、绿叶蔬菜和豆类等,一方面有助于纠正贫血,另一方面还可以增强机体抵抗力,同时也促进胎儿发育。

3.监测生命体征

及时发现病情变化严密观察并记录孕妇生命体征,阴道流血的量、色,流血事件及一般状况,检测胎儿宫内状态。按医嘱及时完成实验室检查项目,并交叉配血备用。发现异常及时报告医师并配合处理。

4.预防产后出血和感染

（1）产妇回病房休息时严密观察产妇的生命体征及阴道流血情况,发现异常及时报告医师处理,以防止或减少产后出血。

（2）及时更换会阴垫,以保持会阴部清洁、干燥。

（3）胎儿分娩后,及早使用宫缩剂,以预防产后大出血;对新生儿严格按照高危儿处理。

5.健康教育

护士应加强对孕妇的管理和宣教。指导围孕期妇女避免吸烟、酗酒等不良行为,避免多次刮宫、引产或宫内感染,防止多产,减少子宫内膜损伤或子宫内膜炎。对妊娠期出血,无论量多少均应就医,做到及时诊断、正确处理。

（五）护理评价

（1）接受期待疗法的孕妇胎龄接近（或达到）足月时终止妊娠。

（2）产妇产后未出现产后出血和感染。

（王丽丽）

第六节 胎盘早剥

妊娠 20 周以后或分娩期正常位置的胎盘在胎儿娩出前部分或全部从子宫壁剥离,称为胎盘早剥。胎盘早剥是妊娠晚期严重并发症,具有起病急、发展快特点,若处理不及时可危及母儿生命。胎盘早剥的发病率:国外 1‰～2‰,国内 0.46‰～2.1‰。

一、病因

胎盘早剥确切的原因及发病机制尚不清楚,可能与下述因素有关。

(一)孕妇血管病变

孕妇患严重妊娠期高血压疾病、慢性高血压、慢性肾脏疾病或全身血管病变时,胎盘早剥的发生率增高。妊娠合并上述疾病时,底蜕膜螺旋小动脉痉挛或硬化,引起远端毛细血管变性坏死甚至破裂出血,血液流至底蜕膜层与胎盘之间形成胎盘后血肿。致使胎盘与子宫壁分离。

(二)机械性因素

外伤尤其是腹部直接受到撞击或挤压;脐带过短(＜30 cm)或脐带围绕颈、绕体相对过短时,分娩过程中胎儿下降牵拉脐带造成胎盘剥离;羊膜穿刺时刺破前壁胎盘附着处,血管破裂出血引起胎盘剥离。

(三)宫腔内压力骤减

双胎妊娠分娩时,第一胎儿娩出过速;羊水过多时,人工破膜后羊水流出过快,均可使宫腔内压力骤减,子宫骤然收缩,胎盘与子宫壁发生错位剥离。

(四)子宫静脉压突然升高

妊娠晚期或临产后,孕妇长时间仰卧位,巨大妊娠子宫压迫下腔静脉,回心血量减少,血压下降。此时子宫静脉淤血、静脉压增高、蜕膜静脉床淤血或破裂,形成胎盘后血肿,导致部分或全部胎盘剥离。

(五)其他一些高危因素

如高龄孕妇、吸烟、可卡因滥用、孕妇代谢异常、孕妇有血栓形成倾向、子宫肌瘤(尤其是胎盘附着部位肌瘤)等与胎盘早剥发生有关。有胎盘早剥史的孕妇再次发生胎盘早剥的危险性比无胎盘早剥史者高 10 倍。

二、分类及病理变化

胎盘早剥主要病理改变是底蜕膜出血并形成血肿,使胎盘从附着处分离。按病理类型,胎盘早剥可分为显性、隐性及混合性 3 种(图 4-3)。若底蜕膜出血量少,出血很快停止,多无明显的临床表现,仅在产后检查胎盘时发现胎盘母体面有凝血块及压迹。若底蜕膜继续出血,形成胎盘后血肿,胎盘剥离面随之扩大,血液冲开胎盘边缘并沿胎膜与子宫壁之间经过颈管向外流出,称为显性剥离或外出血。若胎盘边缘仍附着于子宫壁或由于胎先露部固定于骨盆入口,使血液积聚于胎盘与子宫壁之间,称为隐性剥离或内出血。由于子宫内有妊娠产物存在,子宫肌不能有效收缩,以压迫破裂的血窦而止血,血液不能外流,胎盘后血肿越积越大,子宫底随之升高。当出血达到一定程度时,血液终会冲开胎盘边缘及胎膜外流,称为混合型出血。偶有出血穿破胎膜溢入羊水中成为血性羊水。

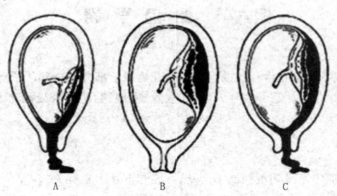

图 4-3 胎盘早剥类型
A.显性剥离;B.隐性剥离;C.混合性剥离

胎盘早剥发生内出血时,血液积聚于胎盘与子宫壁之间,随着胎盘后血肿压力的增加,血液浸入子宫肌层,引起肌纤维分离、断裂甚至变性,当血液渗透至子宫浆膜层时,子宫表面现紫蓝色瘀斑,称为子宫胎盘卒中,又称为库弗莱尔子。有时血液还可渗入输卵管系膜、卵巢生发上皮下、阔韧带内。子宫肌层由于血液浸润、收缩力减弱,造成产后出血。

严重的胎盘早剥可以引发一系列病理生理改变。从剥离处的胎盘绒毛和蜕膜中释放大量组织凝血活酶,进入母体血循环,激活凝血系统,导致弥散性血管内凝血(DIC),肺、肾等脏器的毛细血管内微血栓形成,造成脏器缺血和功能障碍。胎盘早剥持续时间越长,促凝物质不断进入母血,激活纤维蛋白溶解系统,产生大量的纤维蛋白原降解产物(FDP),引起继发性纤溶亢进。发生胎盘早剥后,消耗大量凝血因子,并产生高浓度 FDP,最终导致凝血功能障碍。

三、临床表现

根据病情严重程度,Sher 将胎盘早剥分为 3 度。

(一)Ⅰ度

Ⅰ度多见于分娩期,胎盘剥离面积小,患者常无腹痛或腹痛轻微,贫血体征不明显。腹部检查见子宫软,大小与妊娠周数相符,胎位清楚,胎心率正常。产后检查见胎盘母体面有凝血块及压迹即可诊断。

(二)Ⅱ度

Ⅱ度为胎盘剥离面为胎盘面积 1/3 左右。主要症状为突然发生持续性腹痛、腰酸或腰背痛,疼痛程度与胎盘后积血量成正比。无阴道流血或流血量不多,贫血程度与阴道流血量不相符。腹部检查见子宫大于妊娠周数,子宫底随胎盘后血肿增大而升高。胎盘附着处压痛明显(胎盘位于后壁则不明显),宫缩有间歇,胎位可扪及,胎儿存活。

(三)Ⅲ度

Ⅲ度为胎盘剥离面超过胎盘面积 1/2。临床表现较Ⅱ度重。患者可出现恶心、呕吐、面色苍白、四肢湿冷、脉搏细数、血压下降等休克症状,且休克程度大多与阴道流血量不成正比。腹部检查见子宫硬如板状,宫缩间歇时不能松弛,胎位扪不清,胎心消失。

四、处理原则

纠正休克、及时终止妊娠是处理胎盘早剥的原则。患者入院时,情况危重、处于休克状态,应积极补充血容量,及时输入新鲜血液,尽快改善患者状况。胎盘早剥一旦确诊,必须及时终止妊娠。终止妊娠的方法根据胎次、早剥的严重程度、胎儿宫内状况及宫口开大等情况而定。此外,对并发症如凝血功能障碍、产后出血和急性肾衰竭等进行紧急处理。

五、护理

(一)护理评估

1.病史

孕妇在妊娠晚期或临产时突然发生腹部剧痛,有急性贫血或休克现象,应引起高度重视。护士需结合有无妊娠期高血压疾病或高血压病史、胎盘早剥史、慢性肾炎史、仰卧位低血压综合征史及外伤史,进行全面评估。

2.身心状况

胎盘早剥孕妇发生内出血时,严重者常表现为急性贫血和休克症状,而无阴道流血或有少量阴道流血。因此对胎盘早剥孕妇除进行阴道流血的量、色评估外,应重点评估腹痛的程度、性质,孕妇的生命体征和一般情况,及时、准确地了解孕妇的身体状况。胎盘早剥孕妇入院时情况危急,孕妇及其家属常常感到高度紧张和恐惧。

3.诊断检查

(1)产科检查:通过四步触诊判断胎方位、胎心情况、宫高变化、腹部压痛范围和程度等。

(2)B型超声检查:正常胎盘B型超声图像应紧贴子宫体部后壁、前壁或侧壁,若胎盘与子宫体之间有血肿时,在胎盘后方出现液性低回声区,暗区常不止一个,并见胎盘增厚。若胎盘后血肿较大时,能见到胎盘胎儿面凸向羊膜腔,甚至能使子宫内的胎儿偏向对侧。若血液渗入羊水中,见羊水回声增强、增多,是羊水混浊所致。当胎盘边缘已与子宫壁分离,未形成胎盘后血肿,则见不到上述图像,故B型超声检查诊断胎盘早剥有一定的局限性。重型胎盘早剥时常伴胎心、胎动消失。

(3)实验室检查:主要了解患者贫血程度及凝血功能。重型胎盘早剥患者应检查肾功能与二氧化碳结合力。若并发DIC时进行筛选试验(血小板计数、凝血酶原时间、纤维蛋白原测定),结果可疑者可做纤溶确诊试验(凝血酶时间、优球蛋白溶解时间、血浆鱼精蛋白副凝时间)。

(二)可能的护理诊断

1.潜在并发症

弥散性血管内凝血。

2.恐惧

此与胎盘早剥引起的起病急、进展快,危及母儿生命有关。

3.预感性悲哀

此与死产、切除子宫有关。

(三)预期目标

(1)孕妇出血性休克症状得到控制。

(2)患者未出现凝血功能障碍、产后出血和急性肾衰竭等并发症。

（四）护理措施

胎盘早剥是一种妊娠晚期严重危及母儿生命的并发症，积极预防非常重要。护士应使孕妇接受产前检查，预防和及时治疗妊娠期高血压疾病、慢性高血压、慢性肾病等；妊娠晚期避免仰卧位及腹部外伤；施行外倒转术时动作要轻柔；处理羊水过多和双胎者时，避免子宫腔压力下降过快等。对于已诊断为胎盘早剥的患者，护理措施如下。

1.纠正休克

改善患者的一般情况护士应迅速开放静脉，积极补充其血容量，及时输入新鲜输血。既能补充血容量，又可补充凝血因子。同时密切监测胎儿状态。

2.严密观察病情变化

及时发现并发症凝血功能障碍表现为皮下、黏膜或注射部位出血，子宫出血不凝，有时有尿血、咯血及呕血等现象；急性肾衰竭可表现为尿少或无尿。护士应高度重视上述症状，一旦发现，及时报告医师并配合处理。

3.为终止妊娠做好准备

一旦确诊，应及时终止妊娠，以孕妇病情轻重、胎儿宫内状况、产程进展、胎产式等具体状态决定分娩方式，护士需为此做好相应准备。

4.预防产后出血

胎盘早剥的产妇胎儿娩出后易发生产后出血，因此分娩后应及时给予宫缩剂，并配合按摩子宫，必要时按医嘱做切除子宫的术前准备。未发生出血者，产后仍应加强生命体征观察，预防晚期产后出血的发生。

5.产褥期的处理

患者在产褥期应注意加强营养，纠正贫血。更换消毒会阴垫，保持会阴清洁，预防感染。根据孕妇身体情况给予母乳指导。死产者及时给予退乳措施，可在分娩后24小时内尽早服用大剂量雌激素，同时紧束双乳，少进汤类；水煎生麦芽当茶饮；针刺足临泣、悬钟等穴位等。

（五）护理评价

（1）母亲分娩顺利，婴儿平安出生。

（2）患者未出现并发症。

（王丽丽）

第七节　胎 膜 早 破

胎膜早破（premature rupture of membranes，PROM）是指在临产前胎膜自然破裂。它是常见的分娩期并发症，妊娠满37周的发生率为10%，妊娠不满37周的发生率为2.0%～3.5%。胎膜早破可引起早产及围生儿死亡率增加，亦可导致孕产妇宫内感染率和产褥期感染率增加。

一、病因

一般认为胎膜早破与以下因素有关，常为多因素所致。

（一）上行感染

可由生殖道病原微生物上行感染，引起胎膜炎，使胎膜局部张力下降而破裂。

（二）羊膜腔压力增高

常见于多胎妊娠、羊水过多等。

（三）胎膜受力不均

胎先露高浮、头盆不称、胎位异常可使胎膜受压不均导致破裂。

（四）营养因素

缺乏维生素 C、锌及铜，可使胎膜张力下降而破裂。

（五）宫颈内口松弛

常因手术创伤或先天性宫颈组织薄弱，宫颈内口松弛，胎膜进入扩张的宫颈或阴道内，导致感染或受力不均，而使胎膜破裂。

（六）细胞因子

IL-1、IL-6、IL-8、TNF-α 升高，可激活溶酶体酶，破坏羊膜组织，导致胎膜早破。

（七）机械性刺激

创伤或妊娠后期性交也可导致胎膜早破。

二、临床表现

（一）症状

孕妇突感有较多液体自阴道流出，有时可混有胎脂及胎粪，无腹痛等其他产兆，当咳嗽、打喷嚏等腹压增加时，羊水可少量间断性排出。

（二）体征

肛诊或阴检时，触不到羊膜囊，上推胎儿先露部可见到羊水流出。如伴羊膜腔感染时，可有臭味，并伴有发热、母儿心率增快、子宫压痛，以及白细胞计数增多、C 反应蛋白升高。

三、对母儿的影响

（一）对母亲的影响

胎膜早破后，生殖道病原微生物易上行感染，通常感染程度与破膜时间有关。羊膜腔感染易发生产后出血。

（二）对胎儿的影响

胎膜早破经常诱发早产，早产儿易发生呼吸窘迫综合征。羊膜腔感染时，可引起新生儿吸入性肺炎，严重者发生败血症、颅内感染等。脐带受压、脐带脱垂时可致胎儿窘迫。胎膜早破发生的孕周越小，胎肺发育不良发生率越高，围生儿死亡率越高。

四、处理原则

预防感染和脐带脱垂，如有感染、胎窘征象，及时行剖宫产终止妊娠。

五、护理

（一）护理评估

1.病史

询问病史，了解是否有发生胎膜早破的病因，确定具体的胎膜早破的时间、妊娠周数，是否有宫缩、见红等产兆,是否出现感染征象,是否出现胎窘现象。

2.身心状况

观察孕妇阴道流液的色、质、量,是否有气味。孕妇常可能因为不了解胎膜早破的原因,而对不可自控的阴道流液形成恐慌,可能担心自身与胎儿的安危。

3.辅助检查

(1)阴道流液的 pH 测定:正常阴道液 pH 为 4.5~5.5,羊水 pH 为 7.0~7.5。若 pH>6.5,提示胎膜早破,准确率 90%。

(2)肛查或阴道窥阴器检查:肛查时未触到羊膜囊,上推胎儿先露部,有羊水流出。阴道窥阴器检查时见液体自宫口流出或可见阴道后穹隆有较多混有胎脂和胎粪的液体。

(3)阴道液涂片检查:阴道液置于载玻片上,干燥后镜检可见羊齿植物叶状结晶为羊水,准确率 95%。

(4)羊膜镜检查:可直视胎先露部,看不到前羊膜囊,即可诊断。

(5)胎儿纤维结合蛋白(fetal fibronectin,fFN)测定:fFN 是胎膜分泌的细胞外基质蛋白。当宫颈及阴道分泌物内 fFN 含量>0.05 mg/L 时,胎膜抗张能力下降,易发生胎膜早破。

(6)超声检查:羊水量减少可协助诊断,但不可确诊。

(二)护理诊断

(1)有感染的危险:与胎膜破裂后,生殖道病原微生物上行感染有关。

(2)知识缺乏:缺乏预防和处理胎膜早破的知识。

(3)有胎儿受伤的危险:与脐带脱垂、早产儿肺部发育不成熟有关。

(三)护理目标

(1)孕妇无感染征象发生。

(2)孕妇了解胎膜早破的知识如突然发生胎膜早破,能够及时进行初步应对。

(3)胎儿无并发症发生。

(四)护理措施

1.预防脐带脱垂的护理

胎膜早破并胎先露未衔接的孕妇绝对卧床休息,多采用左侧卧位,注意抬高臀部防止脐带脱垂造成胎儿宫内窘迫。注意监测胎心变化,进行肛查或阴检时,确定有无隐性脐带脱垂,一旦发生,立即通知医师,并于数分钟内结束分娩。

2.预防感染

保持床单位清洁。使用无菌的会阴垫于外阴处,勤于更换,保持清洁干燥,防止上行感染。更换会阴垫时观察羊水的色、质、量、气味等。嘱孕妇保持外阴清洁,每天对其会阴擦洗 2 次。同时观察产妇的生命体征,血生化指标,了解是否存在感染征象。按医嘱一般破膜大于 12 小时给予抗生素防止感染。

3.监测胎儿宫内情况

密切观察胎心率的变化,嘱孕妇自测胎动。如有混有胎粪的羊水流出,即为胎儿宫内缺氧的表现,应及时予以吸氧,左侧卧位,并根据医嘱做好相应的护理。

若胎膜早破孕周小于 35 周者。根据医嘱予地塞米松促进胎肺成熟。若孕周小于 37 周并已临产,或孕周大于 37 周。胎膜早破大于 12~18 小时后仍未临产者,可根据医嘱尽快结束分娩。

4.健康教育

孕期时为孕妇讲解胎膜早破的定义与原因,并强调孕期卫生保健的重要性。指导孕妇,如出现胎膜早破现象,无须恐慌,应立即平卧,及时就诊。孕晚期禁止性交,避免腹部碰撞或增加腹压。指导孕期补充足量的维生素和锌、铜等微量元素。如宫颈内口松弛者,应多卧床休息,并遵医嘱根据需要于孕 14~16 周时行宫颈环扎术。

(王丽丽)

第八节 胎儿窘迫

胎儿窘迫是指孕妇、胎儿、胎盘等各种原因引起的胎儿宫内缺氧,影响胎儿健康甚至危及生命。胎儿窘迫是一种综合征,主要发生在临产过程。也可发生在妊娠后期。发生在临产过程者,可以是妊娠后期的延续和加重。

一、病因

胎儿窘迫的病因涉及多方面,可归纳为三大类。

(一)母体因素

妊娠妇女患有高血压疾病、慢性肾炎、妊娠高血压综合征、重度贫血、心脏病、肺源性心脏病、高热、吸烟、产前出血性疾病和创伤、急产或子宫不协调性收缩、缩宫素使用不当、产程延长、子宫过度膨胀、胎膜早破等;或者产妇长期仰卧位,镇静药、麻醉药使用不当等。

(二)胎儿因素

胎儿心血管系统功能障碍、胎儿畸形,如严重的先天性心血管疾病、母婴血型不合引起的胎儿溶血、胎儿贫血、胎儿宫内感染等。

(三)脐带、胎盘因素

脐带因素有长度异常、缠绕、打结、扭转、狭窄、血肿、帆状附着;胎盘因素有植入异常、形状异常、发育障碍、循环障碍等。

二、病理生理

胎儿窘迫的基本病理生理变化是缺血、缺氧引起的一系列变化。缺氧早期或者一过性缺氧时。机体主要通过减少胎盘和自身耗氧量代偿,胎儿则通过减少对肾与下肢血供等方式来保证心脑血流量,不产生严重的代偿障碍及器官损害。缺氧严重则可引起严重的并发症。缺氧初期通过自主神经反射兴奋交感神经,使肾上腺儿茶酚胺及皮质醇分泌增多,引起血压上升及心率加快。此时胎儿的大脑、肾上腺、心脏及胎盘血流增加,而肾、肺、消化系统等血流减少,出现羊水减少、胎儿发育迟缓等。若缺氧继续加重,则转为兴奋迷走神经,血管扩张,有效循环血量减少,主要器官的功能由于血流不能保证而受损,于是胎心率减慢。缺氧继续发展下去可引起严重的器官功能损害,尤其可以引起缺血缺氧性脑病甚至胎死宫内。此过程基本是低氧血症至缺氧,然后至代谢性酸中毒,主要表现为胎动减少、羊水少、胎心监护基线变异差、出现晚期减速甚至呼吸抑制。由于缺氧时肠蠕动加快,肛门括约肌松弛引起胎粪排出。此过程可以形成恶性循环,更加重母体及胎儿的危险。不同原因引起的胎儿窘迫表现过程可以不完全一致，所以应加强监护、积极评价、及时发现高危征象并积极处理。

三、临床表现

胎儿窘迫的主要表现为胎心音改变、胎动异常及羊水胎粪污染或羊水过少，严重者胎动消失。根据其临床表现，胎儿窘迫可以分为急性胎儿窘迫和慢性胎儿窘迫。急性胎儿窘迫多发生在分娩期，主要表现为胎心率加快或减慢；CST 或者 OCT 等出现频繁的晚期减速或变异减速；羊水胎粪污染和胎儿头皮血 pH 下降，出现酸中毒。羊水胎粪污染可以分为三度：Ⅰ度羊水呈浅绿色；Ⅱ度羊水呈黄绿色，浑浊；Ⅲ度羊水呈棕黄色，稠厚。慢性胎儿窘迫发生在妊娠末期，常延续至临产并加重，主要表现为胎动减少或消失、NST 基线平直、胎儿发育受限、胎盘功能减退、羊水胎粪污染等。

四、处理原则

急性胎儿窘迫者，应积极寻找原因并给予及时纠正。若宫颈未完全扩张、胎儿窘迫情况不严重者，给予吸氧，嘱产妇左侧卧位，若胎心率变为正常，可继续观察；若宫口开全、胎先露部已达坐骨棘平面以下 3 cm 者，应尽快助产经阴道娩出胎儿；若因缩宫素使宫缩过强造成胎心率减慢者。应立即停止使用，继续观察，病情紧迫或经上述处理无效者立即剖宫产结束分娩。慢性胎儿窘迫者，应根据妊娠周数、胎儿成熟度和窘迫程度决定处理方案。首先应指导妊娠妇女采取左侧卧位，间断吸氧，积极治疗各种并发症或并发症，密切监护病情变化。若无法改善，则应在促使胎儿成熟后迅速终止妊娠。

五、护理评估

(一)健康史

了解妊娠妇女的年龄、生育史、内科疾病史如高血压疾病、慢性肾炎、心脏病等；本次妊娠经过，如妊娠高血压综合征、胎膜早破、子宫过度膨胀（如羊水过多和多胎妊娠）；分娩经过，如产程延长（特别是第二产程延长）、缩宫素使用不当。了解有无胎儿畸形、胎盘功能的情况。

(二)身心状况

胎儿窘迫时，妊娠妇女自感胎动增加或停止。在窘迫的早期可表现为胎动过频（每 24 小时大于 20 次）；若缺氧未纠正或加重，则胎动转弱且次数减少，进而消失。胎儿轻微或慢性缺氧时，胎心率加快（＞160 次/分）；若长时间或严重缺氧。则会使胎心率减慢。若胎心率＜100 次/分则提示胎儿危险。胎儿窘迫时主要评估羊水量和性状。

孕产妇夫妇因为胎儿的生命遭遇危险而产生焦虑，对需要手术结束分娩产生犹豫、无助感。对于胎儿不幸死亡的孕产妇夫妇，其感情上受到强烈的创伤，通常会经历否认、愤怒、抑郁、接受的过程。

(三)辅助检查

1.胎盘功能检查

出现胎儿窘迫的妊娠妇女一般 24 小时尿 E_3 值急骤减少 30%～40%，或于妊娠末期连续多次测定在每 24 小时 10 mg 以下。

2.胎心监测

胎动时胎心率加速不明显,基线变异率<3 次/分,出现晚期减速、变异减速等。

3.胎儿头皮血血气分析

pH<7.20。

六、护理诊断/诊断问题

(一)气体交换受损(胎儿)

气体交换受损(胎儿)与胎盘子宫的血流改变、血流中断(脐带受压)或血流速度减慢(子宫-胎盘功能不良)有关。

(二)焦虑

焦虑与胎儿宫内窘迫有关。

(三)预期性悲哀

预期性悲哀与胎儿可能死亡有关。

七、预期目标

(1)胎儿情况改善,胎心率在 120～160 次/分。

(2)妊娠妇女能运用有效的应对机制控制焦虑。

(3)产妇能够接受胎儿死亡的现实。

八、护理措施

(1)妊娠妇女左侧卧位,间断吸氧。严密监测胎心变化,一般每 15 分钟听 1 次胎心或进行胎心监护,注意胎心变化。

(2)为手术者做好术前准备,如宫口开全、胎先露部已达坐骨棘平面以下 3 cm 者,应尽快阴道助产娩出胎儿。

(3)做好新生儿抢救和复苏的准备。

(4)心理护理:①向孕产妇提供相关信息,包括医疗措施的目的、操作过程、预期结果及孕产妇需做的配合;将真实情况告知孕产妇,有助于其减轻焦虑,也可帮助产妇面对现实。必要时陪伴产妇,对产妇的疑虑给予适当的解释。②对于胎儿不幸死亡的父母亲,护理人员可安排一个远离其他婴儿和产妇的单人房间,陪伴他们或安排家人陪伴他们,勿让其独处;鼓励其诉说悲伤,接纳其哭泣及抑郁的情绪,陪伴在旁提供支持及关怀;若他们愿意,护理人员可让他们看看死婴并同意他们为死产婴儿做一些事情,包括沐浴、更衣、命名、拍照或举行丧礼,但事先应向他们描述死婴的情况,使之有心理准备。解除"否认"的态度而进入下一个阶段,提供足印卡、床头卡等作为纪念,帮助他们使用适合自己的压力应对技巧和方法。

九、结果评价

(1)胎儿情况改善,胎心率在 120～160 次/分。

(2)妊娠妇女能运用有效的应对机制来控制焦虑,叙述心理和生理上的感受。

(3)产妇能够接受胎儿死亡的现实。

(王丽丽)

第九节 羊 水 栓 塞

羊水栓塞(amniotic fluid embolism,AFE)是指在分娩过程中,羊水突然进入母体血循环而引起的急性肺栓塞、休克和弥散性血管内凝血(DIC)、肾衰竭和猝死的严重分娩并发症。其起病急、病情凶险,是造成孕产妇死亡的重要原因之一,发生于足月分娩者死亡率高达70%～80%。也可发生在妊娠早、中期的流产,但病情较轻,死亡率较低。

一、病因

羊水栓塞是由污染羊水中的有形物质(胎儿毳毛、角化上皮、胎脂、胎粪)进入母体血循环引起。通常有以下几个原因。

(1)羊膜腔内压力增高(子宫收缩过强),胎膜与宫颈壁分离或宫颈口扩张引起宫颈黏膜损伤时,静脉血窦开放,羊水进入母体血循环。

(2)宫颈裂伤、子宫破裂、前置胎盘、胎盘早剥或剖宫产术中羊水通过病理性开放的子宫血窦进入母体血循环。

(3)羊膜腔穿刺或钳刮术时子宫壁损伤处静脉窦也可以成为羊水进入母体通道。

二、病理生理

近年来研究认为,羊水栓塞主要是变态反应。羊水进入母体循环后,通过阻塞肺小血管,引起变态反应而导致凝血机制异常,使机体发生一系列的病理生理变化。

(一)肺动脉高压

羊水内的有形物质如胎儿毳毛、胎脂、胎粪、角化上皮细胞等直接形成栓子。一方面,羊水的有形物质激活凝血系统,使小血管内形成广泛的血栓而阻塞肺小血管,反射性引起迷走神经兴奋,使肺小血管痉挛加重。另一方面,羊水内有形物质经肺动脉进入肺循环,阻塞小血管,引起肺内小支气管痉挛,支气管内分泌物增加,使肺通气、换气量减少,反射性地引起肺小血管痉挛,肺小管阻塞而引起肺动脉压增高,导致急性右心衰竭,继而发生呼吸和循环功能衰竭、休克,甚至死亡。

(二)过敏性休克

羊水中有形物质成为致敏原,作用于母体,引起变态反应所导致的过敏性休克,多在羊水栓塞后立即出现血压骤降甚至消失,甚至心、肺功能衰竭的表现。

(三)弥散性血管内凝血(DIC)

妊娠时母体血液呈高凝状态。羊水中含有大量促凝物质可激活母体凝血系统,进入母血循环后,在血管内产生大量的微血栓,消耗大量的凝血因子和纤维蛋白原,从而导致DIC。同时纤维蛋白原下降时,可激活纤溶系统,由于大量凝血物质的消耗和纤溶系统的激活,产妇血液系统由高凝状态转变为纤溶亢进,血液不凝固,极易发生严重的产后出血及失血性休克。

(四)急性肾衰竭

由于休克和DIC,导致肾脏急剧缺血,进一步发生肾衰竭。

三、临床表现

(一)症状

羊水栓塞起病急骤、来势凶险,多发生于分娩过程中,尤其发生在胎儿娩出前后的短时间内。临床经过可分为以下 3 个阶段。

1.急性休克期

在分娩过程中。尤其是刚破膜不久,产妇突感寒战、烦躁不安、气急、恶心、呕吐等先兆症状,继而出现呛咳、呼吸困难、发绀、抽搐、昏迷,迅速出现循环衰竭,进入休克或昏迷状态。病情严重者仅在数分钟内死亡。

2.出血期

患者渡过呼吸、循环衰竭和休克而进入凝血功能障碍阶段,表现为难以控制的大量出血,血液不凝,身体其他部位出血如切口渗血、全身皮肤黏膜出血、血尿、消化道大出血或肾脏出血,产妇可死于出血性休克。

3.急性肾衰竭

后期存活的患者出现少尿、无尿和尿毒症的症状。主要为循环功能衰竭引起的肾脏缺血,DIC 早期形成的血栓堵塞肾内小血管,引起肾脏缺血、缺氧,导致肾脏器质性损害。

(二)体征

心率增快,血压骤降,肺部听诊可闻及湿啰音。全身皮肤黏膜有出血点及瘀斑,阴道流血不止,切口渗血不凝。

四、处理原则

及时处理,立即抢救,抗过敏,纠正呼吸、循环系统衰竭和改善低氧血症,抗休克,防止 DIC 和肾衰竭的发生。

五、护理

(一)护理评估

1.病史

评估发生羊水栓塞临床表现的各种诱因,有无胎膜早破或人工破膜,前置胎盘或胎盘早剥,宫缩过强或强直性宫缩,中期妊娠引产或钳刮术,羊膜腔穿刺术等病史。

2.身心状况

胎膜破裂后,胎儿娩出后或手术中产妇突然出现寒战、呛咳、气急、烦躁不安、尖叫、呼吸困难、发绀、抽搐、出血不凝、不明原因休克等症状和体征,血压下降或消失,应考虑为羊水栓塞,立即进行抢救。

3.辅助检查

(1)血涂片查找羊水有形物质:采集下腔静脉血,镜检见到羊水有形成分可确诊。

(2)床旁胸部 X 线片:可见肺部双侧弥漫性点状、片状浸润影,沿肺门分布,伴轻度肺不张和右心扩大。

(3)床旁心电图或心脏彩色多普勒超声检查:提示有心房、有心室扩大,ST 段下降。

(4)若患者死亡,行尸检时,可见肺水肿、肺泡出血。心内血液查到有羊水有形物质,肺小动脉或毛细血管有羊水有形成分栓塞,子宫或阔韧带血管内查到羊水有形物质。

(二)护理诊断

(1)气体交换受损:与肺血管阻力增加、肺动脉高压、肺水肿有关。

(2)组织灌注无效:与弥散性血管内凝血及失血有关。

(3)有胎儿窘迫的危险:与羊水栓塞、母体血循环受阻有关。

(三)护理目标

(1)实施抢救后,患者胸闷、气急、呼吸困难等症状有所改善。

(2)患者心率、血压恢复正常,出血量减少,肾功能恢复正常。

(3)新生儿无生命危险。

(四)护理措施

1.羊水栓塞的预防

加强产前检查,及时注意有无诱发因素,及时发现前置胎盘、胎盘早剥等并发症并予以积极处理。严密观察产程进展情况,正确掌握缩宫素的使用方法,防止宫缩过强。严格掌握人工破膜的指征和时间,宜在宫缩间歇期行人工破膜术,破口要小,并注意控制羊水流出的速度。

2.配合医师,并积极抢救患者

(1)吸氧:最初阶段是纠正缺氧。给予患者半卧位,加压给氧,必要时给予气管插管或者气管切开,减轻肺水肿,改善脑缺氧。

(2)抗过敏:根据医嘱,尽快给予大剂量肾上腺糖皮质激素抗过敏、解除痉挛,保护细胞。可予地塞米松 $20\sim40$ mg 静脉推注,以后根据病情可静脉滴注维持。氢化可的松 $100\sim200$ mg 加入 $5\%\sim10\%$ 葡萄糖注射液 $50\sim100$ mL 快速静脉滴注,后予 $300\sim800$ mg 加入 5% 葡萄糖注射液 $250\sim500$ mL 静脉滴注,日用上限可达 $500\sim1\,000$ mg。

(3)缓解肺动脉高压:解痉药物能改善肺血流灌注,预防有心衰竭所致的呼吸循环衰竭。首选盐酸罂粟碱,$30\sim90$ mg 加入 25% 葡萄糖注射液 20 mL 缓慢推注,能松弛平滑肌,扩张冠状动脉、肺和脑动脉,降低小血管阻力。与阿托品合用扩张小动脉效果更佳。其次使用阿托品,阿托品能阻断迷走神经反射所导致的肺血管和支气管痉挛。1 mg 阿托品加入 $10\%\sim25\%$ 葡萄糖注射液 10 mL,每 $15\sim30$ 分钟静脉推注 1 次。直至症状缓解,微循环改善为止。第三,使用氨茶碱。氨茶碱具有松弛支气管平滑肌、解除肺血管痉挛的作用,250 mg 氨茶碱加入 25% 葡萄糖注射液 20 mL 缓慢推注。第四,酚妥拉明为 α 肾上腺素能抑制剂,能解除肺血管痉挛,降低肺动脉阻力,消除肺动脉高压。可用 $5\sim10$ mg 加入 10% 葡萄糖注射液 100 mL 静脉滴注。

(4)抗休克。①补充血容量、使用升压药物:扩容常使用右旋糖酐-40 静脉滴注,并且补充新鲜的血液和血浆。在抢救过程中,监测中心静脉压,了解心脏负荷情况,并据此调节输液量和输液速度。升压药物可用多巴胺 20 mg 加入 5% 葡萄糖溶液 250 mL 静脉滴注,随时根据血压调节滴速。②纠正酸中毒:根据血氧分析和血清电解质结果,判断是否存在酸中毒。一旦发现,5% 碳酸氢钠 250 mL 静脉滴注。及时应用可纠正休克和代谢失调,并根据血清电解质,及时纠正电解质紊乱。③纠正心力衰竭消除肺水肿:使用毛花苷 C 或毒毛花苷 K 静脉滴注。同时使用呋塞米静脉推注,有利于消除肺水肿,防止急性肾衰竭。

(5)防治 DIC:DIC 阶段应早期抗凝,补充凝血因子,及时输注新鲜血液和血浆、纤维蛋白原等;应用肝素,尤其在羊水栓塞时其血液呈高凝状态时短期内使用。用药过程中监测出凝血时间,如使用肝素过量(凝血时间>30 分钟),则出现出血倾向,如伤口渗血、血肿、阴道流血不止等,可用鱼精蛋白对抗。

DIC晚期纤溶时期,抗纤溶可使用氨基己酸、氨甲苯酸、氨甲环酸抑制纤溶激活酶,使纤溶酶原不被激活,从而抑制纤维蛋白溶解。抗纤溶的同时补充纤维蛋白原和凝血因子,防止大出血。

(6)预防肾衰竭:抢救的同时注意尿量,如补足血容量后仍然少尿或无尿,需要及时使用呋塞米等利尿剂,预防与治疗肾衰竭。

(7)预防感染:使用肾毒性较小的抗生素防止感染。

(8)产科处理:第一产程发病的产妇应立即考虑行剖宫产终止妊娠,去除病因。第二产程发病者,及时行阴道助产结束分娩,并且密切观察出血量、出凝血时间等,如果发生产后出血不止,应及时配合医师,做好子宫切除术的准备。

3.提供心理支持

如果在发病抢救过程中,产妇神志清醒,应给予产妇鼓励,安抚其紧张和恐惧的心理,使其配合医师抢救;对于家属要表示理解和抚慰,向家属解释产妇的病情,争取家属的支持和配合。在产妇病情稳定的情况下,可允许家属探视并且陪伴产妇,同时,病情稳定的康复期,可与产妇和家属一起制定康复计划,适时地给予相应的健康教育。

(王丽丽)

第十节 子宫破裂

子宫破裂是指在分娩期或妊娠晚期子宫体部或子宫下段发生破裂,是产科严重的并发症,若不及时诊治,可随时威胁母儿生命。

根据子宫破裂发生的时间可分为妊娠期破裂和分娩期破裂;根据子宫破裂发生的部位可分为子宫体部破裂和子宫下段破裂;根据子宫破裂发生的程度可分为完全性破裂和不完全性破裂。完全破裂是指子宫壁的全层破裂,导致宫腔内容物进入腹腔,破裂常发生于子宫下段。不完全破裂是指子宫内膜、肌层部分或全部破裂,而浆膜层完整,常发生于子宫下段,宫腔与腹腔不相通,而往往在破裂侧进入阔韧带之间,形成阔韧带血肿。

一、病因

(一)梗阻性难产

它是引起子宫破裂最常见的原因。骨盆狭窄、头盆不称、软产道阻塞(发育畸形、瘢痕或肿瘤等)、胎位异常(肩先露、额先露)、胎儿异常(巨大胎儿、胎儿畸形)等,均可以导致胎先露部下降受阻,子宫上段为克服产道阻力而强烈收缩,使子宫下段过分伸展变薄超过最大限度,而发生子宫破裂。

(二)瘢痕子宫

剖宫产、子宫修补术、子宫肌瘤剔除术等都会使术后子宫肌壁留有瘢痕,于妊娠晚期或者临产后因子宫收缩牵拉及宫腔内压力增高而致子宫瘢痕破裂。宫体部瘢痕多于妊娠晚期发生自发破裂,多为完全破裂;子宫下段瘢痕破裂多发生于临产后,为不完全破裂。前次手术后伴感染或愈合不良者,发生子宫破裂概率更大。

(三)宫缩剂使用不当

分娩前肌内注射缩宫素或过量静脉滴注缩宫素,使用前列腺素栓剂及其他子宫收缩药物使用不当,均可导致子宫收缩过强,造成子宫破裂。多产、高龄、子宫畸形或发育不良、多次刮宫史、宫腔感染等都会增加子宫破裂的概率。

(四)手术创伤

手术创伤多发生于不适当或粗暴的阴道助产手术,如宫颈口未开全时行产钳或臀牵引术,强行剥离植入性胎盘或严重粘连胎盘,行毁胎术、穿颅术时器械、胎儿骨片伤及子宫等情况均可导致子宫破裂。

二、临床表现

子宫破裂多发生于分娩期,通常是个逐渐发展的过程,可分为先兆子宫破裂和子宫破裂两个阶段。其症状与破裂发生的时间、部位、范围、出血量、胎儿及子宫肌肉收缩情况有关。

(一)先兆子宫破裂

子宫病理性缩复环形成、下腹部压痛、胎心率异常、血尿,是先兆子宫破裂的四大主要表现。

1.症状

常见于产程长、有梗阻性难产因素的产妇。产妇通常在临产过程中,当宫缩愈强。但胎儿下降受阻,产妇表现为烦躁不安、疼痛难忍、下腹部拒按、呼吸急促、脉搏加快,同时膀胱受压充血,出现排尿困难及血尿。

2.体征

因胎先露部下降受阻,子宫收缩过强,子宫体部肌肉增厚变短,子宫下段肌肉变薄拉长,在两者间形成环状凹陷,称为病理性缩复环。可见该环逐渐上升至脐平或脐上,压痛明显(图4-4)。因子宫收缩过强过频,胎儿可能触不清,胎心率先加快后减慢或听不清,胎动频繁。

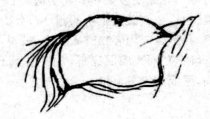

图4-4　病理性缩复环

(二)子宫破裂

1.症状

产妇突感下腹部撕裂样剧痛,子宫收缩停止,腹部稍感舒适。后因血液、羊水进入腹腔,出现全腹持续性疼痛,伴有面色苍白、冷汗淋漓、脉搏细速、呼吸急促等现象。

2.体征

产妇全腹压痛、反跳痛,腹壁下可扪及胎体,子宫位于侧方,胎心胎动消失。阴道出血可见鲜血流出,下降中的胎儿先露部消失,扩张的宫颈口回缩,部分产妇可扪及子宫下段裂口及宫颈。若为子宫不完全破裂者,上述体征不明显,仅在不全破裂处有压痛、腹痛,若破裂口累及两侧子宫血管,可致急性大出血或形成阔韧带内血肿,查体时可在子宫一侧扪及逐渐增大且有压痛的包块。

三、处理原则

(一)先兆子宫破裂

立即抑制宫缩,使用麻醉药物或者肌内注射哌替啶,即刻行剖宫产终止妊娠。

(二)子宫破裂

在输血、输液、吸氧等抢救休克的同时,无论胎儿是否存活,都尽快做好剖宫产的准备,进行手术治疗。根据产妇全身状况、破裂的部位和程度、破裂的时间、有无感染征象等决定手术方法。

四、护理

(一)护理评估

1.病史

收集产妇既往有无与子宫破裂相关的病史,如子宫手术瘢痕、剖宫产史;此次妊娠有无出现高危因素,如胎位不正、头盆不称等;临产期间有无滥用缩宫素。

2.身心状况

评估产妇目前的临床表现和生命体征、情绪变化。如宫缩的强度、间隔时间、腹部疼痛的性质,有无排尿困难、有无血尿、有无出现病理性缩复环,同时监测胎儿宫内情况,了解有无出现胎儿窘迫征象。产妇精神状态有无烦躁不安、恐惧、焦虑、衰竭等现象。

3.辅助检查

(1)腹部检查:可了解产妇腹部疼痛的部位和体征,从而判断子宫破裂的阶段。

(2)实验室检查:血常规检查可了解有无白细胞计数升高、血红蛋白下降等感染、出血征象;同时尿常规检查可了解有无肉眼血尿。

(3)超声检查:可协助发现子宫破裂的部位和胎儿的位置。

(二)护理诊断

1.疼痛

疼痛与产妇出现强直行宫缩、子宫破裂有关。

2.组织灌注无效

组织灌注无效与子宫破裂后出血量多有关。

3.预感性悲哀

预感性悲哀与担心自身预后和胎儿可能死亡有关。

(三)护理目标

(1)及时补充血容量,产妇低血容量予以纠正。

(2)能够抑制强直性子宫收缩,产妇疼痛略有缓解。

(3)产妇情绪能够得到安抚和平稳。

(四)护理措施

1.预防子宫破裂

向孕产妇宣教,做好计划生育工作,避免多次人工流产,减少多产。认真做好产前检查,如有瘢痕子宫、产道异常者提前入院待产。正确处理产程,严密观察产程进展,尽早发现先兆子宫破裂的征象并进行及时处理。严格掌握使用缩宫素的指征和禁忌证,避免滥用,滴注缩宫素时应有专人看护并记录,从小剂量起,逐渐增加,严防发生过强宫缩。

2.先兆子宫破裂的护理

密切观察产程进展,注意胎儿心率变化。待产时,如果宫缩过强过频,下腹部压痛明显,或出现病理性缩复环时,及时报告医师,停止缩宫素等一切操作,严密监测产妇生命体征,根据医嘱使用抑制宫缩药物。

3.子宫破裂的护理

迅速开放静脉通路,短时间内补充液体、输血,补足血容量,同时吸氧、保暖,纠正酸中毒,进行抗休克处理,根据医嘱做好手术前各项准备,严密监测产妇生命体征、24 小时出入量,各种实验室检查结果,评估出血量,根据医嘱使用抗生素防止感染。

4.心理支持

协助医师根据产妇的情况,向产妇及家属解释病情治疗计划,取得家属的支持和产妇的配合。如果出现胎儿死亡的产妇,要努力开解其悲伤的心情,鼓励其说出内心感受,为其提供安静的环境,同时给予关心和生活上的护理,努力帮助其接受现实,调整情绪,为产妇提供相应的产褥期休养计划,做好关于其康复的各种宣教。

（王丽丽）

第五章

小儿外科护理

第一节　先天性肥厚性幽门狭窄

先天性肥厚性幽门狭窄是由于幽门环肌增生肥厚使幽门管腔狭窄引起的不全梗阻,一般生后 2～4 周发病。

一、临床特点

(一)呕吐

呕吐是该病早期的主要症状,每次喂奶后数分钟即有喷射性呕吐,呈进行性加重。呕吐物常有奶凝块,不含有胆汁,少数患儿因呕吐频繁致胃黏膜渗血而使呕吐物呈咖啡色。呕吐后即有饥饿感。

(二)进行性消瘦

因呕吐、摄入量少和脱水,患儿消瘦,出现老人貌、皮肤松弛、体重下降。

(三)上腹部膨隆

偶可见上腹部膨隆,有自左向右移动的胃蠕动波,右上腹可触及橄榄样肿块,是幽门狭窄的特有体征。

(四)辅助检查

1.X 线钡餐检查

透视下可见胃扩张,胃蠕动波亢进,钡剂经过幽门排出时间延长,胃排空时间也延长,幽门前区呈鸟嘴状。

2.B 超检查

其典型声源图改变为幽门环肌增厚,>4 mm。

3.血气分析及电解质测定

可表现为低氯、低钾性碱中毒。晚期脱水加重,可表现代谢性酸中毒。

二、护理评估

(一)健康史

了解患儿呕吐出现时间、呕吐的程度及进展情况。评估患儿的营养状况及生长发育情况,了解家族中有无类似疾病发生。

（二）症状、体征

了解呕吐的次数、性质、量，大小便次数、量。评估营养状况，有无脱水及其程度。

（三）社会-心理因素

了解家长对患儿手术的认识水平及对治疗护理的需求。

（四）辅助检查

了解 X 线钡餐检查及 B 超检查结果，了解血气分析及电解质测定结果。

三、常见的护理问题

（一）有窒息的危险

危险与呕吐有关。

（二）营养失调

低于机体需要量：与频繁呕吐，摄入量少有关。

（三）体液不足

体液不足与呕吐、禁食、术中失血失液、胃肠减压有关。

（四）组织完整性受损

受损与手术切口、营养状态差有关。

（五）合作性问题

切口感染、裂开或延期愈合。

四、护理措施

（一）术前

（1）监测生命体征变化，观察呕吐的情况，了解呕吐方式、呕吐物性质和量，并及时清除呕吐物。

（2）喂奶应少量多餐，喂奶后应竖抱并轻拍婴儿背部，促使胃内的空气排出，待打嗝后再平抱，以预防和减少呕吐的发生。睡眠时应尽量右侧卧，防止呕吐物误吸引起窒息。

（3）做好禁食、备皮、皮试等术前准备。

（二）术后

（1）术后应去枕平卧位，头偏向一侧，保持呼吸道通畅，监测血氧饱和度，清醒后可取侧卧位。

（2）监测体温变化，如体温不升，需采取保暖措施。

（3）监测血压、心率、尿量，评估黏膜和皮肤弹性。

（4）术后大多数患儿呕吐还可持续数天才能逐渐好转，评估呕吐的量、性质、颜色，及时清除呕吐物，防止误吸。

（5）进腹的幽门环肌切开术一般需禁食 24～48 小时、胃肠减压、做好口腔护理，并保持胃管引流通畅，观察引流液的量、颜色及性质。腹腔镜下幽门环肌切开术 6 小时后即可进食。奶量应由少到多，耐心喂养。

（6）保持伤口敷料清洁干燥，观察伤口有无红肿、渗血、渗液，避免剧烈哭闹，防止切口裂开。

（三）健康教育

（1）应该热情接待，耐心向家长介绍疾病发生、发展过程和手术治疗的必要性等。讲解该疾病的近、远期治疗效果是良好的,不会影响孩子的生长发育。

(2)向患儿家长仔细讲解术前准备的主要内容、注意事项、用药目的,充分与其沟通,取得家长积极配合。

(3)对家长进行喂奶的技术指导,注意喂乳方法,预防和减少呕吐的发生,防止窒息。

五、出院指导

(1)饮食指导:少量多餐,合理喂养。介绍母乳喂养的优点,提倡母乳喂养。4个月后可逐渐添加辅食。

(2)伤口护理:保持伤口敷料清洁,切口未愈合时禁止浸水沐浴,小婴儿的双手要套上干净的手套,避免用手抓伤口导致发炎。如发现伤口红肿及时去医院诊治。

(3)按医嘱定期复查。

(范春晓)

第二节　肠　套　叠

肠套叠是指肠管的一部分及其相邻的肠系膜套入邻近肠腔内的一种肠梗阻。以4月龄至2岁以内小儿多见,冬春季发病率较高。

一、临床特点

(一)腹痛
腹痛表现为阵发性哭闹,20～30分钟发作一次,发作时脸色发白、拒奶、手足乱动、呈异常痛苦的表情。

(二)呕吐
在阵发性哭闹开始不久,即出现呕吐,开始时呕吐物为奶汁或其他食物,呕吐次数增多后可含有胆汁。

(三)血便
血便是肠套叠的重要症状,一般多在套叠后8～12小时排血便,多为果酱色黏液血便。

(四)腹部肿块
在右侧腹或右上腹季肋下可触及一腊肠样肿块,但腹胀明显时肿块不明显。

(五)右下腹空虚感
右下腹空虚感是因回盲部套叠使结肠上移,故右下腹较左侧空虚,不饱满。

(六)肛门指诊
指套上染有果酱样血便,若套叠在直肠,可触到子宫颈样套叠头部。

(七)其他
晚期患儿一般情况差,精神萎靡,反应迟钝,嗜睡甚至休克。若伴有肠穿孔则情况更差,腹胀明显,有压痛、肠鸣音减弱,腹壁水肿,发红。

(八)辅助检查

(1)空气灌肠:对高度怀疑肠套者,可选此检查,确诊后,可直接行空气灌肠整复。

(2)腹部 B 超:套叠肠管肿块的横切面似靶心样同心圆。

(3)腹部立位片:腹部见多个液平面的肠梗阻征象。

二、护理评估

(一)健康史

了解患儿发病前有无感冒、突然饮食改变及腹泻、高热等症状。询问以前有无肠套史。

(二)症状、体征

询问腹痛性质、程度、时间、发作规律和伴随症状及诱发因素,有无腹部肿块及血便。评估呕吐情况,有无发热及脱水症状。

(三)社会-心理因素

评估家长对小儿喂养的认知水平和对疾病的了解程度,以及对预后是否担心。

(四)辅助检查

分析辅助检查结果,了解腹部 B 超、腹部 X 线立位片等结果。

三、常见护理问题

(一)体温过高

体温过高与肠道内毒素吸收有关。

(二)体液不足

体液不足与呕吐、禁食、胃肠减压、高热、术中失血失液有关。

(三)舒适的改变

改变与腹痛、腹胀有关。

(四)合作性问题

肠坏死、切口感染、粘连性肠梗阻。

四、护理措施

(一)术前

(1)监测生命体征,严密观察患儿精神、意识状态、有无脱水症状及腹痛性质、部位、程度,观察呕吐次数、量及性质。呕吐时头侧向一边,防止窒息,及时清除呕吐物。

(2)开放静脉通路,遵医嘱使用抗生素,纠正水、电解质紊乱。

(3)术前做好禁食、备皮、皮试等准备,禁用止痛剂,以免掩盖病情。

(二)术后

(1)术后患儿回病房,去枕平卧4～6小时,头侧向一边,保持呼吸道通畅,麻醉清醒后可取平卧位或半卧位。

(2)监测血压、心率、尿量,评估皮肤弹性和黏膜湿润情况。

(3)监测体温变化,由于肠套整复后毒素的吸收,应特别注意高热的发生,观察热型及伴随症状,及早控制体温,防止高热惊厥。出汗过多时,及时更换衣服,以免受凉。发热患儿每4小时一次监测体温,给予物理降温或药物降温,并观察降温效果,保持室内通风。

（4）观察肠套整复术后有无阵发性哭闹、呕吐、便血，以防再次肠套。

（5）禁食期间，做好口腔护理，根据医嘱补充水分和电解质溶液。

（6）密切观察腹部症状，有无呕吐、腹胀、肛门排气，观察排便情况并记录，保持胃肠减压引流通畅，观察引流液量、颜色、性质。

（7）肠蠕动恢复后，饮食以少量多餐为宜，逐步过渡，避免进食产气、胀气的食物，并观察进食后有无恶心、呕吐、腹胀情况。

（8）观察伤口有无渗血、渗液、红肿，保持伤口敷料清洁、干燥，防止大小便污染伤口。

（9）指导家长多安抚患儿、分散注意力，避免哭闹。

（三）健康教育

（1）陌生的环境，对疾病相关知识的缺乏及担心手术预后，患儿及家长易产生恐惧、焦虑，护理人员应热情、耐心介绍疾病的发生、发展过程及主要的治疗方法、手术目的及必要性，排除顾虑，给予心理支持，使其积极配合治疗。

（2）认真做好各项术前准备，向患儿及家长讲解备皮、禁食、皮试、术前用药的目的及注意事项，取得家长的理解和配合。

（3）术后康复过程中，指导家长加强饮食管理，防止再次发生肠套叠。

（四）出院指导

（1）饮食：合理喂养，添加辅食应由稀到稠，从少量到多量，从一种到多种，循序渐进。注意饮食卫生，预防腹泻，以免再次发生肠套叠。

（2）伤口护理：保持伤口清洁、干燥，勤换内衣，伤口未愈合前禁止沐浴，忌用手抓伤口。

（3）适当活动，避免上下举逗孩子。

（4）如患儿出现阵发性哭闹、呕吐、便血或腹痛、腹胀，伤口红肿等情况及时去医院就诊。

（范春晓）

第三节　先天性巨结肠

先天性巨结肠又称赫希施普龙病（Hirschsprung's disease, HD），是一种较为多见的肠道发育畸形。主要是因结肠的肌层、黏膜下层神经丛内神经节细胞缺如，引起该肠段平滑肌持续收缩，呈痉挛状态，形成功能性肠梗阻。而近端正常肠段因粪便滞积，剧烈蠕动而逐渐代偿性扩张、肥厚形成巨大的扩张段。

一、临床特点

（1）新生儿首次排胎粪时间延迟，一般于生后 48～72 小时才开始排便，或需扩肛、开塞露通便后才能排便。

（2）顽固性便秘：大便几天一次，甚至每次都需开塞露塞肛或灌肠后才能排便。

（3）呕吐、腹胀：由于是低位性、不全性、功能性肠梗阻，故呕吐、腹胀出现较迟，腹部逐渐膨隆呈蛙腹状，一般为中度腹胀，可见肠型，肠鸣音亢进，儿童巨结肠左下腹有时可触及粪石块。

（4）全身营养状况：病程长者可见消瘦、贫血貌。

(5)直肠指检:直肠壶腹部空虚感,在新生儿期,拔出手指后有爆发性肛门排气、排便。

(6)辅助检查。①钡剂灌肠造影:显示狭窄的直肠、乙状结肠、扩张的近端结肠、若肠腔内呈鱼刺或边缘呈锯齿状,表明伴有小肠结肠炎。②腹部X线立位平片:结肠低位肠梗阻征象,近端结肠扩张。③直肠黏膜活检:切取一小块直肠黏膜及肌层做活检,先天性巨结肠者神经节细胞缺如,异常增生的胆碱能神经纤维增多、增粗。④肛管直肠测压法或下消化道动力测定:当直肠壶腹内括约肌处受压后正常小儿和功能性便秘小儿,其内括约肌会立即出现松弛反应。但巨结肠患儿未见松弛反应,甚至可见压力增高,但对两周内的新生儿此法可出现假阴性结果。

二、护理评估

(一)健康史

了解患儿出现便秘腹胀的时间、进展情况及家长对患儿排便异常的应对措施。评估患儿生长发育有无落后,询问家族中有无类似疾病发生。

(二)症状、体征

询问有无胎便延迟排出,顽固性便秘时间;有无呕吐及呕吐的时间、性质、量;腹胀程度,有无消瘦、贫血貌。

(三)社会-心理因素

评估较大患儿是否有自卑心理、有无因住院和手术而感到恐惧,了解家长对疾病知识的认识程度和经济支持能力,了解家长对患儿的关爱程度和对手术效果的认知水平。

(四)辅助检查

直肠黏膜活检神经节细胞缺如支持本病诊断。了解钡剂灌肠造影、腹部立位X线平片、肛管直肠测压、下消化道动力测定结果。

三、常见护理问题

(一)舒适的改变

改变与腹胀、便秘有关。

(二)营养失调

低于机体需要量:与食欲缺乏、肠道吸收功能障碍有关。

(三)有感染的危险

危险与手术切口、机体抵抗力下降有关。

(四)体液不足

体液不足与术中失血失液、禁食、胃肠减压有关。

(五)合作性问题

巨结肠危象。

四、护理措施

(一)术前

(1)给予高热量、高蛋白质、高维生素和易消化的无渣饮食,禁食有渣的水果及食物,以利于灌肠。

(2)巨结肠灌肠的护理彻底灌净肠道积聚的粪便,为手术做好准备。在灌肠过程中,操作应轻柔、肛管应插过痉挛段,同时注意观察患儿的反应,洗出液的颜色,保持出入液量平衡,灌流量每次 100 mL/kg 左右。

(3)肠道准备手术晨灌肠排出液必须无粪渣。手术前天、手术日晨予甲硝唑口服或保留灌肠。

(4)做好术前禁食、备皮、皮试、用药等术前准备。

(二)术后

(1)患儿回病房后,去枕平卧4~6小时,头侧向一边,保持呼吸道通畅,防止术后呕吐或舌后坠引起窒息。

(2)监测心率、血压、尿量,评估黏膜和皮肤弹性,根据医嘱补充水分和电解质溶液。

(3)让患儿取仰卧位,两大腿分开略外展,向家长讲明肛门夹钳固定的重要性,必要时用约束带约束四肢,使之基本制动,防止肛门夹钳戳伤肠管或过早脱落。

(4)术后需禁食3~5天和胃肠减压,禁食期间,做好口腔护理,每天2次,并保持胃肠减压引流通畅,观察引流液的量、颜色和性质,待肠蠕动恢复后可进流质并逐步过渡为半流质饮食,限制粗糙食物,饮食宜少量多餐。

(5)观察腹部体征变化,注意有无腹胀、呕吐、伤口有无渗出,肛周有无渗血、渗液,随时用无菌生理盐水棉球或 PVP 碘棉球清洁肛周及肛门夹钳,动作应轻柔。清洁用具需每天更换。

(6)指导家长如何保持患儿肛门夹钳的正确位置,使夹钳位置悬空、平衡。更换尿布时要轻抬臀部,避免牵拉夹钳。

(7)肛门夹钳常在术后7~10天自然脱落,脱落时观察钳子上夹带的坏死组织是否完整,局部有无出血。

(8)对留置肛管者,及时清除从肛管内流出的粪便,保护好臀部皮肤,防止破损。

(9)观察患儿排便情况,肛门狭窄时指导家长定时扩肛。

(10)观察有无夹钳提早或延迟脱落、有无结肠小肠炎,闸门综合征等并发症的发生。

(三)健康教育

(1)耐心介绍疾病的发生、发展过程,手术的必要性及预后等,以排除患儿及家长的顾虑。

(2)向患儿及家长讲解各项术前准备(备皮、禁食、皮试、术前用药)的目的和注意事项,以取得患儿及家长的配合。

(3)向患儿及家长讲解巨结肠灌肠的目的,灌肠时间及注意事项,以及进食无渣饮食的目的。

(4)解释术后注意保持肛管和肛门夹钳位置固定的重要性,随时清除粪便,保持肛门区清洁及各引流管引流通畅,以促使患儿早日康复。

(四)出院指导

(1)饮食适当增加营养,3~6个月内给予高蛋白、高热量、低脂、低纤维、易消化饮食,以促进患儿的康复。限制粗糙食物。

(2)伤口护理保持伤口清洁,敷料干燥。小婴儿忌用手抓伤口。如发现伤口红肿及时就诊。

(3)出院后密切观察排便情况,若出现果酱样伴恶臭大便,则提示可能发生小肠结肠炎,应及时去医院诊治。

(4)肛门狭窄者要定时扩肛,教会家长正确的扩肛方法,并定期到医院复查。

（范春晓）

第四节　急性阑尾炎

急性阑尾炎是儿童常见的急腹症,可发生于任何年龄,新生儿及婴幼儿阑尾炎也有报道。临床表现多变易被误诊,若能正确处理,绝大多数患儿可以治愈,但如延误诊断治疗,可引起严重并发症,甚至造成死亡。

一、临床特点

(一)腹痛

多起于脐周或上腹部,呈阵发性加剧,数小时后腹痛转移至右下腹,右下腹压痛是急性阑尾炎最重要的体征,压痛点常在脐与右髂前上棘连线中、外 1/3 交界处,也称麦氏点,需反复 3 次测得阳性体征才能确诊。盆腔阑尾炎、腹膜后阑尾炎及肥胖小儿压痛不明显。穿孔时腹痛突然加剧。

(二)呕吐

早期常伴有呕吐,吐出胃内容物。

(三)发热

早期体温正常,数小时后渐发热,一般在 38 ℃左右,阑尾穿孔后呈弛张型高热。

(四)局部肌紧张及反跳痛

肌紧张和反跳痛是壁腹膜受到炎性刺激的一种防御反应,提示阑尾炎已到化脓、坏疽阶段。右下腹甚至全腹肌紧张及反跳痛,提示伴有腹膜炎。阑尾坏疽或穿孔引起腹膜炎时,患儿行走时喜弯腰,卧床时爱双腿卷曲。阑尾脓肿时除高热外,炎症刺激直肠可引起里急后重、腹泻等直肠刺激症状。并发弥散性腹膜炎时可出现腹胀。

(五)腹部肿块

腹壁薄的消瘦患儿可在右下腹触及索条状的炎性肥厚的阑尾。阑尾脓肿时可在右下腹触及一包块。

(六)直肠指检

阑尾脓肿时直肠前壁触及一痛性肿块,右侧尤为明显。

(七)辅助检查

(1)血常规:多数有白细胞总数及中性粒细胞比例升高。

(2)末梢血 C 反应蛋白(CRP)测定>8 mg/L。

(3)腹部 B 超:有时可见水肿的阑尾、腹腔渗出液、阑尾脓肿包块。

二、护理评估

(一)健康史

了解患儿有无慢性阑尾炎史及胃肠道疾病史,询问腹痛出现的时间、部位,有无呕吐、发热等。

（二）症状、体征

评估腹部疼痛的部位、性质、程度及伴随症状，有无反跳痛及阵发性加剧，麦氏点有无压痛，有无恶心、呕吐及发热。

（三）社会-心理因素

评估患儿及家长对突然患病并需立即进行急诊手术的认知程度及心理反应。

（四）辅助检查

根据血常规、C反应蛋白、腹部B超结果评估疾病的严重程度。

三、常见护理问题

（一）疼痛

疼痛与阑尾的炎性刺激及手术创伤有关。

（二）体温过高

体温过高与阑尾的急性炎症有关。

（三）体液不足

体液不足与禁食、呕吐、高热及术中失血、失液有关。

（四）合作性问题

感染、粘连性肠梗阻。

四、护理措施

（一）术前

（1）监测体温、心率、血压，评估疼痛的部位、程度、性质、持续时间及伴随症状。

（2）患儿取半卧位，在诊断未明确前禁用止痛剂，以免掩盖病情。

（3）开放静脉通路，遵医嘱及时补液、应用抗生素，并做好各项术前准备。

（4）与患儿及家长进行交谈，消除或减轻对疾病和手术恐惧、紧张、焦虑的心情。

（二）术后

（1）术后麻醉清醒、血压稳定后取半卧位，以促进腹部肌肉放松，有助于减轻疼痛，同时使腹膜炎性渗出物流至盆腔，使炎症局限。

（2）咳嗽、深呼吸时用手轻按压伤口。遵医嘱准确使用止痛剂后需观察止痛药物的效果。

（3）指导家长多安抚患儿，讲故事、唱儿歌，以分散患儿注意力。

（4）监测体温，体温＞39℃时给物理降温或药物降温，并观察降温的效果。

（5）监测血压、心率、尿量，评估黏膜和皮肤弹性，观察有无口渴。

（6）肠蠕动恢复后，开始进少量水，若无呕吐再进流质饮食、软食，并逐渐过渡到普通饮食。

（7）保持伤口敷料清洁、干燥，观察伤口有无红肿、渗出，疼痛有无加重。

（8）观察肠蠕动恢复情况及腹部体征有无变化，鼓励并协助患儿床上活动，术后24小时后视病情鼓励早期下床活动，以防止肠粘连。若患儿术后体温升高或体温一度下降后又趋上升，并伴有腹痛、里急后重、大便伴脓液或黏液，应考虑为盆腔脓肿的可能。

（三）健康教育

（1）患儿及家长对手术易产生恐惧、忧虑，并担心手术预后，护理人员应热情接待患儿，耐心讲解疾病的发生、发展过程及主要治疗手段等，以减轻患儿及家长的顾虑，积极配合医护人员。

（2）在术前准备阶段，认真向患儿及家长讲解术前各项准备的内容如备皮、皮试、禁食、禁水、术前用药的目的、注意事项，以取得患儿及家长配合。

（3）术后康复过程中，护理人员应始终将各项术后护理的目的、方法向患儿及家长说明，共同实施护理措施，以取得良好的康复效果。

五、出院指导

（1）饮食适当增加营养，指导家长注意饮食卫生，给易消化的食物如稀饭、面条、肉末、鱼、蛋、新鲜蔬菜、水果等，饮食要定时定量，避免过饱。

（2）伤口护理保持伤口的清洁干燥，勤换内衣，伤口发痒时忌用手抓，以防破损、发炎。

（3）鼓励适度的活动，以促进伤口愈合，预防肠粘连，但应避免剧烈活动，以防止伤口裂开。

（4）注意个人卫生，保持室内通风、清洁，防止感冒、腹泻等疾病的发生。

（5）如患儿出现腹痛、腹胀、发热、呕吐或伤口红、肿、痛等情况需及时去医院就诊。

（范春晓）

第五节　腹股沟斜疝

小儿腹股沟疝均是斜疝，几乎没有直疝，在腹股沟或阴囊有一可复性肿块，它与腹膜鞘状突未完全闭合或腹股沟解剖结构薄弱有关，而腹内压增高是其诱发因素，如剧烈哭闹、长期咳嗽、便秘和排尿困难。可发生在任何年龄，右侧多于左侧。

一、临床特点

（1）腹股沟部有弹性的可复性不痛肿物，哭闹或用力排便时明显，安静平卧或轻轻挤压肿块能消失，随着腹压的增大，肿块逐渐增大并渐坠入阴囊。

（2）斜疝嵌顿时，肿块变硬、疼痛，伴呕吐、哭闹不安，无肛门排气排便。晚期则有发热、肿块表皮红肿、便血及触痛加剧。

（3）局部无肿块时指检可感皮下环宽松，可触到增粗的精索，咳嗽时手指可在内环感到冲动感。

（4）辅助检查。①B超：可鉴别腹股沟肿块为肠管或液体。②骨盆部立位 X 线片：阴囊部肿块有气体或液平面可诊断为斜疝，在鉴别嵌顿疝时有诊断价值。

二、护理评估

（一）健康史

了解腹股沟部第一次出现肿块的时间、肿块的性状及和腹内压增高的关系，询问出现肿块的频率，有无疝嵌顿史。

（二）症状、体征

评估腹股沟部有无肿块，肿块的大小及导致肿块改变的相关因素。观察肿块表皮有无红肿、触痛。评估有否疝嵌顿的表现。

（三）社会-心理因素

评估较大患儿是否因手术而感到情绪紧张,评估家长对此疾病知识和治疗的了解程度和心理反应。

（四）辅助检查

了解 B 超和骨盆部 X 线立位片的检查结果。

三、常见护理问题

（一）焦虑

焦虑与环境改变、害怕手术有关。

（二）疼痛

疼痛与疝嵌顿、腹部切口有关。

（三）合作性问题

阴囊血肿或水肿。

（四）知识缺乏

缺乏本病相关知识。

四、护理措施

（一）术前

（1）避免哭闹和剧烈咳嗽,哭闹或剧烈咳嗽时可抬高臀部。保持大便通畅,防止斜疝嵌顿。

（2）注意冷暖及饮食卫生,防止感冒及腹泻。

（3）做好禁食、备皮、皮试等术前准备。

（二）术后

（1）术后去枕平卧 4～6 小时,头侧向一边,防止呕吐引起窒息。

（2）监测生命体征,保持呼吸道通畅。

（3）给予高蛋白、高热量、高维生素、适当纤维素、易消化饮食,保持大便通畅。

（4）观察切口有无渗血、渗液、红肿、保持切口敷料清洁干燥,防止婴儿大小便污染。注意观察腹股沟、阴囊有无血肿、水肿及其消退情况。

（5）指导家长多安抚小患儿,分散其注意力,避免哭闹。

（三）健康教育

（1）对陌生的环境,疾病相关知识的缺乏及担心,患儿及家长易产生恐惧、焦虑心理,护理人员应耐心介绍疾病的发展过程、治疗方法和手术的目的及重要性,以排除顾虑,给予心理支持,使其积极配合。

（2）认真做好各项术前准备,向患儿及家长讲解备皮、禁食、皮试、术前用药的目的及注意事项,以取得理解和配合。

（3）避免哭闹和剧烈咳嗽,保持大便通畅,避免增加腹压,防止术侧斜疝复发嵌顿。单侧斜疝术后需注意另一侧腹股沟有无斜疝发生。

五、出院指导

（1）饮食:适当增加营养,给易消化的饮食,多吃新鲜水果蔬菜。

（2）伤口护理：保持伤口的清洁、干燥，小婴儿的双手用干净的手套套住或予以约束，伤口痒时切忌用手抓伤口，以防伤口发炎，伤口未愈合前忌过早浸水洗浴。

（3）注意观察腹股沟、阴囊红肿消退情况，观察腹股沟有无肿物突出。

（范春晓）

第六节　尿 道 下 裂

尿道下裂是一种外生殖器畸形，因胚胎发育过程障碍，尿道沟不能完全融合到龟头的远端，尿道口位于冠状沟至会阴之间的任何部位，可同时伴有阴茎下曲畸形。

一、临床特点

(一)临床类型

1.阴茎头、冠状沟型

尿道外口位于冠状沟腹侧，系带缺如，包皮位于龟头的背侧呈帽状，阴茎发育正常，龟头轻度下曲。

2.阴茎体型

尿道外口位于阴茎体腹侧，阴茎可向腹侧弯曲。

3.阴茎、阴囊型

尿道外口位于阴茎、阴囊交界处，阴茎严重向腹侧弯曲，不能站立排尿。

4.会阴型

尿道外口位于会阴，阴茎海绵体发育不良，严重下曲，阴囊对裂，伴阴茎阴囊转位，外生殖器酷似女性。

(二)辅助检查

染色体检查核型为(46,XY)；影像学、腹腔镜检查可见男性性器官。

二、护理评估

(一)健康史

询问有无尿道下裂的家族史。母亲孕期有无外源性雌激素接触和应用史。了解患儿对排尿方式改变的适应能力。

(二)症状、体征

评估患儿尿道开口的位置高低，阴茎发育情况及有无阴茎下弯存在。是否合并单、双侧隐睾。

(三)社会-心理因素

评估患儿及家长对手术的心理反应，有无担心阴茎外观及成年后的性生活和生育能力。

三、常见护理问题

(一)焦虑

焦虑与患儿年幼、幻想阴茎被切除,双亲因患儿性别不明或担心成年后无法婚育有关。

(二)有阴茎血循环障碍的危险

危险与手术后阴茎肿胀、伤口出血、弹力绷带包扎过紧有关。

(三)感染的危险

危险与手术切口及引流管有关。

(四)疼痛

疼痛与手术损伤、术后局部水肿有关。

(五)合作性问题

伤口出血、尿瘘、尿道狭窄。

四、护理措施

(一)术前护理

(1)心理护理了解患儿及家长焦虑的程度,主动听取患儿及家长对有关疾病的述说,了解其对疾病认识程度,保护患儿及家长的隐私。利用图片、玩偶,简单地告知患儿手术后尿道开口会移向前面,避免用"切""割开"等字眼。

(2)强调术前阴茎包皮清洗的重要性,皮肤皱褶处展开清洗,防止术后感染。

(3)术前训练在床上排便。

(二)术后护理

1.卧位

麻醉清醒前去枕头侧位,防止呕吐物吸入引起窒息。密切观察生命体征变化。清醒后取平卧位或平侧卧位,四肢适当约束,尽量少翻动,避免伤口出血,使用护架,避免盖被直接压迫阴茎。

2.导尿管护理

(1)妥善固定导尿管并保持引流通畅,避免折叠、扭曲、过度牵拉,适当约束患儿四肢,防止因烦躁、哭闹而拔管。

(2)由于导尿管的放置容易刺激膀胱引起尿意,嘱患儿不要用力排尿,以免引起尿液自尿道口外溢及导尿管滑出。

(3)定时更换引流袋并观察记录引流液的性质及量。

(4)如发现尿袋内尿量较长时间未见增加,膀胱区膨隆,且孩子有哭叫、疼痛、想排尿等症状,则提示引流不畅,须及时处理,必要时给予膀胱冲洗。

(5)留置导尿管放置 7～12 天,拔管后第一次排尿可能会有疼痛,应鼓励患儿多饮水、增加排尿次数,保持排尿通畅。拔管后注意观察尿线粗细及有无尿瘘发生。

3.伤口护理

评估局部切口敷料渗出情况及是否被尿液污染,观察龟头色泽、阴茎血液循环,如有发紫、肿胀等情况,应立即报告医师处理。术后伤口有渗血时可用消毒干棉签轻轻擦去。阴茎外露部分涂上抗生素软膏。

4.饮食护理

鼓励多饮水,限制各种饮料的摄入,防止尿酸结晶形成阻塞导尿管。多食粗纤维及高蛋白、高维生素的食物,保持大便通畅,如有排便困难,可用开塞露通便,避免因用力排便引起伤口出血及尿液自尿道口外溢。

5.疼痛的护理

观察疼痛发生的时间、性质,倾听其对疼痛的描述,根据疼痛脸谱分级图评估患儿疼痛的程度,如疼痛较轻时鼓励家长给孩子讲故事、听音乐、用有吸引力的玩具分散其注意力,必要时给予药物止痛并观察效果,如夜间阴茎勃起引起疼痛,可每晚睡前口服乙烯雌酚。

6.皮肤护理

加强背部皮肤清洁,每天用温水清洗,臀、背部可垫柔软毛巾。如术后肛周皮肤瘙痒,可用PVP-I棉签擦拭。

(三)健康教育

(1)向家长讲解疾病的相关知识及手术后可能发生的并发症,如尿瘘、尿道狭窄等。

(2)向家长解释约束患儿四肢的重要性,防止意外拔管。

五、出院指导

(1)伤口:保持阴茎伤口清洁干燥,避免搔抓。局部用 PVP-I、红霉素软膏涂抹至完全愈合。

(2)饮食:加强营养,给予易消化、刺激性小的食物,多喝开水,多吃蔬菜和水果,避免吃含激素类补品。

(3)活动:避免剧烈活动及骑跨动作。

(4)复查:观察尿线粗细,有无排尿困难,如有排尿困难及时来院就诊。出院后 2 周可回院检查一次,如有尿道狭窄应定期扩张至术后 3 个月,以后可间隔 1 年、3 年、6 年分别随访检查一次。有尿瘘患儿应定期复查,如半年后仍未愈合需手术修补。

(5)阴茎发育差的患儿可遵医嘱在手术后 1 年酌情使用绒毛膜促性腺激素注射治疗,以刺激阴茎发育。

（范春晓）

第七节　先天性肌性斜颈

先天性肌性斜颈是小儿斜颈最常见的原因,由于一侧胸锁乳突肌的挛缩牵拉使颈部歪斜,头部偏向患侧,下颌转向健侧,形成特殊的姿势畸形。

一、临床特点

(1)颈部肿块出生后 7～10 天颈部出现无痛性肿块,质硬,肿块位于胸锁乳突肌中下 1/3 处,2～3 个月后肿块逐渐缩小,6 个月后全部消失。胸锁乳突肌缩短明显,可呈条索状挛缩。

(2)颈部向患侧旋转活动有不同程度受限。头明显偏向患侧,下颌向健侧偏斜。

(3)脸部可出现不对称畸形,患侧之耳、眼、眉、嘴角低下,前额狭窄等。

（4）辅助检查颈部 B 超示患侧胸锁乳突肌纤维性肿块,弥散性纤维化,增粗。

二、护理评估

（一）健康史

了解患儿出生是否有难产及臀位产史,评估患儿有否合并其他先天畸形。了解患儿是否接受过手法矫正。

（二）症状、体征

头明显偏向患侧,下颌向健侧偏斜。胸锁乳突肌中下 1/3 处可触及质硬、呈圆形或椭圆形的肿块,无红肿,无压痛。

（三）社会-心理因素

评估家庭经济状况、支持系统、家长文化程度。评估患儿和家长对疾病和手术的认知和心理反应。

（四）辅助检查

了解 B 超结果。

三、常见护理问题

（一）恐惧

恐惧与手术、环境陌生有关。

（二）自我形象紊乱

自我形象紊乱与头歪向一侧有关。

（三）疼痛

疼痛与手术创伤有关。

（四）知识缺乏

缺乏疾病康复知识。

（五）合作性问题

出血、感染。

四、护理措施

（一）术前

（1）监测患儿体温,预防上呼吸道感染。

（2）完善术前检查,配合医师做好术前准备。注意剃净患儿的头发,确保手术区域干净及便于手术后头部的清洁。

（二）术后

1.体位

麻醉未清醒期间,平卧位,头侧向一边;清醒后取仰卧位,用沙袋将头固定于头偏向健侧、下颌转向患侧的位置。

2.病情观察

密切观察生命体征的变化,保持呼吸道通畅。

3.饮食

麻醉未清醒期间予禁食,清醒 4～6 小时后予少量饮水后无不适,给正常饮食。

4.切口的护理

评估切口出血情况,保持伤口敷料清洁干燥,观察伤口有无红肿、分泌物,局部疼痛有无加剧。

5.疼痛的护理

评估患儿疼痛的程度,根据儿童疼痛脸谱分级;指导家长多安抚患儿,讲故事、唱儿歌以分散患儿注意力;咳嗽、深呼吸时用手轻压伤口,遵医嘱准确使用止痛药并观察止痛效果。

(三)健康教育

(1)患儿及家长对手术易产生恐惧,并担心手术预后,护理人员应热情接待患儿,耐心讲解疾病的治疗过程及术后功能锻炼的重要性,以减轻患儿及家长的顾虑。

(2)在术前准备阶段,认真向患儿及家长讲解术前准备的内容如备皮、皮试、禁食、禁水的时间,术前用药的目的、注意事项,以取得患儿和家长的配合。

(3)术后康复过程中,护理人员应始终将各项术后护理的目的、方法向患儿和家长说明,共同实施护理措施,并开始实施康复训练,以取得满意的康复效果。

五、出院指导

(一)饮食

加强营养,给予富含维生素、蛋白质的食物,注意饮食卫生、合理喂养。

(二)活动

用颈椎固定器使头部处于正常位,固定时间一般为 6 周,固定期间允许脱下,进行皮肤护理或功能锻炼。

(三)功能锻炼

术后 2 周,开始正规康复锻炼:患儿仰卧使头部置于床边,协助治疗者固定患儿双肩,治疗者双手固定患儿下颌及双乳突,将患儿头部轻轻缓慢后仰,充分拉长胸锁乳突肌,再缓慢转向健侧,保持 15 秒,重复 15～20 次,要求每天 3～5 次。

(四)伤口护理

保持伤口的清洁干燥,忌用手抓,以防伤口破损、发炎。

(五)复查

出院后半年来院复查。

(范春晓)

第八节　寰枢椎旋转性移位

寰枢椎旋转性移位是齿突前方与寰枢前弓之间及第 1、2 颈椎两个侧块之间的滑膜关节相对旋转引起颈椎活动受限,表现为斜颈畸形。寰枢椎的稳定性有赖于环椎侧块间的横韧带和齿状突的翼状韧带,当上呼吸道感染如急性扁桃体炎、颈深部感染或颈部外伤时,可致这些韧带松弛或断裂,造成寰枢关节不稳定,发生旋转性移位,严重者可因延髓受压而危及生命。

一、临床特点

(1)颈部不适、疼痛,突发性斜颈。

(2)颈部活动受限,活动时疼痛加重,局部触诊有肌痉挛,颈部僵硬。

(3)辅助检查:①X线颈椎正侧位和张口位片:寰枢前弓与齿突间距即 A-O 间距>3 mm,齿状突偏于一侧。②CT 显示椎管与骨结构的断面图像,可明确诊断。

二、护理评估

(一)健康史

了解颈部不适发生的时间,有无诱发原因;评估是否有上呼吸道感染或颈部的炎症、头颈部外伤史。

(二)症状、体征

评估患儿头颈部活动受限的程度,头是否偏向一侧,有无合并神经系统症状,有无肢体麻木及不全性瘫痪。

(三)社会-心理因素

评估患儿是否因疼痛、活动受限而有紧张、恐惧的情绪。评估家长是否担心疾病的愈后。

(四)辅助检查

了解颈椎 X 线摄片和 CT 检查结果。

三、常见护理问题

(一)恐惧

恐惧与疾病、环境陌生有关。

(二)舒适的改变

舒适的改变与颈部不适、牵引制动有关。

(三)知识缺乏

缺乏疾病康复知识。

(四)合作性问题

呼吸困难、四肢活动障碍。

四、护理措施

(一)体位

予平卧位去枕或肩部垫高,保持颈部伸直或稍后伸,有利于颈椎复位。颈部制动,防止颈部突然转动,枕颌牵引时予头高脚低位。

(二)病情观察

密切观察生命体征的变化,注意呼吸的频率、节律、深度,保持呼吸道通畅;观察四肢肌力,活动能力。

(三)饮食

鼓励患儿多吃水果、蔬菜,多饮水,供给营养均衡的富含维生素、蛋白质、脂肪的高营养膳食,保证大小便通畅。

(四)枕颌牵引的护理

(1)睡较硬床铺,睡牵引床更佳。

(2)保持反牵引力,予头高脚低位。牵引绳应与颈椎纵轴在一直线上,布托(四头带)兜住下颌和枕部,注意使吊带环分开,以免压迫气管和血管。

(3)牵引重量一般为 0.5～1.0 kg,或根据病情从轻到重逐渐加大,加大重量后,观察患儿有无感觉不适,如头痛、头晕、恶心呕吐、腹痛、下肢麻木等,并及时通知医师。

(4)加强巡视,观察呼吸和肢体活动情况。每班检查牵引力和牵引方向是否适宜,防止过度牵引,牵引时头部保持中立位,不要将布托沿颈部下移,防止压迫气管、颈部大血管引起窒息、脑缺氧。

(5)防止下颌、耳郭、枕部皮肤损伤 要求四头带柔软、清洁、干燥;给患儿进食、饮水后擦净下颌,经常检查和按摩耳郭及后枕部受压皮肤。

(五)健康教育

(1)耐心讲解疾病的治疗过程、牵引的注意事项和重要性,以减轻患儿及家长的恐惧和顾虑。鼓励患儿定时做肢体肌肉收缩运动,如上肢伸指、握拳,下肢作足的背伸和屈趾活动。

(2)居家继续牵引或颈椎固定的患儿详细告知家长牵引的方法及注意事项及牵引不适的表现。

五、出院指导

(一)饮食

加强营养,给予富含维生素、蛋白质的食物,注意饮食卫生。

(二)活动

继续牵引或颈椎固定 2～4 周,注意颈部制动,防止颈部突然转动。观察患儿有无感觉不适,如头痛、头晕、恶心呕吐、腹痛、下肢麻木等,如有异常及时来院就诊。

(三)复查

出院 2～4 周后来院复查。

(范春晓)

第九节 肱骨髁上骨折

肱骨髁上骨折是小儿最常见的骨折之一,多见于 4～10 岁的儿童。按承受暴力和骨折后移位的不同,分为伸直形和屈曲形,前者发生率为 95%。骨折后易发生血管、神经的损伤及肘内翻等后遗症。

一、临床特点

(1)骨折的症状与伤势的轻重和就诊的迟早有关。损伤早期,骨折无移位或轻度移位,肘部常无明显的肿胀。晚期或严重移位骨折常致重度肿胀,出现瘀斑或水疱,肘前窝饱满向前突出,肘上后突畸形。

（2）剧烈疼痛,肘关节功能丧失。

（3）有异常活动,可有骨擦音,上臂短缩,肘后三角消失。

（4）如出现桡动脉搏动减弱或消失,伤肢温度降低,血液循环或感觉障碍,为血管损伤的症状。

（5）辅助检查 X 线肘关节正侧位检查,可明确骨折类型与移位情况。伸直形的骨折线从前下方斜向后上方,远折端向后上方移位。屈曲形的骨折线从后下斜向前上方,远折端向前上方移位。

二、护理评估

(一)健康史

评估患儿受伤时间和受伤时的情况,有否其他脏器的合并伤。

(二)症状、体征

了解患儿骨折有无移位、肿胀的程度、指端血液循环和手指活动度,评估有无血管、神经损伤。评估疼痛的程度及生命体征的变化。

(三)社会-心理因素

评估患儿是否因意外伤害造成疼痛、活动受限影响入学而极度的恐惧。家长是否因孩子受到伤害而有自责的心理。

(四)辅助检查

了解 X 线检查结果。

三、常见护理问题

(一)疼痛

疼痛与骨折断端移位对软组织或神经的刺激、患肢出血、肿胀对软组织的压迫有关。

(二)有外周组织灌注改变的危险

危险与局部组织出血、肿胀、石膏固定或牵引有关。

(三)有皮肤完整性受损的危险

危险与石膏固定、制动、牵引有关。

(四)焦虑(家长和孩子)

焦虑(家长和孩子)与环境陌生、担心肢体伤残及外伤现场的刺激有关。

(五)知识缺乏

缺乏康复知识。

(六)合作性问题

周围神经血管功能障碍、肘内翻。

四、护理措施

(一)非手术治疗的护理

1.体位

卧床休息,抬高患肢并制动,有利静脉回流,减轻局部肿胀和疼痛。如骨折部位无伤口者,伤后 24 小时内可用湿毛巾冷敷减少渗出,伤后 24 小时后改为热敷,促进渗出液的吸收,减轻局部肿胀。

2.饮食护理

鼓励患儿多吃水果、蔬菜,多饮水及优质蛋白,保证营养均衡。

3.病情观察

(1)密切观察生命体征变化:每 2～4 小时评估骨折远端脉搏的搏动,观察肢端血液循环、感觉、活动和皮肤颜色、温度,有无缺血性疼痛,发现异常及时报告医师。

(2)观察有无神经损伤症状:如拇指对掌活动、外展、内收功能障碍为正中神经损伤所致。如有明显垂腕症状,则桡神经损伤所致。

4.疼痛的护理

评估患儿疼痛的程度,疼痛明显者可遵医嘱给予止痛药物,并观察止痛效果。指导家长给患儿讲故事、唱儿歌以分散注意力。

5.维持皮肤的完整性

对石膏托固定的患儿,要及时用胶布沿绷带边缘粘贴,并经常检查石膏托边缘处皮肤有无损伤。

6.鼓励患儿定时做上肢肌肉收缩运动

如伸指握拳活动。

(二)手术治疗的护理

1.术前

同保守治疗,密切观察生命体征,观察肢端血液循环、感觉、活动和皮肤颜色、温度,有无缺血性疼痛。观察有无神经损伤症状。术前禁食 6～8 小时。

2.术后

(1)卧位:麻醉未清醒时,取平卧位,头侧向一边,保持呼吸道通畅。清醒可取坐位,抬高患肢。

(2)病情观察:观察肢端血液循环、感觉、活动和皮肤颜色、温度,肢体肿胀程度。

(3)伤口护理:评估伤口出血情况,保持伤口清洁干燥,观察伤口有无红肿、分泌物,疼痛有无加剧。

(三)健康教育

(1)主动关心患儿和家长,鼓励他们说出内心的问题,讲解该疾病的治疗方案及预期效果,同时给予安慰和鼓励,解除因精神因素造成的恐惧、焦虑心理。

(2)讲解骨折的愈合过程及所需时间,石膏护理的注意事项。

(3)在术后康复过程中,讲解骨折恢复期功能锻炼的重要性,并进行示范、指导。

五、出院指导

(一)饮食护理

适当增加营养,指导家长注意饮食卫生。

(二)石膏托的护理

经常检查石膏托边缘处皮肤有无损伤。观察肢端血液循环、感觉、活动和皮肤颜色、温度,肢体肿胀程度。

（三）功能锻炼

鼓励患儿定时做上肢肌肉收缩运动，如伸指握拳活动。

（四）复查时间

半个月后来院复查。

（范春晓）

第十节　脊柱结核

脊柱结核占全身骨和关节结核发病率之首位，多发生于2～5岁小儿，发病以下胸椎和腰椎最多见，大多侵犯1～2个椎体。如不及时治疗可造成椎体塌陷、脊柱后凸畸形，或产生截瘫。

一、临床特点

（一）起病缓慢

常有食欲缺乏、烦躁、低热、下肢乏力等全身症状。

（二）姿势异常

颈椎结核患儿不能仰头，喜用手支撑下颌、胸、腰椎结核患儿不喜弯腰，拾物试验阳性（拾物时取下蹲姿势）。

（三）疼痛

局限性轻度疼痛及脊柱活动受限，如压迫神经根可出现放射痛。

（四）脊柱畸形

胸椎结核常较早出现脊柱后突畸形。

（五）寒性脓肿形成

各椎段病灶所形成的脓液均有一定的汇集或流注部位，颈椎结核出现在颈三角，胸椎结核出现在病椎椎旁，腰椎结核常流入腰三角、髂窝。

（六）辅助检查

（1）急性期血沉加快，结核菌素试验多为阳性。

（2）血常规检查：白细胞计数稍增高，以淋巴细胞为主。

（3）X脊柱正侧位片：脊柱的生理弧度改变；椎体破坏、压缩、变窄，常呈楔形，椎间隙变窄或消失；脓肿阴影形成及椎体周围软组织改变。

二、护理评估

（一）健康史

评估患儿是否有结核接触史或机体本身有其他部位结核灶。

（二）症状、体征

评估患儿是否有疼痛、姿势异常、局部寒性脓肿形成，评估下肢活动能力、食欲缺乏、低热等全身症状。

（三）社会-心理因素

评估患儿家庭经济状况、家长文化程度,家长对疾病认知和心理反应。

（四）辅助检查

了解结核菌素试验、血常规、血沉、胸片、脊柱正侧位片检查结果。

三、常见护理问题

（一）恐惧

恐惧与疾病、环境陌生有关。

（二）皮肤完整性受损的危险

危险与卧硬板床、活动受限时间长有关。

（三）疼痛

疼痛与疾病、手术创伤有关。

（四）知识缺乏

缺乏疾病与家庭护理知识。

（五）合作性问题

截瘫、感染。

四、护理措施

（一）非手术治疗护理

1.体位

平卧制动,颈椎结核应予颈椎牵引,主要是避免脊髓及神经根受压加重或防止发生神经系统症状加重。

2.饮食指导

指导患儿进食高蛋白、高热量、富含维生素的食物,如牛奶、瘦肉、豆类、鱼、麦片、新鲜蔬菜和水果。注意饮食的多样化及色、香、味等,食欲减退者可少量多餐,鼓励患儿进食。必要时遵医嘱行肠内高营养支持等。

3.病情观察

密切观察生命体征、疼痛程度及部位、四肢活动变化及局部特殊姿势等,如患儿肢体感觉、运动功能发生异常,应及时报告医师。

4.用药护理

按医嘱早期、联合、足量、全程用药。做到按时、准确发药到口。并观察用药后反应:服用利福平后尿液会变红,链霉素易引起耐药性及耳毒性(如耳鸣、耳聋、头晕等)反应;定期检查肝肾功能,观察利福平、异烟肼对肝肾功能的损害,如有异常应立即报告医师。

5.颈椎牵引的护理

同枕颌牵引的护理。

6.皮肤护理

卧床期间每2～3小时翻身一次,检查受压皮肤情况。翻身时保持躯干上下一致,防止扭转。

（二）手术治疗的护理

1.术前护理

同非手术治疗护理。

2.术后护理

（1）体位：麻醉未清醒期间平卧位，头侧向一边。醒后不同手术方式采取不同的体位。①单纯病灶清除、椎管减压术：平卧，绝对卧床，在床上保持躯干上下一致的翻身活动。②病灶清除、植骨融合术：平卧，卧平板床3～5个月或石膏床固定制动。后凸畸形患儿术后2周后应侧卧及仰卧交替，以防止长时间的压迫损伤创口周围皮肤。翻身时要保持躯干上下一致。

（2）病情观察：密切观察生命体征变化，24小时内心电监护。观察肢体感觉平面恢复情况。观察伤口有无渗血、出血情况，保持创面清洁、干燥。并遵医嘱继续抗结核联合用药，并观察药物的不良反应。

（3）预防并发症的护理。①植骨块脱落移位：除手术牢固固定外，应注意搬运患儿或翻身时，保持局部固定不移动，肩、臀一致翻动，避免脊柱弯曲、扭转引起植骨块脱落。②预防压疮：2～3小时翻身一次，要两人同时操作，一般侧卧30°～50°即可，必须在背部及腰骶部同时垫相同厚度的软枕，注意保持脊柱的水平直线，避免扭曲、旋转。每次改变体位时避免拖、推，应将患儿抬起，翻身后给予舒适卧位，并清洁、按摩受压部位皮肤，注意保持床铺整洁、无渣屑及无皱折。③预防肺部感染：保持室内空气流通，指导患儿进行有效咳嗽、咳痰。④预防尿路感染：每天清洁消毒尿道口2次，保持导尿管引流通畅，注意尿色及量的变化。鼓励患儿多饮水，不喝或少喝饮料。⑤预防便秘：由于长期卧床，肠蠕动减慢，排便方式改变，易发生便秘和腹胀。关心患儿的饮食情况，在增加患儿优质蛋白的膳食结构基础上，适当增加含纤维素丰富的蔬菜、水果，多饮水，养成定时排便的习惯。

（4）功能训练：①术后6小时（麻醉完全清醒后），鼓励患儿进行各肢体屈伸运动。②腰椎结核术后1～8天，可以练习单侧直腿抬高运动，9天后鼓励患儿双下肢同时进行，3次/天，持续5～15分钟/次，根据患儿的实际情况及时调整锻炼计划。③术后1个月可进行腰背肌锻炼，如5点式、3点式及飞燕式练习，根据患儿的体力在原有锻炼的基础上，增加锻炼强度，做到持之以恒。康复期锻炼以增强腰部动力性结构性稳定为目的进行，注意不要让患儿施行暴发性动作，特别是腰部。

（三）健康教育

（1）患儿对陌生环境易产生恐惧心理；由于疗程长，脊柱手术难度大，家长易产生焦虑心理，并非常担心预后。护理人员应耐心讲解疾病的治疗过程，建立良好的护患关系，取得家长的信赖，消除家长焦虑、悲观的心理。

（2）详细说明联合抗结核用药的目的、意义及可能出现的不良反应，取得家长主动配合，做到按时、全程用药。

（3）由于卧床时间长，指导患儿习惯在床上活动，认真讲解术后翻身的重要性，告知预防压疮、肺部感染、尿路感染、便秘等并发症的防范措施及其重要性。

（4）在术后康复过程中，要向患儿及家长反复强调功能训练的重要性和必要性，并教会如何功能训练，以取得满意的康复效果。

五、出院指导

（1）饮食：继续加强营养，给予富含蛋白质、纤维素、维生素的食物，提高机体抵抗力。

（2）继续睡卧硬板床，指导家长卧床期间要继续防止并发症并观察双下肢的感觉运动情况。

（3）用药指导遵医嘱继续用药1～2年，定期（1～2个月）来院复查肝功能及血沉，详细说明服药注意事项及如何观察可能出现的不良反应。

（4）坚持功能训练按住院期间的功能训练指导方法，让患儿继续坚持功能训练，如腰背肌锻炼、抬头、扩胸、深呼吸和上、下肢运动。

（5）复查一般出院后1个月来院复查。

（范春晓）

第十一节　发育性髋关节脱位

发育性髋关节脱位（developmental dislocation of the hip，DDH）是小儿最常见的四肢畸形之一，是因为髋臼发育不良，髋臼很浅，髋后上缘几乎完全不发育，致使股骨头不能正常地容纳在髋臼内，造成股骨半脱位或全脱位。单侧比双侧多，单侧中左侧比右侧多。病因尚不清楚。

一、临床特点

（一）新生儿期

（1）大腿及臀部皮纹不对称，肢体不等长。

（2）患侧下肢活动较健侧差，患侧股动脉搏动减弱。

（3）Allis征或Galeazzi征阳性：新生儿平卧，屈膝85°～90°或两足平放床上，内踝靠拢可见两膝高低不等。

（4）Ortolani征或外展试验阳性：让新生儿平卧，屈膝、屈髋各90°，检查者面对小儿臀部，两手握住小儿双膝同时外展、外旋，正常膝外侧面可触及床面，当外展一定程度受限，而膝外侧面不能触及床面，称为外展试验阳性。当外展至一定程度突然弹跳，则外展至90°，称为Ortolani征阳性。

（5）X线检查骨盆正位片，内侧间隙增大，上方间隙减少。

（二）较大儿童

（1）步态：单侧脱位时跛行，双侧脱位呈"鸭步"，易疲劳，有疼痛、酸胀感。臀部明显后突。

（2）肢体短缩：臀部变宽，呈扁平，大转子显著突出，骨盆前倾，腰段脊柱明显前凸。

（3）Allis征及外展试验阳性。

（4）套叠试验阳性：让小儿平卧，屈髋、屈膝各90°，一手握住膝关节，另一手抵住骨盆两侧髂前上棘，将膝关节向下压可感到股骨头向后脱位；膝关节向上提可感到股骨头进入髋臼。

（5）股骨大粗隆在尼来登（Nelaton）线之上。髂前上棘至坐骨结节之连线正常通过大粗隆顶点称作尼来登线。

（6）川德伦堡（Trendelenburg）试验阳性：嘱小孩单腿站立，另一腿尽量屈髋、屈膝，使足离地。正常站立时对侧骨盆上升;脱位后股骨头不能抵住髋臼,臀中肌乏力使骨盆下垂,从背后观察尤为清楚。

(三)X 线骨盆平片检查

(1)股骨头及髋臼发育不良。

(2)股骨头位于泼金(Perkin)方格外下或外上方。泼金象限:将两侧髋臼中心连一直线称作 H 线,再从两侧髋臼外缘向 H 线做垂直线,将左右各划分成 4 格。股骨头骨化中心在内下格为正常。

(3)髋臼指数＞25°。自髋臼外缘至髋臼中心做连线,此线与 H 线相交成锐角,称髋臼指数。正常为 20°～25°。

(4)兴登线(shenton)不连贯。正常闭孔上缘之弧线与股骨颈内侧之弧度相连在一个抛物线上称作兴登线,脱位时此线中断消失。

(5)中心边缘角(CE 角)＜15°。取股骨头骨骺中心为一点,髋臼外缘为另一点做连线,再做髋臼外缘垂直投线,两线相交所呈之角称 CE 角(正常约 25°)。

二、护理评估

(一)健康史

了解母亲妊娠史,是否臀位产;评估较大儿童是否有治疗史。

(二)症状、体征

体检患儿双下肢是否等长、有无跛形步态或"鸭步",是否有易疲劳、疼痛、酸胀感。臀部是否明显后突。

(三)社会-心理因素

评估患儿是否因步态异常影响学习、活动而情绪紧张或低落。评估家长是否因本病的治疗过程长、费用高、肢体功能恢复难以预测而有心理上高度焦虑和恐惧。

(四)辅助检查

了解 X 线检查的结果。

三、常见护理问题

(一)焦虑

焦虑与身体形象改变、环境陌生、担心预后和学习有关。

(二)皮肤完整性受损

皮肤完整性受损与长期卧床、躯体不能活动有关。

(三)躯体移动障碍

躯体移动障碍与牵引约束、石膏固定有关。

(四)疼痛

疼痛与手术创伤有关。

(五)有便秘的危险

有便秘的危险与排便体位改变、限制活动有关。

(六)知识缺乏

家长缺乏手术、康复知识。

(七)合作性问题

感染、股骨头无菌性坏死。

四、护理措施

(一)非手术治疗的护理

6个月以下婴儿用Pavlik支具;6个月~3岁婴幼儿应用聚氨酯绷带石膏裤固定。

1.体位

保持Von-Rosen铅板或Pavlik吊带使患儿髋关节固定在外展、屈曲、外旋位。

2.皮肤护理

会阴部及大腿内侧定时清洗,保持干燥。

3.绷带裤护理

(1)皮肤护理:预防皮肤损伤,及时将聚氨酯绷带边缘用胶布花瓣粘贴,勤翻身,局部皮肤按摩,保持绷带完整。

(2)观察趾端血液循环,如色泽、肤温、痛觉、肿胀、活动度等。予抬高患肢,改善血液循环,绷带裤内禁用异物填塞及搔抓。

(二)手术治疗的护理

1.术前

(1)指导患儿术前注意保暖,勿着凉,以免影响手术。

(2)训练床上大小便及做被固定肢体的静态舒缩运动,以利术后康复。

(3)教会患儿及家长绷带裤护理注意事项及观察要点,防止并发症。

(4)认真做好牵引的护理。

2.术后

(1)体位:麻醉清醒前平卧位,头侧向一边,保持呼吸道通畅。髋部"人"字石膏固定时,可略为抬高患肢,改为患肢直腿牵引后,要保持肢体外展位。

(2)密切观察生命体征及血压的变化,观察伤口渗血情况,观察患侧肢体末梢血液循环状况,如发现足趾发紫、皮温高、肿胀等异常情况,应即刻与医师取得联系。

(3)饮食护理:应给富含营养、易消化的食物,鼓励患儿多饮水,多食含纤维素丰富的食物和水果,培养定时排便的习惯。

(4)维持皮肤的完整性:保持床单位干燥、平整、无渣屑。协助患儿2~4小时翻身一次,按摩受压部位,以保持皮肤的完整性。

(5)疼痛的护理:评估患儿疼痛的程度,婴幼儿可根据儿童疼痛脸谱评估;指导家长多安抚患儿,讲故事、唱儿歌以分散患儿注意力;咳嗽、深呼吸时用手轻压伤口。遵医嘱准确使用止痛剂后需观察止痛药的效果。

(6)石膏的护理:保持石膏不被排泄物污染,在搬动患儿时,注意肢体位置,防止髋关节外旋和外伸,以免股骨头脱出。协助患儿翻身时,应以健腿作轴翻转,如为双侧石膏固定,则将患儿抬起悬空翻转。

(7)功能锻炼:石膏拆除后,在保护下做肢体功能锻炼,先练习股四头肌,使患肢股四头肌紧绷,然后慢慢升起,屈髋。患儿起初怕疼痛常不敢活动,要循序渐进,逐渐增加活动量,防止关节僵硬、肌张力下降等并发症。要预防外伤以避免植骨块塌陷和股骨干骨折。术后3、6个月分别摄 X 线片,了解复位情况,并注意有无股骨头无菌性坏死等并发症。

(三)健康教育

(1)入院时热情接待家长和患儿,耐心讲解疾病的治疗过程。

(2)术前准备阶段,认真向家长讲解牵引的目的和意义,做到有效牵引,讲解石膏护理的要点。

(3)向家长重点说明术后各项护理的目的、方法,指导家长正确定时翻身,同时监测皮肤有无受损现象,讲解功能锻炼的目的和意义并予以指导、示范。

五、出院指导

(一)饮食

要加强营养,多食营养丰富的食物。

(二)循序渐进地做好肢体功能锻炼

防止关节僵硬和肌肉萎缩。拆除石膏复查 X 线检查后,在家长的保护下可开始功能锻炼:屈髋、内收、外展髋关节。

(三)绷带裤的护理

指导家长做好皮肤护理,防止大小便的污染。绷带裤内禁用异物填塞及搔抓。指导家长观察肢体血液循环,如肿胀、色泽改变等需及时来院检查。

(四)定期复查

蛙式绷带裤固定者需间隔 3 个月来院更换绷带 2 次,截骨矫形术后半年需来院拆除钢板。

(范春晓)

第十二节　股骨干骨折

股骨干骨折是儿童常见的骨折,骨折多系强大暴力所致。骨折后断端移位随骨折部位、暴力方向、肌肉牵力及肢体重力作用的不同而异。根据骨折部位分为股骨上 1/3 骨折,中 1/3 骨折和下 1/3 骨折。

一、临床特点

(1)大腿局部肿胀严重,有剧烈疼痛和压痛。

(2)肢体短缩、成角畸形,髋膝关节活动障碍,有骨擦音及异常活动。

(3)X 线检查。①股骨全长正侧位片:一般间接暴力常致斜形或螺旋型骨折;直接暴力引起横形或粉碎性骨折。②上 1/3 骨折:骨折近端呈屈曲、外旋、外展移位,远端向上、向内移位。③中1/3骨折:多数呈重叠向外成角畸形。④下 1/3 骨折:骨折近端向前向内移位,远端向后移位。

二、护理评估

(一)健康史

评估患儿受伤时间、受伤时的情况和治疗过程,检查有否其他脏器的合并伤。

（二）症状、体征

评估患儿意识状态、血压、呼吸、脉搏。评估患肢活动受限和疼痛的程度、肢端血液循环。骨折部位有无异常活动及骨擦音。

（三）社会-心理因素

评估患儿是否因意外伤害造成疼痛、活动受限而极度的恐惧、哭闹。家长是否因孩子受到伤害担心预后而有自责、焦虑的心理。

（四）辅助检查

了解股骨全长正侧位 X 线摄片的结果。

三、常见护理问题

（一）疼痛

疼痛与骨折断端移位对软组织或神经的刺激有关。

（二）有外周组织灌注改变的危险

危险与局部组织出血、肿胀、石膏固定或牵引有关。

（三）有皮肤完整性受损的危险

危险与局部组织出血、肿胀、石膏固定或牵引及制动有关。

（四）焦虑

焦虑与环境陌生、担心肢体伤残及外伤现场的刺激有关。

（五）知识缺乏

缺乏康复知识。

（六）合作性问题

周围神经血管功能障碍。

四、护理措施

小儿股骨干骨折临床上多采用非手术治疗的方法，常可取得良好的效果。

（一）保持正确体位

确保牵引效果。患儿平卧位、睡硬板床。

1.婴儿～2 岁

悬吊牵引（Brycnt 法），做好皮肤牵引的护理。闭合复位予石膏固定。

2.2～6 岁

托马斯架皮肤牵引，牵引重量一般开始为 2～3 kg。做好皮牵引的护理。

3.6 岁以上

股骨远端骨牵引，做好骨牵引的护理。

（二）病情观察

密切观察生命体征的变化，每 2～4 小时评估足背动脉的搏动情况，观察末梢血循环、感觉及肢体活动和皮肤颜色、温度，有无缺血性疼痛，发现异常及时报告医师。

（三）饮食

鼓励患儿进食高蛋白、富营养食物，多食蔬菜、水果。

（四）皮肤护理

保持皮肤干燥、无刺激；婴幼儿会阴部垫一次性尿布，并定时按摩受压部位以减轻受压和增加局部血液循环。每班检查患儿皮肤有无潮红、受压征象。对于皮肤牵引的患儿还需注意观察有无胶布过敏和水疱产生，如有应及时通知医师。

（五）疼痛的护理

评估疼痛的部位、性质，根据儿童疼痛脸谱分级评估疼痛的程度，鼓励家长给孩子讲故事、听音乐分散注意力，必要时遵医嘱用止痛剂，并观察止痛的效果。

（六）功能锻炼

在病情允许情况下，指导患儿加强下肢功能锻炼，定时做足的背伸和跖屈活动。

（七）保持排便通畅

给患儿多吃蔬菜、水果，多饮水，教会患儿做腹部舒缩动作，每天3次，每次10~20分钟，饭后半小时做排便动作，至少保持每2天大便一次。

（八）健康教育

（1）护理人员应热情接待患儿，耐心讲解骨折的治疗过程及配合功能锻炼的重要性，以减轻患儿及家长的顾虑。

（2）认真地向患儿和家长讲解牵引的目的和意义，以取得家长或患儿密切的配合。

（3）在康复期护理人员要认真地讲解功能锻炼的重要性，并进行示范、指导，使功能锻炼取得最佳效果。

五、出院指导

（一）饮食指导

鼓励患儿进食高蛋白、富营养食物，多食蔬菜、水果及含钙丰富的食物。

（二）石膏固定患儿的护理

（1）经常观察肢体末端的颜色，抬高石膏固定的肢体，如发现局部肿胀、青紫、皮肤温度降低、麻木、趾活动差或痛觉消失等需及时来医院就诊。要经常检查石膏边缘的皮肤及有无破损。

（2）注意保持石膏完整，发现关节部位的石膏断裂要及时就诊。

（3）注意保护石膏的清洁、干燥，避免大小便污染。

（三）活动

带石膏固定出院的患儿需卧床休息，做好功能锻炼，防止关节僵硬和肌肉萎缩。通常4~6周即有足够的骨痂形成，宜在8周以后开始做负重活动。

（四）复查时间

出院后1个半月来院复查。

（范春晓）

第六章　老年科护理

第一节　饮食与老年养生保健

饮食养生,习称"食疗""食补"。饮食与人们的生活息息相关,古代医家早就认识到了饮食与生命的重要关系,《寿亲养老新书》说:"主身者神,养气者精,益精者气,资气者食。食者生民之天,活人之本也。"明确指出了饮食是"精、气、神"的营养基础。《养老奉亲书》指出:"老年人皆厌于药而喜于食。"提倡治病保健以食物为先。根据中医药文献统计,有近百种食物具有补益养生作用,包括益寿、增力、益智、强筋、壮阳、轻身、肥人、助孕、安神、聪耳、明目、固齿、乌发、健肤等20余种,构成了中医养生学的一个组成部分。中医认为,人和自然相通相应,遵循同样的运动变化规律,共同受阴阳法则的制约,人和自然这种息息相关的关系同样也体现在饮食养生方面。如《黄帝内经》记载"五味所入"和"五味所生"等皆说明作为自然界的产物,"味"与机体脏腑有着特定的联系。如《千金要方》云:"精以食气,气养精以荣色,形以食味,味养形以生力……精顺五气以灵,形受五气以成,若食气相反则伤精,食味不调则伤形……"医圣张仲景曰:"凡饮食滋味,以养于生,食之有防,反能为害……所食之味,有与病相宜,有与身为害,若得宜则益体,害则成疾。"此外,食物对脏腑还有"所克""所制""所化"等作用。中医根据"天人合一"的整体观,运用食物达到补虚、泻实,最终调整阴阳的目的;制订各种饮食起居方法,主张因时、因地、因人、因病来改变饮食内容,做到审因、审时和辨证施食。

一、中医饮食养生理论

中医饮食养生的基础理论是以阴阳五行学说为指导,五脏六腑学说为核心,同时与中医经络学说、治则学说密切相关。

(一)调和阴阳

阴阳学说,是我国古代的哲学理论,它贯穿于祖国医学理论体系的各个方面,同时也在饮食养生中得到广泛应用。食物的"性"或"气"与药性"四性"或"四气"一致,指寒热温凉四种不同的性质。古人把食物分为三大类气质或性质,即寒凉、平、温热三类。寒性食物、凉性食物皆属于阴,阴代表着向下、主静、黑暗、寒冷、内向的一方。温性食物、热性食物皆属于阳,阳代表着向上、主动、光明、炎热、外向的一方。以常见的三百多种食物统计看,平性食物居多,温热者次之,寒凉者更次之。

中医学认为,任何疾病无论多么复杂,都可以用阴阳来分类,寒凉性质食物多有滋阴、清热、泻火、凉血、解毒的作用,适宜于热性体质或热性病症,温热性质食物有温经、助阳、活血、通络、散寒等作用,适宜于虚寒体质或寒性病症。平性食物有健脾、开胃、补益身体的作用,适宜于任何体质,身强体健者可长期食用。因此,在进行食疗时,一定要分清疾病的属阴、属阳,然后在此基础上选择相应的食物,才能获得用食物来治疗或康复的效果。在日常饮食养生中,也要辨别自己的阴阳体质,有目的地进行饮食搭配,达到阴阳调和的良好状态。

年老之人,脾胃功能下降,消化吸收功能减弱,饮食调理尤为审慎。老年人阳气日衰,脾喜温恶寒,故宜食温热熟软之品来保护脾肾。《寿亲养老新书》:"高年之人,真气耗竭,五脏衰弱,全仰饮食以资气血,若生活无节,饥饱失宜,调停无度,动成疾病……老年人之食大抵宜其温热熟软,忌其黏硬生冷。"

(二)以平为期

《黄帝内经》里明确指出食疗的标准:"谨察阴阳所在而调之,以平为期。"传统营养学理论核心是掌握阴阳变化规律,围绕调理阴阳进行食事活动,使机体保持"阴平阳秘"的状态。这是因为,人体生理活动的正常状态依阴阳变化之动态相对平衡来维持,人体的病理变化的核心是阴阳失调,故饮食治疗的目的是调整不平衡的阴阳,从而使其变化趋于动态平衡,具体要以阴阳五行学说、五脏六腑学说、中医经络学说等为指导。

五行,即是木、火、土、金、水五种物质的运动,在后来的发展中,五行的意义已发生了质的变化,它已不再是指五种物质本身的运动,而抽象为代表五大类事物属性的哲学概念。把具有生长、开发、条达、舒畅等作用或性质的食物,均归属于木;把具有温热、升腾作用的食物,均归属于火;把具有清洁、肃降、收敛等作用的食物,均归属于金;把具有寒凉、滋润、向下运行等作用的食物,均属于水;把具有生化、承载、受纳等作用的食物,均归属于土。五行具有生克关系,食物也根据五行属性具有相生相克制化的联系。

藏象是藏于体内的脏腑及其表现于外的生理、病理现象。中医认为,人体五脏处在一个活动的相互影响、彼此协调的整体之中。《黄帝内经》指出:"五味入口,藏于胃,以养五脏气。"五脏之气即是五脏的功能活动,它依赖饮食五味的滋养,五味不当会损伤五脏之气。正如唐代医家孙思邈所言:"形受味以成也;若食味不调则损形也。"饮食调养要遵循五脏六腑的功能特点,在生理上互相联系,在发生病变是亦互相影响、传变。长期服用某一性味的食物或药物,可导致脏腑之气偏胜或偏衰。

古人云:"夫五味入胃,各归所喜攻,酸先入肝,苦先入心,甘先入脾,辛先入肺,咸先入肾。久而增气,物化之常也;气增而久,夭之由也。"阐述了中医饮食营养学关于食物归经的理论。此种理论主要显示食物对人体某些脏腑、经络等部位的突出作用。它表明了食物的重点选择性,如同属寒性的食物虽都具有清热的作用,但其作用范围不同,有的偏于清肺热,有的偏于清肝热,有的偏于清心火等。正如《素问·至真要大论》所载"夫五味入胃,各归所喜"。食物的归经与"味"有一定的联系,如辛味食物归肺经,甘味食物归脾经,酸味食物归肝经,苦味食物归心经,咸味食物归肾经。

(三)饮食有节

"饮食有节"是《黄帝内经》中最早提出的,"食饮有节……而尽终其天年,度百岁乃去;以酒为浆……醉以入房……故半百而衰也",强调节制饮食对养生长寿的重要。中医认为,脾胃为后天之本,若脾胃损伤,胃不能腐熟水谷,脾不能运化精微,则中气不足,易受外邪侵害。我国古籍中对饮食不节的隐患有诸多论述,如《管子》云:"饮食不节……则形累而寿损",《黄帝内经》中记载"饮食自倍,肠胃乃伤""膏粱之变,足生大丁",意思是过饮过饱、肥甘厚味,损伤脾胃功能,足能让你引起疾病,比如生疔疮之患,形体受累,寿命缩减。"饮食有节"一方面不能暴饮暴食,另一方面也不能过饥,中医讲"谷不入,半日则气衰。一天则气少矣""平人不食饮七日而死……"。因此,《寿世保元》特别指出:"食唯半饱无兼味,酒至三分莫过频。"

老年人脾胃功能渐衰,若服食过量,肠胃虚薄,不能消纳,影响营养的输布和吸收,所以不仅要注意饥饱适度,更要养成定时定量的饮食习惯,慎重保护,谨慎调养。正如《吕氏春秋》所言:"食能以时,身必无灾。"主张少食多餐,先饥而食,先渴而饮,以保谷气长存,满足机体代谢和营养的需要。《老老恒言》指出:"日中而阳气隆,日西而阳气虚,故早饭可饱,午后即宜少食,至晚更必空虚。"养护好脾胃的正常功能,保证后天之本的旺盛,是老年饮食养生的基本。

《黄帝内经》中的"饮食有节"还包涵饮食有法的意思,要求食物清洁,不要腐败,食物无毒、无菌、无病原生物、无寄生虫,防止病从口入。饮食不洁,可引发多种肠胃道疾病,出现腹痛、吐泻、痢疾等,甚至出现中毒昏迷等严重症状。大部分食品不宜生吃,需要经过烹调加热后变成熟食,方可食用,其目的在于使食物更容易被机体消化吸收。同时,也使食物在加工变热的过程中,得到清洁、消毒、除掉一些致病因素。《千金要方》说:"勿食生肉,伤胃,一切肉唯须煮烂。"这对老年人尤为重要。

(四)合和而食

"五谷为养,五果为助,五畜为益,五菜为充,气味合而服之,以补精益气",是《黄帝内经》中的经典论述,意思就是要全面膳食,均衡营养,"合和而食之",忌偏食,"无使偏盛",从而补益精气。古人很注重"五味调和",合理调配,保持食物多样,所谓"谷肉果菜,食养尽之"。但其中要以谷类为主,其次才是水果、肉食、蔬菜等副食。五谷指粳米、小豆、麦、大豆、黄黍。五果指桃、李、杏、栗、枣。五畜指牛、羊、豕、犬、鸡。五菜指葵、藿、薤、葱、韭。古人早就认识到各种食物中所含的营养素不同,只有做到使各种食物荤素粗细的合理搭配,才能满足人体各种生理功能的基本要求。中医学在烹调食品中,不但注意色、香、味、形俱全,更重要的是重视食物的制作过程和要注意保护营养成分和调和阴阳、寒热、配伍禁忌、五味等。

老年人不仅要"合而服之",还要注意吃容易消化的食物,宜挑选清淡富有营养的食品。正如孙思邈在《千金要方》所讲的"鲜肴务令简少","老年人所以多疾者,皆由少时春夏取凉过多,饮食太冷,故其鱼脍、生菜、生肉、腥冷物多损于人,宜常断之",这些都是告诫人们少食荤食,不要贪味,提倡淡食。

(五)谨和五味

食物的"味"既是指食物的具体口感味觉,又是性质的抽象概念。可概括为"五味",即酸(涩)、苦、甘(淡)、辛、咸。医圣张仲景在《金匮要略》中有大量论述,归纳起来就是"两五、配四加新鲜"。所谓"两五",是指五谷和五味;所谓"配四",是指饮食要与四季气候相配合,摄即主食为五谷相兼,粗细搭配,副食中菜肴的性味与烹制成的味道要五味适合。

中医认为,酸味食物具有收敛、固涩的作用,苦能泻下,苦味食物大多具有清热、泻火、泻下降逆、燥湿等作用,甘味食物具有滋补、和中、缓急、止痛等作用,辛味食物常兼有辣味,有发散的作用,咸能补肾,咸能软坚,还有养血的作用。"阴之所生,本在五味;阴之五宫,伤在五味",意思是了阴精藏于五脏,而五味化生阴精。

五味调配得当,可增进健康,有益于延年益寿,反之,若五味太过或偏嗜,会伤及五脏。中医五行理论将五脏、五味相对应,甘(甜)属脾,酸属肝,苦属心,辛(辣)属肺,咸属肾,偏嗜某一味,对应损伤某一脏的功能,同时也连带影响相生相克的脏腑。"是故味过于酸,肝气以津,脾气乃绝;味过于咸,大骨气劳,短肌,心气抑;味过于甘,心气喘满,色黑,肾气不衡;味过于苦,脾气不濡,胃气乃厚;味过于辛,筋脉沮弛,精神乃央"。

所以,五味入口贵在调和适宜,气血方能畅通,使人永驻青春、延年益寿,正如《黄帝内经》所言:"是故谨和五味,骨正筋柔,气血以流,腠理以密,如是则骨气以精,谨道如法,长有天命"。

(六)顺应四时

古人云:"人以天地之气生,四时之法成。"说明自然界的天地之气与四时气候的变化是人类生命的源泉,自然界的运动变化,直接影响着人体。自然界有规律的运动体现为四季。《黄帝内经》指出:"智者之养生……必顺四时而适寒暑",中医根据自然界和人体阴阳消长、气机升降、五脏盛衰的不同时间的特点状态而制定的四时养生原则即是"春夏养阳,秋冬养阴"。

春夏自然界阳气渐生而旺,夏养生气、养长气,即所谓养阳,从而为阳气潜藏、阴气盛打基础;秋冬自然界阴气渐生而旺,秋冬养收气、养藏气,即所谓养阴,从而为来年阳气生发打基础。养阳指养心、肝两个阳脏;养阴指养肺、肾两个阴脏。养阳要顺从阳气生长的特点,使阳气发泄;而养阴要顺从阴气收藏的特点,不要使阴气发泄。但若是阴阳偏盛偏衰之体则应区分对待。如素体阳虚,则要"冬病夏养",素体阴虚,则要"夏病冬养"。

五行学说指出,肝主春,心主夏,脾主长夏,肺主秋,肾主冬,由于五脏在不同季节的功能盛衰不同,因此在养生上,就要有侧重点,即春要注意养肝,夏要注意养心,长夏要注意养脾,秋要注意养肺,冬要注意养肾。

(七)审因施膳

科学的膳食应在"天人合一"理念的指导下,保持一个动态平衡,因此饮食养生必须根据具体情况区别对待,掌握因人、因时、因地、因病制宜的确定原则,灵活选食,这叫审因施膳。

人的体质不同,所采取食养措施、方法亦不同。体质形成于胎儿期,定型于生长发育期,后可经过演化,具体可有阴虚、阳虚、血虚、气虚、阳盛、血瘀、痰湿、气郁等体质。食养应根据人的体质辨识,选择适合自身的饮食。如实热体质的老年人,表现为脸红赤、口渴舌燥、便秘,要多吃寒凉性或性质平和的食物。体质偏寒的老年人,面色较正常人白,很少口渴,不喜欢接触凉的东西,应选择温热性质的食物等。

一年四季有寒热温凉之别,食物性能也有清凉、甘淡、辛热、温补之异,故饮食摄养宜顺应四时而调整。如春季宜"省酸增甘",夏季宜"减苦增辛",秋季宜"减辛增酸",冬季宜"减咸增苦"等都是因时制宜的具体方法。

不同的区域,有不同的地理特点、气候条件,人们的生活习惯不同,故应采取相适宜的饮食养生方法。在寒冷的地区,宜食温性之品以胜寒凉之气;在多风的地区,宜用滋润的食物以胜气干燥。而平原之人阴气不足,湿气偏盛,要多食一些甘凉或清淡通利之品,以养阴益气,宽胸祛湿。

作为老年病医学的形成,实是基于《黄帝内经》,而东汉医圣张仲景《伤寒杂病论》则奠定了老年病的辨证论治基础,开创了治疗老年病的先河。食疗遵循辨证论治,即是根据望、闻、问、切的诊断方法,对复杂症状进行综合分析,判断为某种性质的证候,进而根据一定的治疗原则,确定治疗方法的过程。辨证施食是辨证施治在食疗中的具体应用。中医食疗并不是着眼于"病",而是着眼于"证","证同治同、证异治异"。因此,可以出现"同病异膳"或"异病同膳"的现象。所谓"同病异膳",是指同一种疾病,由于发病的时间、地区及患者机体的反应性不同,或处于不同的疾病发展阶段,所表现的证候不同,因而食疗膳食组成也不一样。所谓"异病同膳",是说不同的疾病在发展过程中出现相同的证候,也可采用同一种食疗膳食。综上,膳食随证而施,是传统饮食保健的特点和原则。

(八)饮食禁忌

《黄帝内经》指出,"谷肉果实,食养尽之,无使过之,伤其正也"。这里包括勿使五味过之、勿使补泻过之、勿使寒热过之、勿使食量过之。食忌尚要有辨证观点,忌不辨体质、脏腑的阴阳盛衰,忌不辨食物的四气五味和归经属性,忌不辨食物的君臣佐使和采集加工的配伍原则,忌不辨居住环境、地理位置和四时气候的影响、忌不辨饮食习惯的影响等,老年人更应注意饮食禁忌,"所食之味,有与病相宜,有与身为害,若得宜则补体,害则成疾。"

二、老年食养

(一)进食保健

1.进食宜缓

食宜细缓,不可粗速。清代石成金在《长生篇秘诀》中提出:"饮食细嚼有益于人者三:盖细嚼则食之精华能滋养五脏,一也;脾胃易于消化,二也;不致吞食噎咳,三也"。所以进食时应从容缓和,细嚼慢咽。《黄帝内经》中提到:"五八肾气衰,发堕齿槁……八八则齿发去"。老年人牙龈或牙根萎缩,甚至牙齿松动和脱落,唾液分泌量减少,进而出现口腔干燥,同时老年人胃肠道的消化功能也在逐渐减退。老年人如果进食粗糙,过猛过快,会使牙齿的磨损更加严重,也加重胃肠和循环系统的负担。中医认为唾液是津液所化,脾胃所主,有营养强身的作用。尤其是老年人,细嚼慢咽恰恰能够良性地刺激唾液分泌,使"玉泉"涓涓而出,润五脏,悦肌肤,有益于健康长寿。一般来说,老年人每口饭宜咀嚼30秒左右,并且一口饭要细嚼数十次,然后慢慢咽下,三餐如是。如能长期坚持,养成习惯,就会收到良好效果。

2.食宜专致

此指进食时,应把各种各样的杂事抛开,把注意力集中到饮食上来,不可边看书、边思虑,心不在"食"。古人说"食勿大言",主张进食时要专心致志,既可品尝食物的味道,又有助于消化吸收,增进食欲。进食时过多的说笑、喧哗,会促使胃肠交感神经兴奋性增强、胃的运动力减弱、消化液分泌减少;同时,高谈阔论易使大量空气吞入胃肠,还可引起恶心、呕吐、腹胀、腹痛或引发慢性胃炎、消化不良等疾病。

3.进食宜乐

古人言:"食后不可便怒,怒后不可便食。"人在愤怒、忧郁或苦闷时,茶不思,饭不想,勉强吃下也难以消化,所以在进餐时应保持舒适愉快的心情和良好安定的环境,尽量避免不良因素的干扰。其实,我国早在周朝,帝王筵席时,要奏乐助兴。据《周礼·天官·膳夫》记载:"以乐侑食,膳夫受祭,品尝食,王乃食。卒食,以乐彻于造",由此可见,周代君王在进餐时,要奏乐助兴,餐毕,还要在音乐声中,将未吃完的食物收进厨房。《寿世保元》中说:"脾好音声,闻声即动而磨食。"说明在进餐中,听一些轻柔松快的乐曲,有利于增进食欲及加强消化功能。

此外,中医养生还认为"已劳勿食""已汗勿饮""适温而食"。"已劳勿食"是说在劳累之后不要立即进食,应该先稍事休息;"已汗勿饮"是说大汗后不立即暴饮;"适温而食"指进食温度应寒热适度。《黄帝内经》讲"食饮者,热无灼灼,寒勿沧沧"。以上都是古人给我们留下的养生经验,流传至今,均是科学的进食保健方法。

(二)食后保健

1.食后漱口

《金匮要略》有"食毕当漱口数过,令牙齿不败口香"之说,进食后,口腔内容易残留一些食物残渣,经常漱口可使口腔保持清洁,牙齿坚固,并能防止口臭,龋齿等疾病。

2.食后散步

《摄养枕中方》里说:"食之行数百步,大益人。"食后缓缓活动,有利于胃肠蠕动,促进消化。切忌饱后急行,也不宜食后即卧。饭后,可以一种闲暇之态,缓缓踱步,每次以百余步为佳。

3.食后摩腹

古代医家孙思邈在《千金翼方》里说:"食毕摩腹,能除百病",又说:"平日点心饭后,即自以热手摩腹,出门庭行五六十步,消息之"。食后摩腹能消食理气、活血通络、疏通经脉,对老年人大有裨益。简单的方法是:用两手掌对搓,手掌搓热后,以掌心着腹,以脐为中心,从上至下,顺时针方向慢慢地、轻轻地摩动20~30圈即可。如果在饭后,边散步,边摩腹,则效果更佳。

(三)四季膳食

1.春季饮食调养

春季天气由寒变暖,阳气生发,万象更新,生机盎然,是一年中最好的季节。人体之阳气也顺应自然,向上、向外疏发,注意保护体内的阳气,使之不断充沛,逐渐旺盛起来。中医五行学说认为,春属木,在五脏属肝。春季的饮食调养原则有以下几点。

(1)食甘少酸:孙思邈在《千金方》中指出,春天饮食应"省酸增甘,以养脾气"。中医认为,春季与五脏中的肝脏相对应,很容易发生肝火过旺,根据中医五行理论,肝属木,脾属土,木土相克,即肝旺可伤及脾,对脾胃产生不良影响,妨碍食物正常消化吸收,而甘味入脾,所以春天要少吃酸多吃甘味的食品,以补益人体的脾胃之气。

1)红糖:性温、味甘,入脾经,具有益气补血、健脾暖胃、缓中止痛、活血化瘀的作用。怕冷、体质虚寒的人宜常食用。高胃酸者,包括糜烂性胃炎、胃溃疡引起的胃痛、糖尿病患者不宜食用红糖。老年人常用的红糖调理方如小米红枣粥,用红枣10多枚,小米、红糖适量。小米和红枣熬成粥,吃时加入红糖。每天三餐均可服用。古人认为小米熬粥,上面的浮油可养阴益肾;红枣、红糖补血生血,适合体弱、面色萎黄、健忘多梦者服用。还可用红糖做枣茶,选红枣若干枚,红糖适量。红枣加水煮烂后,放入红糖,兑入少许红茶(或绿茶)后频频服用。常喝此茶,有健脾和胃、补益气血的作用,尤其适合老年女性服用。老年风寒感冒者,可用炒山楂20 g,生姜3片,红糖15 g。加水适量,先煎山楂、生姜,后纳入红糖去渣热服,有发散风寒、和胃止呕、消滞止泻功效,适用于外感风寒、呕吐腹泻、食滞不化病者。

2)大枣:大枣起源于中国,在中国已有四千多年的种植历史,自古以来就被列为"五果"(桃、李、栗、杏、枣)之一。《神农本草经》将其列为上品,称大枣有"主心腹邪气,安中养脾,助十二经;平胃气,通九窍,补少气;少津,身中不足,大惊,四肢重"等功效。中医认为,大枣味甘,性温,归脾、胃经,具有补中益气、养血安神、调和药性的作用,可改善脾胃虚弱、倦怠无力、食少便溏、失眠多梦、头晕眼花、心悸怔忡等,是春季饮食调养的佳品。《神农本草经》里说:"久服轻身延年。"老年人吃枣要注意剥皮,枣皮不易消化,且食量不宜过多,一天3枚左右。有热证、腹胀等症状更应少食或不食。用大枣15枚、浮小麦50 g,甘草10 g,煎煮1小时,去甘草后食用。可益气养心,安神定志。食用过多会助湿生痰蕴热,有湿热痰热者不宜食用。

3)山药:味甘、性平,归脾、肺、肾经,有补脾止泻、补肺治咳、补肾固精、缩尿、止带、治疗消渴病的功效。适用于身体虚弱、食欲缺乏、消化不良、脾虚便溏或泄泻、肺虚久咳或虚喘、遗精、尿频、白带过多、糖尿病等。《神农本草经》列为上品，称其"主伤中，补虚赢，补中益气力，长肌、强阴。久服耳目聪明，轻身不饥延年。"不仅健脾益气，可防止春天肝气旺伤脾，又能补肾益精，使人体元阳之气充沛，可增强人体抵抗力及免疫力。本品养阴助湿，涩肠止泻，凡湿盛中满、积滞、便秘者忌服。山药粥，即用大米煮成粥，加入白糖和蒸熟捣烂的山药泥搅匀，若再加入红枣煮成山药红枣粥，则滋补效果更好，被人们盛赞为"长寿粥"。

（2）温阳健脾：《黄帝内经》里提出的"春夏养阳"的原则，李时珍《本草纲目》引《风土论记》里主张"以葱、蒜、韭、蓼、蒿、芥等辛嫩之菜，杂和而食"，除了蓼、蒿等野菜现已较少食用外，葱、蒜、韭可谓是养阳的佳蔬良药。

1）葱：中医认为，葱味辛、性温，一身都是药，其叶能利五脏、消水肿；葱白可通阳发汗、解毒消肿；葱汁可散淤血、止痛、解毒；葱根能治便血及消痔。在冬、春季呼吸道传染病和夏、秋季肠道传染病流行时，吃些生葱有预防作用。葱白 60 g（洗净），生姜 30 g（洗净切片），水煎服可治疗风寒感冒。葱白 100 g，甜梨 60 g，水煎煮熟，再加白糖 50 g，顿服可治风寒咳嗽。葱性辛温，常食易散火耗阴，热毒或阴虚内热者不宜食用。

2）蒜：大蒜具有"除寒湿、辟阴邪、祛毒气、破恶血、消痛肿、化肉食"之功效。现代研究有消炎、抗菌、防癌、保护血管、促进新陈代谢、增强免疫力等作用。尽管吃大蒜对身体颇有裨益，但生吃过多也不利于健康。《本草从新》记载："大蒜辛热有毒，生痰动火，散气耗血，虚弱有热的人切勿沾唇"。大蒜忌空腹生食和食后喝热汤或茶，肝、肾、膀胱、心脏病、习惯性便秘者应注意少食，不可与蜂蜜同食。

3）韭菜：韭菜性味辛、温有温中、行气、散瘀、解毒等功用，春天多吃些韭菜，可增强人体脾胃之气。鲜韭菜特别是韭籽有补肾壮阳固精和暖腰膝的功能，适用于阳痿、早泄、遗精、遗尿、尿频诸症。《本草纲目》载："饮生汁，主喘息欲绝，解肉脯毒。煮汁饮，止消渴，盗汗，熏产妇血晕，洗肠痔脱肛。"韭菜可捣汁、熬韭菜粥或韭菜肉或猪腰。患有皮炎、痔疮、血尿，以及阴虚火旺之人应少吃。

（3）多食蔬菜：春天风为主令。风为阳邪，其性开泄，可使人腠理疏松，迫使津液外出，造成口干、舌燥、皮肤粗糙、干咳、咽痛等病症。因此，在饮食上宜多吃些能补充人体津液的食物，这时多吃些应季的蔬菜十分有益。

1）香椿：谷雨前后是香椿上市的时节，古有"雨前椿芽嫩如丝"之说。中医认为，香椿味苦，性寒，有清热解毒、健胃、理气、润肺、杀虫、固精等功效。香椿炒鸡蛋、凉拌香椿芽都是春季佳肴。

2）芹菜：芹菜有水芹和旱芹两种，其性寒味甘。功能清热、利水、通便。炒芹菜、熟拌芹菜、芹菜汁可以改善高血压、便秘。芹菜偏凉，脾胃虚寒、肾阳不足患者应慎用，也不可大量久服。

3）菠菜：中医学认为，菠菜有养血、健脾、润燥、通便之功，如《本草纲目》中记载："菠菜通血脉，开胸膈，下气调中，止渴润燥，根尤良。"老年人吃菠菜不宜过多，因菠菜中的草酸容易和食物中的钙发生化学反应，生成草酸钙，人体无法吸收利用而使钙缺乏。

2.夏季饮食调养

夏季是一年里阳气最盛的季节，气候炎热而生机旺盛。人体阳气外发，伏阴在内，气血运行亦相应地旺盛起来。暑为阳邪，其性升散，容易耗气伤津。湿为长夏主气，湿为阴邪，好伤人体阳气。除上述暑、湿之气为夏令主气外，夏季还常伴火热内生之证候，火热为阳邪，其性上炎，耗伤阴津。中医五行学说认为，夏属火，在五脏属心，长夏属土，在五脏属脾。根据夏季的特点，饮食调养有以下原则：

(1)省苦增辛。《千金要方》里说："夏七十二日,省苦增辛,以养肺气。"说明夏季饮食调养,除了要着眼于清热消暑外,还要注意不要损伤了脾肺之气。中医认为,苦味入心,夏季少食苦,以免心气偏亢,吃一些辛味之品,入肺,以养肺气,还具有除湿作用。

1)姜:味辛,性微温。归肺、脾、胃经。本品辛而微温,能散寒解表、温中止呕、祛痰止咳、解毒,"通神明"就是指提神醒脑。中暑昏厥不省人事时,用姜汁一杯灌下,能使患者很快苏醒;轻度中暑者吃点生姜也有裨益。传统防暑中药——仁丹,里面就有生姜成分。腹痛、吐泻伤风感冒适当吃些生姜或喝些姜汤,能起到防治作用。本品伤阴助火,故阴虚火旺及疮疡热毒之证忌服。

2)香薷:味辛,性微温,芳香。归肺、脾、胃经。善发汗解暑,兼有利水作用,中医称它为"夏月麻黄"。香荷饮取香薷 10 g,陈皮 10 g,荷叶 10 g(或鲜荷叶 30 g),薄荷 5 g,先把香薷、荷叶、陈皮三味药共同煎煮 30 分钟,再加入薄荷煮 5 分钟,服用时可加适量白糖调味,代茶饮用。本品具有消暑理气、祛湿解表的功效。汗多表虚者忌服。

3)洋葱:洋葱性温,味甘,辛,具有平肝,润肠,利尿,杀菌的功能。洋葱可以生食凉拌,也可炒熟食用,胃痛、反酸等有胃病的患者忌食此类辛辣食物。

(2)益气养阴:夏季天气炎热,人体容易出汗,汗出过多,则耗伤津液,而气随津泄易造成气阴不足。对于老年人来说,气阴两虚多见,夏季应以补气阴为主。

1)莲子:味甘、涩,性平。归脾、肾、心经。本品既能补益,又有收敛之功,最益脾胃,兼能养心益肾,素有"脾果"之称。具有健脾止泻、养心安神、益肾固精的作用。《神农本草经》记载:"主补中、养神、益气力。"莲子可以入粥、入汤,是补脾健胃的佳品。莲子加红枣、龙眼肉煮成红枣龙眼莲子粥,能强心益脾、安神降压、补血通脉。注意大便秘结患者不宜食用,莲子收涩作用较强,食后可使便秘加重。

2)薏苡仁:味甘、淡,性微寒。归脾、胃、肺经。本品甘淡利湿,微寒清热,故可清利湿热,且兼有健脾补肺作用。薏苡仁小豆粥:取薏苡仁 20 g,赤小豆 30 g,大米 100 g。先将薏苡仁、赤小豆用冷水浸泡 2 小时,大米洗净,加入适量的水,共同煮成粥。具有健脾渗湿、清热消暑的作用,适用于长夏体倦困重、食欲缺乏者食用。

3)扁豆:味甘,性微温。归脾、胃经。扁豆功能健脾益气、化湿消暑,解毒。用炒扁豆 60 g 或鲜白扁豆 120 g,粳米 100 g,以上两者同煮为粥,但注意要煮到米熟豆烂,防止中毒。对老年人肠胃虚弱、消化不良、慢性腹泻较好。

(3)清热除湿:夏季湿性最重,湿易困脾,使阳气受损,夏天要多选生津止渴、除烦解暑、清热泻火、排毒通便、滋阴润燥的食物和水果。

1)荷叶:味苦涩,性平,功能清暑利湿,升阳止血。荷叶粥选荷叶 1 张,洗干净,大米 100 g,煮粥六成熟时,把荷叶放入粥内一起,直至粥熟时,将荷叶挑出食粥即可。荷叶粥味道清香,略有苦味,可醒脾开胃,有消解暑热、养胃清肠、生津止渴的作用。

2)苦瓜:历代名医皆认为苦瓜有清暑涤热,明目解毒的作用。李时珍说:"苦瓜气味苦,寒,无毒,具有除邪热,解劳乏,清心明目,益气壮阳。"如防中暑,可用鲜苦瓜两个,剖开切片,浸入盐水中,捞起做苦瓜汤或菜食。苦瓜生食性寒,脾胃虚弱者应慎食。如需要使用,可将其煮熟。

3)乌梅:性平、味酸、涩,归肝、脾、肺、大肠经。具有解热除烦、生津开胃、涩肠止泻、敛肺止咳、驱虫等功效。乌梅代茶饮,加入冰糖调味,是夏季理想的饮品。

4)绿豆:绿豆味甘,性寒,归心、胃经,具有清热解暑、止渴利尿、润肺止咳、消肿止痒,收敛生肌,解毒。李时珍曾高度评价绿豆为"济世之良谷也"。绿豆 60 g、鲜丝瓜花 8 g、水 500 mL,先煮绿豆至熟,捞出豆后放入丝瓜花煮沸,温服。或用绿豆 30～50 g,武火急煎使汤呈绿色,加白糖少许,西瓜翠衣适量,再煮片刻,去渣留汁,每天 2 次,连服 3 天,有防暑降温之功效。

3.秋季饮食调养

在秋天由于阳光渐收,而阴气逐渐生长起来,万物成熟,到了收获之时,由热转寒,即"阳消阴长"的过渡阶段。《黄帝内经》里说:"秋冬养阴。"秋冬养收气,养藏气,以适应自然界阴气渐生而旺的规律,从而为来年阳气生发打基础,不应耗精而伤。中医五行学说认为,秋属金,在五脏属肺。肺气盛于秋,少吃辛味可防肺气太盛(辛味养肺)。而肺气太盛可克肝木,即伤肝。秋季的饮食调养原则有以下几点:

(1)少辛增酸:所谓少辛,就要少吃一些辛味的食物,这是因为肺属金,通气于秋,肺气盛于秋。少吃辛味,是以防肺气太盛。中医认为,金克木,即肺气太盛可损伤肝的功能,故在秋天要"增酸",以增加肝脏的功能,抵御过盛肺气之侵入。根据中医理论,在秋天要少吃一些辛味的葱、姜、蒜、韭、薤、椒等辛味之品,多吃一些酸味的食物。

1)苹果:味甘酸,性平,具有生津止渴、润肺解暑、除烦、开胃降逆、益脾止泻、通便的作用。

2)柚子:味酸、性寒,功能理中除胀,化痰止咳,健胃消食,消肿止痛。

3)柠檬:味酸、微苦,性平,具有生津、止渴、祛暑、安胎等功效。

4)柑橘:味甘酸,性凉,具有生津止咳、润肺化痰、醒酒利尿等作用,适用于胸热烦满、胃热口渴、小便不利等病症,食用时榨汁或蜜煎。柑子的药用部分主要是其果皮,称为"广陈皮",其性寒,味辛甘。具有下气、调中、化痰、醒酒的功效。治咽喉痛可用柑皮煎水代茶饮,以柑皮、冬瓜皮一同煎水饮服,可治水肿。

5)山楂:味酸、甘,性微温,有消食化积、破气散瘀、止泻痢等功效。《本草纲目》中记载:"化饮食,消肉积、癥瘕,痰饮,痞满吞酸,滞血胀痛。"《随息居饮食谱》记载:"醒脾气,消肉食,破瘀血,散结消胀,解酒化痰,除疳积,止泻痢。"山楂既可生食,也可加工成果汁、果酱等多种食品。但山楂不宜与人参同食,亦不可多食,因多食耗气、损齿、易饥,气虚羸弱、脾胃虚弱及空腹不宜食用。

(2)滋阴润燥:"燥"、萧条、肃杀是秋季的主要特征,人们常感到口干舌燥、鼻塞咽干、唇焦舌红、咳嗽无痰、皮肤干裂、大便干燥等不适,根据中医"燥则润之"的治疗原则,秋天要多吃些滋阴润燥的饮食,以防秋燥伤阴。

1)梨:性寒、味甘,有润肺、清热、消痰、止咳等功效。适用于秋燥或热病伤阴所致的干咳、口渴、便秘,以及内热所致的烦渴、咳喘、痰黄等。雪梨银耳羹:贝母 5 g、雪梨 2 个、银耳 50 g、冰糖 100 g,贝母用醋浸,雪梨切片,银耳泡软后去掉硬根,锅内加水,放入梨、银耳、贝母、冰糖,煮半小时后温服,可益气、滋阴、止咳。梨性寒凉,故脾胃虚寒之呕吐、肺寒咳嗽、便溏、腹痛者应慎用。

2)芝麻:性味甘平,入肝、肾、肺、脾经,质润清香,性缓而降。主有养阴润燥、补肾益脑、止咳平喘之功,适用于老年人阴液不足所致的肠燥便秘、皮肤干燥及肝肾精血不足所致的眩晕、头发早白、目暗不明,风痹瘫痪,腰膝酸软。《本草纲目》记载:"芝麻主治伤中虚羸,补五内,益气,长肌肉,填髓骨,久服轻身不老,坚筋骨,明耳目,耐饥渴,延年。"常用黑芝麻、白茯苓、生地黄、天门冬各 240 g,研细散,每服 3～6 g,食后温水服下,可强壮身体,益寿延年。

3)蜂蜜:味甘酸,性平,具有滋补、强壮、益肝、健脾的功用。对于脾胃虚弱、食少腹痛、肺虚久咳、习惯性便秘等,具有一定的疗效。《本草纲目》记载:"蜂蜜有清热、补中解毒、润燥、养肺五功",从而使人健康长寿。饮用蜂蜜的方法简单,可单独喝,也可用温白开水冲着喝,还可在喝稀饭、豆浆、牛奶时加一汤匙等。老年人每天一般用量为 50～100 g 为宜。老年性便秘患者，用蜂蜜 50 g，水冲服早晚各一次。

4）百合：百合味甘、淡，性微寒，具有润肺止咳，清心安神的作用。据《别录》记载，百合可除浮肿腹胀、痞满、寒热、通身疼痛，止涕泪，适用于治疗肺热、肺燥咳嗽、劳嗽咯血、低热虚烦、惊悸失眠等症。莲子百合羹：选取莲子、百合各 30 g，精瘦肉 200 g。先将莲子、百合清水浸泡 30 分钟，再将精瘦肉洗净，用水焯一下捞出。然后锅内重新放入清水，将莲子、百合、精瘦肉一同入锅，加水煲熟，可放适量精盐、味精调味。具有清润肺燥、止咳消炎的功效。

（3）润补五脏：秋季养阴首先要润燥，饮食养生要以"润"为宗旨，即要"润补"。秋季选择润补的食品，要遵循甘淡清温，易于消化。

1）银耳：又称白木耳，其性平，味甘、淡，养阴生津作用比黑木耳强，具有滋阴养胃、润肺生津、益气和血、补脑强心、提神补肾等功效。银耳有麦冬之润而无其寒，有玉竹之甘而无其腻，为润肺滋阴之要品。长期食用使人精力旺盛，延年益寿。百合银耳粥：选择滋补肺阴、清除燥热的百合、银耳、莲藕、银杏、莲子、菱角等食材熬煮成各种保健粥，皆可润肺养肺。

2）燕窝：性味甘、平，有养阴润燥、益气补中、延年益寿的功效，补而不燥，润而不腻，非常适合秋季润补。《本草求真》谓其："入肺和气，入肾滋水，入胃补中，其补不致燥，润不致滞，而为药中至平至美之味者也"。老年痰喘可白梨 1 个去心，入燕窝 5 g，先用开水泡，再入冰糖 5 g 蒸熟，每天早晨服下。体虚自汗者取黄芪 20 g、燕窝 5 g，煎服，每天 2 次。

3）海参：味咸，性温。补肾益精，养血润燥。内服煮食，煎汤或入丸剂。《五杂俎》谓："其性温补，足敌人参，故曰海参"，是一味高级滋补食品。治腰痛、梦遗、阳痿、遗精，海参 250 g，当归、黄芪、巴戟天、破故纸各 30 g，炖服。治虚火燥结，海参、木耳、猪大肠煮食。

4）冬虫夏草：味甘，性平，归肺、肾二经，能平补阴阳，是秋季润补之上选。既补肺阴，又益肾阳，兼止血化痰。用于久咳虚喘、痨嗽咯血，多与沙参、麦冬、阿胶、川贝等养阴潜肺、止血化痰药同用。用于腰膝酸痛、阳痿遗精，宜与杜仲、淫羊藿、巴戟天、肉苁蓉等补肾助阳药同用。用于病后体虚不复或自汗畏寒，可用本品与鸡、鸭、猪肉等炖服。内服 5～10 g；研末服每次 1～2 g，一天 3 次。但虫草药力缓和，需久服方能见效。

5）灵芝：味甘，性平，无毒，归肺、心、肝、脾经。灵芝具有养心安神，补肺益气，滋肝健脾作用。灵芝是传统的滋补强壮、扶正固本、抗衰防老、延年益寿的珍贵药物，古代流传灵芝是"治百病"的"仙药"。灵芝用量一般是每天 1.5～3.0 g，研碎冲服，或浸酒服。目前服用灵芝制剂也很普通，灵芝制剂种类繁多，如灵芝孢子粉、灵芝片，灵芝药性平和，补益作用和缓，长时间服用才起作用，另外，灵芝滋补作用很强，一般高血压患者不宜多服。

4.冬季饮食调养

冬三月草木凋零，冰冻虫伏，是自然界万物闭藏的季节，人体的阳气也要潜藏于内。《黄帝内经·四季调神大论》曰："冬三月，此谓闭藏，水冰地坼，无扰乎阳。"因此冬季养生的基本原则是要顺应体内阳气的潜藏，以敛阴护阳为根本，以为来年的"春生夏长"做好准备。中医认为，寒性凝滞收引，易导致人体气机、血运不畅，而使许多旧病复发或加重。中医五行学说提出，冬属水，在五脏属肾。肾气当令，助肾水，易伤心火，少吃咸味可防肾气太盛。根据冬季的特点，饮食调养应遵循"秋冬养阴、无扰乎阳"的原则。

（1）增苦少咸：在冬天里，要少食用咸味食品，以防肾水过旺；增加苦味的食物，以助心阳。正如《四时调摄笺》里说："冬月肾水味咸，恐水克火，故宜养心。"

（2）温阳补肾：传统医学认为冬季时寒邪易伤肾阳，所以饮食宜吃温性食物。而肾是人体的根本所在，是人体生命活动的原动力，它滋五脏的阴气，养五脏的阳气。所以冬季调养摄取的食物当以补肾温阳、培本固元为首要原则。

1）羊肉：性温，可助元阳、补精血、疗肺虚、益劳损，是一种良好的滋补强壮药。山药羊肉汤适用于腰膝酸软、困倦乏力、肾虚阳痿、脾胃虚寒者。当归生姜羊肉汤具有温中补血、祛寒强身的功效，适用于神疲乏力、面色苍白者。由于羊肉性热，因而素体偏热者，不宜食用，以免助热伤阴。

2）牛肉：性平，味甘，归脾、胃经，具有补脾胃、益气血、强筋骨的作用。牛肉性温和，同羊肉一样被认为是冬季滋补的绝佳肉类。牛肉粥营养价值很高，口味独特，散寒效果佳。

3）核桃：又名胡桃，在我国有"长寿果""万岁子"之称。味甘、涩、性温，归肾、肺经。质润敛降，温肾益精，敛肺定喘，润肠通便。老年慢性便秘者，可用核桃仁 60 g，黑芝麻 30 g 共捣烂，每早服 1 匙，用温开水送下。

4）栗子：栗性温，味甘，归脾、肺、肾经，有健脾益气、养阴益肺、补肾强筋、活血止血功效，适宜于冬季食用。唐代名医孙思邈说："栗，肾之果也，肾病宜食之"，是抗衰老、延年益寿的滋补佳品。栗子可蒸、可煮、可炒食，尤其是栗子粥，老少咸宜。用板栗 50 g，粳米 100 g，煮粥食之。栗子对于消化不良脾虚者、湿热重者，都不宜食用。

5）黑豆：味甘，性平，具有补肾利水、祛风解毒之功效。黑豆可炒香嚼食，或醋泡制后食用，亦可加入粥中。黑豆不宜与猪肉同食。

（3）健脾养胃：冬季人体"受补"还是"不受补"，关键在于脾胃。脾为后天之本，只有脾胃功能正常，消化吸收的能力才好，进补才能有效。

1）萝卜：顺气消食、止咳化痰、除燥生津、散瘀解毒、通便等功效。在中药里，萝卜子入药叫"莱菔子"，常用来行气健胃、消食化痰。羊肉萝卜汤有补中益气、温胃散寒的功效，冬日饮用补而不腻。

2）白薯：又名红薯、地瓜、红苕，李时珍在《本草纲目》中指出："白薯蒸、切、晒、收，充作粮食，称为薯粮，使人长寿少病。"将其做成粥或是烤食对身体都大有益处。有胃肠道疾病患者不宜多食，宜加重胃胀、烧灼感、反酸。

3）鹅肉、鸭肉：性味甘平，松软不腻，在深冬食之符合"秋冬养阴"的原则。《本草纲目》上记载："鹅肉利五脏，解五脏热，止消渴。"《随息居饮食谱》记载："鹅肉补虚益气、暖胃生津。"《日用本草》说鸭能"滋五脏之阴"，具有补中益气、滋阴养胃等功效。尤适宜于气津不足的老年人。

4）神曲：面粉和其他药物混合后经发酵而成的加工品。味辛、甘，性温。归脾、胃经。有健脾开胃，行气消食之功。神曲粥：选神曲 15 g，山药 10 g，大米 50 g。先将神曲研为细末，放入锅中，再加清水适量，浸泡 5～10 分钟后，水煎取汁，然后加大米、山药，稀粥。每天 1 剂，连续 3～5 天，即可起到健脾胃，助消化的作用。

一般而言，老年人的脏腑脾胃功能相对较弱，饮食应坚持多样清淡，温热熟软，少食多餐为原则。老年人以食治疾，胜于用药。中医养生家认为，凡老年人有患，宜先食治；食治未愈，然后命药，此养老年人之大法也。

三、老年食疗

（一）常用延年益寿的中药

1.补气药

补气药主要用于气虚证。气虚是指机体活动能力的不足。补气药能增强机体活动的能力，特别是脾、肺二脏的功能。所以补气药最适用于脾气虚和肺气虚的病证。

（1）人参：为五加科多年生草本植物人参的根。栽培者称园参，野生者称野山参。于栽种后5～6年，在9～10月采挖，洗净晒干，称生晒参；经沸水浸烫后，浸于糖汁中，再晒干称糖参（白参）；除去侧根、须根，蒸熟，晒干或烘干，称红参。味甘、微苦，性微温。归肺、脾经。《神农本草经》谓其："补五脏，安精神，定魂魄，止惊悸，除邪气，明目，开心益智。"具有大补元气、生津止渴、安神增智、补脾益肺的功用。本品反藜芦，畏五灵脂、恶皂荚。凡阴虚阳亢、实热之证忌服。服人参不宜喝茶与吃萝卜，以免影响药力。为防其药性太热及嗳气作胀，用莱菔子煎汤服可解。

1）体弱乏力：人参10 g。研为细末，装入胶囊，每次1～2 g，每天两次。

2）眠差多梦：人参、五味子各15 g。研为细末，每次3 g，临睡时开水送服。

3）久咳气短：人参60 g，蛤蚧（酥炙）1对。研为细末，炼蜜为丸，每丸6 g，每次1丸，日服2次。

（2）西洋参：为五加科多年生植物西洋参的根。味苦、微甘，性寒。归心、肺、肾经。《医学衷中参西录》中记载："能补助气分，兼能补益血分，为其性凉而补。凡欲用人参而不受人参之温补者，皆可以此代之。"具有补气养阴，清火生津的功用。本品反藜芦。中阳衰微，胃有寒湿者忌服。忌铁器及火炒。

1）少气乏力：西洋参，研为细末，装入胶囊，每粒0.5 g，口服每天2～3次，适于身体虚弱及老年、病后者。

2）热病伤津：西洋参5 g，石斛10 g。水煎服，适于气阴两虚之烦倦、低热者。

3）肺虚久咳：西洋参3 g，阿胶、贝母各10 g。水煎后兑入白蜂蜜调服。

4）消渴病：无论有无口渴多饮之症，均宜以本品10 g，水煎代茶饮，或研细末，每次1.0～1.5 g，温水冲服。

（3）黄芪：为豆科多年生草本植物膜荚黄芪和蒙古黄芪的根。味甘，性温。归脾、肺经。《日华子本草》中记载："黄耆助气壮筋骨，长肉补血，破癥癖，治瘰疬，肠风，血崩，带下。"能补气、升阳、摄血、行滞、固表止汗、托疮生肌、利尿退肿、益气生津。本品性质温升，可以助火，又能补气固表，所以外有表邪，内有积滞，气实胸满，以及阳盛阴虚、上热下寒、肝旺多怒、痈疽初起或溃后热毒尚盛等症，均不宜用。

1）体虚乏力：黄芪、党参各15 g。水煎服。

2）自汗盗汗：黄芪15 g，麻黄根9 g，生牡蛎12 g。水煎服。

3）浮肿尿少：黄芪、益母草各15 g，防己9 g。水煎服。

4）痈疽不溃：黄芪15 g，皂角刺9 g。水煎服。

（4）山药：为薯蓣科多年生蔓生草本植物薯蓣的块根。味甘，性平。归脾、肺、肾经。《本经》谓其："补虚羸……补中，益气力，长肌肉，强阴。久服耳目聪明，轻身不饥延年。"本品具有健脾补肺、固肾益精之功用。体弱多病的老年人适宜久服常服。本品养阴能助湿，故湿盛中满或有积滞大便干结者不宜单独用。

1）老年体衰：山药同曲米酿酒，或与人参、山萸肉、五味子适量。浸酒随量饮。

2）咳嗽痰喘：鲜山药（捣烂）、鲜甘蔗汁各250 mL和匀，加热至沸，分次温饮。

3）慢性腹泻：可常服山药粥，以健脾益气、固肾止泻。即用干山药片45～60 g（或鲜山药100～120 g，洗净切片），粳米90 g同煮粥。四季均可温热服食。

2.补血药

补血药主要用于血虚证。血虚的基本症状是面色萎黄、嘴唇及指甲苍白、头晕眼花、心悸、失眠、健忘等。凡呈现上述症状，都可用。

(1)熟地黄：为玄参科多年生草本植物地黄的根茎及根。味甘，性微温。归肝、肾经。本品为补益肝肾的要药，不仅滋阴养血，且可生精补髓。葛洪《抱朴子》记载，春秋时"楚文子服地黄八年，夜视有光，手上车弩也"。服地黄有明目补肾、固齿乌须、强筋壮骨之功效。本品滋腻，能助湿滞气，妨碍消化，凡气滞痰多、脘腹胀满、食少便溏者忌服。

1)气血虚弱：取鲜地黄，捣绞取汁，煎煮使之变稠，加入白蜜，再煎煮炼成丸剂。每服用温酒服 5 g，每天 2～3 次。制作过程中，也可以加枣泥或与地黄末制成丸剂。

2)精血不足：熟地黄 60 g，与糯米同煮，米熟，再加入蜂蜜、酥油或牛奶适量，再煮熟，温服。

3)小便频数：熟地黄、覆盆子、桑螵蛸各 12 g。水煎服。

(2)当归：为伞形科多年生草本植物当归的根。本品有补血活血，行气止痛、润肠通便的作用。《名医别录》中记载："温中止痛，除客血内塞，中风痉，汗不出，湿痹，中恶客气，虚冷。补五脏，生肌肉。"显盛中满、大便泄泻者忌服。

1)气血两虚：当归、黄芪、党参各 15 g。水煎服，适于贫血所致头晕乏力、面色萎黄等。

2)虚寒腹痛：《金匮要略》当归生姜羊肉汤，当归 9 g，生姜 15 g，羊肉 50 g，水煎至肉熟，喝汤吃肉。

3)血虚便秘：当归 15 g，肉苁蓉、火麻仁各 12 g。水煎服。

(3)阿胶：为马科动物驴的皮，经漂泡去毛后熬制而成的胶块。味甘，性平。归肝、肾经。《神农本草经》谓其："久服轻身益气。"本品为滋阴补血止血要药，且有清肺润燥、利尿、润肠作用。本品性质黏腻，有碍消化。故脾胃虚弱，不思饮食，或纳食不消，以及呕吐、泄泻者均忌服。

1)血虚心悸：本品单服，可用开水，或热黄酒烊化，或隔水炖化，每次 3～6 g。

2)心烦失眠：阿胶 10 g，黄连 6 g，鸡蛋黄 1 个。水煎服。

3)久咳燥咳：阿胶、杏仁、桑白皮各 10 g。水煎服。

(4)龙眼肉：为无患子科常绿乔木龙眼的假种皮。味甘，性平。归心、脾经。《神农本草经》谓其："主安志，厌食……久服强魂聪明，轻身不老。"本品有补心脾，益气血作用，既不滋腻，又不壅气，为滋补良药。外感未清，湿阻中焦或有停饮、痰火者忌服。

1)心悸失眠：清代养生家曹庭栋在《老老恒言》中载有龙眼肉粥。即龙眼肉 15 g，红枣 10 g，粳米 60 g，一并煮粥。每天早晚可服一二碗。此粥开胃悦脾，养心益智，通神明，安五脏。

2)年老体衰：玉灵膏以新鲜或干龙眼肉 50 g，加白糖 10 g，隔水蒸至膏状，又名代参膏。

3)气血不足：龙眼肉 30 g，西洋参 10 g，白糖适量。置容器内加水蒸多次，分次服。

3.养阴药

养阴药适用于阴虚证，最常见的阴虚证有肺阴虚、胃阴虚、肝阴虚、肾阴虚等。养阴药具有滋阴、清热、生津、润燥等作用。

(1)麦冬：为百合科多年生草本植物麦冬的须根上的小块根。味甘、微苦，性微寒。归肺、心、胃经。《珍珠囊》谓其："治肺中伏火，生脉保神。"本品功能清养肺胃之阴而润燥生津，且可清心而除烦热，还有滋阴润肠作用。感冒风寒或有痰饮湿浊的咳嗽，以及脾胃虚寒泄泻均忌服。

1)肺热燥咳：麦门冬、沙参、冬桑叶、枇杷叶各 9 g。水煎服。

2)心烦失眠：麦门冬、酸枣仁各 12 g，黄连 3 g。水煎服。

3)胃脘灼痛:麦门冬、生地、石斛各 12 g。水煎加糖调服,适于胃阴不足所致。

(2)石斛:为兰科植物金钗石斛、铁皮石斛或马鞭石斛及其近似种的鲜茎或干茎。味甘,性微寒。归胃、肾经。《本草纲目拾遗》:"清胃除虚热,生津,已劳损,以之代茶,开胃健脾。"本品为养胃阴,生津液,滋肾阴,除虚热之药,又有明目、强腰膝等作用。易敛邪,使邪不外达,故温热病不宜早用;甘凉又能助湿,湿温、湿热尚未化燥者忌服。

1)舌干口渴:鲜石斛、鲜生地、麦门冬、天花粉各 30 g。研为细末,分 6 次开水冲泡常饮,适于胃阴不足或热病伤阴所致。

2)咳嗽无痰:石斛 9 g,百合、瓜蒌各 12 g。水煎加冰糖服。

3)视力减退:石斛、菊花、枸杞子、苍术各 12 g。水煎服。

(3)枸杞子:为茄科落叶灌木植物宁夏枸杞的成熟果实。味甘,性平。归肝、肾、肺经。《神农本草经》谓其:"久服坚筋骨,轻身不老。"《本草经疏》曰:"枸杞子,润血滋补,兼能退热,而专于补肾,润肺,生津、益气,为肝肾真阴不足,劳乏内热补益之要药。老年人阴虚者十之七八,故取食家为益精明目之上品。"因能滋阴润燥,脾虚便溏者不宜用。

1)肝肾阴虚:《太平圣惠方》载有枸杞粥,用枸杞子 30 g,粳米 60 g,煮粥食用。血虚肾亏所致的头晕目眩,腰膝疲软,久视昏暗。

2)视物模糊:枸杞子 15 g,熟地黄、黑芝麻、杭菊花各 12 g。水煎服。

3)消渴病:蒸熟嚼食,每次 6 g,一天 2 次。

(4)黄精:为百合科多年生草本植物黄精、多花黄精或滇黄精的根茎。味甘,性平。归脾、肺、肾经。《抱朴子》:"服黄精仅十年,乃可大得其益耳。"为补脾药,能补脾气,益脾阴,兼有润肺燥,益肾精的作用。因其性质和平,作用缓慢,故可作为久服滋补之品。本品性质滋腻,易助湿邪,脾虚有湿、咳嗽痰多不宜服。

1)神倦乏力:黄精、党参、白术、茯苓、陈皮各 12 g,甘草 6 g,水煎服。

2)肺燥咳嗽:鲜黄精 60 g,熬成膏剂,加冰糖调匀,每次 10 g,每天两次。

3)肾虚精亏:黄精、枸杞子各 30 g。研为细末,炼蜜为丸,每次 9 g,每天两次。

4.助阳药

助阳药主要用于阳虚证。助阳药一般具有补肾阳,益精髓,强筋骨等作用。肾阳虚,主要症状为畏寒肢冷、腰膝酸软或冷痛、夜尿增多等。

(1)肉苁蓉:为列当科一年生寄生草本植物肉苁蓉或管花肉苁蓉的带鳞叶的肉质茎。味甘、咸,性温。《神农本草经》谓其:"养五脏,益精气。"《药性论》云:"益髓,悦颜色,延年。"补肾阳,益精血,且可润燥滑肠。《本经逢原》云:"肉苁蓉,老年人燥结,宜煮粥食之。"因能补阳滑肠,故阴虚火旺及大便泄泻者忌服。胃肠实热便秘者亦不宜用。

1)腰膝酸软:肉苁蓉、菟丝子、山萸肉各 12 g。水煎或浸酒服。

2)失眠健忘:肉苁蓉、枸杞子、巴戟天、五味子各 10 g。水煎服。

3)老年虚秘:《本经逢原》云:"肉苁蓉,老年人燥结,宜煮粥食之。"肉苁蓉 12 g,粳米 60 g,煮粥食用。用于气虚、血虚便秘。

(2)杜仲:为杜仲科落叶乔木植物杜仲的树皮。味甘,性温。归肝、肾经。《神农本草经》谓其"补中,益精气,坚筋骨,强志……久服轻身耐老。"本品有补肝肾,强筋骨作用。阴虚火旺者不宜服。

肾虚腰痛:杜仲 15 g,枸杞子 12 g,水煎服。或煎膏服用每天 5～15 g。

（3）菟丝子：为旋花科一年生寄生性蔓草菟丝子的成熟种子。味辛、甘，性平。归肝、肾、脾经。《神农本草经》："主续绝伤，补不足，益气，肥健。久服明目。"《太平圣惠方》载有服菟丝法，云："服之令人光泽。唯服多甚好，三年后变老为少……久服延年。"既能助阳，又能益精，不燥不腻，为平补肝、肾、脾三经的良药，且有固精、缩尿、明目、止泻的作用。阴虚火旺，大便燥结、小便短赤者不宜服。

1）食欲缺乏便溏：菟丝子、炒山药、焦山楂各 15 g。水煎加白糖调服。

2）腰痛尿频：菟丝子、杜仲各 30 g，研为细末，山药糊丸，如桐子大，每次 30 丸，每天 2 次，淡盐水送下。

（4）胡桃仁：为胡桃科落叶乔木植物胡桃的成熟种仁。味甘，性温。归肾、肺、大肠经。《开宝本草》："食之令人肥健，润肌黑发。"《本草纲目》："补气养血，润燥化痰，益命门，利三焦，温肺润肠。治虚寒喘嗽，腰脚重痛，心腹疝痛。"功能补肾，温肺，润肠。阴虚火旺、痰热咳嗽及便溏者均不宜服。

1）须发早白：核桃仁 20 个、补骨脂（酒炒）、杜仲各 500 g。研为细末，以蒜 120 g，捣膏为丸如梧桐子大，每次 30 丸，每天 2 次，食前温酒下送。

2）老年便秘：核桃仁、火麻仁各 30 g。捣碎为末，加白蜂蜜 60 g，搅拌均匀，分次服。

3）虚劳喘咳：核桃仁、人参、甘草各 100 g。研为细末，炼蜜为丸，每丸 6 g，每天 2 次。

（二）老年常见病症的食疗

1.感冒

（1）外感风寒：轻者鼻塞声重，喷嚏，时流清涕，咽痒，痰清稀色白；重者恶寒重，发热轻，无汗，头痛，肢节酸痛。

1）新鲜生姜 10 g，大葱白 3 根切碎，红糖 10 g，大枣 3 枚，加水约 300 mL，煮 20 分钟，温热服，微微出汗最佳。

2）荆芥 10 g，紫苏叶 10 g，生姜 6 g，水煎趁热服之，发汗而解。

（2）外感风热：发热，微恶寒，汗出不畅，头痛，鼻塞，流浊涕，口干而渴，咽喉红肿疼痛，咳嗽，痰黄黏稠。

1）金银花 15 g，鲜芦根 60 g，加水 500 mL，煮 15 分钟，再下薄荷 10 g，煮沸 5 分钟，滤出渣，加适量白糖，温服，每天 3～4 次。

2）桑叶 5 g，菊花 5 g，薄荷 3 g，竹叶 5 g，均用清水洗净，放入茶壶内，用开水泡 10 分钟即可，随时饮用。

（3）时行感冒：起病急，畏寒高热，显著乏力，头痛，身痛，咽部干痛与充血。

1）板蓝根 30 g，金银花 15 g，加水浓煎，趁温热加入蜂蜜 20 g，搅拌均匀。早晚 2 次分服。

2）大青叶 30 g，贯众 30 g，绿茶 3 g，加足量水，大火煮沸，改用中火煎煮 30 分钟，滤汁，早晚 2 次分服。

2.咳嗽

（1）寒咳：咳声重，气急，咽痒，咳痰稀薄、色白。

荆芥 10 g，杏仁 10 g，桔梗 10 g，生甘草 6 g，生姜末 3 g，水煎服。

（2）热咳：咳嗽频剧，声重气粗或咳声嘶哑，喉燥咽痛；咳痰不爽，痰黏稠或黄。

生萝卜 250 g，鲜藕 250 g，鲜芦根 60 g，鱼腥草 30 g，杏仁 10 g。将生萝卜、鲜藕、鲜芦根捣碎取汁，加入鱼腥草、杏仁煎 10 分钟，温服。

（3）燥咳：干咳,连声作呛,无痰或有少量黏痰,不易咳出。

雪梨 2 个,川贝母 5 g,冰糖 15 g,装入碗中上笼同蒸。食梨饮汁。

（4）痰湿蕴肺：咳嗽痰多,咳声重浊,痰白黏腻或稠厚稀薄,每于晨间咳痰尤甚,因痰而嗽,痰出则咳缓。

陈皮 10 g,杏仁 10 g,浙贝母 10 g,梨 1 个,冰糖 10 g,加水慢火炖,每天饮服数次。

（5）脾肺不足：慢性咳嗽,咳声短促,痰少黏白,或声嘶,日渐消瘦,食少便溏。

黄精 30 g,冰糖 50 g。先将黄精洗净,用冷水泡发 3～4 小时;黄精放入锅内,再入冰糖屑、清水,用大火煮沸后,转用小火煨熬,直到黄精炖烂。

3.眩晕

（1）肝阳上亢：眩晕欲仆,头胀痛。急躁易怒,口干苦,因烦劳或恼怒而诱发或加重。

1)菊花、荷叶、山楂、决明子各 15 g,沸水冲沏,代茶常饮,每天 1 剂。

2)天麻、杜仲、枸杞子各 10 g,夏枯草 20 g,猪瘦肉 50 g。猪肉切薄片,天麻、夏枯草、枸杞子、杜仲装纱布袋内,扎口,同放锅内,加水,文火炖至肉熟烂,弃药袋,调味,食用饮汤,每天一剂。

（2）气血亏虚：头晕目眩,动则加剧,遇劳则发。面白无华,神疲乏力,纳呆便溏,心悸失眠,少气懒言,唇甲淡白。

党参、黄芪、白术、茯苓各 10 g,当归、龙眼肉、砂仁、甘草各 5 g,大枣 12 枚,生姜 20 g,墨鱼、母鸡、老鸭、净肚各 250 g,排骨 500 g,冬笋、蘑菇、花生米、葱各 50 g,调料适量。将诸药装纱布袋内,扎口;鸭、鸡肉及猪肚洗净;排骨剁开;姜、笋、菇洗净。与以上诸料同放锅中,加水,武火煮开后改用文火煨炖,加黄酒,花椒。待肉熟烂后捞出,切成丝条,再放入汤中,去药袋,煮开后,调入盐,食肉饮汤,每次 1 小碗,早晚服用。

（3）痰湿中阻：头晕目眩,头重如蒙,胸脘痞闷,恶心呕吐,食少多寐,倦怠乏力。

天麻、泽泻、川牛膝、白术各 10 g,粳米 50 g。先将天麻、泽泻、白术、牛膝同入砂锅中煎水,去渣,取汁;用净药汁同粳米煮成稀粥。每天早、晚服。

（4）瘀血阻络：头晕目眩,头痛如刺。口唇紫暗,肌肤甲错。

桃仁、红花、当归、川牛膝、川芎各 5 g,葱 2 段,同煎汤,每天一剂。

4.胸痹

（1）心血瘀阻：胸闷心悸,时作时止,日久不愈,眩晕,时有心胸刺痛固定不移。

丹参、山楂各 10 g,檀香、荷叶各 6 g。水煎,代茶饮。

（2）痰浊内阻：疲乏,气短,肢体沉重,痰多,时有胸闷刺痛、灼痛。

瓜蒌、茯苓各 15 g,薤白、陈皮、山楂各 10 g,共煎汤,每天两次。

（3）阴寒凝滞：胸闷气短,心悸,面色苍白,四肢不温,或心痛时作时止,感寒痛甚。

人参、瓜蒌、薤白、桂枝各 10 g,白酒适量。慢火同煎服。

（4）气阴两虚：心悸心烦,疲乏,气短,头晕,或手足心热,或肢体沉重,胸闷而痛。

党参、茯苓、丹参、麦冬各 10 g,炙甘草、五味子 6 g,水煎每天两次。

（5）心肾阴虚：胸闷胀痛,心悸盗汗,心烦不寐,腰酸膝软,耳鸣,头晕。

枸杞子、山萸肉、山药、茯苓、酸枣仁、丹参各 10 g,水煎服,每天两次。

5.消渴

（1）燥热伤津：烦渴引饮,口干舌燥,尿频量多,消谷善饥,身体渐瘦。

1)葛根 30 g,黄连、山药、天花粉各 15 g,水煎服,每天两次。

2)鲜地黄 60 g,鲜天花粉、葛根各 30 g,水煎服,每天两次。

(2)气阴两虚:口渴欲饮,能食易饥,尿频量多,神疲乏力。

1)生黄芪、党参、麦冬各 12 g,五味子 6 g,水煎服,或合用六味地黄丸。

2)干白扁豆 30 g,天花粉、黄芪各 20 g。白扁豆微火炒至焦黄,砸碎,与天花粉、黄芪共研成细末,分两袋,冲茶饮,每次 1 袋。

6.胃痛

(1)胃气壅滞:胃脘胀痛,食后加重,嗳气,纳呆食少,嗳腐。

苏叶、苏梗各 5 g,莱菔子、陈皮 10 g,炒麦芽、炒谷芽各 10 g,水煎服,日两次。

(2)胃中蕴热:胃脘灼热,得凉则减,得热则重。口干喜冷饮,或口臭不爽,口舌生疮,甚至大便秘结,腑行不畅。

甘蔗 500 g,高粱米 30 g。将甘蔗榨取汁,用高粱米一起煮粥,佐餐用。

(3)瘀血阻滞:胃脘疼痛,痛有定处而拒按。病程日久,胃痛反复发作而不愈,面色晦暗无华,唇暗。

桃仁 6 g,生地黄、丹参各 15 g,粳米 100 g,当归、砂仁 6 g。生地黄、桃仁、砂仁、当归以适量的酒绞取汁,先用水煮粳米做粥,沸后下桃仁等,熟食。

(4)胃阴不足:胃脘隐痛或隐隐灼痛。嘈杂似饥,饥不欲食,口干不思饮,咽干唇燥,大便干结或不畅。

乌梅肉、生甘草各 1.5 g,玉竹、北沙参、麦冬各 3 g,上药研末,沸水冲饮,加冰糖适量,代茶频饮。

(5)肝胃郁热:胃脘灼痛,嘈杂泛酸,口干口苦,渴喜凉饮,烦躁易怒。

浙贝母、白芍各 10 g,玫瑰花、白梅花、陈皮各 6 g,水煎服,每天两次。

(6)脾胃虚寒:胃脘隐痛,遇寒或饥时痛剧,得温熨或进食则缓,喜暖喜按。

羊肉 500 g,肉桂 3 g,小茴香 6 g,陈皮、生姜 10 g,调料少许。喝汤食肉,每天均食少量。

7.便秘

(1)肠胃积热:大便干结,腹中胀满,口干口臭。面红身热,心烦不安,多汗,时欲饮冷,小便短赤。

1)蜂蜜、甘蔗汁各 1 杯,拌匀,每天早晚空腹饮。

2)鲜桑葚 1 000 g,鲜蜂蜜 300 g,先把桑椹煎煮 2 次,取煎液 1 000 mL,文火浓缩,以黏稠为度,加入蜂蜜,再煮一沸停火,冷却即可装瓶。每服 20 mL,温水送下,每天 2~3 次。

3)麻仁、杏仁、瓜蒌仁各等分。三味磨成细末,白蜜炼为丸如枣大,日服 3 丸,温开水送下。

(2)气机郁滞:大便郁结,欲便不出,腹中胀满。胸胁满闷,嗳气呃逆,食欲缺乏,肠鸣矢气,便后不畅。

鲜萝卜 500 g,决明子 30 g,玄明粉 10 g。萝卜洗净切片,加水 2 500 g,与决明子同煮,至萝卜烂熟捞出,得浓汁一大碗,将玄明粉冲入,顿服。

(3)气虚便秘:虽有便意,临厕努挣乏力,难以排出。便后乏力,汗出气短,面白神疲,肢倦懒言。

黄芪 18 g,陈皮、火麻仁 10 g,蜂蜜 30 g。将麻仁砸烂,与黄芪、陈皮煎水取浓汁;再将药汁加入蜂蜜调匀,趁热顿服。

(4)血虚便秘:大便干结,努挣难下,面色苍白。头晕目眩,心悸气短,失眠健忘;或口干心烦,潮热盗汗,耳鸣,腰膝酸软。

黑芝麻、桃仁、火麻仁各等份,炒熟,研成细末,装于瓶内。每天 1 次,每次约 30 g,加蜂蜜适量,枣汤温水调服。

(5)阳虚便秘:大便艰涩,排出困难。面色白,四肢不温,喜热怕冷,小便清长,或腹中冷痛,拘急拒按,或腰膝酸冷。

肉苁蓉、当归各 15 g,粳米 100 g,葱白 2 段,生姜 3 片。先用砂锅煎肉苁蓉、当归取汁,粳米共煮,待煮沸后,再入细盐、生姜、葱白煮为稀粥。

8.不寐

(1)心脾两虚:多梦易醒,心悸健忘。头晕目眩,肢倦神疲,饮食无味,面色少华,或脘闷纳呆。

龙眼肉 15 g,莲子 12 g,芡实、茯神各 10 g。水煎服,早晚各 1 次。

(2)阴虚火旺:心烦不寐,心悸不安,头晕耳鸣,健忘,腰酸梦遗,五心烦热,口干津少。

鸡子黄 2 枚,阿胶 9 g,黄连 12 g,白芍 3 g,黄芩 3 g。先煮黄连、黄芩、白芍,加水浓煎,去渣后,加阿胶烊化,再加入鸡子黄,搅拌均匀,分 3 次服。

(3)心胆气虚:不寐多梦,易于惊醒。胆怯恐惧,遇事易惊,心悸气短,倦怠,小便清长,或虚烦不寐。

1)甘草 9 g,小麦 30 g,大枣 5 枚,瘦肉 90 g,盐适量。将用料洗净,大枣去核,瘦肉切成块状,用适量清水煮约 1 小时,调味即成。随意饮之。

2)鲜百合 50 g,生枣仁、熟枣仁各 15 g,水煎连汤服下。

(4)痰热内扰:不寐头重,痰多胸闷,心烦。呕恶嗳气,口苦,目眩,或大便秘结。

法半夏 9 g,秫米 50 g。水煮秫米、法半夏为粥样,去渣,饮其汁一小杯,一天 3 次。

(5)肝郁化火:不寐,急躁易怒。胸闷胁痛,不思饮食,口苦而干,目赤。

1)百合 60 g,黄芩 10 g,蜂蜜、白糖各 30 g,糖桂花少许。取砂锅,放清水,投入上药,用大火烧沸,转小火炖约 15 分钟,放入桂花。放凉食用。

2)合欢花 10 g,白糖适量。合欢花洗净沸水冲泡,加入白糖即可饮用。

(李层层)

第二节　运动与老年养生保健

随着老年人年龄的增长,体力和思维能力都已下降,往往感到精力和记忆力渐渐不足,这是因为脏腑功能、气血衰弱所致。不同于年轻人,老年人常因天气变化、基础疾病等多种原因,很难找到适合自身的、能持之以恒的运动。古人云:"运动以却病,体活则病离。"运动养生自古就是中国传统的养生方法,老年人增强运动,更能够延缓各器官的衰老进程,保持快乐的精神状态,并可防治骨质疏松症等慢性疾病。此时就需要根据老年人的生理特点,制订合理的养生运动方案。

中医养生提倡动静结合的运动方法。运动可以舒筋活血,调节气息,畅达经络,调和脏腑,运行精气。如《吕氏春秋·尽数》有云:"流水不腐,户枢不蝼,动也,形气亦然,形不动则精不流,精不流则气郁。"传统的运动养生形式,已发展出多种融合调节呼吸、自我按摩和身体动作为一体的导引功法。春秋战国时期的《行气玉佩铭》记载了现存最早的导引保健功,而我们现在耳熟能详的太极拳、五禽戏、六字诀、八段锦等动静结合的健身方法就是经过漫长的历史时间检验,成为行之有效的健身方法。

一、运动养生的基本原则

老年人适量的运动可以增强体质而使人健康长寿。运动养生主要需掌握以下原则:

(一)形神统一,动静结合

传统运动养生是以中医学的阴阳学说、藏象学说、气血经络学说为理论基础,以调养"精、气、神"为运动要点,以运动为锻炼形式,做到以静养神,以意领气,以气导形,形神统一、刚柔相济、动静得宜。中医学认为"形神统一"是生命存在的主要保证,养形和调神必须兼顾。养形主要是"精、气、神"的摄养,中医学认为精和气是立命之本,是构成人体的物质基础,相互滋生、相互转化,养形依靠饮食、运动等;养神则是调摄精神状态,保持良好的心境,调节情感,修性驭神,避免情绪影响到身体健康。传统运动养生的独特之处就在于意守、调息、动形的统一。所谓"意守",是指控制意念专注,即在运动时将思想集中于调节呼吸和身体运动上。所谓"调息",是指调节自身呼吸,即根据运动的节律来调节呼吸的频率。所谓"动形",是指形体的运动,即采用某种运动形式进行锻炼。

传统的运动形式(如太极拳、八段锦、五禽戏等)都要求在运动前首先要全身放松,心平气和,排除杂念,做到形神统一。然后调节呼吸,使呼吸平静自然,均匀和缓,用腹式呼吸调节呼吸的平缓和深度。意守、调息的准备工作做好后,再开始进行形体运动,以达到内炼精气神,外炼筋骨皮的目的。神乃形之主,只有精神调畅,才能保持阴平阳秘的健康状态。

中医学认为,"养静为摄生之首","气血极欲动,精神极欲静",提倡静养精神,动养形体。所谓人身之阴需要静,人身之阳需要动,动静适度,则气血和畅,百病不生,尽其天年。提出了"静以养阴,动以养阳"的主张。《老老恒言·导引》中指出:导引之法甚多,其作用在于宣扬气血,舒展筋骸,对人体有益无损。创卧功、坐功、立功三项,以供老年锻炼之用。中医运动养生动静结合,各有所重,心体并养,协调平衡,充分体现出"由动入静""静中有动""以静制动""动静结合"的整体思想。

(二)合理安排,运动适度

过量运动容易造成关节韧带损伤等身体危害,中医古籍《黄帝内经》中就有"不妄作劳"的说法,意思就是要遵循法度,不能过度操劳,以免损害身体。老年人要根据自己身体的具体情况选择合适的运动量。孙思邈在《备急千金要方》中告诫:"养性之道,常欲小劳,但莫大疲及强所不能堪耳。"一般来说,大多数传统运动养生方法的运动量较为适中,特别是简式太极拳,其架式平稳、舒展轻柔、动静相宜、刚柔相济、形气相随、圆活自然、形神兼备,运动量适中,特别适合于老年人进行身体锻炼。若运动后身体微微发热汗出,稍有疲劳感,经过短暂休息后,精神体力能够恢复正常,此为运动适量。老年人在运动前要注意做一些热身锻炼,让肌肉关节慢慢适应起来,运动后也要整理放松,比如按摩等,让身体恢复到平静状态。

我们也可以通过运动后的心率次数来大致估算运动量是否适度,通过计算运动后脉搏数与年龄之和的办法来测定自己的运动是否适量,具体计算公式为年龄+脉搏数≤170。也有最大心率=220-年龄为标准,最大心率的30%～59%为轻强度运动,60%～79%为中等强度,80%～90%为最大强度运动,老年人适合做中、轻强度运动。一个60岁的老年人运动后的脉搏数不超过110次/分,且能在1小时内恢复至正常,说明其运动量是合适的。

(三)多法配合,因人制宜

运动养生要根据老年人的禀赋强弱、体质差异、性别不同、基础病不同及居住环境、生活习惯、个人兴趣等,选择不同的运动形式和运动量。

中医运动养生讲究"辨体识证,审因施养"。所谓辨体,就是辨识体质;所谓识证,就是辨识病证。禀赋强和健康的人可选择较剧烈的运动形式和运动量较大的活动,运用先天旺盛的精气,以不断培补后天,从而达到益寿延年的目的。而禀赋弱和患有疾病的人则应选择较柔和的运动形式和运动量较小的活动,选择对脾肾有益的运动法,借以固本补虚,强身健骨。如心脏功能较差的人,就不要选择高强度的运动,下肢关节不好的人就不要选择爬山、跑步等关节负重的活动,可以选择走路、游泳等。老年人常有各种慢性病,有时会由于缺乏症状或症状不典型未引起注意,若选择不当的体育运动就会将原来隐匿的疾病暴露出来,有时会有一定的危险性。一般而言,老年人宜选择以柔为主,或刚柔结合的运动,不宜进行激烈的、速度快的、强度大的、竞争性强的运动锻炼。不同性别的运动应有所不同,男性选用运动量适当大一些的项目,而女性选用运动量小一些的项目。体力弱的,可以选择放松性的运动,如各种禅定、静坐等;体力稍好的可以选择强壮类的运动,如内养功、强壮功等。另外,选择个人最有兴趣的运动项目,对运动有兴趣健身效果好。选择自己擅长的运动项目或者至少自己能把握的项目,能给人更多运动的愉悦感,有利于身心健康。

(四)运动锻炼,因时制宜

中医运动养生注重顺应四时的自然变化,使人体生理功能与自然环境互相协调,加强人体适应自然的能力,促进健康,康复疾病。如《黄帝内经》云:"智者之养生也,必顺四时而适寒暑。"因时制宜指根据一年四季阴阳盛衰及一天昼夜变化的规律而选择不同的运动形式和运动量。中医有"春夏养阳,秋冬养阴"的原则。春季阳气升发,应加强锻炼,运动应在户外进行,顺应春升,有利于人体吐故纳新,一般选择具有一定运动量的、能够活动筋骨、畅达气血的项目,如缓步、快步走,配合擦双手、揉颈部、揉胸腹、捶腹背等动作;夏季气候炎热,人体腠理疏松,津液容易外泄,运动应以练气为主,使体内阳气宣发于外,保持体内津液的充盈,如太极拳、气功等;秋、冬季节,阳气渐衰,应选择敛阴护阳,益肾固精功效的运动法,如六字诀、八段锦等。一天当中,晨起户外锻炼为宜;日中以练息为主;午后运动量不宜大,以吐纳练息,内养调神,固藏精气为主。

(五)运动环境,因地制宜

最理想的环境还是空气新鲜,阳光充足,安静清幽的园林,或是海滨、湖畔、江边、河沿等处亦佳。老年人也不适宜在过度空旷的地点活动,最好结伴而行,以免突发情况不能被人及时发现获得帮助。如在气候炎热或在空气条件较差的地方,运动量可小些,运动时间也要短些;在气候凉爽或在空气清新的地方,运动量可大些,时间也可长些。

(六)循序渐进,持之以恒

"流水不腐,户枢不蠹""动则不衰,用则不退"。运动养生法非一时一天之功,一定要坚持循序渐进,持之以恒的原则。运动养生不仅是身体的锻炼,也是意志和毅力的锻炼。特别是老年人,运动量增加,要自然而不勉强,持续而不中断,按先简后繁,先易后难,运动量由小到大,动作由简单到复杂,锻炼时间由少到多,张弛有度为宜。要将养护调摄常态化,多法配合、施法适度、动态调摄。要轻松愉快地渐次增加活动量,以保持运动量的适度,既让体力得到更好的恢复,又提高为健康而锻炼的兴趣,有助于保持运动积极性。

二、运动养生功法的功效

中医认为,人是由形、气、神构成的相互关联、相互影响的一个整体。正如《淮南子·原道训》中所言:"形者,生之所也;气者,生之元也;神者,生之制也。"形是人体生命活动场所,气是生命活动的动力,神是生命的主宰。中医运动养生是采取各种手段和方法对人体形、气、神进行锻炼和调控,达到形气神兼备的状态。

(一)养形

养形,主要是摄养人体的内脏、肢体、五官九窍及气血津液等。中国传统养生功法种类繁多,但无论是动功还是静功,站桩或是坐功、卧功,都必须调整身形。对姿势体位及形体动作,都有一定的操作规范和要求。通过对形体的调控和锻炼,一方面能引动经络、疏通气血、调整脏腑功能;另一方面,意识与自己的生命活动结合在一起,神不外驰,是生命养护的基础。练动功时,意念集中在运动的形体上,起到了收摄心神的作用,也即养生功法锻炼过程中的"动中求静,外动内静"。因此,调整身形的过程其本身就是使意识活动与自己的身形和动作相结合的过程,也是使形、气、神三者合一的过程。形体的健壮,也有利于神明的焕发。《黄帝内经》有云:"形体不敝,精神不散",强调形神合一。《管子》指出"形不正者,德不来",强调在日常生活中注意调整自己的身形,使之符合练功的要求,如"坐如钟,站如松""眼观鼻、鼻观口、口观心"等。另外,导引调摄功法中,调息的实质亦是神与形相合,是对呼吸运动这一人体最基本的生命活动的锻炼和调控。

(二)养气

人之形体是由精气凝聚而成的,气依附于形而存在。故形体的摄养,要注重调养精气,做到保精固气。对气的导引和调控有以下三种形式。

1.以形引气

通过形体动作引动人体内气的流动,即"引体令柔,导气令和",所谓"气随庄动"。中医认为形体按照特定形式运动时即可以影响并牵动全身气的变化。人体的脏腑、经络、血脉的运行,有赖于气的流通和充实。运动所引动之气,一是牵动了经络之气,通过畅通经络气机,进而调整人体全身生命活动;二是引导了机体组织与周围气的开合出入,以及脏腑气机的升降。

2.以意引气

运用意念主动地调整气机变化。精神活动为生命的主宰,意识对气具有统帅作用。《青华秘旨》云:"人之一气在身,由念而动。"养生功法强调"意到则气到"。传统养生功法都是积极运用意识对气进行调节导引,如传统养生功法中的行气术,就是运用意念导引,使气机按一定的路线运行,古代功法中大周天运行、奇经八脉运行、后世意念周天等属于此类;古法采气,服五方气,服日月星辰之气则是用意念导引外界,气为我所用。

3.以音引气

通过发音引动体内气机的变化。一方面,音声对人体气机的影响有声腔共振的作用,包括颅腔、鼻腔、口腔、咽腔、胸腔、腹腔等共振。另一方面,不同的发音,可引起人体气机升降开合的不同变化。此外,特定的音声对脏腑气化有着较为直接的影响。《史记·乐书》中说:"音乐者,所以动荡血脉,通流精神而和正心也。故宫动脾而和正圣,商动肺而和正义,角动肝而和正仁,徵动心而和正礼,羽动肾而和正智。"著名的传统运动功法"六字诀"即属以音引气。

(三)养神

神是生命活动的主宰,人的意识活动在人体生命中起着极为重要的作用。人的精神情志变化是对外界刺激的生理性反应,不仅能体现正常的心理活动,还能增强机体适应环境、抵抗疾病的能力,因此,历代养生家都十分重视养神,可以起到强体防病、延年益寿的作用。古代养生功法对神的调控形式和方法有以下三种。

1.虚静无为法

这一方法是使意识活动保持虚静,达到无为、无念的特殊精神状态。努力做到心境坦然,人体生命活动在这种状态下会自然发生有序变化。虚静无为法最根本的要求是精神上的虚静,以此来调摄人体生命活动,做到《黄帝内经》所说的"恬淡虚无,真气从之,精神内守,病安从来"。

2.意识导引法

这一方法是积极主动地将意识与人体生命活动紧密结合,运用意识引导气的通行流畅、开合出入。如意识与形体动作相结合,即所谓"神注庄中,气随庄动";意识与气的运行规律相结合以引导和强化气的运行;意识与呼吸运动相结合,加强呼吸,通过呼吸运动引动气机的变化。

3.专一意守法

这一方法是将意识积极主动地贯注在相应的事物上,从而引发人体生命活动的变化。意守的对象可分为外界与体内对象。外界诸如日月星辰、山河湖海、花草树木等,也可以为非实体的声音,或某一形象等;体内对象诸如穴位(如丹田、百会、命门、气海等)、气脉循行、经络循行路线等。

(四)形、气、神三位一体

养生功法对人体形、气、神的锻炼和调控不是单一的,而是相辅相成的。对形的调控离不开对神和气的影响;对气的调控糅合了对形、神的调理;对神的调控更是必须落实到形与气上。并且就导引功法的操作过程而言,就是通过各种方法促使形、气、神合为一体,促进生命组织的平衡和优化。总之,在人体生命系统中,通过养生功法的锻炼,可使形、气、神各守其位并相互协调,保持生命活动的有序平衡稳定的状态。

三、常用传统养生功法

中医养生功法种类繁多,其流派纷呈、特色各异,是中医养生学的璀璨明珠。现择其精要,下面介绍几种简便易行,适合老年人的养生功法。

(一)八段锦

八段锦是以八节动作组合而成的体育健身术,据文献记载,北宋期间八段锦就广泛流传于世,明以后,在许多养生著作中都可见到关于该功法的记述,如《类修要诀》《遵生八笺》《保生心鉴》《万育仙书》等均收录了这套功法。其效应比喻为精美华贵的丝帛、绚丽多彩的锦绣,称颂其精炼完美的编排和良好的祛病健身作用。因其术式简单易练,易学易练,动作舒展,依次连贯,运动量适中,故十分适合老年人。

1.八段锦的养生功效

八段锦功法以脏腑为纲,具有较好调整脏腑功能的功效,《老老恒言》云:"导引之法甚多,如八段锦……之类,不过宣畅气血、展舒筋骸,有益无损。"八段锦把运动肢体与按摩、吐纳相结合,特别适合于各脏腑组织或全身功能的衰减者,它每一段都有锻炼的重点,而综合起来,则是对头颈、五官、躯干、四肢、腰、腹等全身各部位进行整体锻炼。其特点是能柔筋健骨,养气壮力,可以有行气活血,协调五脏六腑的功能。通过八种不同的动作,能够调理三焦和脾胃的功能,收到形神并养、强腰固肾、清心火、增气力、通经脉、调气血、舒筋骨、养脏腑的功效,是机体全面调养的健身功法。经常练习可起到保健、防病治病的作用。因此是深受广大人民群众特别是老年人、慢性病患者所喜爱的健身方法之一。

现代研究证实，八段锦对神经系统、心血管系统、消化系统、呼吸系统都有良好的调节作用，能改善神经体液调节功能，加快血液循环，按摩腹腔脏器，对于头痛、眩晕、肩周炎、腰腿痛，以及消化不良、神经衰弱等症有防治功效。

2.八段锦的功法特点

(1)脏腑分纲，经络协调：八段锦依据中医藏象理论及经络理论，以脏腑经络的生理、病理特征来安排导引动作。在八组动作中，每一组既有其明确的侧重点，又注重每组间功能效应呼应协调，从而全面调整脏腑功能及人体的整体生命活动状态。

(2)神为主宰，形气神合：八段锦通过动作导引，注重以意识对形体的调控，将意识贯注到形体动作之中，使神与形相合；由于意识的调控和形体的导引，达到神注形中，气随形动的境界。

(3)对称和谐，动静相宜：本功法每式动作及动作之间，表现出对称和谐的特点，形体动作在意识的导引下，轻灵活泼，节节贯穿，舒适自然，体现虚实相生、刚柔相济的神韵。

3.八段锦的功法动作

清末《新出保身图说·八段锦》将八段锦的功法要领及功效以歌诀形式总结为："双手托天理三焦，左右开弓似射雕；调理脾胃须单举，五劳七伤往后瞧；摇头摆尾去心火，背后七颠百病消；攒拳怒目增气力，两手攀足固肾腰。"

(1)双手托天理三焦。

1)预备姿势：立正，两臂自然下垂，目视前方。

2)动作：两臂慢慢自左右侧向上高举过头，十指交如翻掌，掌心向上，两足跟提起，离地一寸；两肘用力挺直，两掌用力上托，两足跟再尽量上提，维持这种姿势片刻；两手十指分开，两臂从左右两慢慢降下，两足跟仍提起，两足跟轻轻落地，还原到预备姿势。

(2)左右开弓似射雕。

1)预备姿势：立正，两脚立并拢。

2)动作：左脚向左踏出一步，两腿弯曲或骑马势，上身挺直，两臂胸前十字交叉，右臂在外，左臂在内，手指张开，头向左转，眼看左手；左手握拳，示指向上翘起，拇指伸直与示指成八字撑开，左手慢慢向左推出，左臂伸直，同时右手握拳，屈臂用力向右平拉，作拉弓状，肘尖向侧挺，两眼注视左手示指；左掌五指张开，从左侧收回到胸前，同时右掌五指张开，从右侧收回到胸前，两臂十字交叉，左在外，右臂在内，头向右转，眼看右手，恢复到立正姿势。

(3)调理脾胃举单手。

1)预备姿势：站立，双臂置于胸前，掌心向上，指尖相对。

2)动作：先举左手翻掌上托，而右手翻掌向下压，上托下压吸气还原时则呼气，左右上下换作8次。

(4)五劳七伤往后瞧。

1)预备姿势：自然站立，两臂自然下垂。

2)动作：慢慢向右转头，眼看后方，复原成直立姿势；慢慢向左转，眼看后方，复原。

(5)摇头摆尾去心火。

1)预备姿势：两腿开立，比肩略宽，屈膝成马步，双手扶膝上，虎口对着身体，上体正直。

2)动作：头及上体前俯，深屈，随即向左侧做弧形摆动，同时臀向右摆，再复原成预备姿势；头及上体前俯,深屈,随即向右侧做弧形摆动,同时臂向左摆,复原成预备姿势。

(6)背后七颠百病消。

1)预备姿势:两腿并拢,立正站好。

2)动作:两足跟提起,前脚掌支撑身体,依然保持直立姿势,头用力上顶,足跟着地,复原为立正姿势。

(7)攒拳怒目增气力。

1)预备姿势:两腿开立屈膝成骑马势,两手握拳放在腰旁,掌心向上。

2)动作:右拳向前方缓缓用力击出,臂随而伸直,同时左拳用力握,左肘向后挺,两眼睁大,向前虎视。

(8)两手攀足固肾腰。

1)预备姿势:两足平行并立与肩宽,双臂平屈于上腹部,掌心向上。

2)动作:向前弯腰,翻掌下按,掌心向下,手指翘起,逐渐以掌触及腰背,前俯呼气,还原吸气。

4.八段锦的练功要领

练习八段锦要求精神安定,心情平和,全身放松,姿势自如。头似顶悬,双目平视,闭口,舌抵上腭,意识与动作配合融会一体。如在做第一节时,可意想清气从手下贯至头、胸、腹、足、浸透全身,如清泉逐浊水,三焦浊气尽除。意守丹田,呼吸自然。要求形体、呼吸、意念要自然协调。

(1)呼吸均匀:做到呼吸自然、平稳,要配合腹式呼吸。逐步有意识地练习呼吸、意念与动作相配合,一般动作开始吸气为多,动作结束呼气为多,渐渐使呼吸做到深、长、匀、静。达到松静自然,要勿忘勿助,不强吸硬呼,使形息相随。

(2)意守丹田:八段锦的运动要求意守丹田,是意到身随,精神放松,注意力集中于脐。呼吸、意念的有机结合,似守非守,绵绵若存,使意息相随,形松意充,而达到形、气、神三位一体的境界和状态。

(3)柔刚结合:练习八段锦要求全身肌肉神经均放松,根据动作要求,柔刚结合,圆活连贯。练功时始终注意,动作松劲有力,松中有紧,松力时要轻松自然,用力时劲要使得均匀,稳定且含蓄在内,切不可用僵力。

(二)太极拳

太极拳是以太极、阴阳辨证理念为核心思想,结合易学的阴阳五行之变化,中医经络学,古代的导引术和吐纳术形成的一种内外兼修、自然、舒展、轻灵、刚柔相济的汉族传统拳术。太极拳是我国流传最广的健身项目之一,它集中了古代健身运动形神兼养、内外合一的精髓,采用内功与外功相结合,"以意领气,以气运身"。太极拳以"太极"为名,是以太极图势之圆柔连贯、阴阳抱合之势为运动原则,强调意识、呼吸、动作密切结合,长期练习具有通调脏腑、疏通经络、补益气血、强健筋骨、颐养性情等重要作用。

1.太极拳的养生功效

太极拳对于躯体、腰、眼神、关节、肌肉、四肢都有不同程度的锻炼,其养生功效主要表现在以下几个方面。

(1)导引:主要是通过呼吸、仰俯,手足屈伸的形体运动,使人体各部血液精气流通无阻,从而促进身体的健康。导引在太极拳中的应用即把意与形相结合,引导血行气流于周身畅通。演练太极拳可使心气旺盛,心血充盈,脉道通利,心主血脉的功能正常发挥,血液在脉管内正常运行,起到练拳养生的作用。

（2）吐纳：吐，即从口中吐出，意为呼气；纳，即收入，意为吸气，由鼻孔而入。吐纳术就是呼吸之术，通过口吐浊气，鼻吸清气，吐故纳新，服食养身，使形神相亲，表里俱济。太极拳把形体运动与吐故纳新相结合，首先，保证形体运动不能妨碍人体的肺脏呼吸运动，以保障肺脏功能的正常发挥。其次，促进人体内部宗气的形成。所谓宗气，是相对于先天元气而论的后天之气，是人之生命根本。宗气的功能就是推动肺的呼吸和心血在脉管内的运动。第三，促进人体宗气的分布，在心、肺的协同下，将宗气通过血脉达到全身表里上下，发挥其滋养的作用。

（3）经络：运行全身气血，沟通表里、上下、内外的系统。通过有规律的循行和错综复杂的联络交会，把人体的五脏六腑、四肢百骸、五官九窍、皮肉筋脉等组织器官联结成一个统一的有机整体，从而来保证人体生命活动的正常进行。太极拳与经络系统的联络、运输、感应传导和调节作用相结合。

（4）对脑功能起着积极的调节和训练作用：太极拳要求精神专一，全神贯注，意动身随，内外三合（内三合指意、气、力相合，即意与气合，气与力合；外三合指手与足合、肘与膝合、肩与胯合）。连绵不断，一气呵成。这些细微，复杂，独特的锻炼方法和要求，融合在太极拳练习过程当中，是对大脑很好的锻炼。

（5）增强肺脏的功能：太极拳练气是在使全身处于松静状态，随着深长的呼吸，促使内脏器官和外部肌肉有节律地舒张，收缩，腰，脊，四肢螺旋缠绕将丹田之气，运送到全身，使人气韵饱满，增强肺脏的功能。

2.太极拳的动作步骤

目前较为普及的"简化太极拳"，通称"太极二十四式"，即是以杨氏太极拳改编的。其各式名称为：起势，左右野马分鬃，白鹤亮翅，左右搂膝拗步，手挥琵琶，左右倒卷肱，左揽雀尾，右揽雀尾，单鞭，云手，单鞭，高探马，右蹬脚，双峰贯耳，转身左蹬脚，左下势独立，右下势独立，左右穿梭，海底针，闪通臂，转身搬拦捶，如封似闭，十字手，收势。

3.太极拳的动作要领

练太极拳总的要求是"沉、匀、连、缓"。做到立身中正，舒神定心，以意导动，气沉丹田要动作和缓，速度均匀，内（神）外（形）相合，上下相随，连贯圆活，呼吸自然。

（1）神静体松，以意领气：首先要安定精神，排除杂念，安静集中，专心引导动作，神静才能以意导气，形体放松，用意识指导动作，中正安舒，动作如行云流水，轻柔匀缓，上身要沉肩坠肘，下身要松胯松腰，以使经脉畅达，气血周流。

（2）全身协调，连绵自如：即要求身体重心稳，全身协调，浑然一体，动作要连绵不断，自然衔接和顺，达到意到、形到、气到的效果，快慢均匀，不能用拙劲，宜用意不用力。

（3）含胸拔背，以腰为轴：即胸略内含而不挺直，而脊背要伸展，使气沉于丹田。动作要呈弧形式螺旋形，转换圆活不滞，同时以腰作轴，上下相随，一气呵成。

（4）呼吸均匀，气沉丹田：即要求意、气、形的统一和协调，以腹式自然呼吸为主，深长均匀。吸气时，动作为合，气沉丹田；呼气时，动作为开，气发丹田。

（三）散步

散步指不拘形式，从容悠闲地踱步，是最简单、经济、有效、最适合人类防治疾病、健身养生和延年益寿的运动方法，也是最为人们熟知的基本活动方式。其优点是不受时间和地点限制，任何人在任何时间、地点都可以进行，而且动作自然放松，从容展步，不容易发生骨折或其他意外。两千多年前的《黄帝内经》就倡导人们"夜卧早起，广步于庭"。清代养生家曹廷栋在其所著的《养生随笔》中,对散步也大加赞赏,而且他身体力行"散步以养神"。俗话说:"走为百练之祖",散步是唯一能终身坚持的锻炼方式。所以,散步是特别适合年老体弱和患有慢性患者的养生保健锻炼。

1.散步健身的方式

散步是一项轻微运动,步行速度与时间决定运动量大小,可快慢走交替进行,并需要持续一定的时间才能达到需要的运动量。普通散步的步行速度为慢速(每分钟 60～80 步)和中速(每分钟 80～10 步)。适用于刚开始锻炼的人或年老体弱、饭后活动者及冠心病、高血压、脑出血后遗症、呼吸系统疾病等慢性疾病患者。也有特殊的散步方式,适用于不同的老年人群。

(1)快速散步:散步时步履速度稍快,每分钟约行 120 步,每次步行 30～40 分钟。快速散步可以振奋精神,兴奋大脑,使下肢矫健有力。适用于身体素质较好的老年人,以增强心力和减轻体重。

(2)定量散步:即按照特定的线路、速度和时间,走完规定的路程。散步时,以平坦路面和爬坡攀高交替进行,做到快慢结合。对锻炼老年人的心肺功能大有益处。

(3)逍遥散步:指散步时且走且停,且快且慢,行走一段距离,停下来稍事休息,既而再走;或快步一段,再缓步一程。根据自己的体力情况,量力而行,每次 5～10 分钟左右。这种走走停停,快慢交替的散步,适于老年人饭后缓步徐行,可舒筋骨,平血气,有益于调节情绪、醒脑养神、增强记忆力。也适用于久病病后恢复的患者及体弱之人。

(4)摩腹散步:这是我国传统的保健法,《内功图说》列为腹功,认为"两手摩腹移行百步除食滞"。《老老恒言》说:"饭后食物停胃,必缓行数百步,散其气以输于脾,则磨胃而易腐化。"饭后散步可健脾消食,而行走中以手摩腹,则可增加其效果,防治消渴病。一边轻松地散步,一边柔和地按摩腹部,两手重叠,左手在上,右手在下(女则反之)。先以心窝处之膻中穴,自左向右顺时针方向按摩胸部 36 次,然后,再以肚脐为中心顺时针方向按摩腹部 36 次。在按摩中先用左手再用右手,两手不能同时应用。继而将两手停放在腹下小腹部位,上下按摩,到腰部发热为止。每分钟 40～60 步,每次 5～10 分钟。摩腹散步可调整胃肠能,促进食物的消化及吸收,有助于防治消化不良和慢性胃肠道的疾病。

(5)倒退散步:散步时双手叉腰,两膝挺直。先向后退,再向前走各 100 步,如此反复多遍,以不觉疲劳为宜。可防治老年人腰腿痛、胃肠功能紊乱等症。

(6)摆臂散步:散步时,两臂随步伐节奏做较大幅度摆动,每分钟 60～90 步。可增强骨关节和胸腔功能,防治肩周炎、肺气肿、胸闷及老年慢性支气管炎。

2.散步健身的要求

(1)全身放松,从容和缓:散步之前,适当地活动肢体,调匀呼吸。若身体拘紧,则筋骨、肌肉、关节得不到放松,这样就达不到锻炼的目的。散步时,不宜使头脑中充满琐事和杂念。在悠闲的情绪,愉快的心情下散步,可使大脑解除疲劳,益智养神,是散步养生的一个必备条件。散步过程中步履宜轻,《寿亲养老新书》中描述"徐徐步庭院散气"。这种轻松缓慢的步法,可使周身气血畅达,百脉流通,内外协调,可取得较好的锻炼效果,是其他剧烈运动所不能及的。

(2)循序渐进,量力而行:古人强调,勤动肢体,要"形劳而不倦",量力而行,防止疲劳过度。"久行伤筋",要防止超负荷劳动和过量运动。《老老恒言》说:"居常无所事,即于室内时时缓步,盘旋数十匝,使筋脉活动,络脉乃得流通,习之既久,步可渐至千百……偶尔岁欲少,须自揣足力,毋勉强……"说明散步要根据体力量力而行,散步时间逐渐延长,速度逐渐加快,勿令气乏喘呼,过累则耗气伤形。

（3）坚持锻炼，持之以恒：华佗一生不但积极倡导体育活动，还身体力行，坚持锻炼，他外出诊病，坚持徒步行走。唐代百岁名医孙思邈，经常坚持走步运动，他根据四时气候的变化和天气状况，或行三、二里或走三、两百步，坚持不懈，福寿俱增。可见坚持散步锻炼，可防治疾病、强身养生、延年益寿。

（四）六字诀

六字诀，又称六字气诀，是以呼吸吐纳发音为主要手段的养生功法。关于呼吸吐纳发音的功法，秦汉时期的《吕氏春秋》中就有关于用导引呼吸治病的论述。而最早记录六字诀功法的当属南北朝时期陶弘景的《养性延命录》，嗣后有关六字诀的功理功法及其应用，历代都有不少发展和补充。如孙思邈的《千金方》、汪昂的《医方集解》、龚廷贤的《寿世保元》、冷谦的《修龄要指》都记载有六字诀功法。根据文献研究，明以前六字诀不配动作，明以后的六字诀有多种动作配合。六字诀流传至今，在功法上已形成了较为稳定的体系，保持了唐宋以来以中医五行五脏学说为理论基础，对呼吸口型及发音有了较明确的规范，肢体的动作导引与意念导引遵循中医经络循行规律。

1.六字诀的养生功效

六字诀与脏腑配属：呬属肺金，吹属肾水，嘘属肝木，呵属心火，呼属脾土，嘻属三焦。该功法是根据中医藏象学说理论，通过呼吸吐纳及意念和肢体的导引，配合特定的发音，来调整与控制体内气息的升降出入和脏腑气机的平衡，以达到养生保健、延缓衰老的目的。嘘气功平肝气，治目疾、肝大、胸胁胀闷、食欲缺乏、两目干涩、头目眩晕等肝经疾病。呵气功补心气，治心悸、心绞痛、失眠、健忘、盗汗、口舌糜烂、舌强语涩等心经疾病。呼字功培脾气，治腹胀、腹泻、四肢疲乏、食欲缺乏、肌肉萎缩、皮肤水肿等脾经疾病。呬字功补肺气，治外感恶寒、咳嗽咳痰、呼吸不畅等肺经疾病。吹字功补肾气，治腰膝酸软、盗汗遗精、阳痿、早泄、子宫虚寒等肾经疾病。嘻字功理三焦，治由三焦不畅而引起的眩晕、耳鸣、喉痛、胸腹胀闷、小便不利等疾病。

2.六字诀的功法特点

（1）以音引气，调节脏腑：六字诀的锻炼通过特定的发音来引动与调整体内气机的升降出入。以"嘘、呵、呼、呬、吹、嘻"六种不同的特殊发音，分别与人体肝、心、脾、肺、肾、三焦六个脏腑相联系，从而达到调整脏腑气机的作用。在六字的对音和口型方面有其相应特殊规范，目的在于通过发音来引动相应脏腑的气机。

（2）吐纳导引，音息相随：六字诀功法中，每一诀的动作安排、气息的调摄都与相应脏腑的气化特征相一致，如肝之升发、肾之蛰藏等。练习过程中十分注重将发音与调息吐纳及动作导引相配合，使发音、呼吸、动作导引协调一致，相辅相成，浑然一体，共同起到畅通经络气血、调整脏腑功能的作用。

（3）舒展圆活，动静相兼：六字诀功法其动作舒展大方、柔和协调，圆转灵活，如行云流水，婉转连绵，具有人在气中、气在人中的神韵，表现出安然宁静与和谐之美。并且其吐气发音要求匀细柔长，配合动作中的静立养气，使整套功法表现出动中有静、静中有动、动静结合的韵意。

3.六字诀的功法步骤

通过呬、呵、呼、嘘、吹、嘻六个字的不同发音口型，唇齿喉舌的用力不同，以牵动不动的脏腑经络气血的运行。歌云："春嘘明目夏呵心，秋呬冬吹肺肾宁。四季常呼脾化食，三焦嘻出热难停。发宜常梳气宜敛，齿宜数叩津宜咽。"

（1）动作。预备式：两足开立，与肩同宽，头正颈直，含胸拔背，松腰松胯，双膝微屈，全身放松,呼吸自然。呼吸法:顺腹式呼吸,先呼后吸,呼所时读字,同时提肛缩肾,体重移至足跟。调息:每个字读六遍后,调息一次,以稍事休息,恢复自然。

(2)发音。

1)嘘,读(xū)。口型为两唇微合,有横绷之力,舌尖向前并向内微缩,上下齿有微缝。呼气念嘘字,足大趾轻轻点地,两手自小腹前缓缓抬起,手背相对,经胁肋至与肩平,两臂如鸟张翼向上、向左右分开,手心斜向上。两眼反观内照,随呼气之势尽力瞪圆。屈臂两手经面前、胸腹前缓缓下落,垂于体侧。再做第二次吐字。如此动作六次为一遍,作一次调息。

2)呵,读(kē)。口型为半张,舌顶下齿,舌面下压。呼气念呵字,足大趾轻轻点地;两手掌心向里由小腹前抬起,经体前到至胸部两乳中间位置向外翻掌,上托至眼部。呼气尽吸气时,翻转手心向面,经面前、胸腹缓缓下落,垂于体侧,再行第二次吐字。如此动作六次为一遍,作一次调息。

3)呼,读(hū)。口型为撮口如管状,舌向上微卷,用力前伸。呼字时,足大趾轻轻点地,两手自小腹前抬起,手心朝上,至脐部,左手外旋上托至头顶,同时右手内旋下按至小腹前。呼气尽吸气时,左臂内旋变为掌心向里,从面前下落,同时右臂回旋掌心向里上穿,两手在胸前交叉,左手在外,右手在里,两手内旋下按至腹前,自然垂于体侧。再以同样要领,右手上托,左手下按,作第二次吐字。如此交替共做六次为一遍,做一次调息。

4)呬,读(xia)。口型为开唇叩齿,舌微顶下齿后。呼气念呬字,两手从小腹前抬起,逐渐转掌心向上,至两乳平,两臂外旋,翻转手心向外成立掌,指尖对喉,然后左右展臂宽胸推掌如鸟张翼。呼气尽,随吸气之势两臂自然下落垂于体侧,重复六次,调息。

5)吹,读(chuī)。口型为撮口,唇出音。呼气读吹字,足五趾抓地,足心空起,两臂自体侧提起,绕长强、肾俞向前划弧并经体前抬至锁骨平,两臂撑圆如抱球,两手指尖相对。身体下蹲,两臂随之下落,呼气尽时两手落于膝盖上部。随吸气之势慢慢站起,两臂自然下落垂于身体两侧。共做六次,调息。

6)嘻,读(xi)。口型为两唇微启,舌稍后缩,舌尖向下。有喜笑自得之貌。呼气念嘻字,足四、五趾点地。两手自体侧抬起如捧物状,过腹至两乳平,两臂外旋翻转手心向外,并向头部托举,两手心转向上,指尖相对。吸气时五指分开,由头部循身体两侧缓缓落下并以意引气至足四趾端。重复六次,调息。

4.六字诀练功要领

(1)发音准确,体会气息:吐气发音是六字诀独特的练功方法,发音的目的在于引导气机。因此练功时,必须按要求,校准口形,准确发音。初学时,可采用吐气出声发音的方法,校正口型和发音,以免憋气;在练习熟练后,可以逐渐过渡为吐气轻声发音,渐至匀细柔长,并注意细心体会气息的变化。

(2)注意呼吸,用意轻微:六字诀中的呼吸方法主要是采用逆腹式呼吸。其方法与要领是:鼻吸气时,胸腔慢慢扩张,而腹部随之微微内收,口呼气时则与此相反。这种呼吸方法使横膈膜升降幅度增大,对人体脏腑产生类似按摩的作用,有利于三焦气机的运行。练功时要注意呼吸,但用意微微,做到吐惟细细,纳惟绵绵,有意无意,绵绵若存,这样方能将形意气息合为一体,以使生命活动得到优化。

(3)动作舒缓,协调配合:六字诀功法以呼吸吐纳为主,同时辅以动作导引。通过动作的导引来协调呼吸吐纳发音引动的气息,以促进脏腑的气化活动。因此,习练时要注意将动作与呼吸吐纳、吐气发音协调配合,动作做到松、柔、舒、缓,以顺应呼吸吐纳和吐气发音的匀细柔长的气机变化。

四、四季起居运动保健

《黄帝内经》说过,要顺应季节的变化去养生,避病邪。研究认为,老年人的健康也与气候息息相关,气候的变化还可促进原有的疾病恶化,导致一些危象的发生。张景岳总结四季养生的原则为"春应肝而养生,夏应心而养长,长夏应脾而变化,秋应肺而养收,冬应肾而养藏。"老年人如何在气候变化的环境中,顺应四季,达到身心健康、延缓衰老的目的呢?下面分别介绍四季起居运动养生的方法。

(一)春季起居运动调养

1.起居调养

春为四时之首,万象更新之始,天气由寒变暖,阳气生发,生机盎然,正如《黄帝内经》里所说:"春三月,此谓发陈。天地俱生,万物以荣。"人体应顺应自然阳气生发舒畅的特点。《黄帝内经》指出:"夜卧早起,广步于庭,被发缓形,以使志生",意味着春天人们应当晚一些睡,早点起,以适应自然界的生发之气。起床后宜披散着头发,舒展着形体,在庭院里漫步,这样就能达到使思想意识、灵感生发不息。关于春季的着装,俗话讲"春捂秋冻",春天应保暖,不宜受寒。《寿亲养老新书》里指出:"春季天气渐暖,衣服宜渐减,不可顿减,使人受寒";《摄生消息论》中说:"不可顿去棉衣,老年人气弱、骨疏体怯,风寒易伤腠理。时备夹衣,遇暖易之一重,渐减一重,不可暴去""稍冷莫强忍,即便加服",而且特别叮嘱体弱人要注意背部保暖。

2.运动调养

冬季人体的新陈代谢,藏精多于化气,各脏腑器官的阳气下降,因而入春后,应加强锻炼以增强阳气。春季宜增加户外运动,形式不拘,取己所好,使春气升发有序,阳气增长有路,符合"春夏养阳"的原则。春季可踏青、采摘、登山、做操,练习八段锦、太极拳等,自古以来,人们最喜踏青春游。明代养生家高濂在《遵生八笺·起居安乐笺》里描述了春季旅游之乐:"时值春阳,柔风和景,芳树鸣禽,邀朋郊外,踏青载滔,湖头汪棹、问柳寻花、听鸟鸣于茂林、看山弄水……此皆春朝乐事。"春季空气清新时也可到户外散步,可配合擦双手、揉颈项、揉摩胸腹、捶打腹背、拍打全身等动作,以利于郁滞宣畅、疏通气血、生发阳气。

(二)夏季起居运动调养

1.起居调养

夏季是一年里阳气最盛的季节,《黄帝内经》描述:"夏三月,此谓蕃秀,天地气交,万物华实"。夏季作息,一般地说,宜晚些入睡,早点起床,以顺应自然界阳盛阴虚的变化。《黄帝内经》里说:"夏三月……夜卧早起,无厌于日",不要回避天气炎热,仍要适当在阴凉处活动。"暑易伤气",炎热可使汗泄太过,所以,劳动或体育锻炼时,要避开午间烈日炽热之时,并注意加强防护。要适时安排午睡,不仅可以避炎热之势防中暑,又可消除疲劳。夏季腠理开泄,易受风寒湿邪侵袭,不宜夜晚出宿,以防贼风入中而致阴暑证。

2.运动调养

夏天运动锻炼,最好在清晨或傍晚较凉爽时进行,不宜做过分剧烈的运动。宋代养生家陈直曾在《寿亲养老新书》里讲:"午睡初起,旋汲山泉,拾松枝……从容步山径,抚松竹……坐弄流泉,漱齿濯足。"晚饭后,则"出步溪边……归归而倚杖柴门之下,则夕阳在山,紫绿万状,变幻顷刻,悦可入目。"这里汲山泉、拾松枝、步山径、抚松竹、弄流泉、漱齿濯足都是古人夏季健身项目。现代人们可以前往山区,利用自然条件作短期疗养、避暑、爬山、游览和散步,或进行游泳、钓鱼等水上活动。运动量要适度,不要过度疲劳,运动后感到口渴时,不宜过量、过快地进食冷餐或冷饮,可适当饮用盐开水或绿豆盐汤,不要立即用冷水冲头、淋浴。

(三)秋季起居运动调养

1.起居调养

秋季自然界的阳气由疏泄趋向收敛,正如《黄帝内经》所说:"秋三月,此为容平,天气以急,地气以明"。早秋以热、湿为主,中秋前后较长一段时间又以燥为主,而到了深秋、晚秋,却又以凉、寒为主,因此,起居作息要相应调整。《黄帝内经》里提出:"秋三月,早卧早起,与鸡俱兴",意思是秋天气候转凉,要早一点睡觉,以顺应阴精的收藏,又要早一些起床,以顺应阳气的舒长。主张睡子午觉,即夜晚 11 时止凌晨 1 时,上午 11 时到下午 1 时,子午之时,阴阳相接,极盛极衰,体内阴阳不平衡,所以需要静卧以候气复。关于着装,古语云:"饮食以调,时慎脱着""避色如避难,冷暖随时换",要随时注意根据气候加减衣服。

2.运动调养

每到秋季,秋燥当令,皮肤容易干燥,历代养生家强调"面宜多擦",孙思邈在《千金翼方·养老大例》亦说:"摩掌令热以摩面,从上向下二十七过,去皯气,令人面有光,又令人胜风寒时气、寒热头痛、百病皆除。"秋季可以在活动后按摩一些穴位,如脚底的涌泉穴,属于足少阴肾经的井穴,有补肾填精的作用,可以在睡前足浴后按摩。秋季多做"静功"锻炼,如六字诀里默念呼气练功法,内气功,意守功等。亦可采用《道藏·玉轴经》所载秋季养生功法,即秋季吐纳健身法,有保肺强身之功效。

(四)冬季起居运动调养

1.起居调养

冬季是自然界万物闭藏的季节,人体的阳气也要潜藏于内,正如《黄帝内经》所云,"冬三月,此为闭藏,水冰地坼,勿扰乎阳;早卧晚起,必待日光……去寒就温,无泄皮肤,使气亟夺,此冬气之应,养藏之道也。"要早睡晚起,日出而作,以保证充足的睡眠时间,60~70 岁老年人一般睡 7~8 个小时,70~80 岁老年人睡 6~7 个小时,80~90 岁老年人,肾气衰弱,阴阳两虚,睡眠质量下降,可适当延长为 9~10 个小时,以利阳气潜藏,阴精积蓄。至于防寒保暖,也必须根据"无扰乎阳"的养藏原则,做到恰如其分。老年人生理功能下降,皮肤老化,血管收缩较差,加上代谢水平低,穿衣以质轻又暖和为宜。衣着过少过薄,室温过低,则既耗阳气,又易感冒。反之,衣着过多过厚,室温过高,则腠理开泄,阳气不得潜藏,寒邪亦易于入侵。老年人特别要注意头与足的保暖,因其生理反应较年轻人迟钝,一般身体感到寒凉时往往已经受到寒邪的侵害,要特别注意根据天气变化增减衣服。

2.运动调养

俗话说:"夏练三伏,冬练三九。"说明冬季坚持体育锻炼的重要性。冬季气温低,人体腠理致密,阳气内敛,故一定得选用动静相兼的功法。要避免在大风、大寒、大雪、雾露中锻炼,可选择一些在室内练习的功法,如八段锦、五禽戏、易筋经、太极拳等,体质弱的老年人,可以做一些幅度较小的健身操,注意养精蓄锐,顾护阳气、阴精,以持之以恒地轻度的运动量活动开筋骨为宜,正如《黄帝内经》所说:"夫精者身之本也,故藏于精者,春不病温。"

(李层层)

第三节 精神与老年养生保健

随着科技发展、城市工业化、人口城市化和人际竞争的加剧,现代生活给人类带来了很大的精神压力,使人的心理和生理都会发生一些变化,比如说人在长期的沉重压力下就很容易出现一些不良情绪,进而导致的心理障碍、心理困扰,使得患病概率大大增加。我国的传统医学早就认识到了这一点,中医养生强调形神合一,指出形体是生命存在的基础,而神是生命活动的主宰,人的精神情志变化可影响形体,使脏腑气机调畅,提高对环境的适应能力和对疾病的抵抗能力。古代医家张景岳说:"形者神之质,神者形之用;无形则神无以生,无神则形不可活"。《黄帝内经》明确指出:"形与神俱,终其天年"。所以,形神兼养不仅要注意形体的保养,而且要注意精神的调摄,使形体健壮,精神充沛,身体和精神协调发展。精神养生法,就是在"天人相应"整体观念的指导下,通过颐养心神和性情、调摄情志等方法,保护和增强心理健康,达到形神兼养、预防疾病、延缓衰老的一种养生方法。精神养生是人体健康的重要环节,包括心神养生和情志养生两个方面。

一、心神养生法

心神,主要指人的精神、意识及思维活动,包括神、魂、魄、意、志。五脏之中的心具有主宰生命活动的重要功能,故又被称为"君主之官"。神能摄精,固精,神守则精固,神荡则精泄。《灵枢·摄生类》曰:"善养生者,必宝其精,精盈则气盛,气盛则神全,神全则身健,身健则病少。神气坚强,老而宜壮,皆本乎精也。"心主神明,神又是一切生命活动的主宰,正如张介宾所说:"心为一身之君主,禀虚灵而涵造化,具理以应万机,脏腑百骸,唯所是命,聪明智慧,莫不由之,故曰神明出焉。"人的精神健旺,机体适应环境和抵抗疾病的能力就会大大增强,从而起到防病的功能,同时也会影响五脏六腑的气机功能与气血运行,气血平和,就有利于保护脏腑功能,同样,患病之后,良好的精神调摄会加速康复,所谓"使神有所依,志有所靠;神与形俱,才能尽享天年"。心神养生法,是指通过心性修养,净化心灵,升华道德境界,自动清除贪欲,调节情绪,改变自己的不良性格,纠正错误的认知过程,使自己的心态平和、乐观、豁达,以达到健康长寿的目的。养生贵乎养神,不懂养神之要,单靠饮食疗法、药物滋补难以达到健康长寿。概括起来,调神之法有:清静养神、养薀港德、怡养性情、四气调神等方面。现就主要方法介绍如下。

(一)清静养神

古人认为心静神自安。道家的宗旨之一就是通过养生、避世、清心、寡欲等方法而却病延年、长生不老。《黄帝内经》也有"静则神藏,躁则神亡"之说。神的属性育静,清虑静定,少费神气,神得安养,故寿,躁扰不宁则耗神,催人老。《黄帝内经》里又讲:"精神内守,病安从来"。精神情志保持淡泊宁静的状态,因神气静而无杂念,可达到真气内存,心神平安的目的。它强调了内环境——精神的安定对人体健康的重要作用。董仲舒的《春秋繁露》关于养生说道"养生之大者,乃在爱气,气从神而成,神从意而出……故君子闲欲止恶以平意,平意以静神,静神以养气,气多而治,则养身之大者得矣"。这里可以看出调神就是以静为主。如何保持神气清静,精神内守?概括起来包括以下几方面。

1.少私寡欲

静志安神,清心静养,孙思邈总结为"十二少",即:"少思、少念、少欲、少事、少语、少笑、少愁、少乐、少喜、少怒、少好、少恶行"。行此"十二少",为"养生之都契也"。少私,是指减少私心杂念。寡欲,是降低对名利和物质的嗜欲,要少私寡欲是指对自己的"私心"和"贪欲"进行自我克制并清除。老子曾曰:"吾欲独异于人,而贵食母。"这食母就是食气,食气是古人养生的主要方法,他认为,追逐无穷的名利,必会劳神伤身,因此,主张"见素抱朴,少私寡欲"。《万寿丹书》中讲:"广惠子曰:欲未善言,不欲先计较钱财","财固人所必用,但以轻重较之,财则又轻于命也。何则,人既病火,则危如累卵,善调则生,失调则死,岂常病可例视乎,必静心寡欲,疑神定虑,毋以纤维扰心君,庶火息水恬,病或可瘳。"说明不计钱财,静心寡欲,有利于养生却病,反之,则损年折寿。老子曰:"名与身孰亲,我知之矣,我当既明且哲,深根固蒂,以保其身,不取虚名也"。达到恬淡虚无、无为的境界,必须对于名利的欲望加以节制。《养心录集要》中云:"练心如练将,制欲如制敌"。"常存敬心,嗜欲自然寡矣"。提出节制嗜欲要常存敬心,下定决心。

2.养心敛思

《黄帝内经》中在谈到人如何会早衰时明确指出:"不时御神,务快其心,逆于生乐,起居弓无节,故半百而衰也。"。不时御神,即是指不善于控制自己的精神。养生者应心情安闲,心思若定,心除杂念,心清如镜,以便真气顺畅,精神守于内,疾病无处生,形体劳作但不致疲倦,身体健康而无疾。养心,即保养心神;敛思,即专心致志,志向专一,排除杂念,驱逐烦恼。《医钞类编》中指出:"养心则神凝,神凝则气聚,气聚则神全,若日逐攘扰烦,神不守舍,则易衰老。"《万寿丹书》谓"多思则伤神",因为神为心所主,养神必先养心,心静则神安,心动则神疲。《寿世青编·养心说》里指出:"未事不可先迎,遇事不可过忧,既事不可留住,听其来,应以自然,任其自去,忿愤恐惧,好乐忧患,皆得其正,此养心之法也。"说明遇事应泰然处之,以安心养神。另外,要懂得及时排遣。"塞翁失马,安知非福""遇逆境,即善自排解。"《千金方》中有:"凡人不可无思,当以渐遣除之"。《千金要方·调气法》云:"彭祖曰:道不在烦,但能不思饮食,不思声色,不思胜负,不思曲直,不思得失,不思荣辱。心无烦,形无极……亦可得长年。"这些都告诫我们,对外界事物的反应要顺之而去,千万不要为各种琐事伤透脑筋,费尽心机,这一点对于老年人尤为重要。

(二)养性修德

"性"是指人的性格和情操。古人所言"德"包括仁、义、礼、智、信。养性养德是中医养生学中的重要组成部分。历代养生家都十分生重道德的养生价值。

1.道德修养

孔子是我国历史上伟大的思想家、教育家,儒家学派的创始人。孔子的养生思想体系中最精辟独、最具突出的特点是道德养生,他认为养生要从修德开始,修身修善,主张"崇德、修慝、辨惑""德润身""仁者寿",崇尚道德,改正不足,辨别是非。他在《中庸》中进一步指出"修身以道,修道以仁""大德必得其寿""知者乐,仁者寿"。孟子继承和发展了孔子"以德增寿"的思想,提出浩然之气。所谓"浩然正气",就是指高尚的道德情操。包指出的"富贵不能淫,贫贱不能移,威武不能屈",就是道德修养的具体内容。古代养生家早就提出"养生莫若养性,养性莫若养德"的理念。高濂在《遵生八笺》中重申:"君子心悟躬行,则养德、养生兼德之矣。"

2.哲理养性

所谓哲理养性,就是在纷繁复杂的生活之中,用对立统一规律和一分为二的哲理作为人应世准则,审视和指导自己的生活过程,始终保持平和的心态,从中获得生活的动力和热情。正如《素问·上古天真论》中指出圣人颐养性情的养生之道,即"无恚嗔之心","无思想之患","以恬愉为务"。具体来讲,古人养性有以下几个方面:

(1)仁礼。《孟子·离娄下》曰:"仁者爱人,有礼者敬人。爱人者,人恒爱之;敬人者,人恒敬之。"说明为人要重视仁、礼的修养,一言一行都要注意礼仪,相互之间要注意仁爱。《养心录集要》也讲:"身心严肃便是持敬,动作合宜便是集义";"意诚则定,心正则静,身修则安"。

(2)性善:孟子认为"人性本善"的观点,认为人生来是善良的,具有恻隐之心、羞恶之心、恭敬之心、是非之心,他提出"大人者,不失其赤子之心也。"认为有高尚品德的人,保持所有"善"的本性,会使精神轻松,身心健康。《寿世保元·延年良箴》亦谓:"积善有功,常存阴德,可以延年"。孙思邈在《千金要方·养性序》中指出:"夫养性者,所以习以成性,性自为善……性既自善,内外百病皆不悉生,祸乱灾害亦无由作,此养生之大经也。"

(3)知足:常言道"人生解知足,烦恼一时除"。老子在《道德经》里说:"祸莫大于不知足,咎莫大于欲得。"就是说,灾祸莫过于不知足,罪过莫过于贪得无厌。《遵生八笺·延年却病笺》谓:"知足不辱,知止不殆。"这些论述告诉我们,只有"知足",才能"常乐",而终其天年;反之则病祸即至,而夭其寿。

(4)乐观:乐观怡神,精神愉悦,对人、对己、对事、对现实环境,善于适应。乐观的情趣是调养精神、排除不良情绪和防止衰老最好的精神安慰剂。《黄帝内经》指出:"喜则气和志达,荣卫通利。""内无思想之患,以恬愉为务,以自得为功,形体不敝,精神不散,亦可以百岁。"恬,安静也;愉,即愉快、乐观、开朗;务,任务。所谓"以恬愉为务",是指人们一定要以精神乐观为首要任务。

(5)忍让:古人认为,修身养性要注意"忍让"。我国古代十分注意忍让,把忍让看作美德。老子歌颂水的柔德,守柔、不争,以至天下莫能与争,目的就是实现天人和谐。《养老奉亲书》亦云:"百战百胜不如一忍,万言万当不如一默。"《寿世保元·延年良箴》谓:"谦和辞让,敬人持己,可以延年。"说明注意忍让,敬人持己,可免除忧患,不使神形受伤,从而可获延年益寿。

二、情志养生法

所谓情志,是指人对外界客观事物和对象所持的态度体验,即情绪反映,也称情绪与情感。人有各种各样的情绪,这是人对外界刺激的心理生理反应。尤其到了老年,会出现各种往日未曾有过的各种情绪。善于节制自己的情绪,避免忧郁、悲伤等不愉快的消极情绪发生,使心理处于怡然自得的乐观状态,才会对人体的生理起良好的作用。情志养生法,主要是指通过自己对外界客观环境或事物情绪的反映进行自我调节和转变错误思维方式,将心情调节到最佳状态,使之健康长寿的方法。中医将人的情绪分为喜、怒、忧、思、悲、恐、惊,谓之七情,神、魂、魄、意、志称为五志,分属于五脏。中医情志养生是指喜不过旺,怒不过激,思不过虑,恐不过惧,惊不过神的正常情绪状态。正如古人云:"欲有情,情有节,圣人修节以止欲,故不过行其情也。"

(一)情志致病的特点

心平气和利于寿,七情突发伤于心。喜、怒、忧、思、悲、恐、惊,正常情况下,对机体生理功能起着协调作用,但若突然、强烈或长期持久的情志刺激作用于人体时,可使脏腑气血功能紊乱,七情太过,七情失调,就会成为致病因素,心神则难平和,中医称之为"情志内伤"。另一方面,情志活动以五脏精气为物质基础,《黄帝内经》说:"人有五脏化五气,以生喜怒悲忧恐。"当脏腑气血及功能失调时,可出现异常的情志反映,两者相互影响。

1.七情直接伤及五脏

中医认为,喜过则伤心,怒过则伤肝,忧过则伤肺,思过则伤脾,恐过则伤肾。其中,心为君主之官、五脏六腑之大主、精神之所舍,故情志的异常变化,首先影响的是心脏的功能。然后分别影响其他脏腑,使脏腑功能紊乱。此即《灵枢·素问》所说:"悲哀愁忧则心动,心动则五脏六腑皆摇。"

2.七情影响脏腑气机

七情内伤致病,常出现与之相关内脏的气机失调,进而影响气血运行。具体来讲:

(1)怒则气上:气上,即气机上逆。过怒伤肝,可使肝气上逆,甚则血随气逆,并走于上。临床可见头胀、头痛、面红目赤,甚或呕血、昏厥猝倒等。

(2)喜则气缓:缓有和缓、涣散之意。一般而言,喜悦能缓和紧张情绪,使气血调和,但暴喜或过喜,则又可使心气涣散,以致心神不宁,甚则失神狂乱。

(3)悲则气消:过度悲忧,可耗伤肺气,以致气短息微、乏力懒言等。

(4)思则气结:思虑过度,劳神伤脾,可使脾失健运,气血化生无源。表现为食欲减退,脘腹胀满,腹泻便溏,倦怠乏力等。

(5)恐则气下:恐惧过度,可使气陷于下,损伤肾气,肾气不固,临床表现可见二便失禁,遗精滑泄等。

(6)惊则气乱:突然受惊,可使气机紊乱,以致心神不定,惊慌失措。

3.情志波动影响病情

七情内伤不仅可以引起疾病发生,而且情志的异常波动,还可以使病情加重或迅速恶化。如患有高血压病的患者,若遇暴怒,可使血压迅速升高,甚至突然昏厥,或半身不遂,口眼㖞斜。

(二)健康心理特征

心境乐观,心神宁静,恬淡虚无,居处安静,以恬愉为务,以坦然而安身。不惧于物,不为物欲所累,志闲而少欲,不奢不侈。不为邪淫所惑,不为魔诱所动,既不妄想,也不安为,无思想之患,则自安之。意志坚强,精神专一,行事理智,不激不昂,身不存悔怒,魂不离自身,情爽而神怡。起居有常,有劳有逸,生活合乎规律,神清气爽则大健。善于适应环境变化,"婉然从物,或与不争,与时变化"。涵养性格,陶冶气质,不断完善自身,保持良好的人际关系,做到乐善好施,善附而好利他人。另外老年人还要老有所为,健身健脑;善于应变,自我调适,对新事物敏感,不故步自封;自尊自信,乐于奉献,热爱社会活动。

(三)情绪调摄法

古人在情志养生方面,积累了丰富的经验,人要在精神上保持良好状态,机体功能上得到正常发挥,就要修炼情志。下面就介绍几种调摄不良情绪的方法。

1.节制法

节制法就是调和、节制情感,防止七情过极,从而达到心理平衡的目的。《吕氏春秋》说:"欲有情,情有节,圣人修节以止欲,故不过行其情也。"正常七情宜养,异常七情宜戒。古人总结"十二多""多思则神殆,多念则志散,多欲则损志,多事则形疲,多语则气争,多笑则脏伤,多愁则心摄,多乐则意溢,多喜则忘昏错乱,多怒则百脉不定,多好则专迷不治,多恶则煎熬无欢"。此"十二多"不除,丧生之本也。《医学心悟》归纳了"保生四要""戒嗔怒"即为一要;《泰定养生主论》强调养生要做到"五不","喜怒不妄发"列为第二;《老老恒言·戒怒》亦指出"人借气以充身,故平日在乎善养。所忌最是怒。""怒"是历代养生家最忌讳的一种情绪,它是情志致病的魁首。"肝主怒",《黄帝内经》里说:"肝气实则怒。"怒不仅伤肝,还可伤及它脏。明确了气怒伤身的严重危害性,就要遇事冷静,加强修养,防怒于未然。

2.疏泄法

疏泄法是指把积聚、抑郁在心中的不良情绪,通过适当的方式宣达、发泄出去,以尽快恢复心理平衡。闷气在胸,如鱼鲠在喉,吐而不出,咽而不下,愁忧眉际,闷闷不乐,结果气滞于胸,潜埋于心。疏,疏发;泄,发泄。所谓疏泄法,是指当人在处于逆境,心情不佳时,千万不要把痛苦忧伤闷在心里,一定要发泄出来。用直接的方法把心中的不良情绪发泄出去,可通过设置情境导泄。如当一个人遇到不幸,悲痛万分时,不妨大哭一场。当心情郁闷、压抑时,可以通过无拘束的喊叫,将内心的郁积发泄出来。学会用正当的途径和渠道来发泄和排遣。《中国养生说辑览》建议:"凡遇不如意事,试取其更甚者譬之,心地自然清凉,此降火最速之剂。"除直接发泄的方法外,还有宣泄法,意即清洁身心。宣泄通过言语表达的方式,可把内心的某些不良情绪都谈出来,最好是一倾而泄,使身心纯净。《内经》中由医者或旁人"告""语""导""开",感动患者以情,这样可以解除内心的郁闷。宋代周守忠《养生类要》中说:"知喜怒之损性,故豁情以宽;知思虑之稍神,故损情而内守;知语烦之侵气,故闭口而不言;知哀乐之损寿,故抑之而不有;知情欲之窃命,敝忍之而不为。"

3.移情法

通过一定的方法和措施改变人的思想焦点,或改变其周围环境,以解脱不良情绪的苦痛,或转移到另外事物上去。正如《黄帝内经》里说:"古之治病,惟其移精变气,可祝由而已。"中医提倡"移情易性",移情,即排遣情思,改变内心情绪的指向性;易性,即改易心志,改变其不良情绪。《临证指南医案》中说:"情志之郁,由于隐情曲意不伸……郁证全在病情能移情易性。"《续名医类案》里说:"失志不遂之病非排遣性情不可。"琴棋书画是我国传统文化中的四种雅事,古人借此转移情志和陶冶性情。《理瀹骈文》里明确指出:"七情之病者,看书解闷,听曲消愁,有胜于服药者矣。"《北史·崔光传》说:"取乐琴书,颐养神性。"孙思邈在《备急千金要方》中指出:"弹琴瑟,调心神,和性情,节嗜欲。"另外,也有运动移情的方法,包括体力劳动和运动两种。劳动不仅有所收获,还能够调养心神,如清代画家高桐轩在《耕耘乐》中所说:"耕耘虽劳肢体,然颇健身心。伏案一天,把橱半天,既享田家之乐,又能健壮人身;既不忘耕耨之劳,又有秋收之望,何乐不为。"运动可以强身健体,传统的运动健身法还能使形神舒畅,松静自然,心神安合,达到阴阳协调平衡,如八段锦、太极拳、五禽戏等都主张动中有静、静中有动,动静结合,身心平衡。

4.以情制情法

又叫情志制约法,创自于《黄帝内经》:"怒伤肝,悲胜怒""喜伤心,恐胜喜""思伤脾,怒胜思""忧伤肺,喜胜忧""恐伤肾,思胜恐"。中医认为五志分属五脏,五志与五脏之间按五行生克规律而互制约。用互相制约、互相克制的情志,来转移和干扰原来对机体有害的情志,借以达到协调情志的目的。根据"以偏救偏"的原理,通过不同情绪之间的互相调节来修养精神,创立"以情胜情"的独特方法。著名医学家张子和在《儒门事亲》中指出:"悲可以制怒,以怆恻苦楚之言感之;喜可以治悲,以谑浪戏狎之言娱之;恐可以治喜,以恐惧死亡之言怖之;怒可以制思,以污辱欺罔之事触之;思可以治恐,以虑彼志此之言奇之。凡此五者,必诡怪谲诈,无所不至,然后可以动人耳目,易人听视。"在运用"以情制情"疗法时,要注意刺激的强度,不要超过致病的情志因素,或是采用突然地持续地强刺激,否则就达不到以情制情的治疗目的。

(李层层)

第四节 老年期痴呆

一、概述

老年期痴呆是指发生在老年期由大脑的退行性病变、脑血管性病变和脑外伤、肿瘤、感染、中毒或代谢障碍等病因所致的以痴呆为主要临床表现的一组疾病。老年期痴呆是脑功能障碍而产生的获得性智能损害综合征。主要包括阿尔茨海默病(Alzheimer's disease, AD, 简称老年性痴呆)、血管性痴呆(vascular dementia, VD)、混合性痴呆和其他类型痴呆, 如帕金森病、酒精依赖、外伤等引起的痴呆。其中以 AD 和 VD 为主, 占全部痴呆的 70%～80%。AD 是一组病因未明的原发性退行性脑变性疾病。AD 起病可在老年前期(早老性痴呆), 但老年期的(老年性痴呆)发病率更高。VD 是指由各种脑血管病导致脑循环障碍后引发的脑功能降低所致的痴呆。VD 大都在 70 岁以后发病, 在男性、高血压和/或糖尿病患者, 吸烟过度者中较为多见。如能控制血压和血糖、戒烟等, 一般能使进展性血管性痴呆的发展有所减慢。研究表明, 老年期痴呆的发病可能与下列因素有关。①遗传因素: 早发家族性 AD(FAD) 与第 1、14、21 号染色体存在基因异常有关, 65%～75% 散发 AD 及晚发 FAD 与第 19 号染色体 $ApoE\epsilon4$(载脂蛋白 $\epsilon4$)基因有关。②神经递质乙酰胆碱减少, 影响记忆和认知功能。③免疫功能障碍: 老年斑中淀粉样蛋白原纤维中发现有免疫球蛋白存在。④慢性病毒感染。⑤铝的蓄积。⑥高龄。⑦文化程度低。

二、护理评估

(一)健康史

评估患者有无 AD 的发病因素。询问患者有无脑外伤、心脑血管疾病、糖尿病、既往卒中史、吸烟等。

(二)身体状况

AD 和 VD 在临床上均有构成痴呆的记忆障碍和精神症状的表现, 但二者又在多方面存在差异, 见表 6-1。

表 6-1 AD 与 VD 的鉴别

	AD	VD
起病	隐袭	起病迅速
病程	缓慢持续进展, 不可逆	呈阶梯式进展
认知功能	可出现全面障碍	有一定的自知力
人格	常有改变	保持良好
神经系统体征	发生在部分患者中, 多在疾病后期发生	在痴呆的早期就有明显的脑损害的局灶性症状体征

此外, VD 的临床表现除了构成痴呆的记忆障碍及精神症状外, 还有脑损害的局灶性神经精神症状, 如偏瘫、感觉丧失、视野缺损等, 并且 VD 的这些临床表现与病损部位、大小及发作次数关系密切。

AD 则根据病情演变,一般分为三期。

1.第一期(遗忘期,即初期)

(1)首发症状为记忆减退,尤其是近期记忆减退明显,不能学习和保留新信息。

(2)语言能力下降,不能用合适的词语表达思维内容,甚至出现孤立性失语。

(3)定向力障碍,空间定向不良,易于迷路。

(4)抽象思维和判断能力受损。

(5)情绪不稳,情感幼稚,易激惹,偏执、急躁、缺乏耐心、易怒等。

(6)认知能力障碍,人格改变,如主动性减少、活动减少、孤僻、自私、对周围环境兴趣减少、对人缺乏热情,敏感多疑。本期能保持日常生活自理能力,一般不需特别照顾。病程可持续 1~3 年。

2.第二期(混乱期,即中期)

(1)完全不能学习和回忆新信息,远期记忆受损但未完全丧失。

(2)注意力不集中。

(3)定向力进一步丧失,常去向不明或迷路,并出现失语、失认、失用、失写、失计算。

(4)日常生活能力下降,如洗漱、梳头、进食、穿衣及大小便等需别人协助。

(5)人格进一步改变,如兴趣更加狭窄,对人冷漠,甚至对亲人漠不关心,言语粗俗,无故打骂家人,缺乏羞耻感和伦理感,行为不顾社会规范,不修边幅,不知整洁,将他人之物据为己有,争吃抢喝类似孩童,随地大小便,当众裸体,甚至发生违法行为。

(6)行为紊乱,如精神恍惚,无目的的翻箱倒柜;收藏废物,视为珍宝,怕被盗窃,东藏西藏;无目的徘徊,甚至出现攻击行为;动作日渐减少,端坐一隅,呆若木鸡。本期患者不能独立生活,需要特别照顾,是护理照管中最困难的时期,多在起病后的 2~10 年。

3.第三期(极度痴呆期,即末期)

(1)生活完全不能自理,卧床不起,大小便失禁。

(2)智能完全丧失。

(3)无自主运动,缄默不语,不会吞咽,成为植物人状态。常因吸入性肺炎、压疮、尿路感染等并发症而死亡。本期多在发病后的 8~12 年。

(三)心理-社会状况

1.心理方面

老年痴呆患者大多数时间限制在家里,常感到孤独、寂寞、羞愧、抑郁,甚至有自杀行为。

2.社会方面

痴呆患者患病时间长、自理缺陷、人格障碍,需家人付出大量时间和精力进行照顾,常给家庭带来很大的烦恼,也给社会添加了负担,尤其是付出与效果不成正比时,有些家属会失去信心,甚至冷落、嫌弃老年人。

(四)辅助检查

1.影像学检查

对于 AD 患者,CT 或 MRI 显示有脑萎缩,且进行性加重;正电子发射体层摄影(PET)可测得大脑的葡萄糖利用和灌流在大脑某些区域(在疾病早期阶段的顶叶和颞叶,以及后期阶段的额前区皮层)有所降低。对 VD 患者,CT 或 MRI 检查发现有多发性脑梗死,或多发性腔隙性脑梗死,多位于丘脑及额颞叶,或有皮质下动脉硬化性脑病表现。

2.心理测验

简易智能精神状态检查量表(MMSE)、长谷川痴呆量表可用于筛查痴呆;韦氏记忆量表和临床记忆量表可测查记忆;韦氏成人智力量表可进行智力测查。

采用 Hachinski 缺血量表(表 6-2)可对 AD 和 VD 进行鉴别。

表 6-2　Hachinski 缺血量表

临床表现	分数	临床表现	分数
1.突然起病	2	8.情感脆弱	1
2.病情逐步恶化	1	9.高血压病史	1
3.病程有波动	2	10.卒中发作史	2
4.夜间意识模糊明显	1	11.合并动脉硬化	2
5.人格相对保存完整	1	12.神经系统局灶症状	2
6.情绪低落	1	13.神经系统局灶性体征	2
7.躯体性不适的主诉	1		

注:Hachiski 法评定:满分为 18 分,≤4 分为 AD,≥7 分为 VD。

三、护理诊断

(一)记忆受损

与记忆进行性减退有关。

(二)自理缺陷

与认知行为障碍有关。

(三)思维过程紊乱

与思维障碍有关。

(四)语言沟通障碍

与思维障碍有关。

(五)照顾者角色紧张

与老年人病情严重和病程的不可预测及照顾者照顾知识欠缺、身心疲惫有关。

四、护理目标

(1)患者能最大限度地保持记忆力和沟通能力,能满意地使用改变后的方式进行交流。

(2)患者在最大限度上恢复和达到自理,日常生活自理能力提高,能较好地发挥残存功能,生活质量提高,患者恢复最佳活动功能,身体活动能力增强。患者能保持良好的营养状态。

(3)家庭照顾者能应对患者的各种变化,提供良好的照顾。

五、护理措施

(一)日常生活护理及照顾指导

1.饮食护理

(1)饮食要清淡,品种多样化,保证蛋白质的供应,多食富含维生素、纤维素的食物,少食动物脂肪类食物。

(2)饮食要低盐、低糖,节制饮食,不可过饱,防止暴饮暴食。戒烟、适量饮酒。

（3）进餐定时、定量，与家人共同进餐。偏食的患者，注意平衡膳食。

（4）患者进餐困难时，可协助进餐，亦可使用特别设计的碗筷，方便患者使用，必要时予以喂食。食物尽量简单，防止噎食及呛咳、误咽。

（5）避免铝的摄入。

（6）定时饮水。

2.穿衣

（1）患者衣物尽量简单、宽松、柔软。选用不系带的鞋子。

（2）避免太多纽扣，以拉链取代纽扣，以弹性裤带取代皮带。

（3）说服患者接受合适的衣着，并给予鼓励。

3.睡眠

生活有规律，保证足够的睡眠，坚持午睡，看电视时间不宜过长。

（二）自我照顾能力的训练

对于轻、中度痴呆患者，应尽可能给予自我照顾的机会，并进行生活技能训练，如反复练习洗漱，穿、脱衣服，用餐，如厕等，以提高老年人的自尊。应理解老年人的动手困难，鼓励并表扬其尽量自理的行为。

（三）专人护理

患者完全不能自理时应专人护理，注意营养的补充，防止感染等并发症的发生。

（四）用药护理

老年痴呆的药物治疗以口服为主，胆碱酯酶抑制剂在疾病的早期阶段可改善记忆和学习能力，银杏叶提取物可改善 AD 或 VD 患者的记忆丧失与其他症状，积极治疗脑血管疾病以预防和缓解 VD 症状。护理老年痴呆患者用药应注意以下几点。

（1）初、中期患者常忘记服药、服错药，或服药后再次服用，所以患者服药时必须有人协助其将药全部服下，以免遗忘或错服。痴呆患者常不承认自己有病，或因幻觉、多疑而认为服用的是毒药，常拒绝服药。此时需耐心说服，向患者解释，可以将药研碎拌在饭中吃下，对拒绝服药的患者，一定要看着患者把药吞下，防止患者在无人看管时将药吐掉。

（2）重症患者吞咽困难，不宜吞服片剂，最好研碎后溶于水中服用，昏迷患者可由胃管给药。

（3）痴呆老年人服药后常不能诉说不适，要细心观察患者有何不良反应，及时报告医师，调整给药方案。

（4）药品管理：对伴有抑郁症、幻觉和自杀倾向的痴呆老年人，一定要把药品管理好，放到患者拿不到或找不到的地方。

（五）智能康复训练

1.记忆训练

鼓励患者回忆过去的生活经历，帮助其认识目前生活中的人和事，以恢复记忆并减少错误判断；鼓励患者参加一些力所能及的社交活动，通过动作、语言、声音、图像等信息刺激，提高记忆力。对于记忆障碍严重者，通过编写日常生活活动安排表、制定作息计划、挂放日历等，帮助记忆。对容易忘记的事或经常出错的程序，设立提醒标志，以帮助记忆。

2.智力训练

如拼图游戏，归纳和分类图片、实物、单词，由易到难的数字概念和计算能力训练等。

3.理解和表达能力训练

在讲述一件事情后,提问让患者回答,或让其解释一些词语的含义。

4.社会适应能力的训练

结合日常生活常识,训练患者自行解决日常生活中的问题。

(六)安全护理

1.生活环境固定

尽量避免变更患者的生活环境,当患者要到陌生地时,应有他人陪同,直至患者熟悉了新的环境和路途。

2.佩戴标志

患者外出时最好有人陪同或佩戴写有患者姓名和电话的卡片或手镯,以免丢失。

3.防止意外

老年痴呆患者常可发生跌倒、烫伤、烧伤、误服、自伤或伤人等意外。应将患者的日常生活用品置于患者方便之处。地面要做防滑处理,以防跌伤骨折。去除烫伤、烧伤、误服、自伤或伤人等危险因素。

(七)心理护理

1.陪伴关心老年人,消除孤独、寂寞感

鼓励家人经常陪伴患者,给予老年人各方面必要的帮助,陪老年人外出散步,或参加一些学习和力所能及的社会、家庭活动,使之感到家庭的温馨和生活的快乐。遇到患者情绪悲观时,应耐心询问原因,解释,安慰,给予支持、鼓励。

2.维护患者的自尊,尊重患者的人格

耐心倾听,回答询问时语速要缓慢,使用简单、直接、形象的语言;多鼓励、赞赏、肯定患者在自理和适应方面作出的任何努力,切忌使用刺激性语言。

(八)照顾者的支持指导

教会照顾者和家属自我放松方法,合理休息,寻求社会支持,适当利用家政服务机构和社区卫生服务机构及医院和专门机构的资源,组织有痴呆患者的家庭进行相互交流,相互联系与支持。

(九)健康指导

1.早期预防痴呆

老年痴呆的预防应从中年做起。

(1)积极用脑、劳逸结合,保护大脑,保证充足睡眠,注意脑力活动多样化。

(2)培养广泛的兴趣爱好和开朗性格。

(3)培养良好的卫生饮食习惯,合理膳食,低盐饮食,选择富含锌、锰、硒、锗类的健脑食物,如海产品、贝壳类、鱼类、乳类、豆类、坚果类等,适当补充维生素E。

(4)戒烟限酒,预防脑动脉硬化。

(5)不用铝制炊具。

(6)积极防治高血压、脑血管病、糖尿病等慢性病。

(7)按摩或针灸有补肾填精助阳、防止衰老和预防痴呆的效果。

(8)某些药物可引起中枢神经系统不良反应,包括精神错乱和倦怠,尽可能避免使用镇静剂、抗胆碱能药物、抗组胺制剂、抗精神病药物等。

2.早期发现痴呆

大力开展科普宣传,普及有关老年痴呆的预防知识和痴呆早期症状即轻度认知障碍和记忆障碍知识。全社会参与防治痴呆,让公众掌握痴呆早期症状的识别。重视对痴呆前期的及时发现,鼓励凡有记忆减退主诉的老年人应及早就医,以利于及时发现介于正常老化和早期痴呆之间的轻度认知损伤,对老年痴呆做到早期诊断和干预。

六、护理评价

通过治疗和护理干预后,患者的认知能力有所提高;能最大限度地保持社交能力和日常生活自理能力,生活质量有所提高;家庭照顾者的压力减轻,能主动照顾患者。

(李层层)

第五节　老年人心肌病

一、疾病简介

心肌病通常指病因不能明确的心肌疾病,称特发性心肌病,主要为扩张型心肌病、肥厚型心肌病、限制型心肌病和致心律失常型心肌病。其中以扩张型心肌病和肥厚型心肌病较为常见。病因明确的或断发于全身疾病的为特异性心肌病。心肌病分类如下。

(一)特异性心肌病

特异性心肌病指伴有特异性心脏病或特异性系统性疾病的心肌疾病。

1.缺血性心肌病

缺血性心肌病表现为扩张型心肌病伴收缩功能损伤,而不能以冠状动脉病变或缺血损伤的范围来解释。

2.瓣膜性心肌病

瓣膜性心肌病表现为心室功能障碍而超过了其异常负荷。

3.高血压性心肌病

高血压性心肌病常表现为左心室肥大伴扩张型或限制型心肌病心力衰竭的特点。

4.炎症性心肌病

炎症性心肌病为心肌炎伴心功能不全。已知的炎症性心肌病有特异性、自身免疫性及感染性。

5.代谢性心肌病

(1)内分泌性:如甲状腺功能亢进、减退,肾上腺皮质功能不全,嗜铬细胞瘤,肢端肥大症和糖尿病。

(2)家族性累积性和浸润性疾病:如血色病、糖原累积病、Hurler 综合征、Refsum 综合征、Neimann-Pick 病、Hand-Christian 病、Fabry-Anderson 病及 Morquio-Ullrich 病。

(3)缺乏性心肌病:如钾代谢紊乱、镁缺乏症、营养障碍(如恶性营养不良、贫血、维生素 B_1 缺乏症及硒缺乏症)。

（4）淀粉样变性：如原发性、继发性、家族性及遗传性心脏淀粉样变，家族性地中海热及老年性淀粉样变。

6.全身系统疾病

全身系统疾病包括结缔组织病，如系统性红斑狼疮、结节性多动脉炎、风湿性关节炎、硬皮病和皮肌炎；浸润和肉芽肿，如结节病及白血病。

7.肌营养不良

肌营养不良包括 Duchenne 肌营养不良、Becker 肌营养不良、强直性肌营养不良。

8.神经肌肉病变

神经肌肉病变包括遗传性共济失调、Noonan 综合征及着色斑病。

9.过敏及中毒反应

过敏及中毒反应包括对乙醇、儿茶酚胺、蒽环类药物、放射线等损害的反应。酒精性心肌病有可能为过量饮酒，现今尚不能确定乙醇是致病性还是条件性作用，也尚无确切的诊断标准。

10.围产期心肌病

可首次在围产期发病，可能为一组不同的疾病。

（二）特发性心肌病

心肌病是指伴有心功能障碍的心肌疾病，可分为扩张型心肌病、肥厚型心肌病、限制型心肌病和致心律失常型心肌病。

1.扩张型心肌病

左心室或双侧心室扩张及收缩功能障碍，可以是特发性、家族性或遗传性、病毒性和/或免疫性、酒精性或中毒性，以及并发于已知的心血管疾病，但其心功能损伤程度不能以异常负荷或缺血损伤的范围来解释。组织学改变是非特异性的。临床表现通常伴有心力衰竭，且呈进行性，常有心律失常、血栓栓塞及猝死，并可发生在病程中的任何一期内。

2.肥厚型心肌病

特点为左心室或右心室肥厚，通常是非对称性，并侵及室间隔。典型者左心室容量正常或减低，常有收缩期压力阶差。家族性通常为常染色体显性遗传，本病由肌质网收缩蛋白基因突变所致。典型形态学改变为心肌细胞肥大和排列紊乱，周围疏松结缔组织增多。多发生心律失常及早年猝死。

3.限制型心肌病

其特点为一侧或两侧心室有限制充盈及舒张期容量减少，其收缩功能正常或接近正常，心室壁增厚，可能伴增生的间质纤维化。可以是特发性的或伴发于其他疾病（如淀粉样变性，伴或不伴嗜酸性粒细胞增多症的心内膜心肌病）。

4.致心律失常型右心室心肌病

其特点为右心室心肌进行性被纤维脂肪组织所代替，初始为局限性，逐渐发展为全右心受累，有时左心室也受累，而室间隔相对不受侵犯。多为家族性，属常染色体显性遗传及不完全性外显，有时为隐性型。表现为心律失常，常可猝死，尤其是年轻患者。

5.不定型心肌病

不定型心肌病包括不能分入任何组织的少数患者（如弹力纤维增生症，未侵及心肌，收缩功能有障碍，只有轻度扩张，线粒体受波及）。

有些疾病可表现为一型以上的心肌病（如淀粉样变、高血压）。心律失常和传导系统疾病可以为原发性心肌异常,现尚未归入心肌病内。

二、主要表现

(一)扩张型心肌病

扩张型心肌病又称充血性心肌病,病理上以心肌变性、纤维化、心腔扩张为突出,其主要特征是心肌收缩功能障碍,进而发生心功能不全。患者容易合并各种心律失常及栓塞,甚或发生猝死。多有心悸、气急、胸闷、心前区憋痛不适等症状。重者出现水肿、端坐呼吸、肝大伴压痛等充血性心力衰竭的表现。

(二)肥厚型心肌病

肥厚型心肌病以心肌非对称性肥厚、心室腔缩小为特征。可有心悸、气促、胸闷胸痛、劳力性呼吸困难等症状。重者发生头晕及晕厥。伴有流出道梗阻时,在起立时或运动中常诱发眩晕,甚至有神志丧失的表现。

(三)限制型心肌病

限制型心肌病以心内膜纤维增生为主,致使心脏的收缩及舒张功能都受影响。以右心回流障碍、右心衰竭显著,可出现心悸、呼吸困难、水肿、颈静脉怒张、肝大及腹水等表现。

三、治疗要点

(一)病因防治

积极处理各种病毒感染。

(二)促进心肌代谢

给予肌苷、大剂量维生素 C 和极化液等。

(三)控制心力衰竭

应用利尿剂及强心苷,剂量宜由小至大,逐步增加。

(四)纠正心律失常

根据不同类型的心律失常选抗心律失常药物。

四、护理措施

(一)心理护理

及时了解和家属的心理状态,根据存在的不同心理状态,给予相应的心理疏导,介绍有关注意事项、关心体贴询问病情,主动了解需要,用热情和蔼的态度取得他们的信任,使其解除思想顾虑和精神紧张,以最佳的精神状态接受和配合治疗。同时还应注意在情绪稳定期间及时给予保健指导,讲解出院后的饮食、休息及注意事项。

(二)生活护理

建立良好的护患关系,满足生活上的必要需求。饮食给予低盐、低脂、清淡易消化吸收的食物,补充适量纤维素、新鲜水果蔬菜,进食量不可过饱,以防增加心脏负担。便秘时适当口服缓泻剂,告诫切忌屏气用力,以免加重心脏的负担,诱发心肌缺血,教育在排便时呼气或含服硝酸甘油,每天按肠蠕动方向按摩腹部数次,以促进排便。

（三）高危因素的护理

1.晕厥的治疗和护理

晕厥是猝死的先兆,应引起临床重视。临床护理不容忽视,护士应详细询问有无晕厥发作史,了解晕厥发生的次数、每次持续的时间、与体位的关系及发作前是否有前驱症状,如面色苍白、恶心、呕吐、头晕、眼黑、出冷汗等。嘱适当卧床休息,避免剧烈活动、情绪激动,协助做好生活护理。外出检查时由专人陪送。避免因心率加快、心肌收缩加重梗阻,导致脑供血下降发生晕厥。同时,肥厚型心肌病多服用β受体阻滞剂普萘洛尔和钙通道阻滞剂维拉帕米等,负性肌力药物抑制心肌收缩,减轻流出道阻塞。护士要注意观察上述药物对血压和心率的不良影响,避免晕厥的发生。

2.猝死的预防及护理

肥厚型心肌病在发生猝死前往往尚未明确诊断或新近确诊而不易预知,而猝死仅为首发的临床表现。护理上应密切注意的自觉症状,注意心率和心律的变化,尤其是任何室性心律失常的发生。值班护士应熟练掌握除颤器的使用和紧急心肺复苏。对各种心电图变化、心律失常的图形能准确判断,以便尽早做好抢救准备工作,争取抢救时间。

3.心律失常的护理

评估心律失常可能引起的临床症状,如心悸、乏力、胸闷、头晕、晕厥等,注意观察和询问这些症状的程度、持续时间及给日常生活带来的影响。定期测量心率和心律。及时进行心电监护,密切观察有无心律失常的发生。其次为高度房室传导阻滞、三束支传导阻滞。多数传导阻滞可恢复,必要时安置起搏器。护士应掌握心电图机的使用方法,在心律失常突然发作时及时描记心电图并标明日期和时间。如需持续心电监测的,应注意观察发作次数、持续时间、治疗效果等情况。必要时准备好急救药品、抢救设备,及时给予急救。教育注意劳逸结合,生活规律,保持情绪稳定,避免摄入刺激性食物,如咖啡、浓茶、烈性酒、可乐等;心动过缓应避免屏气用力动作,如用力排便等,以免因兴奋迷走神经而加重心动过缓。

4.心力衰竭的护理

尚未发生心力衰竭的要避免劳累,注意预防呼吸道感染,戒烟、酒。一旦发生心力衰竭应注意充分休息,给予低盐或无盐、高维生素易消化饮食,宜少食多餐,合理补给维生素 B_1 及维生素C,低钾适当增加蔬菜、瓜果、肉汤及橘子汁等。给予氧气吸入,严密观察患者生命体征变化、呼吸困难程度、咳嗽、咯痰情况及肺内啰音变化。遵医嘱服药,用药过程中密切观察的面色、心率、心律、血压、尿量、神志等变化,使用利尿剂时,应严格记录出入量,监测电解质变化情况,如低钾、低钠等;使用血管扩张剂要控制输液速度并监测血压,做好护理记录,延缓病情恶化。

肥厚型心肌病的进展缓慢,但如病情进展迅速或心室舒张末期血压过高则预后较差。除严格、持续合理安排活动量、坚持治疗外,还应注意保持情绪稳定,避免剧烈运动、持重、屏气动作,以减少猝死的发生。此外,对直系亲属进行超声心动图检查可及早发现病情。

五、保健

（1）积极治疗可能导致心肌病的原发病。

（2）根据心功能情况,适当活动,但切忌不可过累,应多休息,病情严重时应卧床休息。

（3）饮食宜清淡,有心力衰竭时应控制钠、水摄入,生活规律,避免受寒而诱发疾病加重。

（李层层）

第六节　老年人冠状动脉粥样硬化性心脏病

一、疾病概念

冠状动脉粥样硬化性心脏病指冠状动脉粥样硬化使管腔狭窄或阻塞,导致心肌缺血、缺氧而引起的心脏病,为动脉粥样硬化导致器官病变的最常见类型。它和冠状动脉功能性改变即冠状动脉痉挛一起,统称冠状动脉性心脏病(coronary heart disease,CHD),简称冠心病,亦称缺血性心脏病。本病可分为五种临床类型:无症状性心肌缺血型、心绞痛型、心肌梗死型、缺血性心肌病型、猝死型。其中以心绞痛及心肌梗死型较常见。

二、流行病学资料

冠状动脉粥样硬化性心脏病在老年人中普遍存在并随着年龄的增长进行性加重。尸解发现,50 岁以上的个体半数以上至少存在一支冠状动脉的明显狭窄,狭窄的严重程度和数量随着年龄增加。性别与心血管的关系在 65 岁以后逆转,65 岁以前,男性心血管病发病率高于女性,65 岁以后女性超过男性,半数以上的急性心肌梗死发生在 65 岁以上和女性患者。

三、临床表现与并发症

(一)心绞痛型的临床表现

1.症状

心绞痛以发作性胸痛为主要临床表现,疼痛的特点如下。

(1)部位:主要在胸骨体上段或中段之后,可波及心前区,常放射至左肩,或至颈、咽或下颌部。

(2)性质:胸痛常为压迫、发闷或紧锁性,也可有烧灼感,但不尖锐,不像针刺或刀扎样痛,偶伴濒死的恐惧感。发作时,患者往往不自觉地停止原来的活动,直至症状缓解。

(3)诱因:发作常由体力劳动或情绪激动所激发,饱食、寒冷、吸烟、心动过速、休克等亦可诱发。

(4)持续时间:疼痛出现后常逐步加重,然后在 3～5 分钟逐渐消失,一般在停止原来诱发症状的活动后缓解。舌下含用硝酸甘油也能在几分钟之内使之缓解。

2.体征

心绞痛发作时常见心率增快、血压升高,表情焦虑、皮肤冷或出汗,有时出现第四或第三心音奔马律。缺血发作时可有暂时性心尖部收缩期杂音。可有第二心音逆分裂或出现交替脉。部分患者可出现肺部啰音。

(二)心肌梗死型的临床表现

1.症状和体征

典型的症状为剧烈的、胸骨后压榨性或紧缩性疼痛,可放射至左臂,常伴有濒死感。这种不适类似于心绞痛,但其程度更高,持续时间更长(常大于 20 分钟),且休息和硝酸甘油不能缓解。

疼痛可放射至颈、颌、背、肩、右臂和上腹部。

2.伴随症状

可包括出汗、呼吸困难、乏力、头昏、心悸、精神错乱、消化不良、恶心或呕吐。

(三)心绞痛并发症

心律失常、心肌梗死、心力衰竭。

(四)心肌梗死的并发症

乳头肌功能失调或断裂、心脏破裂、室壁瘤、栓塞、心肌梗死后综合征。

四、治疗原则

(一)心绞痛的治疗

治疗有两个主要目的,一是预防心肌梗死和猝死,改善预后;二是减轻症状和缺血发作,提高生活质量。

1.一般治疗

发作时立刻休息,一般患者在停止活动后症状即可消除。平时应尽量避免各种确知的诱发因素,如过度的体力活动、情绪激动、饱餐等,冬天注意保暖。调节饮食,特别是一次进食不宜过饱,避免油腻饮食,禁绝烟酒。调整日常生活与工作量;减轻精神负担;保持适当的体力活动,以不致发生疼痛症状为度;治疗高血压、糖尿病、贫血、甲状腺功能亢进等相关疾病。

2.药物治疗

药物治疗首先考虑预防心肌梗死和死亡,其次是缓解症状、减轻缺血及改善生活质量。

(1)抗心绞痛和抗缺血治疗:①硝酸酯类药物,这类药物能降低心肌需氧,同时增加心肌供氧,从而缓解心绞痛;②β肾上腺素受体阻滞剂,机制是阻断拟交感胺类对心率和心收缩力的刺激作用,减慢心率、降低血压,减低心肌收缩力和耗氧量,从而缓解心绞痛的发作;③钙通道阻滞剂,本类药物可抑制心肌收缩,减少心肌氧耗;扩张冠状动脉,解除冠状动脉痉挛,改善心内膜下心肌的供血;扩张周围血管,降低动脉压,减轻心脏负荷;还降低血黏度,抗血小板聚集,改善心肌的微循环。

(2)预防心肌梗死和死亡的药物治疗:①抗血小板治疗,抗血小板治疗可抑制血小板在动脉粥样硬化斑块上的聚集,防止血栓形成;②降脂药物,降脂药物在治疗冠状动脉粥样硬化中起重要作用。他汀类药物可以使动脉粥样硬化斑块消退,显著延缓病变进展,减少不良心血管事件;③血管紧张素转换酶抑制剂,ACEI能逆转左室肥厚、血管增厚,延缓动脉粥样硬化进展,能减少斑块破裂和血栓形成,另外有利于心肌供氧/氧耗平衡和心脏血流动力学,并降低交感神经活性。

(二)心肌梗死的治疗

1.阿司匹林和口服抗血小板治疗

除非患者有明确的阿司匹林过敏史,所有急性心肌梗死患者都应立即给予阿司匹林治疗。

2.吸氧

对所有怀疑急性心肌梗死的患者均给予鼻导管吸氧。对有严重肺水肿或心源性休克的患者应给予面罩吸氧或气管插管给氧。

3.硝酸甘油

在考虑给予再灌注治疗前,应舌下含服硝酸甘油(0.4 mg)以判断ST段的抬高是否为冠状动脉痉挛所致。

4.再灌注治疗

急性心肌梗死的首要治疗目标是尽快给予再灌注治疗。所有症状发生12小时内就诊、有ST段抬高或新发左束支传导阻滞的心肌梗死患者均应考虑给予再灌注治疗。

五、护理干预

(一)心绞痛

1.活动与休息

心绞痛发作时应立即停止正在进行的活动,休息片刻即可缓解。

2.心理护理

安慰患者,解除紧张不安情绪,以减少心肌耗氧。

3.疼痛观察

评估患者疼痛的部位、性质、程度、持续时间,给予心电监护,描记疼痛发作时的心电图,严密监测生命体征变化,观察患者有无面色苍白、大汗、恶心、呕吐等。

4.用药护理

心绞痛发作时给予患者舌下含服硝酸甘油,用药后注意观察患者胸痛变化情况,如服药后3～5分钟仍不缓解可重复使用。用药过程中,注意观察药物不良反应,避免血压过低。

5.减少或避免诱因

疼痛缓解后,与患者一起分析引起心绞痛发作的诱因,如过劳、情绪激动、寒冷刺激等。注意调节饮食,禁烟酒。保持排便通畅,切忌用力排便,以免诱发心绞痛。

(二)心肌梗死

1.饮食与休息

起病后4～12小时内给予流质饮食,以减轻胃扩张。随后过渡到低脂、低胆固醇清淡饮食,提倡少食多餐。发病12小时内应绝对卧床休息,保持环境安静,限制探视。

2.给氧

遵医嘱给予氧疗,以增加心肌氧的供应,减轻缺血和疼痛。

3.心理护理

疼痛发作时应有专人陪伴,允许患者表达内心感受,给予心理支持,鼓励患者战胜疾病的信心。将监护仪的报警声尽量调低,以免影响患者休息。

4.止痛治疗的护理

遵医嘱给予吗啡或哌替啶止痛,注意有无呼吸抑制等不良反应。

5.活动

急性期24小时内绝对卧床休息,若病情稳定无并发症,24小时后可允许患者坐床边椅。指导患者进行腹式呼吸、关节被动与主动运动,逐渐过渡到床边活动。

6.排便

避免屏气用力排便,若出现排便困难,应立即告知医护人员,必要时应用缓泻剂或开塞露。

7.急性期严密心电监护

监测电解质和酸碱平衡状况,因电解质紊乱和酸碱失衡时更容易并发心律失常。准备好急救药物和抢救设备,随时准备抢救。

六、延续护理

延续性护理通常是指从医院到家庭的护理延续,包括经由医院制订的出院计划、转诊、患者回归家庭或社区后的持续性随访和指导。

(一)成立延续护理管理小组

老年冠心病患者的延续性护理团队由患者的主治医师、责任护士、临床药师等组成,保证小组成员对延续护理的积极性,并进行规范化培训。

(二)确定延续护理的方式

患者出院前,准确、详细记录患者的相关信息,建立随访资料档案。老年冠心病延续性护理小组旨在为老年患者提供全方面的家庭护理指导,包括用药指导、饮食指导、康复指导、运动指导、病情自我监测指导等。由小组成员在出院后 2 周之内采用电话回访的形式实施。

(三)延续护理的主要内容

1.心绞痛

(1)合理膳食:宜摄入低热量、低脂、低胆固醇、低盐饮食,多食蔬菜、水果和粗纤维食物如芹菜、糙米等,避免暴饮暴食,注意少量多餐。

(2)控制体重:在饮食治疗的基础上,结合运动和行为治疗等综合治疗。

(3)适当运动:运动方式以有氧运动为主,注意运动的强度和时间因病情和个体差异而不同,必要时在医师指导下进行。

(4)戒烟限酒。

(5)减轻精神压力:逐渐改变性急易怒的性格,保持平和的心态,可采取放松技术或与他人交流的方式缓解压力。

(6)避免诱发因素:告知患者及家属过劳、情绪激动、饱餐、寒冷刺激等都是心绞痛发作的诱因,应注意尽量避免。

(7)病情自我监测指导:教会患者及家属心绞痛发作时的缓解方法,胸痛发作时应立即停止活动或舌下含服硝酸甘油。如服用硝酸甘油不缓解或心绞痛发作比以往频繁、程度加重、疼痛时间延长,应立即到医院就诊,警惕心肌梗死的发生。

(8)用药指导:指导患者出院后遵医嘱服药,不要擅自增减药量,自我监测药物的不良反应。外出时随身携带硝酸甘油以备急需。

(9)定期复查:告知患者应遵医嘱定期到医院复查心电图、血糖、血脂等。

2.心肌梗死

除心绞痛患者延续护理内容外,还应注意以下几点。

(1)饮食调节:急性心肌梗死恢复后的所有患者均应采用饮食调节,即低饱和脂肪和低胆固醇饮食。

(2)戒烟:戒烟是心肌梗死后的二级预防的重要措施,研究表明急性心肌梗死后继续吸烟再梗死和死亡危险性增高 22%～47%,积极劝导患者戒烟,并实施戒烟计划。

(3)心理指导:心肌梗死后患者焦虑情绪多来自对今后工作能力和生活质量的担心,应予以充分理解并指导患者保持乐观、平和的心情,正确对待自己的病情。

(4)康复指导:建议患者出院后进行康复训练,适当运动可以提高患者的心理健康水平和生活质量、延长存活时间。运动中以达到患者最大心率的 60%～65% 的低强度长期锻炼是安全有效的。运动方式包括步行、慢跑、太极拳、骑自行车、游泳、健美操等,每周运动 3～4 天,开始时每次 10～15 分钟,逐渐延长到每天 30 分钟以上,避免剧烈活动、竞技性活动、活动时间过长。个人卫生活动、家务劳动、娱乐活动等也对患者有益。

(5)用药指导:指导患者遵医嘱用药,告知药物的作用和不良反应,并教会患者自行监测脉搏,定期门诊随诊。若胸痛发作频繁、程度加重、时间延长、服用硝酸酯类药物疗效下降时,提示急性心血管事件,应及时就医。

(6)照顾者指导:心肌梗死是心脏性猝死的高危因素,应教会家属心肺复苏的基本技术以备急用。

七、居家护理

(一)心绞痛

(1)按医嘱用药治疗:告知患者药物治疗的重要性,不可随意增减药量,外出随身携带硝酸甘油等药物以备急用。硝酸甘油见光易分解,应避光保存。

(2)植入支架患者,应定时来院复诊。

(3)保持乐观的心态:保持健康的生活方式,开朗乐观的心情,避免情绪激动。

(4)改变不良生活方式:保证充足睡眠、劳逸结合。戒烟限酒。

(5)监测血压:每天监测血压两次,保持收缩压在 16.0～18.7 kPa(120～140 mmHg)。

(6)饮食指导:养成良好的饮食习惯,细嚼慢咽,避免饱餐。

(7)适当身体锻炼:运动时间选择上午 10 点或下午 2 点,运动方式为步行、慢跑、太极拳等。

(8)身体不适及时就医:因老年患者疼痛反应迟钝,居家出现牙疼、咽部发紧、胃痛、肩痛、上臂发麻等情况,应高度警惕为心绞痛的不典型表现,应及时就医。

(9)避免各种诱发因素:防止受凉和感冒,避免过劳和情绪激动、饱餐、排便用力。积极治疗高血压、高血脂、糖尿病等。

(二)心肌梗死

1.提高服药依从性

指导患者出院后遵医嘱服药,自我检测药物的不良反应,不要擅自调整药量,随身携带硝酸甘油、速效救心丸等药物以备急用。

2.病情自我监测,按时随诊

监测血压、心率,不适症状,若出现心绞痛或心肌梗死症状,应及时就医。定期复查,监测心电图、血糖、血脂等结果。

3.改变生活方式

日常饮食保证低盐低脂,避免饱餐,戒烟限酒,控制体重,根据自身情况适度运动,以慢走、太极拳等有氧运动为主。

4.避免诱发因素

(1)不搬过重的物品,避免屏气用力诱发心肌梗死。

(2)保持心情愉悦,避免情绪激动。

(3)不在饱餐或饥饿时洗澡,水温与体温相当,洗澡时间不宜过长。

(4)注意气候变化,随着气温变化增减衣物。

5.家庭简易急救

（1）心肌梗死先兆识别：如患者在家中自觉心前区剧烈、持久疼痛，向手臂或肩部放射，伴随恶心呕吐黑矇等症状，或出现胃部不适、牙痛等症状，可能为心肌梗死先兆，应引起患者及家属重视。

（2）简易应急措施：立即停止任何体力活动、平息激动情绪，拨打120，服用硝酸甘油或速效救心丸等急救药物，缓慢坐靠沙发休息，尽量减少不必要的体位变动，以减轻心肌耗氧，在救援到来之前可做深呼吸、用力咳嗽动作，效果类似于胸外按压，是有效的自救方法。

（李层层）

第七节　老年人慢性肺源性心脏病

一、疾病简介

患有多年慢性支气管炎的中老年人可并发阻塞性肺气肿，常可出现逐渐加重的呼吸困难，初时往往在活动后气短，渐至休息时也感气促，在寒冷季节常因呼吸道感染使症状加重，甚至发生发绀或呼吸衰竭。由于长期反复咳嗽使肺泡膨胀、压力增高、肺泡周围毛细血管受压而阻力加大，加重了心脏负担，久之可导致肺源性心脏病。

肺源性心脏病是老年常见病。简单地说就是肺源性心脏病的简称，慢性支气管炎反复发作，支气管黏膜充血、水肿，大量黏液性渗出物阻塞小气道，气道不通畅，造成肺泡间隔断裂，影响气体交换功能，就会出现肺气肿。由于支气管炎不断发作，甚至引起支气管周围炎和肺炎，炎症波及附近的肺动脉和支气管动脉，致使这些动脉的管壁增厚、管腔变得狭窄，就会引起肺动脉压力增高，进而引起右心室和右心房肥大。发展成为阻塞性肺气肿，最后导致肺源性心脏病。支气管炎→肺气肿→肺源性心脏病，这就是本病演变的3个阶段。

二、主要表现

（一）原有肺部疾病的表现

有长期的咳嗽、咯痰、气促和哮喘等症状和肺气肿体征，如桶状胸，肺部叩诊呈高清音，肺下界下移。听诊呼吸音减弱或有干湿性啰音，心浊音界不易叩出，心音遥远，某些患者可伴有杵状指。

（二）心脏受累的表现

肺部疾病累及心脏的过程是逐渐的长期的，早期仅为疲劳后感到心悸气短，以及肺动脉高压及右心室肥大，如肺动脉第二心音亢进。剑突下有较明显的心脏搏动。叩诊可能肺动脉及心浊音界扩大，但多数因伴有肺气肿而不易查出，随病程进展逐渐出现心悸，气急加重，或有发绀。后期可出现右心衰竭的表现，如颈静脉怒张、肝大和压痛、下肢水肿和腹水。心悸常增快，可有相对性二尖瓣关闭不全，在三尖瓣区或剑突下可闻及收缩期吹风样杂音，或心前区奔马律。

（三）呼吸衰竭的表现

病变后期如继发感染，往往出现严重的呼吸困难、咳喘加重。白黏痰增多或咳黄绿色脓痰，发绀明显,头痛,有时烦躁不安,有时神志模糊,或嗜睡,或谵语,四肢肌肉抖动即所谓"肺性脑病";其原因是血氧减少,二氧化碳潴留中毒,酸碱平衡失调,电解质紊乱及脑组织 pH 下降等一系列内环境紊乱所致。

三、治疗要点

(一)基础疾病和发病诱因的治疗

在治疗肺实质性疾病引起的肺源性心脏病时,应积极有效地控制感染。根据临床表现和痰细菌培养及药物敏感试验结果合理选用抗生素。感染细菌不明确时应使用兼顾球菌和杆菌的抗菌药物。保持呼吸道通畅,鼓励咯痰,气道局部湿化或用祛痰药排痰,应用支气管扩张药,包括 β 受体激动药、茶碱及抗胆碱药物等。合理实施氧疗,合并呼吸衰竭伴中度以上二氧化碳潴留的宜用持续性控制性给氧,以达到既能将血氧含量提高到生命安全水平,又能避免二氧化碳过度升高对呼吸的抑制。氧流量通常控制在 $0.8 \sim 1.5$ L/min,使氧分压调整在 $6.7 \sim 8.0$ kPa($50 \sim 60$ mmHg);往往病情愈重,氧流量控制愈严格。若在前述治疗过程中神志状态恶化,呼吸明显抑制,咳嗽反射减弱,二氧化碳分压>10.7 kPa(80 mmHg)时,可试用呼吸兴奋药。对其效果尚有不同的看法。常用药物的疗效依次为多沙普仑、香草酸二乙胺、氨苯噻唑、巴豆丙酰胺及尼可刹米。重症呼吸衰竭经保守治疗 $12 \sim 24$ 小时无效时,应及时实施机械通气治疗。经鼻腔插管比经口腔或气管切开有更多的优点,已被普遍应用。在治疗肺血管病引起的肺源性心脏病时,对肺血栓形成或栓塞宜应用口服抗凝药(如华法林)或肺动脉血栓摘除术治疗;活动性肺血管炎需抗炎或服用肾上腺皮质激素。

(二)肺动脉高压的降压治疗

降低肺动脉压为一辅助治疗,常用的血管扩张药有钙通道阻滞剂(硝苯地平)、肼屈嗪、肾上腺能受体阻断药(酚苄明、酚妥拉明、妥拉唑林、哌唑嗪)、硝酸盐制剂及血管紧张素转换酶抑制剂(后者只用于缺氧性肺源性心脏病)。血管扩张药可产生某些不良反应,特别在重症,可引起低血压、低氧加重、矛盾性肺动脉压升高,甚至猝死,因此,应在密切监护下使用。

(三)心力衰竭的治疗

与一般心力衰竭的治疗基本相同,可慎用地高辛,使用利尿药、血管扩张药和血管紧张素转换酶抑制剂(卡托普利、依那普利)等。当并存有重度呼吸衰竭时,应侧重于使呼吸通畅,注意防止过度利尿引起排痰困难。

(四)稳定期的康复治疗

康复治疗的目的是稳定情绪,逆转的心理和心理病理状态,并尽可能提高心肺功能和生活质量。常用的疗法如下。

1.教育

对及其家庭成员进行有关肺源性心脏病的卫生常识教育和医护指导,以调动战胜疾病的主动精神。

2.长期家庭氧疗

每天吸氧至少 15 小时以上,长期坚持。这不仅能降低肺动脉压力,增加心排血量,缓解症状,增强体质,改善预后,甚至可使增厚的肺血管改变逆转。

3.中药扶正固本、活血化瘀治疗

常用的药物有黄芪、党参、白术、防风、茯苓、麦冬、五味子、紫河车、丹参、当归、川芎等。

4.预防感冒、及时控制肺部感染

可用肺炎球菌疫苗和流感病毒疫苗预防肺内感染,也可试服黄芪或间歇注射核酪以提高机体的免疫功能。继发于病毒感染的呼吸道细菌感染以流感嗜血杆菌、肺炎链球菌及部分革兰阴性杆菌最为常见,因此,应及时选用对这些细菌比较敏感的抗生素进行治疗。

5.改善心肺功能

常用的药物有肾上腺能受体激动药和茶碱类药物,部分可试用皮质激素。其他尚有气功疗法、呼吸治疗及物理治疗等。

四、护理措施

(一)心理护理

因长期患病,对治疗失去信心,护士应经常与谈心,解除对疾病的忧虑和恐惧,增强与疾病斗争的信心;同时要解决实际困难,使其安心治疗。

(二)生活护理

心肺功能代偿良好时,可让适当参加体能锻炼,但不易过度活动,还应注意休息。当出现呼吸困难、发绀、水肿等症状加重时、心肺功能失代偿时,应绝对卧床休息或半坐卧位,抬高床头减轻呼吸困难,给低流量持续氧气吸入,生活上满足需求,做好生活护理,加强巡视病情。

(三)基础护理

病室保持整洁、光线充足,经常开窗,空气对流,温湿度要适当。对长期卧床应预防压疮发生,保持皮肤清洁,每4小时按摩受压部位或给气垫床,骨突部位给棉垫圈或气圈,每天早晚用温水擦洗臀部,经常为翻身,更换衣服。保证营养供给,做好口腔护理,防止口腔溃疡、细菌侵入,必要时用复方硼砂溶液漱口。减少院内感染,提高护理质量。

(四)饮食指导

肺源性心脏病是慢性疾病,应限制钠盐摄入,鼓励进高蛋白、高热量、多维生素饮食,同时忌辛辣刺激性食物,戒烟、酒,出汗多时应给钾盐类食物,不能进食者可行静脉补液,速度不宜过快,以减轻心脏负担。

(五)控制感染

控制呼吸道感染是治疗肺源性心脏病的重要措施。应保持呼吸道通畅,可给氧气吸入,痰多时可行雾化吸入,无力排痰者及时吸痰,协助患者翻身;按医嘱给抗生素,注意给药方法和用药时间,输液时应现用现配,以免失去疗效;做好24小时液体出入量记录,对于全身水肿,注射针眼处应压迫片刻,以防感染。用利尿剂时,需观察有无水电解质紊乱及给药效果。

(六)密切观察病情,提高对病情的观察能力

要认真观察神志、发绀,注意体温、脉搏、呼吸、血压及心率变化,输液速度不宜过快,一般以20~30滴/分为宜,以减轻心脏负担。护士夜间加强巡视,因肺源性心脏病的死亡多发生夜间0~4时,询问病情要详细,观察有无上消化道出血及肺性脑病的征象,警惕晚期合并弥散性血管内凝血,发现情况及时报告医师,所以护士在抢救治疗肺源性心脏病中起着重要作用。

五、保健

(1)严寒到来时,要及时增添衣服,尽量避免着凉,不能让自己有畏寒感,外出时更要注意穿暖。因一旦受凉,支气管黏膜血管收缩,加之肺源性心脏病免疫功能低下,很容易引起病毒和细

菌感染。一般先是上呼吸道,而后蔓延至下呼吸道,引起肺炎或支气管肺炎。此外,脚的保暖对肺源性心脏病也十分重要,不可忽视。

(2)多参加一些户外活动,接触太阳光。天气晴朗时早上可到空气新鲜处如公园或树林里散散步,做一些力所能及的运动,如打太极拳、做腹式呼吸运动,以锻炼膈肌功能,并要持之以恒。出了汗及时用干毛巾擦干,并及时更换内衣。研究结果表明,长期坚持力所能及的运动,可提高机体免疫功能,能改善肺功能。运动量以不产生气促或其他不适为前提。避免到空气污浊的地方去。

(3)保持室内空气流通。早上应打开窗户,以换进新鲜空气。在卧室里烧炭火或煤火尤其是缺乏排气管时,对肺源性心脏病不利,应尽量避免。

(4)生活要有规律。每天几点钟起床,几点钟睡觉,何时进餐,何时大便,何时外出散步,都要有规律。中午最好睡睡午觉。心情要舒畅,家庭成员要和睦相处。肺源性心脏病由于长期受疾病折磨,火气难免大些,应尽量克制,不要发脾气。

(5)吸烟者要彻底戒烟,甚至不要和吸烟者一起叙谈、下棋、玩牌等,因被动吸烟对肺源性心脏病同样有害。有痰要及时咳出,以保持气道清洁。

(6)要补充营养。肺源性心脏病多有营养障碍,消瘦者较多,但又往往食欲不好。原则上应少食多餐,还可适当服一些健胃或助消化药。不宜进食太咸的食品。

(7)肺源性心脏病并发下呼吸道感染的表现往往很不典型,发热、咳嗽等症状可能不明显,有时仅表现为气促加重、痰量增多或痰颜色变浓。这都应及时到医院就诊,不要耽误。

(8)自己不要滥用强心、利尿和普萘洛尔类药物。因用药不当可加重病情,甚至发生意外。

(9)有条件者可进行家庭氧疗,这对改善缺氧,提高生活质量和延长寿命都有所裨益。

(10)为提高机体免疫功能,在严寒到来之前可肌内注射卡介苗注射液,每次 1 mL,每周2次,共 3 个月。这样可减少感冒和上呼吸道感染发生。

(李层层)

第七章 精神科护理

第一节 心境障碍

一、概述

心境障碍又称为情感性精神障碍,是以显著而持久的情感或心境改变为主要特征的一组精神障碍。临床上主要表现为情感异常高涨或低落,伴有相应的认知和行为改变,严重者可伴有精神病性症状,如幻觉、妄想等。大多数患者有反复发作的倾向,经治疗缓解后或发作期间精神症状基本正常,但部分患者可有残留症状或转为慢性。

临床上常见的心境障碍包括双相障碍、躁狂症、抑郁症及恶劣心境等几个类型。其中双相障碍具有躁狂和抑郁交替发作的临床特征,既往称为躁狂抑郁性精神病。躁狂症或抑郁症是指仅有躁狂或抑郁发作,习惯上称为单相躁狂或单相抑郁。临床上单相躁狂颇为少见,而抑郁症则比较常见。

流行病学调查显示,心境障碍是危害全人类身心健康的常见病,仅抑郁症而言,是世界范围内致残性疾病中的第四位,到2020年其患病率可能跃居世界第二位,危害仅次于缺血性心脏病。西方国家心境障碍的终身患病率一般为 3%～25%。世界卫生组织报告显示,目前全球抑郁症的患病率为 3%～5%,单相抑郁的时点患病率男性人群为 1.9%,女性为 3.2%。远远高于我国报道的数字。

我国至今仍缺少有关心境障碍的最新全国性流行病学调查资料,目前仅有的是 20 年前的调查结果。

同一调查结果显示,北京 50 家综合医院抑郁障碍的现患病率为 5.2%、终身患病率为 8.2%;50 家综合医院住院患者"抑郁发作"的现患病率为 3.9%～5.0%,"重性抑郁障碍"的现患病率为 3.7%;50 家综合医院门诊患者抑郁症的现患病率为 2.2%～2.5%,"重性抑郁障碍"的现患病率为 2.1%。

二、病因与发病机制

心境障碍的病因目前尚不清楚,但疾病的发生与生物学因素和心理社会因素密切相关,是两者相互作用的结果。

(一)生物学因素

生物学因素包括遗传因素,神经生化因素,神经内分泌功能异常因素,免疫功能紊乱,脑电生理功能变化因素和脑结构及功能异常因素。

普遍认为,心境障碍具有明显的遗传倾向,家系研究发现,与患者血缘关系越近,患病率越高,一级亲属的患病率远高于其他亲属,先证者亲属患本病的概率是一般人的 $10\sim30$ 倍。双生子研究发现,单卵双生子的同病率为 56.7%,而双卵双生子为 12.9%。

神经生物化学研究发现,心境障碍患者的 5-羟色胺(5-HT)功能活动降低;去甲肾上腺素(NE)代谢紊乱;抑郁症脑内多巴胺(DA)功能降低,躁狂症 DA 功能增高。双相障碍患者血浆和脑积液中氨基丁酸(GABA)水平下降。

神经内分泌研究发现,心境障碍患者有下丘脑-垂体-肾上腺轴(HPA 轴)活性增高,抑郁患者血浆皮质醇分泌过多;下丘脑-垂体-甲状腺轴功能低下。

神经免疫学研究发现,双相情感障碍患者的免疫功能紊乱。炎症机制在抑郁症的病理机制中起至关重要的作用。抑郁发作时炎症细胞因子水平增高,常见的免疫趋炎细胞因子包括:白细胞介素(IL)1、2、3、6;肿瘤坏死因子;干扰素 α/β;快反应蛋白(如触珠蛋白、C 反应蛋白、α_1 酸性糖蛋白)等;炎症细胞因子改变色氨酸代谢,色氨酸的神经毒性代谢产物(喹啉酸和犬尿酸)水平增高,导致神经细胞的损害,抑郁障碍的发生。

双相情感障碍的睡眠和脑电生理研究发现:抑郁患者常入睡困难、早醒、时睡时醒或睡眠过度;躁狂常出现睡眠要求减少;情感障碍与睡眠障碍关系密切;30%的心境障碍患者脑电图异常,睡眠脑电图,脑诱发电位等电生理研究也发现双相情感障碍患者存在明显异常。美国学者 AG Harvey 认为,睡眠和昼夜节律紊乱是双相情感障碍的核心症状,根据睡眠剥夺可触发躁狂复发、睡眠剥夺对第二天的情感控制产生不利影响的试验结果指出,睡眠和昼夜节律紊乱与双相情感障碍的心境发作、缓解不完全和复发风险密切相关。

神经影像学研究发现,心境障碍脑室扩大的发生率为 $2.5\%\sim42\%$,而且,发现抑郁症患者左额叶局部脑血流量降低的程度与抑郁的严重程度呈正相关。

(二)心理社会因素

心理社会因素在心境障碍的发生、发展及转归中起着重要作用,尤其是抑郁症及恶劣心境中所起的作用更为重要。童年时期的亲子分离或分离威胁,不良的父母教养方式及成年后经历配偶、子女或父母亡故,婚姻不和谐,离婚,失业,严重躯体疾病,经济状况差等应激事件,均会明显增加心境障碍的发生率。

三、临床表现

(一)心境障碍的临床症状

心境障碍的临床症状主要表现为抑郁发作和躁狂发作,但也可以表现为既有躁狂又有抑郁症状的混合状态。

1.抑郁发作的主要症状

情绪低落(抑郁心境),兴趣减低,无助感,疲劳感、活力减退或丧失,思维迟缓,食欲减退、体重减轻,睡眠障碍,焦虑或激越症状,性欲改变,自杀观念、自杀企图与自杀,以及种种躯体不适症状、自主神经紊乱症状。严重抑郁发作时可出现的幻觉、妄想等症状。有学者将抑郁发作的症状简要归纳为所谓的"三低症状",即情绪低落、思维抑制和行为迟缓。

2.躁狂发作的主要症状

情绪高涨,思维奔逸,言语活动显著增多,行为鲁莽、草率、不计后果,睡眠需要减少,食欲及性欲亢进,以及冲动、易激惹、酗酒、滥用药物或性行为不检点。严重躁狂发作可出现的幻觉、妄想等精神症状。有学者将躁狂发作的症状归纳为所谓的"三高症状",即情感高涨或情绪易激惹、思维奔逸和言语行为增多。

3.混合发作(状态)的主要症状

混合发作(状态)的主要症状指躁狂症状和抑郁症状在一次发作中同时存在。通常在躁狂与抑郁快速转相时发生,患者既有躁狂,又有抑郁的表现。一般持续时间较短,多数较快转入躁狂相或抑郁相。混合发作临床上的躁狂和抑郁症状不典型,容易误诊为分裂情感障碍或精神分裂症。

(二)心境障碍的临床类型

关于心境障碍的临床分类,根据不同的学术观点和不同的分类标准有不同的分类体系。传统上,心境障碍可分为双相情感障碍和单相情感障碍两大类。

1.双相情感障碍

临床上既有躁狂发作又有抑郁发作,双相情感障碍又分为四种类型。

(1)双相Ⅰ型(躁狂发作严重,抑郁发作较轻)。

(2)双相Ⅱ型(抑郁发作严重,躁狂发作较轻)。

(3)双相混合状态(既有躁狂又有抑郁症状的发作)。

(4)快速循环发作(躁狂或抑郁发作快速转换为一周期、每年四个周期以上的循环发作)。

2.单相情感障碍

该障碍又分为单相抑郁和单相躁狂两类。

(1)单相躁狂临床上较少见,国外大多数学者认为只要有躁狂发作,就应视为双相情感障碍。

(2)单相抑郁又分为:①伴有突出焦虑症状的抑郁与焦虑混合性发作;②单纯抑郁发作;③反复发作的抑郁障碍;④恶劣心境,即持续和轻度的抑郁(所谓"抑郁性人格")。

应该注意,从每次抑郁发作的严重程度来看又可分为:①中度或重度抑郁发作;②伴有和不伴有躯体症状的抑郁发作;③如属重度抑郁发作,又可分为伴有和不伴有精神病性症状的抑郁发作两类。

(3)此外,在心境障碍的分类中,有一些分类名词虽未纳入正式的分类系统中,但临床上仍在广泛应用,这些分类名称对于选择适当的药物治疗、判断患者的预后仍有一般分类不可替代的优势。常见分类如下。①原发性/继发性情感障碍:继发于躯体(包括脑)疾病、其他精神障碍、药物等原因所致的情感障碍称为继发性情感障碍,非继发于这些原因的称为原发性情感障碍。②季节性情感障碍:以季节性抑郁较多见,主要发生在冬季,其诊断标准是必须在3年或更长的时间内有三次以上心境障碍发作,每年都起病于相同的90天内,缓解也发生在每年特定的90天内,季节性发作次数显著多于可能发生的非季节性发作。③内源性/反应性抑郁:直接由生物原因(内源性)或内在因素所致抑郁称为内源性抑郁,而直接由心理因素所致的抑郁称为反应性抑郁。④隐匿性抑郁:是一种以躯体不适和自主神经系统症状为主要表现,掩盖了抑郁症状的抑郁症。⑤心境恶劣:旧称为神经症性抑郁,是指病程持续两年以上、抑郁症状严重程度较轻的抑郁症。⑥双重抑郁:是指在心境恶劣持续发生的基础上叠加了一次抑郁发作的抑郁症。⑦更年期抑郁:是指发生于女性绝经后的抑郁发作,有时也可包括延续到更年期或在更年期复发的抑郁症。

四、诊断

抑郁症的诊断一般来说虽并不困难,但目前我国抑郁症的就诊率、诊出率低,漏诊率和误诊率高,尤其是在社区和综合性卫生机构。以抑郁症为例,北京地区抑郁障碍患者62.9%未就诊,31.39%在综合医院就诊,只有5.08%在专科医院就诊。国外报道,在初级卫生保健机构,每20位就医患者就有一位患抑郁症,而百名以上的抑郁患者,就诊于一位医师,大约有一半未能识别出是抑郁症,其中约20%会发展为慢性抑郁。至于双相情感障碍,情况更不乐观。有研究显示,双相情感障碍首发年龄多在15~20岁,而确诊在25~30岁,诊断延误10年左右,平均发作三次或经过三名精神科医师就诊才能明确诊断。其误诊率也高,约80%的双相情感障碍患者确诊前被误诊为其他精神障碍,如单相抑郁、精神分裂症、焦虑症和其他情感障碍[儿童的注意缺陷多动障碍(ADHD)、品行障碍、物质滥用伴发的情感障碍],其中主要是误诊为单相抑郁,临床上有50%~70%情感障碍的抑郁实为双相Ⅱ型的抑郁。单相和双相情感障碍抑郁之间的误诊会直接导致药物治疗方案的制定,影响疗效和疾病的预后,故应认真鉴别。

防止双相抑郁误诊,可从双相抑郁的症状特征,病史特征及提高对躁狂发作的识别三个方面进行鉴别。

在症状特征方面,首先考虑的是患者的发病年龄。发病年龄越早、25岁以前(高峰在15~19岁)首发的抑郁是双相抑郁障碍的可能性愈大。另外,临床症状具有显著的心境不稳定、波动性大,如抑郁、焦虑、欣快、烦躁不安、紧张、激越、易激惹、冲动、愤怒、甚至狂暴等短暂发作(持续1~2天),多预示为双相抑郁。再者,抑郁发作伴不典型特征,如食欲亢进、体重增加、睡眠过多、伴精神病性特征,抑郁障碍频繁发作,一年内4次或4次以上。如发病急骤、频繁、缓解快,往往提示为双相抑郁。

在病史特征方面,有抗抑郁剂所致躁狂史;双相障碍家族史,特别是躁狂发作家族史,是双相抑郁的重要因素。

鉴别单双相情感障碍的另一个关键要点是提高对躁狂发作的识别意识。普遍认为,只要轻躁狂持续2~3天,就对双相抑郁的诊断具有价值;另外具有三项或三项以上轻躁狂症状的混合状态,70%为双相Ⅱ型抑郁;抗抑郁剂恶化病情而心境稳定剂治疗有效的抑郁应视为双相抑郁。

造成心境障碍诊出率低,误诊率高的状况,涉及多方面的因素。有关精神卫生知识的普及宣传不到位,公众对心境障碍的基本知识匮乏,不少患者由于病耻感作祟,回避就医,或由于将所患心境障碍伴发的躯体不适症状误认为其他疾病而就诊于非专科医院是诊出率低的重要因素。当然,各级医疗卫生机构、特别是社区医疗卫生机构的医护人员对心境障碍诊疗知识的不足是更为重要的原因。

在做出心境障碍诊断之前,应区别三种情况。首先,要分清患者当前的心境状态(比如抑郁)是正常情况下的不愉快体验,还是病态的抑郁;如果确定当前的心境状态是疾病,则要进一步区分此一病态是原发性情感障碍还是由躯体疾病、酒精或其他药物等因素所致的继发性情感障碍;最后,如果判断为原发性情感障碍,还应进一步判明是单相还是双相情感障碍。应该指出,要准确做出上述判断,可能涉及一系列复杂的鉴别诊断问题,对于社区卫生工作者,尤其是未经精神卫生专业培训的社区医师可能难以做到,故大多数心境障碍患者的鉴别诊断应由专科医疗机构的专业医师完成。

心境障碍的诊断主要根据病史、临床症状、病程及体格检查的结果进行综合分析判断来进行。当今,几乎所有关于心境障碍的诊断标准,均包括临床症状标准、病程标准和疾病严重程度标准三个纬度。只要患者的临床症状符合躁狂或抑郁发作的主要特征(如所谓"三高"或"三低"症状特征)、病程持续 1 或 2 周以上、严重影响患者的正常生活功能和社会功能就可以确立诊断。

至于患者临床症状和疾病的严重程度,或经过治疗后症状和疾病严重程度的变化,临床上除了根据临床经验判断以外,更普遍的方法是使用躁狂和抑郁的症状评定量表。如用于评定躁狂的 Young 氏躁狂评定量表,用于评定抑郁的汉密尔顿抑郁量表(HRSD)、Zung 氏抑郁量表、蒙哥马利抑郁和躁狂量表及用于门诊患者筛查轻躁狂患者的轻躁狂检查项目调查表(HCL-32)等。这些量表分为患者自评和他评两大类。如 Zung 氏抑郁量表是自评量表,主要用于自我评定抑郁症状,由 20 道陈述问句组成,每一句与抑郁的一个症状相关,按 1～4 级评分。20 个条目可归纳为情感障碍、躯体症状、精神运动性障碍和心理障碍四个因子。累计满分为 80,换算成指数,以反映抑郁的严重程度。HCL-32 量表是 32 项自测问卷,专门针对既往是否存在轻躁狂症状的门诊患者筛查轻躁狂之用。问卷答案采用"是"/"否"选项,选"是"评 1 分,"否"得 0 分,分值可提示患双相障碍的可能。有学者认为 14 分是一个界限。也有按不同等级的分值评估,如 7 分,10 分,14 分。有学者建议 HCL 大于或等于 10 分就可能强烈提示双相障碍的潜在可能。

患者本人或其周围人、社区卫生工作者均可使用简单容易操作的自评量表对疑似的心境障碍进行评估,然后再由经过精神卫生专业培训的社区医师或专科医师进一步做出诊断。

五、治疗

如上所述,心境障碍是一种高患病率的慢性复发性精神疾病,具有临床现象复杂,共病现象多,自杀风险大,病死率高等独特的临床特征。漏诊、误诊和不恰当的治疗将导致不良后果,严重影响预后,增加社会负担,故应引起高度重视,给予积极有效的治疗干预。

心境障碍的治疗应按照生物、心理和社会三位一体的医学模式,采取综合性的防治措施进行。针对任何一位心境障碍患者的治疗方案,均是按个体化的原则,以药物等生物治疗为基础,辅以认知行为等心理治疗和社区康复治疗、家庭治疗等综合性的治疗方案。

方案的实施,应视病情的严重程度及患者的家庭和经济状况决定。但有以下情况者均应紧急送入专科医院治疗:①病情严重,有自杀、兴奋冲动、伤人毁物等症状者。②对通常的治疗疗效不良者或为难治病例。③诊断有困难者。④合并躯体疾病、人格障碍或心境障碍治疗与严重躯体疾病治疗相互间有严重干扰者。⑤伴有精神病性症状、需要抗抑郁药物和电休克联合治疗者。⑥有高自杀危险的双相情感障碍抑郁发作的患者治疗期间需要严格监测血锂浓度者。

上述种类患者的病情得到控制后,病情处于缓解阶段的患者,可回归社区康复机构治疗或在家接受定期门诊治疗。

生物、心理和社会方面的具体治疗方法多种多样,应以个体化的原则、在认真权衡利弊、效益与风险的前提下进行选择。

(一)躁狂发作的药物治疗

1.躁狂发作药物治疗的原则

不少学者认为,只要有躁狂发作,就应视为双相情感障碍,因此,对躁狂发作应以心境稳定剂作为基础药物的联合治疗原则。心境稳定剂具有以下临床特征:①对躁狂和抑郁发作均具有治疗作用。②不会引起躁狂和抑郁转相。③防止频繁发作。④预防复发,降低复发率和自杀率。⑤某些心境稳定剂对混合型和循环发作型疗效好,如丙戊酸盐。

目前对双相情感障碍的治疗普遍存在的问题是未能将心境稳定剂作为基础的治疗药物,仍习惯性地以抗抑郁药治疗双相情感障碍的抑郁发作,以神经阻滞剂、特别是经典(第一代)抗精神病药物治疗双相情感障碍的躁狂发作。此一做法的弊病如下:①导致临床相转相。②诱导快速循环发作。③频繁转相或快速循环持续存在使疾病变成难治,自杀率升高,社会功能受损加重,医疗资源消耗明显增大。

2.治疗躁狂发作的常用药物

(1)心境稳定剂:常用的有锂盐(常用的是碳酸锂),丙戊酸盐(丙戊酸钠或丙戊酸镁),卡马西平,拉莫三嗪等。

(2)具有某些心境稳定剂特征的药物。苯二氮类药物(常用的是罗拉西泮、氯硝西泮等)和非典型(第二代)抗精神病药:氯氮平、利培酮、奥氮平、喹硫平、齐拉西酮、阿立哌唑等)。

3.使用治疗躁狂发作药物的注意事项

关键问题是在选择药物时一定要认真权衡药物所致的效益与风险的关系,即认真评估被选药物可能产生的疗效与安全性和耐受性问题。

(1)锂盐:对双相情感障碍躁狂发作、抑郁发作均有效,用锂盐维持治疗可防止 2/3 的双相情感障碍患者复发,自杀率降低 8 倍。但锂盐治疗有效和安全的血药浓度范围十分狭窄(0.8～1.2 mmol/L),而且无论短期或长期使用,均有明显不良反应,包括震颤、体重增加、认知损害、多饮、多尿症等,还可能产生不可逆性中枢神经系统损害,胎儿畸形、甲状腺、胃肠道和肾功能问题。此外,超过正常的血锂浓度范围,很可能发生锂中毒而致命,故在服用锂盐治疗期间,应常规定期(每两周一次)检查血锂浓度。

(2)丙戊酸钠:能有效治疗躁狂发作,对混合发作和快速循环发作疗效优于锂盐,对预防复发疗效显著。对双相抑郁的疗效不显著,但有报告指出,双丙戊酸钠有减少抑郁复发的可能性,特别是病情严重的患者。不良反应有震颤、体重增加、镇静、脱发等,少数患者可发生胃肠道反应、胎儿畸形、肝脏损害、出血性胰腺炎等毒性作用。

(3)拉莫三嗪:是目前普遍认为仅对双相抑郁发作有效的心境稳定剂,对其他类型的双相障碍无明显疗效。其总体耐受性良好,但有严重变态反应的危险性,可出现皮疹、Stevens-Johnson综合征。

(4)卡马西平:对躁狂发作和某些双相抑郁可能有效,目前多作为预防治疗中的二线用药。其不良反应包括运动失调、认知迟钝、皮肤变态反应、胎儿畸形,白细胞减少症、肝脏毒性、胰腺炎、药动学交互作用等。

(二)抑郁发作的药物治疗

1.抑郁发作的药物治疗原则

(1)对于首次抑郁发作患者,社区医师的首要任务是在专科医院精神科医师的指导下,鉴别此类抑郁发作是双相抑郁还是单相抑郁。只有确定是单相抑郁发作,才能使用抗抑郁药物治疗。如确诊为双相抑郁,绝不能单独使用抗抑郁药,否则会导致躁狂发作,甚至导致快速循环发作等难治性临床状态。如若双相抑郁严重程度高,可以在使用心境稳定剂的基础上联合抗抑郁药物治疗,待抑郁症状缓解后,逐渐减少抗抑郁药物的剂量直至完全停药,但要保持心境稳定剂继续治疗。

(2)目前,抗抑郁药物种类繁多,各自有其不同的受体药理学和药代动力学特征,因而各自有不同的疗效和不良反应。因此,在选用抗抑郁药物时,社区医师应在专科医师的指导下,根据患者个体及其所患抑郁症的临床特点,认真权衡药物的疗效和可能发生的不良反应的关系,以取得满意的疗效,最大限度地减少不良反应,以提高患者对药物治疗的依从性。

(3)对于抑郁症的药物治疗一般以单一抗抑郁药物治疗为原则,不主张两种抗抑郁药物合并治疗,即使是难治性抑郁也应尽量避免两种、特别是两种药理结构和药理机制相同的抗抑郁药物联合使用,以防 5-羟色胺综合征等严重不良事件的发生。

2.治疗抑郁发作的常用药物

抗抑郁药物的种类繁多,至今所谓的经典和非经典两大类抗抑郁药其实各自又包括若干类药理结构和药理作用各不相同的药物。所谓的经典抗抑郁药包括三环类(TCA)、单胺氧化酶抑制剂(MAOI)。非经典抗抑郁药包括选择性和非选择性两大类及非单胺能作用机制的新型抗抑郁药。上述各类抗抑郁药分别包括以下常用药物。

(1)三环类抗抑郁药(TCA)常用的有阿米替林、马普替林、丙米嗪、氯丙帕明和多虑平等。

(2)单氨氧化酶抑制剂(MAOI)主要代表药物是苯乙肼和反苯环丙胺,还有可逆性单氨氧化酶抑制剂吗氯贝胺。

(3)所谓选择性类抗抑郁药主要是指选择性 5-羟色胺再摄取抑制,常用的有氟西汀、氟伏沙明、帕罗西汀、舍曲林、西酞普兰和艾司西酞普兰。

(4)非选择性抗抑郁药常用的有安非他酮(NDRI,即去甲肾上腺素和多巴胺再摄取抑制剂)、奈法唑酮(SARI,即 5-羟色胺和肾上腺素再摄取抑制剂)、文拉法辛、度洛西汀和米那普仑(SNRI,即 5-羟色胺和去甲肾上腺素再摄取抑制剂)、米氮平(NaSSA,即去甲肾上腺素能和特异性 5-羟色胺能抗抑郁药)、瑞波西汀(NRI,去甲肾上腺素抑制剂)。

非单胺能作用机制的新型抗抑郁药是新近投入使用的新型抗抑郁药。代表药物是阿戈美拉汀。此药兼有褪黑激素能激动剂和互补性 5-羟色胺 2c(5-HT2c)拮抗剂的双重药理作用,通过逆转和纠正昼夜节律紊乱,恢复与正常昼夜节律同步化的效能发挥抗抑郁作用。常用剂量 25～50 mg/d。

3.使用抗抑郁药物的注意事项

不同种类的抗抑郁药物各自有其不同的药效学(受体药理学)和药代动力学特征,使其具有其独特的疗效和不同的不良反应特征。临床医师在选择用药时,除了根据患者及其所患抑郁症的临床特征选择用药外,还要根据候选药物的受体药理学和药代动力学特征认真权衡疗效和不良反应的关系做出合理的选择。避免由于药物选择不当,严重的不良反应导致患者对药物治疗依从性差,甚至中断用药而最终影响疗效和预后。

使用抗抑郁药物引起的"不良事件"有众多潜在原因,包括抑郁发作时的某些严重症状可能导致自杀等不良事件;药物的不良反应;药物间的相互作用;突然停药所致的停药综合征;抑郁症与酒精滥用、吸毒等其他精神疾病共病及合并躯体疾病等。这些问题不仅存在于住院的抑郁患者,即使病情缓解出院后、继续在社区接受维持治疗的社区患者也可能有同样的问题。因此,社区医师必须密切观察,认真对待。

(1)三环类抗抑郁药治疗抑郁症有确切的疗效,但药物的不良反应明显,常表现在下列方面。①中枢神经系统方面:眩晕、头痛、震颤、镇静、嗜睡、失眠、认知损害、神经质、食欲缺乏、饱腹感等。②心脏方面:直立性低血压、高血压、心传导阻滞、心动过速等。③自主神经系统方面:口干、尿潴留、视力模糊、发汗等;胃肠道方面:恶心、便秘、呕吐、消化不良、腹泻等。④泌尿生殖器方面:勃起障碍、射精困难、性感缺乏、持续勃起等;更为严重的是,三环类抗抑郁药过量服用,往往是致死性的,应加以严密防范。三环类抗抑郁药物的常用剂量范围一般在150 mg/d左右,视病情可增至200～250 mg/d。

(2)单胺氧化酶抑制剂应严格限制与含有酪胺的食物(如奶酪、啤酒等)合用,否则会导致严重高血压致死。但新近开发的可逆性单胺氧化酶抑制剂吗氯贝胺的这种可能性明显减少。

(3)选择性和非选择性类抗抑郁药疗效与三环类抗抑郁药相当,但其明显的优势是不良反应显著减少,大多数这类药物由于没有明显的抗胆碱能机制而不产生明显的镇静作用,且即使过量服用,也相对安全,其总体耐受性和安全性明显优越于三环类抗抑郁药。更大的优势是,此类药物摆脱了三环类抗抑郁药物复杂的剂量滴定过程,服药次数少,每天一次,有效治疗剂量范围窄,便于患者用药,因而近年来应用越来越广泛,大有逐渐部分替代三环类抗抑郁药物的趋势。但此类药物仍有不可忽视的不良反应,常见的有失眠、焦虑、激动不安、性功能障碍、恶心、呕吐、食欲减退、体重增加、头痛、出汗等。这些不良反应在不同种类的药物中有所侧重,在选择用药时应区别对待。此类药物的常用剂量:①氟西汀20～80 mg/d;帕罗西汀20～50 mg/d;②舍曲林50～200 mg/d;氟伏沙明50～300 mg/d;③西酞普兰20～60 mg/d;米氮平15～45 mg/d;④文拉法辛75～225 mg/d;艾司西酞普兰10～20 mg/d。

六、心境障碍患者的护理

(一)临床护理

1.一般护理

(1)为躁狂患者提供舒适、安静的环境,减少激惹性因素,以减少其与他人的争吵、争辩。接触患者时,声音柔和、态度镇静,对其粗俗、淫秽语言要置若周围,合理而又能做到的要求,给予解决。利用分散注意力的方法,将其过盛的精力转移到有意义的活动中,如护士发药时让其提着水,约其为墙报写稿等。保证营养和水分的摄入,以补充其消耗。对因过度兴奋而无暇进食者,安排患者单独进食或是喂饭,必要时鼻饲。躁狂患者多半卫生料理较差,应按时督促。督促患者按时上床睡觉,对于极度兴奋者,也可进行保护性的约束。

(2)若为抑郁状态者,应安置于安静、舒适,而又易于观察的房间,接触患者时应关心、耐心,以诚恳的态度、亲切的语言,使其感到护士是在真心诚意地帮助他、接纳他。关心其饮食,数量要足够。耐心地劝、喂,实在不吃时再鼻饲。引导患者参加文体活动和力所能及的劳动,以转移其注意,减轻其抑郁。患者常因悲观消极而无心料理个人卫生,一定要督促,必要时协助其洗脸、理发、刮胡须、料理月经等。注意睡眠,经常检查危险品,以确保安全。

2.对症护理

(1)减轻患者兴奋和防止自伤、自杀是对症护理的重要任务。躁狂患者易与他人争辩,应及时将其分开。如有伤人毁物,可将其转至隔离房间,必要时给予保护性约束。保护时态度要和蔼,要说明情况,不要被其误认是对他的惩罚和报复。约束与解除约束最好由一护士执行。

(2)对抑郁患者,除及时治疗外,最重要的是加强监护以防止自伤和自杀。对这些患者,一定要热情、耐心、尊重、鼓励,扭转其自卑、自责等情绪,促使其恢复自信和希望,使其感受到生活的美好和价值。随时注意其情绪变化,切勿被突然的好转假象所迷惑,即便在恢复期,也不应放松警惕。节、假日值班人员少,早、晚工作人员疲惫时,更应提高警惕。

3.治疗护理

(1)锂盐是治疗和预防躁狂发作的有效药物,但由于其有效治疗剂量与中毒剂量接近,故观察应特别仔细,要按时遵照医嘱送检血锂化验,保证患者液体的补充。要熟悉锂中毒的早期表现。服用锂盐的患者,一旦出现嗜睡、口齿不清、步态不稳、意识障碍等,应先停服药物,然后再报告医师。

(2)电痉挛治疗既对躁狂的兴奋有效,更能清除抑郁患者的自杀意念和行为。电痉挛治疗前应禁食、水 4 小时以上,应解大、小便,除去发卡、义齿,备好氧气和必要的急救药品。通电时,应紧托患者下颌,固定两肩及四肢,背部中期胸段胸垫以沙袋,以防下颌脱臼和脊椎压缩性骨折。隔天治疗 1 次,8～12 次为 1 个疗程。

(3)三环类、四环类抗抑郁药物和选择性 5-羟色胺再摄取抑制剂,是当前治疗抑郁症的常用有效药物。但都需要在用药后 2 周左右方可见效。且不可因为已经治疗即放松警惕。用药期间可有口干、便秘等不良反应。如有严重不良反应,需立即报告医师。

(二)康复护理

本病缓解后,绝大多数患者精神活动完全正常,没有残留症状,预后比较好,但仍应定期门诊复查。以前曾经发病者,常担心再度复发。一般可服用锂盐预防躁狂的复发,至于对发病期间的言行,应引导其正确对待。少数迁延不愈者,应耐心劝解、安慰、疏导,改换其他类型的药物。对抑郁症患者,引导其克服自卑情绪,帮助他们端正认识,提高自我价值感,树立信心,以社会平等一员的资格,重返社会。

(臧雯雯)

第二节　网络成瘾症

一、疾病概述

网络成瘾症是由于反复使用网络,不断刺激中枢神经系统,引起神经内分泌紊乱,以精神症状、躯体症状、心理障碍为主要临床表现,从而导致社会功能活动受损的一组症候群,并产生耐受性和戒断反应。多发于青少年。男性多于女性,多发生在初次上网的 1 年以内,以聊天和网络游戏为主。网络成瘾对个体、家庭和社会产生一定负面影响。

(一)危害

1.生理方面的危害

(1)电磁辐射的危害:世界卫生组织通过大量的实证研究表明,电磁辐射有可能诱导细胞产生变异。生物体是细胞构成的,其遗传物质是 DNA。母细胞复制子细胞就是 DNA 的复制传递及表达过程。因而细胞变异会导致神经系统、内分泌系统、免疫系统的失调及各功能器官的损害。

(2)对视力的危害:医学研究证实眼睛长时间的注视电脑屏幕,视网膜上的感光物质视红质消耗过多,若未能补充其合成物质维生素 A 和相关蛋白质,会导致视力下降、近视、眼睛疼痛、怕光、暗适应能力降低等眼疾,过度疲劳还会引起房水运行受阻,导致青光眼。干眼症甚至失明等。

(3)对神经内分泌系统的损害:神经系统是人类思维、认知交流、情感传递的主要通道。网络成瘾不仅会对神经系统产生不良的刺激,而且会引起神经系统功能的异化。由于上网时间过长,会使大脑神经中枢持续处于高度兴奋状态,引起肾上腺素水平异常增高,交感神经过度兴奋,血压升高,体内神经递质分泌紊乱。这些改变可以引起一系列复杂的生理生化的变化,尤其是自主神经功能紊乱(如紧张、神经衰弱),体内激素水平失衡,机体免疫功能降低,可能导致个体生长发育迟缓,还可能引发心血管疾病、胃肠神经性疾病、紧张性头痛、焦虑症、抑郁症等,甚至可导致猝死。

(4)对身体功能的损害:长时间的上网,而缺乏必要的锻炼会使人们进入一个亚健康状态。①电脑操作时所累及的主要部位是腰、颈、肩、肘、腕等,长时间的操作电脑而缺乏锻炼,容易导致脊椎增生,出现脊椎畸形、颈椎病、腰椎间盘突出、腕关节综合征、关节无菌性炎症等慢性病。②长时间的使用网络会引发依赖骨骼肌收缩,回流的下肢静脉的压力增高,而长时间的静脉管腔扩张会引起静脉瓣功能性关闭不全,最终发展为器质性功能不全。③由于操作电脑时总是保持相对固定的身体姿势和重复、机械的运动,强迫体位的比重越来越大,极易突发肌肉和骨骼系统的疾病,出现重力性脂肪分布异常,产生肥胖症。有些甚至出现视屏晕厥现象,伴有恶心、呕吐、大脑兴奋过度,严重者还会造成睡眠节律紊乱。④电脑发出的气体可以危害人体的呼吸系统,导致肺部疾病的发生。

2.心理方面的危害

(1)认知发展受阻:青春期时逻辑能力、空间能力及发散性创造思维能力高度发展的关键时期,青少年本来应该有着活跃的思维和丰富的想象力,但是过度使用网络却让他们失去了平衡和多元化发展思维的关键时期。由于网络活动信息交流途径的单一,认知方式的刻板导致神经系统突触链接的次数减少或停止,产生神经回路废用现象,这将直接影响青少年认知思维的全面发展,更甚者会产生信息焦虑综合征和物理时间知觉错乱。

(2)反应功能失调:网络成瘾的患者整天把自己的思想情感沉浸于媒介内容之中,视野狭窄,对未来漠不关心,极端自我内化。久而久之,会造成抑郁焦虑的心理,甚至发展成抑郁等各类神经症。使得情感反应功能发生严重倒错,甚至出现"零度情感"现象。

(3)人格异化:患者长期生活在这种虚拟的环境中,必然使现实生活中形成的人格特质发生变化。他们会按照网络虚拟行为模式去组织生活方式,规范行为,最终导致心理层面的模式化和网络人格的变异,如分裂型、癔症型、强迫型、自恋型、偏执型、依赖型、反社会型、表演型等人格。

(4)此外网络成瘾会导致患者学业荒废、工作无序、人际关系淡漠产生亲子冲突、情绪低落、思维迟缓、甚至产生自残和攻击的意念和行为,使人的社会性功能受到严重的损害。

3.公共社会方面的危害

(1)网络成瘾引发信任危机:网络空间是一个虚拟的数字社会,它很难形成像现实世界那样的社会规范,有很多行为也难以受到法律的明确约束。他们都以化名的形式上网,放纵自己的言行,忘却自己的社会责任,有的甚至任意说谎,伤害他人,从而丧失了道德感和责任感。久而久之,会使他们在现实生活中缺失真诚性而造成现实社会人际交往的混乱。

(2)网络成瘾引发网络犯罪:网络交往具有弱社会性和弱规范性的特征,他们自由自在、无所不为的网上行为特征使网络安全与犯罪问题凸显。

(3)网络成瘾引发道德沦丧:如因"网恋"而引发的婚外情,导致的家庭破裂和重组,有些网恋的双方在网上互相调情,后来证实是父女或是母子等。

(4)网络成瘾引发暴力犯罪:大多数网络成瘾的青少年没有经济来源,但因迷恋网络,又无法支付上网的费用,为弄钱上网而走上犯罪的道路。有关专家指出,目前网络成瘾症正在成为诱发青少年犯罪的重要因素。

据此,网络成瘾,或者网络病态,已成为一个世界性的社会问题,成千上万的人因此不能有正常的生活,成千上万的家庭也因此不能有正常的功能。所以,救治网络成瘾患者不仅是在拯救个人,也是在拯救社会。

(二)临床类型

网络成瘾症的类型可分为网络游戏成瘾、网络关系成瘾、网络色情成瘾、网络信息成瘾、网络交易成瘾等。其临床表现形式也多种多样,初期患者只是表现为对网络的精神依赖,之后就很容易发展成为躯体依赖。羞耻和隐瞒、回避是网瘾的根本特征。主要表现如下。

(1)患者随着反复使用网络,感觉阈限增高,对原有的上网行为不敏感,为了获得满足不断增加上网的时间和投入程度,即表现为耐受性增强。

(2)上网占据了患者整个思想与行为,表现为强烈的心理渴求与依赖。

(3)患者一旦停止或减少上网就会产生消极的情绪,表现出坐立不安、情绪波动、失眠、焦虑、双手颤抖、烦躁、食欲下降、注意力不集中、神情呆滞等症状,体现了戒断反应。

(4)对他人隐瞒迷恋网络的程度或因使用网络而放弃其他活动和爱好。

(5)在生理症状上,由于患者上网时间过长,会使大脑神经中枢持续处于高度兴奋状态,引起肾上腺素水平异常增高,交感神经过度兴奋,血压升高,体内神经递质分紊乱。

(6)精神症状与心理障碍认知的改变,思维迟缓,注意力不集中,自知力不完整。情感反应及行为活动的异常;包括淡漠僵化和情绪极不稳定,表现冲动、毁物等行为,甚至萌生自杀或攻击性意念和行为。

(7)社会功能的缺失孤僻、不合群、胆小沉默、不爱交往,社会活动兴趣减弱、进取心缺乏、意志薄弱等,甚至引发亲子冲突、人际交往受阻等。

以上症状并不单一存在,病情严重者可以继发或伴有焦虑、抑郁、强迫、恐惧、人格改变及精神分裂症样的症状。

(三)辅助检查

首先完善其他病因的检查,然后进一步完善实验室及其他检查实验室检查,对网络成瘾症并发症的诊断有着重要意义,根据疾病诊断的需要,进行必要的检查,如血、尿、大便、脑脊液等的检查,心电图、脑电图、超声波、核素及放射影像学检查等,心理测验和诊断量表也有一定的帮助。

(四)诊断要点

如果根据患者病史提示诊断该疾病并不困难,但是也需要排除其他疾病所致相同症状。

1.诊断标准

目前国际上没有明确统一的诊断标准,但是每个国家诊断的核心依据大致相同,国内较为认可的是师建国提出的网络瘾诊断标准,如下。

(1)自己诉说具有难以控制的强烈上网欲望,虽然努力自控,但还是欲罢不能。

(2)戒断症状,如果有一段时间减少或停止上网后就会明显地焦躁不安。

(3)每周上网至少5天以上,每次至少4小时以上。

(4)专注于思考或想象上网行为或有关情景。

(5)由于上网社会功能明显受损。

(6)上网的时间越来越长。

(7)企图缩短上网时间的努力总以失败告终。

如果在过去 12 个月内表现出以上 3 条相符就可以确诊为网络瘾。

2.中国网瘾评测标准

(1)前提条件:上网给青少年的学习、工作或现实中的人际交往带来不良影响。

(2)补充选项:总是想着去上网;每当网络的线路被掐断或由于其他原因不能上网时会感到烦躁不安、情绪低落或无所适从;觉得在网上比在现实生活中更快乐或更能实现自我。

在满足前提条件的基础上必须至少满足补充选项中的任意一个,才能判定该网民属于网瘾,这是目前国内常用的网瘾测评标准。

3.网瘾临床病症分级

(1)偶尔上网,对正常生活与学习基本没有什么负面影响。

(2)时间比第一项稍长,但基本上自己可以控制。

(3)自己有些控制不住,但在家长的提醒下可得以控制,对学习已经产生一定影响。

(4)开始对家长的限制有反感,逐步对学习失去兴趣。

(5)有时瞒着家属上网,并且用说谎的方式为自己掩饰,开始厌学。

(6)已产生对网络的依赖,一天不上网就不舒服。

(7)与父母有公开的冲突,亲子关系紧张,上网成了生活的主要目的。

(8)对父母的强烈厌倦,经常逃学,连续上网,通宵不归。并有其他很不理智的行为:如开始在家有暴力行为,敲打或毁坏东西等。

(9)不顾一切也要上网,若父母干涉,非打即骂,不但毫无亲情,甚至伤害亲人、逼父母分居或离婚。

(10)为了上网不惜走上犯罪的道路。

4.网瘾诊断量表

目前网络瘾的诊断也可以通过量表进行测量,常用的量表有:网络成瘾倾向的检测量表、网络瘾的诊断量表、网络瘾严重程度的测定量表(表 7-1~表 7-3)。

表 7-1　网络成瘾倾向的检测

(1)如果你不上网冲浪你是否会感到烦躁不安?	是	否
(2)你是否原来只打算上网 15 分钟,但最终竟超过了 2 个小时?	是	否
(3)你每月的电话账单是否越来越长?	是	否

注:如果以上回答均为是,则肯定有网络成瘾倾向。

表 7-2　网络瘾的诊断

(1)是否觉得上网已占据了你的身心?
(2)是否觉得只有不断增加上网的时间才能感到满足,从而使得上网的时间经常比预定的时间长?
(3)是否无法控制自己使用因特网的冲动?
(4)是否因在线线路被掐断或由于其他原因不能上网时感到焦躁不安或情绪低落?
(5)是否将上网作为解脱痛苦的唯一方法?
(6)是否对家人或亲人隐瞒迷恋因特网的程度?
(7)是否因迷恋因特网而面临失学、失业或失去家庭的危险?
(8)是否在支付高额上网费用时有所后悔,但第二天却依然忍不住还要上网?

注:如果有其中 4 项以上的表现肯定,且持续时间达 1 年以上,即为网瘾。

表 7-3　网络严重程度的测定

仔细阅读每道题，然后划出适合你的分数：1.几乎不会；2.偶尔会；3.有时候；4.大多数时间；5.总是

(1)你会发现上网时间常常超过原先计划的时间吗？	1	2	3	4
(2)你会不顾家事而将时间都用来上网吗？	1	2	3	4
(3)你会觉得上网时的兴奋感更胜于伴侣之间的亲密感吗？	1	2	3	4
(4)你常会在网上结交新朋友吗？	1	2	3	4
(5)你会因为上网费时间而受到他人的抱怨吗？	1	2	3	4
(6)你会因为上网费时间而产生学习和工作的困扰吗？	1	2	3	4
(7)你会不由自主地检查电子信箱吗？	1	2	3	4
(8)你会因为上网而使得工作表现或成绩不理想吗？	1	2	3	4
(9)当有人问你在网上做什么的时候,你会有所防卫和隐藏吗？	1	2	3	4
(10)你会因为现实生活纷扰不安而在上网后得到欣慰吗？	1	2	3	4
(11)再次上网前,你会迫不及待地想提前上网吗？	1	2	3	4
(12)你会觉得"少了网络,人生是黑白的吗"？	1	2	3	4
(13)当有人在你上网时打扰你,你会叫骂或是感觉受到妨碍吗？	1	2	3	4
(14)你会因为上网而牺牲晚上的睡眠时间吗？	1	2	3	4
(15)你会在离线时间对网络念念不忘或是一上网便充满"遐思"吗？	1	2	3	4
(16)你上网时会常常说"再过几分钟就好了"这句话吗？	1	2	3	4
(17)你尝试过欲缩减上网时间却无法办到的体验吗？	1	2	3	4
(18)你会试着隐瞒自己的上网时间吗？	1	2	3	4
(19)你会选择把时间花在网络上而不想与他人出去走走吗？	1	2	3	4
(20)你会因为没上网而心情郁闷、易怒、情绪不稳定,但一上网就百病全消吗？	1	2	3	4

注：评分标准：各题分数相加，得总分。得分 20~49 分：你是正常上网行为，虽然有时候你会多花了时间上网消遣，但仍有自我控制能力；得分 50~79 分：你正面临着来自网络的问题，虽然并未达到积重难返的地步，但是你还是应该正视网络带给你人生的全面冲击；得分 80~100 分：你的网络生涯已经到了引起严重生活问题的程度了，你恐怕需要很坚强的意志力，甚至需要求助于心理医师才能恢复正常了。

(五)治疗要点

网络成瘾症的治疗是需要多种治疗相结合的系统治疗,包括药物治疗,饮食治疗,物理治疗,心理治疗等。

本病主要通过鉴别致瘾原来与其他成瘾行为进行鉴别。

1.药物治疗

在临床实践中,发现相当一部分网络成瘾的患者会伴有体内微量元素含量的异常及精神症状,如抑躁状态、焦虑症状、强迫症状、睡眠障碍等生理、心理问题。故患者可通过有效的药物使用来纠正患者神经内分泌紊乱和排除体内重金属物质的蓄积,改善所伴有的精神症状,中医补气、补血,调整体内的阴阳失衡,也可使患者恢复正常的身体状况。

2.饮食治疗

经过对人类的大脑的深入研究,人的精神行为除了与遗传因素和环境因素有关外,饮食结构对精神行为亦有一定的影响。如体内维生素 C 缺乏可引起抑郁症、孤僻、性格改变等精神障碍。

因此针对网络成瘾患者调配适合他们营养状态的饮食,如牛奶、动物肝脏、玉米、绿叶蔬菜、鱼类、水果等。如香蕉可以更好地补充因上网带来的营养物质的缺乏及造成的精神行为的改变。此外多饮绿茶可以抵抗电脑的射线。

3.物理治疗

利用物理治疗仪参照中医穴位针灸刺激治疗,以及运用中医理论给予经络针灸给氧疗法。提高血氧含量,调节大脑供血等来缓解患者的自主神经功能紊乱症状。

4.心理治疗

心理治疗在网络成瘾症患者的治疗中很重要,但大多数患者是在家长的要求下,被迫接受治疗的。其对心理治疗的接受、顺从或抵触程度也各有不相同,缺乏治疗的积极动机,对治疗的过程和目标也缺乏认识;对言语性的治疗不感兴趣,部分存在的或完全不存在的自知力等是他们所共有的特性。因此,他们需要专业的心理治疗师根据他们各自不同的情况给予制定各自不同的治疗方案,并给予足够的耐心去解决他们各自的问题。

5.其他治疗

(1)家庭治疗:孩子戒除网瘾,父母也得改错。必须打破原来一味地打骂埋怨或者放纵溺爱,应该学会转移孩子的兴趣。

(2)内观疗法:是日本吉本伊信先生提出的一种源于东方文化的独特心理疗法。内观疗法的三个主题是"他人为我所做的""我给他人的回报"和"我给他人带来的麻烦"。内观者围绕这三个主题,把自己的一生分成若干年龄段进行回顾,对自己人生中的基本人际关系进行验证,从而彻底洞察自己的人际关系,改变自我中心意识。这种治疗方法有一定的效果。

(3)此外,临床心理学家奥尔扎克认为:网瘾治疗方案与治疗赌博和酗酒的方法类似,但是网络瘾患者面临着一大挑战,就是电脑已经成为日常生活的一部分,诱惑依然存在。他们必须学会有节制地使用电脑,就像饮食失调症患者必须学会为了生存而进食一样。

二、护理

网络成瘾患者的护理对护理人员的要求较高,它涉及多门学科,专业知识面广,患者心理依赖突出,应实行整体护理,另外还需配合医师和专业心理治疗师进行有针对性的护理干预,以提高网络成瘾患者在住院期间的康复护理质量。

(一)护理评估

进行生理、心理和社会状态评估的主要方法是客观检查、心理测评、访谈及心理和行为观察。

1.生理方面

(1)患者的营养发育是否正常,有无躯体疾病,以及健康史。

(2)患者的生活习惯,有无特殊嗜好,生活自理能力,个人卫生等。

(3)患者的生理功能方面,睡眠情况,二便情况等。

(4)患者的自主神经功能状态。

2.心理方面

(1)患者对住院的态度及合作程度。

(2)患者以前的应激水平,正常的应激能力的高低。

(3)患者对疾病的理解程度。

(4)患者的精神状态焦虑、抑郁、认知状态、情感反应等。

(5)患者对网络的认识程度。

3.社会功能方面

(1)患者的一般社会情况与同伴、家人的关系及社会适应能力。

(2)患者文化程度的高低、家属的文化程度,以及对患者的关心程度、教育方式等。

(3)患者网络成瘾后主要的心理社会问题。

(二)护理诊断

(1)幻觉妄想、焦虑抑郁、自卑:与网络依赖引起的认知改变、情感反应变化有关。

(2)潜在或现存的冲动行为:与网络依赖引起的认知改变、焦虑等情感反应有关。

(3)自知力不全或缺乏:与网络依赖引起的认知改变有关。

(4)潜在或现存的自伤自杀行为:与网络依赖引起羞耻和隐瞒、回避症状等有关。

(5)社会功能障碍:与网络依赖引起认知改变、情感反应变化、自知力不全或缺乏有关。

(6)有外走的危险:与网络依赖引起认知改变、情感反应变化有关。

(7)不合作:与网络依赖引起认知改变、自知力不全或缺乏有关。

(8)应激能力减退:与网络依赖引起的认知改变、焦虑等情感反应有关。

(9)网络依赖:与反复使用网络,所产生的精神依赖与躯体依赖有关。

(三)护理问题

(1)患者潜在或现存的营养不足,少食、偏食。

(2)睡眠障碍,失眠。

(3)生活自理能力下降或丧失。

(4)知识缺乏。

(四)护理目标

(1)患者能够摄入足够的营养,保证水、电解质的平衡。

(2)患者的睡眠状况改善。

(3)患者没有受伤,并能述说如何预防受伤。

(4)患者未因感知、思维过程改变出现意外,并能正确应对。

(5)患者能对疾病有恰当的认识和评价,适应环境的改变,焦虑和恐惧情绪减轻。

(6)患者生活应激能力逐步提高。

(7)患者维护健康的能力和信心得到提高。

(8)患者对网络的依赖程度下降。

(五)护理措施

1.生活安全护理

(1)提供良好的病房环境,安全、安静、卫生。

(2)做好日常生活护理,注意态度,建立良好的护患关系。

(3)注意对患者的安全教育,争取病友、家属的理解和支持。

(4)遵医嘱给予相关的治疗,并观察药物的治疗作用与不良反应。

2.心理护理

(1)患者心理依赖突出,应予整体认知疗法护理。

(2)年龄跨度大,护理措施应予个性化实施。

(3)大部分患者系被动入院,抵触情绪较大,环境的改变也会加重患者的焦虑程度,是心理活动复杂化,应积极与患者进行语言或非语言的沟通。

(4)积极开展心理治疗与护理,协助患者根据个人能力和以往的经验培养其解决问题的能力。

(5)重视非语言性的沟通,因其对思想,情感交流有重要作用。

(6)经常深入的接触患者,了解病情的动态变化和心理活动。针对不同病情的患者采取不同的心理护理方法。

3.特殊护理

(1)大多数患者思想活跃,反应灵敏,但自律能力差,缺乏自理能力,因此应予进行社会行为技能的训练,包括生活、学习、工作能力与社交能力等方面,主要培养患者生活自理能力,建立个人卫生技能量表,如洗漱,洗衣、饮食、整理内务等活动。要求整理房间规范、整齐、培养患者的自立、责任感。

(2)通过工娱治疗和适当的健身训练,鼓励网瘾患者积极参与群体活动,扩大交往接触面,达到提高生活情趣、促进身心健康的目的。如听音乐、看电视、庆祝节日等,以及带有学习和竞技的参与性活动,如健身、球类、书画等,通过大量的体能训练过剩的能量得到宣泄释放,恢复健康的心理状态。

(3)组织其观看优秀的青春励志影片,共同探讨积极的话题,引导患者从积极的方面去思考和解决生活中的实际问题。

(4)网络成瘾的患者一旦脱离网络会产生不同程度的戒断反应,甚至伴有精神症状和冲动行为,必要时应予保护性约束和隔离,因病情具有突发性和爆发性。应避免强光、声音等刺激,经常巡视病房,预防自伤、自残、毁物等意外情况的发生。应避免患者接触可能产生伤害的刀叉,玻璃等锐利工具。外出活动应予患者适当的活动指导,防止肌肉拉伤。

(5)尽可能地创造一个社会性的体验学习环境,提高其应对现实问题的能力。

(六)护理评价

(1)患者的饮食生活规律。

(2)患者的独立生活能力增强。

(3)患者的精神状态,情感活动正常。

(4)患者未发生冲动行为。

(5)患者对网络的依赖性减弱或消失。

(七)健康指导

(1)指导患者以理智的态度严格控制网络使用时间。网上娱乐一天不要超过 2 小时,通常连续操作电脑 1 小时应休息 5~10 分钟,父母与患者共同签订一个协议,并使他们懂得人生的任何游戏也像网络游戏一样,是有规则的,遵守规则才能继续,从而达到预防网络成瘾的目的。

(2)以健全的心态进入网络。强化自我防范意识,增强抵御网上不良诱惑的心理免疫力。随时提醒自己上网的目的,在面对网络上纷繁复杂的信息时,有一个清醒的辨识。

(3)鼓励患者积极参加社会活动,逐步建立信任的、和谐的、支持的人际关系。保持正常而规律的生活,娱乐有度,不过于痴迷。每天应抽出时间与同学、同事、家人交流,感受亲情、友情。

(4)如果发现自己无法控制上网的冲动,要尽快借助周围的力量监督自己,从而获得支持和帮助,培养自己对家庭和社会的责任心。

(5)应对家属和患者同时进行指导,对患者作出行为界定,并与家属和患者达成共识。

三、预后及预防

(一)预后

网络成瘾症经过一段时间的系统治疗后,一般可以完全康复,但是需要家庭、社会、学校对患者的关注,加强警戒教育,并指导其正确的使用网络,避免再次成瘾。

(二)预防

青少年网络成瘾症的预防要以个人-家庭-社会总动员的模式:首先,自己要培养成熟的心理品质、积极自我的认知,培养自己的自尊自信及有效的压力管理能力,培养自己的沟通技巧及有效的时间管理能力;其次,对于家庭来说,良好的亲子沟通对于预防网瘾有着举足轻重的作用,根据他们的身心特征调整教养方式,和孩子有效的沟通帮助其规划人生,了解网络知识并言传身教,正确使用网络;第三,对于学校来说,应该构建多维的评价体系,丰富学校的主题活动,建立良好的师生关系,开展网络实践活动,正确的利用网络提高青少年的学习兴趣;而对于社会,我们应该建立完善的网络法规和监管制度,努力净化网络环境。总之,建立科学有效的预防策略已是迫在眉睫的首要任务。

(臧雯雯)

第三节　心理因素相关生理障碍

心理因素相关生理障碍是指一组在病因方面以心理社会因素为主要原因,临床表现方面以生理障碍为主要表现形式的一组疾病。随着社会的发展,生活、工作节律的加快,人们的生活方式发生着变化,心理因素相关生理障碍越发引起关注。

一、进食障碍

(一)疾病概述

进食障碍指以进食行为异常为显著特征的一组综合征,主要包括神经性厌食症、神经性贪食症和神经性呕吐。也有人将单纯性肥胖症和异食癖归入进食障碍。该综合征的临床特征容易识别,多见于青少年女性。

1.临床类型及表现

(1)神经性厌食:本病的主要临床表现通常起病于10~30岁,女性多见。本病可以急性、亚急性起病。若无系统化的治疗,以后多呈慢性持续状态,自然病程预后不良,导致多种心理、社会和躯体后果。即使参与治疗,患者阻抗较大。临床表现如下。①心理症状:对发胖有强烈恐惧、过分关注体形、即使明显影响健康也在所不惜。表现为患者主观上自觉过胖。除此核心症状之外,还可合并有其他精神症状,较常见的是抑郁、焦虑、强迫、恐惧等。部分患者具有突出的人格特征,如固执、完美主义倾向等。②节食行为:主动节制饮食,使体重显著减轻,或者使体重明显达不到生长发育阶段的要求。患者故意减少食量,避免进食有营养的食物,偏食低热量食物。加强减轻体重的效果。常过度运动、诱导呕吐,或使用泻药、利尿药物、食欲抑制剂。部分患者在饥饿感或自责、内疚感的驱使下,出现阵发性贪食症,继而又采取前述的各种减肥措施。③躯体症状和体征:出现饥饿、营养不良相关的全身代谢、内分泌紊乱,以及各种器官的功能障碍、形态学改变。常见的有轻到重度营养不良,体重低于正常,面色差,皮肤干燥、变薄、皮下脂肪消失、微循环差、水肿、毛发稀疏、低体温、怕冷肌肉瘦弱、下丘脑-垂体-性腺轴功能低下,副性特征减弱或不明显,性发育迟缓,女性闭经,低血压、心律不齐、心包积液消化功能减弱,胃炎、腹胀、便秘、肠梗阻等。④实验室检查:可见相应的微量元素低下,激素分泌减少,骨密度降低,脑代谢降低等。

(2)神经性贪食:本病是一种以反复发作性暴食及强烈的控制体重的先占观念为特征的综合征。作为进食障碍的一种类型,它可以是神经性厌食的延续,比神经性厌食常见。西方社会中女性的患病率估计为2%~4%,约高出男性10倍;普通人群中的患病率约为1%。虽然此病患者比神经性厌食症患者更愿意求助,但由于部分患者体重正常,且一些患者对贪食、暴食行为有羞耻感而不愿告诉别人,甚至在诊治与此相关的精神障碍或躯体疾病也不愿意告诉医师,贪食行为的识别率却较低。起病多见于青少年期,女性多见。临床表现如下。①暴食行为:患者经常在不连续的较短时间内过量进食,通常吃到十分难受为止。症状持续时间超过3个月。约一半的患者在出现暴食行为之前出现过短暂的或较长的厌食行为。②心理症状:暴食发作时感到对过量进食失去控制,对此感到内疚、恐惧、烦躁,害怕体重增加、身材发胖,继而有抵消进食效果的冲动。除此之外,可伴有其他精神症状,如抑郁、焦虑、强迫、恐惧;冲动控制不良、易怒、叛逆等。③补偿性减肥行为:常过度运动、诱导呕吐,或使用催吐药、泻药、利尿药、食欲抑制剂等。④躯体症状和体征:视减肥行为的不同效果,体重可以保持正常,也可以低于或高于正常。在低体重患者,也可以出现与饥饿、营养不良相关的代谢疾病。此外由于频繁的呕吐可能出现低钾、低氯性碱中毒的表现。

(3)神经性呕吐:是指一组自发或故意诱发反复呕吐的心理障碍。不影响下次进食的食欲,常与心情不快、紧张、内心冲突有关,无器质性病变。临床表现:①反复发生于进食后的呕吐(自发的或故意诱发的),呕吐物为刚吃进的食糜。②体重减轻不显著(体重保持在正常平均体重值的80%以上)。③无害怕发胖和减轻体重的想法。④无导致呕吐的神经和躯体疾病。没有癔症症状。

2.辅助检查

(1)由于进食不良导致的营养不良可导致电解质紊乱和各种微量元素低下。

(2)地塞米松抑制试验呈阳性。

(3)CT检查:可见不同程度的脑萎缩,可见骨密度改变等。

(4)激素分泌检查:可发现生长激素水平升高、性腺激素水平低下等,这些改变随着体重的回升而恢复正常。

(5)可出现代谢性碱中毒,以及其他各种异常,如贫血、低蛋白血症、电解质的紊乱、低血糖、各种激素水平的异常等。

3.诊断要点

(1)神经性厌食:本症的诊断必须符合下列条件。①体重保持在标准体重期望值的85%以下的水平,即体重减轻超过了期望体重的15%以上,或Quetelet体重指数为17.5或更低[Quetelet体重指数=体重公斤数/(身高米数)^2]。②体重减轻是自己造成的,包括拒食“发胖食物”,即下列一种或多种手段:自我引吐;自行导致的腹泻;过度运动;服用食物抑制剂。③有特异的精神病理形式的体像歪曲,表现为持续存在一种害怕发胖的无法抗拒的超价观念,患者强加给自己的一个较低的体重限度。④下丘脑-垂体-性腺轴广泛的内分泌障碍。在妇女表现为闭经;

男性表现为性欲减退。下列情况也可以发生:生长激素及可的松水平升高,甲状腺素外周代谢变化及胰岛素分泌异常。⑤如果在青春期前发病,青春期发育会减慢甚至停滞。随着病情的恢复,青春期多可以正常度过。⑥症状至少已3个月,可有间歇发作的暴饮暴食。排除躯体疾病所致的体重减轻。

(2)神经性贪食:本症的诊断标准包括以下几点。①存在一种持续的难以控制的进食和渴求食物的优势观念,并且患者屈从于短时间内摄入大量食物的贪食发作。②至少用下列一种方法抵消食物的发胖作用:自我诱发呕吐;滥用泻药;间歇禁食;使用厌食剂、甲状腺素类制剂或利尿剂。如果是糖尿病患者,可能会放弃胰岛素治疗。③常有病理性怕胖。④常有神经性厌食既往史,两者间隔数月至数年不等。⑤发作性暴食至少每周两次,持续3个月。⑥排除神经系统器质性病变所致的暴食,以及癫痫、精神分裂症等精神障碍继发的暴食。

(3)神经性呕吐:本症的诊断标准包括以下几点。①自发的或故意诱发的反复发生于进食后的呕吐,呕吐物为刚吃进的食物。②体重减轻不显著(体重保持在正常平均体重值的80%以上)。③可有害怕发胖或减轻体重的想法。④这种呕吐几乎每天发生,并至少已持续1个月。⑤排除躯体疾病导致的呕吐,以及癔症或神经症等。

4.治疗要点

治疗包括门诊和住院条件下的心理治疗和躯体治疗。最重要的治疗目的:①矫正核心病理信念,重建自我观念,改进情绪及行为调节能力。②患者愿意主动进食,停止异常进食及减肥行为,体重恢复到并维持在正常范围。③处理共病、并发症。④5年内持续随访,预防复发。具体治疗方法如下。

(1)住院治疗:对于患者的疾病特点及患者的合作程度、个人的应对能力都应该制定适合个体的治疗方案,但是大部分含有:进食行为管理、体重监测、个别心理治疗;家庭教育与家庭治疗;营养治疗,处理躯体并发症,必要时辅以精神药物治疗。

(2)心理治疗。①一般心理治疗:给予患者解释、疏泄、安慰、鼓励,帮助其了解与进食障碍相关的知识,并予以心理支持。②认知心理治疗:通过探讨和纠正患者的错误认知,可帮助患者正确认识自己的体像和疾病,从而消除心理冲突。③行为治疗:通过充分利用正强化和负强化的方法,调动患者自己的积极性,可以有效地改善清除行为,逐渐建立规律适量是饮食习惯,对短期内增加体重有一定治疗效果。

(3)家庭治疗:尽可能对患者家庭进行访谈,选择家庭干预方法,包括心理教育式家庭治疗、结构式家庭治疗、认知行为家庭治疗和系统式家庭治疗。

(4)药物治疗:药物治疗主要针对患者的抑郁,焦虑等情感症状,选用抗抑郁药、抗精神病药等。

(二)护理

1.护理评估

主要包括营养状况、生命体征、体重变化情况、饮食习惯和结构、节食情况、情绪状况、患者所认为的理想体重和对自身体型的看法、患者为减轻体重所进行的活动种类和量、患者对治疗的合作程度、患者与家属的关系及家属对疾病的知识和态度等。

2.护理诊断

(1)营养失调:营养摄入低于机体需要量,限制和/或拒绝进食,或存在消除行为有关。

(2)体液不足:体液不足与摄入不足或过度运动、自行吐泻行为导致消耗过大有关。

(3)应对无效:应对无效与感觉超负荷、支持系统不得力、对成长过程的变化缺乏心理准备有关。

(4)身体意向紊乱:身体意向紊乱与社会文化因素、心理因素导致对身体形象看法改变有关。

(5)活动无耐力:活动无耐力与饮食不当引起的能量供给不足有关。

(6)有感染的危险:感染与营养不良导致机体抵抗力下降有关。

3.护理问题

(1)家庭应对无效、妥协或无能:家庭应对无效、妥协或无能与家庭关系矛盾有关。

(2)患者心理应对无效:患者心理应对无效与患者的认知功能失控,心理平衡调节失控有关。

(3)患者的饮食习惯改变:患者的饮食习惯改变与患者自身体像认知功能障碍有关。

(4)患者对治疗依从性改变:患者对治疗依从性改变与患者的认知失控,心理冲突没有得到消除有关。

4.护理目标

(1)恢复正常营养状况。

(2)重建正常进食行为模式。

(3)纠正体像障碍,重组导致进食障碍发生的歪曲信念。

(4)掌握可行的应对策略,预防复发。

5.护理措施

(1)生理护理:①向患者讲解低体重的危害,并解释治疗目的,以取得患者配合。②评估患者达到标准体重和正常营养状态所需的热量,与营养师和患者一起制定饮食计划和体重增长计划,确定目标体重和每天应摄入的最低限度、热量及进食时间。③鼓励患者按照计划进食,并提供安静舒适的进食环境,鼓励患者自行选择食物种类,或提供适合患者口味的食物。④每天定时使用固定体重计测量患者体重,并密切观察和记录患者的生命体征、出入量、心电图、实验室检查结果(电解质、酸碱度、血红蛋白等),直至以上项目指标趋于平稳为止。⑤进食时和进食后需严密观察患者,以防患者采取引吐、导泻等清除行为。⑥其他生理护理问题,如贫血和营养不良导致的活动无耐力、体液不足、有感染的危险等,需采取相应护理常规。

(2)心理护理:①与患者建立相互信任的关系,向患者表示关心和支持,使患者有被接纳感。②评估患者对肥胖的感受和态度,鼓励患者表达对自己体像的看法,帮助患者认识其主观判断的错误。③帮助患者认识"完美"是不现实的,并通过正向反馈如表扬、鼓励等,帮助患者学会接受现实的自己。④帮助患者正确理解体型与食物的关系,帮助其认识营养相关问题,重建正常进食行为模式。⑤帮助患者识别引起逃避食物摄取行为的负性认知,如"进食导致肥胖""感到肥胖就是真的肥胖"等。指出其思维方式和信念是不合理的,并帮助患者学习以合理的信念思考问题。⑥教会患者处理应激事件的策略,使其掌握可行的应对策略,预防复发。⑦其他心理问题的护理,如有无抑郁、有无自杀的危险等,根据情况进行相应的心理护理。

(3)家庭干预:主要方法是指导家庭对患者的教育管理方法,提倡疏导而不是制约;指导家庭与患者之间加强沟通等。

6.护理评价

(1)患者营养状况是否改善,躯体并发症是否好转。

(2)患者能否遵从治疗计划。

(3)患者是否已建立健康的进食习惯。

（4）患者对形象的理解是否现实。

（5）患者家庭是否能够提供足够支持。

（6）患者是否已掌握有效可行的应对策略。

7.健康指导

（1）鼓励家属携带患者特别喜好的家庭制作的食品。

（2）避免饮咖啡（会降低食欲）和碳酸盐饮料（导致饱胀感）。

（3）限制过量活动,活动量以能增加营养物质的代谢和作用,以增加食欲为宜。

（4）告知患者家属摄入足够、均衡营养的重要性:高热量和高蛋白、足量维生素的食物可以促进体重增加和维持氮平衡。

（三）预后及预防

1.预后

神经性厌食症的病程变异较大,有的一次发作不久即完全缓解,但更多的则是迁延数年不愈。完全治愈的病例不多,部分患者症状有好转,但仍会持续存在体像障碍、进食障碍和心理问题。本病的死亡率为 $10\% \sim 20\%$ 。

神经性贪食症呈慢性病程,症状可迁延数年。如无电解质紊乱或代谢低下等病症时对患者的生命没有严重伤害。约 30% 患者可完全缓解, 40% 患者残留部分症状。

与进食障碍预后良好相关的因素:发病年龄小、病程短、不隐瞒症状、病前的心理社会适应情况较好、体重降低不太明显、对疾病的自我认识水平较高。预后不良的因素多是家庭矛盾突出,病前的心理社会适应情况差,社会经济水平低,体重降低过多,对疾病认识不足、有诱吐、服泻剂等清除行为,有强迫、焦虑、抑郁等症状。

2.预防

进食障碍的预防包括对社区加强知识宣教,尤其是目标人群如青春期、女性、学生等人群定期进行多途径的相关知识介绍。宣传体形美的正常标准和内涵、合理营养的必要性及过度消瘦的后果。

二、睡眠障碍

（一）疾病概述

睡眠是一种周期性、可逆的静息现象,它与醒觉交替进行,且与昼夜节律相一致。睡眠的调节系统和过程,是一种基于自主生理心理基础调节的,受环境、认知和心境影响的中枢多维神经网络调节系统和过程。精神科常见的睡眠障碍是各种心理社会因素引起的非器质性睡眠和觉醒障碍,包括失眠症、嗜睡症、发作性睡病、异常睡眠等。

1.临床类型及表现

（1）失眠症:是一种对睡眠的质和量持续相当长时间的不满意状况,是最常见的睡眠障碍。失眠症的临床表现主要为入睡困难、睡眠不深、易惊醒、自觉多梦、早醒、醒后不易再睡、醒后感到疲乏或缺乏清醒感。其中最常见的症状是难以入睡,其次是早醒和维持睡眠困难,如经常醒转、多梦、醒后不易再睡等。

（2）嗜睡症:是指不存在睡眠量不足的情况下出现白天睡眠过多,或醒来时达到完全觉醒状态的过渡时间延长的情况。本病的临床表现为白昼睡眠时间延长,醒转时要想达到完全的觉醒状态非常困难,醒转后常有短暂的意识模糊,呼吸及心率增快,常可伴有抑郁情绪。部分患者可有白天睡眠发作,发作前多有难以控制的困倦感,常影响工作、学习和生活,患者为此感到苦恼、焦虑。

(3)发作性睡病:又称为醒觉不全综合征,是一种原因不明的睡眠障碍,主要表现为长期警醒程度降低和不可抗拒的发作性睡眠。大多数患者有一种或几种附加症状,如猝倒症、睡前幻觉或睡瘫,如包括以上全部症状,则成为发作性睡病四联症。本病最基本的症状是白天有不可抗拒的短暂睡眠发作,发作时常在 1~2 分钟内进入睡眠状态,时间一般持续数分钟至数十分钟。睡眠发作前有不可抗拒的困倦感,部分患者可无发作先兆,从相对清醒状态突然陷入睡眠。发作性睡病可在任何活动中入睡。因此,睡眠发作的后果有时很严重。

(4)异常睡眠:是指在睡眠过程或觉醒过程中所发生的异常现象,包括神经系统、运动系统和认知过程的异常。分为 3 类:梦魇症、夜惊症和睡行症。①梦魇症:指在睡眠过程中被噩梦所惊醒,梦境内容通常涉及对生存、安全的恐惧事件,如被怪物追赶、攻击或是伤及自尊的事件。该症的一个显著特征是患者醒后对梦境中的恐惧内容能清晰回忆,伴有心跳加快和出汗,但患者能很快恢复定向力,处于清醒状态,部分患者难以再次入睡。患者白天可出现头昏、注意力不集中、易激惹,使工作生活能力受到影响。②睡惊症:是出现在夜间的极度恐惧和惊恐发作,伴有强烈的语言、运动形式和自主神经系统的高度兴奋状态。患者表现为睡眠中突然惊叫、哭喊、骚动或坐起,双目圆睁,表情恐惧,大汗淋漓,呼吸急促,心率增快,有时还伴有重复机械动作,有定向障碍,对别人问话、劝慰无反应,历时数分钟而醒转或继续安睡。患者若醒转,仅能对发作过程有片段回忆,次晨完全遗忘,且无梦境体验。③睡行症:俗称梦游症,是睡眠和觉醒现象同时存在的一种意识模糊状态。主要表现为患者在睡眠中突然起身下床徘徊数分钟至半小时或进食、穿衣出家门等,有的口中还念念有词,但口齿欠清,常答非所问,无法交谈。睡行时常表情茫然、双目凝视,难以唤醒,一般历时数分钟,少数持续 0.5~1 小时,继而自行上床或随地躺下入睡。次日醒后对所有经过不能回忆。

2.辅助检查

(1)了解睡眠障碍的最重要方法是应用脑电图多导联描记装置进行全夜睡眠过程的监测。因为睡眠不安和白天嗜睡的主诉有各种不同,而脑电图多导联描记对于准确诊断是必不可少的。各种量表测定如:夜间多相睡眠图(nocturnal polysomnography ic recordings,NPSG)、Epworth睡眠量表(ESS)、多相睡眠潜伏期测定(multiple sleep latency test,MSLT);NPSG 最适用于评价内源性睡眠障碍如阻塞性睡眠呼吸暂停综合征和周期性腿动或经常性深睡状态如 REM 行为紊乱或夜间头动。对于失眠尤其是入睡困难为主的失眠的评价则无裨益。MSLT 常在 NPSG后进行用于评价睡眠过度,该法常可发现发作性睡病中的日间过度睡眠和入睡初期的 REM 期。MSLT 应该在患者正常的清醒周期中进行,并随后观察一个正常的夜间睡眠。

(2)其他辅助检查:CT 及 MRI 等检查、血常规、血电解质血糖尿素氮、心电图、腹部 B 超、胸透。

3.诊断要点

(1)失眠症。①症状标准:几乎以失眠为唯一症状,包括难以入睡、睡眠不深、多梦、早醒,或醒后不易再睡,醒后不适感、疲乏,或白天困倦等;具有失眠和极度关注失眠结果的优势观念。②严重标准:对睡眠数量、质量的不满引起明显的苦恼或社会功能受损。③病程标准:至少每周发生 3 次,并至少已 1 个月。④排除标准:排除躯体疾病或精神障碍症状导致的继发性失眠。如果失眠是某种躯体疾病或精神障碍(如神经衰弱、抑郁症)症状的一个组成部分,不另诊断为失眠症。

(2)嗜睡症。①症状标准:白天睡眠过多或睡眠发作;不存在睡眠时间不足;不存在从唤醒到完全清醒的时间延长或睡眠中呼吸暂停;无发作性睡病附加症状(猝倒、睡眠瘫痪、入睡前幻觉、醒前幻觉)。②严重标准:明显痛苦或影响社会功能。③病程标准:几乎每天发生,至少已一月。④排除标准:不是由于睡眠不足、药物、酒精、躯体疾病、某种精神障碍的症状组成部分。⑤多导睡眠图检查:平均睡眠潜伏期小于8分及小于2次的入睡快眼动睡眠。

(3)发作性睡病:①嗜睡或突然感觉肌无力。②白天频繁小睡或突然进入睡眠,症状持续至少3个月。③猝倒发作。④相关症状还包括睡眠瘫痪、睡眠幻觉、自动行为、夜间频繁觉醒。⑤多导睡眠图证实下述一项以上:睡眠潜伏期<10分钟;REM睡眠潜伏期<20分钟;多次小睡潜伏期实验(MSLT)平均潜伏期<5分钟;出现两次或两次以上睡眠始发的REM睡眠。⑥HLA检测证实DQB1:0602或DR2阳性。⑦临床症状不能用躯体和精神方面疾病解释。⑧可以伴有其他睡眠障碍,如周期性肢体运动障碍、中枢性或外周性睡眠呼吸暂停,但不足以称为引起以上症状的主要原因。上述8项中如符合第②和第③两项,或符合①、④、⑤和⑦项,均可诊断。

(4)睡眠异常。①梦魇症:从夜间睡眠或午睡中惊醒,并能清晰和详细地回忆强烈恐惧的梦境,这些梦境通常危及生存、安全,或自尊,一般发生于后半夜的睡眠中;一旦从恐怖的梦境中惊醒,患者能迅速恢复定向和完全苏醒;患者感到非常痛苦。②睡惊症:反复发作地在一声惊恐性尖叫后从睡眠中醒来,不能与环境保持适当接触,并伴有强烈的焦虑、躯体运动,以及自主神经功能亢进(如心动过速、呼吸急促,以及出汗等),持续1~10分钟,通常发生在睡眠初1/3阶段;对别人试图干涉夜惊发作的活动相对缺乏反应,若干涉几乎总是出现至少几分钟的定向障碍和持续动作;事后遗忘,即使能回忆,也极有限;排除器质性疾病(如痴呆、脑瘤、癫痫等)导致的继发性夜惊发作,也需排除热性惊厥;睡行症可与夜惊并存,此时应并列诊断。③睡行症:反复发作的睡眠中起床行走,发作时,睡行者表情茫然、目光呆滞,对别人的招呼或干涉行为相对缺乏反应,要使患者清醒相当困难;发作后自动回到床上继续睡觉或躺在地上继续睡觉;尽管在发作后的苏醒初期,可有短暂意识和定向障碍,但几分钟后,即可恢复常态,不论是即刻苏醒或次晨醒来均完全遗忘;不明显影响日常生活和社会功能;反复发作的睡眠中起床行走数分钟至半小时;排除器质性疾病(如痴呆、癫痫等)导致的继发性睡眠-觉醒节律障碍,但可与癫痫并存,应与癫痫性发作鉴别,排除癔症;睡行症可与夜惊并存,此时应并列诊断。

4.治疗要点

失眠症的治疗主张首先使用非药物治疗,并强调调节睡眠卫生和体育锻炼的重要性。一些研究表明,体育锻炼可以获得和某些药物相当的疗效。

(1)心理治疗:①支持性心理治疗是最基本最普遍的心理治疗措施,其内容包括给失眠者以关心与安慰,向他们解释失眠的性质,并宣讲睡眠卫生知识。②认知行为治疗是失眠心理干预的重要组成部分,其目的是改变使失眠持续存在的适应不良的认知行为活动,加强睡眠行为与卧床、睡眠时间和卧室周围的环境之间的联系,使患者睡在床上的时间比以前缩短并加强睡眠。③认知治疗方法是引导患者重新评估自己对失眠原因、失眠过程的症状体验和可能后果的看法的正确性,改变不良的潜在的认知过程以缓解心理上的困扰,纠正不良的睡眠习惯,最终改变睡眠模式。

(2)药物治疗:常用的改善睡眠药有苯二氮䓬类、巴比妥类和醛类镇静催眠药及中药等。但是进行药物治疗需要有药物治疗的指征:①期望立即控制症状。②失眠导致严重的功能受损。③非药物治疗疗效不满意。④其他医学情况得到治疗后失眠仍持续存在。

(二)护理

1.护理评估

了解失眠发生的时间、失眠的表现、失眠的原因、既往治疗情况和效果、患者对待失眠的态度和认识、患者的精神症状、心理状态及患者的躯体症状,如生命体征,是否有受伤史,应激原,睡眠习惯,工作状态等。

2.护理诊断

(1)睡眠形态紊乱:与社会心理因素刺激、焦虑、睡眠环境改变、药物影响等有关。

(2)疲乏:与失眠、异常睡眠引起的不适状态有关。

(3)焦虑:与睡眠形态紊乱有关。

(4)恐惧:与异常睡眠引起的幻觉、梦魇有关。

(5)绝望:与长期处于失眠或异常睡眠状态有关。

(6)个人应对无效:与长期处于失眠或异常睡眠有关。

3.护理问题

(1)社会功能受损:与长期睡眠习惯改变导致社会功能改变有关。

(2)情绪不稳定:与长期睡眠习惯改变导致心境改变有关。

(3)个人角色功能改变:与异常睡眠导致角色功能发挥受阻有关。

4.护理目标

(1)对于失眠症患者重建规律、有质量的睡眠模式。

(2)对于其他睡眠障碍患者要做到保证患者安全、减少发作次数、消除心理恐惧。

5.护理措施

(1)对失眠患者的护理:包括心理护理、睡眠知识宣教、用药指导等。

1)心理护理:①建立良好的护患关系,加强护患间的理解和沟通,了解患者深层次的心理问题。②帮助患者认识心理刺激、不良情绪对睡眠的影响,使患者学会自行调节情绪,正确面对心理因素,消除失眠诱因。③帮助患者了解睡眠的基本知识,如睡眠的生理规律、睡眠质量的高低不在于睡眠时间的长短等,引导患者认识睡眠,以正确的态度对待失眠,消除对失眠的顾虑,解除心理负担。

2)睡眠知识宣教:①生活规律,将三餐、睡眠、工作的时间尽量固定。②睡前避免易兴奋的活动,如看刺激紧张的电视节目、长久谈话等,避用浓茶、咖啡、可乐等兴奋剂。③白天多在户外活动,接受太阳光照。④睡前使用诱导放松的方法,包括腹式呼吸、肌肉松弛法等,使患者学会有意识地控制自身的心理生理活动,降低唤醒水平。⑤营造良好的睡眠环境:保持环境安静,空气流通,温湿度适宜,避免光线过亮等。⑥教会患者一些促进入睡的方法,如睡前喝杯热牛奶,听轻音乐等。

3)用药指导:指导患者按医嘱服药,并向患者讲解滥用药物的危害,以及正确用药的5个基本要点。①选择半衰期较短的药,并使用最低有效剂量,以减轻白天镇静作用。②间断给药(每周2～4次)。③短期用药(连续用药不超过3～4周)。④缓慢停药,酌情减量。⑤用药不可同时饮酒,否则会增加药物成瘾的危险性。

（2）对其他睡眠障碍的护理：包括保证患者安全、消除心理恐惧、减少发作次数等。

1）保证患者安全：对家属和患者进行健康宣教，帮助其对该病的认识，增强他们的安全意识，以有效防范意外的发生。

2）消除心理恐惧：对患者和家属进行健康宣教，帮助他们认识该病的实质、特点及发生原因，以纠正其对该病的错误认识，消除恐惧、害怕心理。同时又要客观面对该病，做好终生带病生活的思想准备。

3）减少发作次数：帮助患者及家属认识和探索疾病的诱发因素，尽量减少可能诱使疾病发作的因素，如睡眠不足，饮酒等。另外，建立生活规律化，减少心理压力，避免过度疲劳和高度紧张，白天定时小睡等，都可使患者减少发作的次数。发作频繁者，可在医师指导下，服用相应药物，也可达到减少发作的目的。

6.护理评价

（1）患者睡眠是否改善。

（2）患者对其睡眠质量是否满意。

（3）患者睡眠过程中是否无安全意外发生。

（4）患者及家属对睡眠障碍的相关知识是否已了解。

7.健康指导

（1）生活要规律：指导睡眠障碍患者生活要规律，将三餐、睡眠、工作的时间尽量固定。①睡前避免易兴奋的活动，如看刺激紧张的电视节目、长久谈话等，避用浓茶、咖啡、可乐等兴奋剂。②白天应多在户外活动，接受太阳光照。③睡前使用诱导放松的睡眠方法，包括腹式呼吸、肌肉松弛法等，学会有意识地控制自身的心理生理活动，降低唤醒水平。④创造营造、良好的睡眠环境，保持环境安静，空气流通，温湿度适宜，避免光线过亮等。⑤教会患者一些促进入睡的方法，如睡前喝杯热牛奶，听轻音乐等。

（2）按医嘱服药：指导患者按医嘱服药，并向患者讲解滥用药物的危害，以及正确用药的5个基本要点如下。①选择半衰期较短的药，并使用最低有效剂量，以减轻白天镇静作用。②间断给药（每周2～4次）。③短期用药（连续用药不超过3～4周）。④缓慢停药，酌情减量。⑤用药不可同时饮酒，否则会增加药物成瘾的危险性。

（三）预后及预防

1.预后

睡眠与健康的关系历来受到人们的重视，对于各种原因引起的睡眠障碍，首先要针对原发因素进行处理，经过科学规范的治疗后一般预后良好。少数由于器质性所致的睡眠障碍预后较差。

2.预防

（1）首先要缓解精神过度的紧张。

（2）要纠正对睡眠的种种误解，消除对失眠的畏惧心理。

（3）要正确评价自己。

（4）客观看待外界事物，学会疏泄自己。

（5）可采用一些自我催眠措施。

（6）建立良好、规律的生活方式、适当锻炼。

三、性功能障碍

(一)疾病概述

性功能障碍是指个体不能有效地参与所期望的性活动,不能产生满意的性交所必需的生理反应和体会不到相应的快感。在人的一生中,约有 40% 的男性和 60% 的女性出现过性功能障碍。

1.临床类型及表现

(1)性欲障碍。①性欲减退:性欲减退是指成年人对性的渴望与兴趣下降,也称为性冷淡。患者主要表现为对性生活不感兴趣,无性交愿望,常导致夫妻关系紧张、婚姻危机甚至家庭破裂。②性厌恶:性厌恶是指对性生活的极度恐惧和不安。当患者想到或即将要与性伴侣发生性关系时,即产生负情绪,表现为紧张、不安、焦虑和恐惧,并采取回避行动,部分患者会有呕吐、恶心、心悸、大汗等现象。

(2)性兴奋障碍。①男性性激起障碍:表现为阴茎勃起障碍,也称为阳痿。②女性性激起障碍:表现为持续存在或反复出现阴道干燥,润滑性分泌液减少,缺乏主观的兴奋和快感,也称阴冷症。

(3)性高潮障碍。①早泄:指持续地发生性交时射精过早,在阴茎进入阴道之前、正当进入阴道时或进入不久或阴茎尚未充分勃起即发生射精,以致使性交双方都不能得到性快感或满足。②阴道痉挛:指性交时环绕阴道口外 1/3 部位的肌肉非自主性痉挛或收缩,使阴茎不能插入或引起阴道疼痛。

2.辅助检查

(1)实验室检查:包括血常规、尿常规、肝肾功能、血糖、尿糖,血脂、卵泡刺激素(FSH)、黄体生成素(LH)、睾酮(T)、催乳素(PRL)、雌二醇(E_2)、甲状腺刺激素(TSH)、糖耐量试验,必要时需查染色体等。根据各项检查的临床意义,可以作出是否为内分泌勃起功能障碍或其他疾病所致勃起功能障碍的诊断。

(2)体格检查:除一般体检外,应重点了解心血管、神经、生殖系统及第二性征发育情况。①如有的人足背动脉搏动扪不清,但能触到胫后动脉搏动,提示阴茎动脉可能存在疾病。②神经系统要进行深反射、浅反射、自主神经反射检查,如怀疑为神经性勃起功能障碍,还应测定海绵体肌反射时间有无延长和尿路动力学检查。③外生殖器检查应观察阴茎的长度、大小和在疲软状态时有无畸形,注意有无包茎、包皮炎、阴茎头炎。阴茎部尿道下裂或会阴不尿道下裂若伴有痛性阴茎勃起,往往导致勃起功能障碍。④睾丸的大小与质地的检查。一般睾丸小于 6 mL 会明显影响睾酮的分泌,睾丸畸形或无睾症及第二性征发育不良,也可导致勃起功能障碍。⑤前列腺的大小、质地和有无结节的检查,以了解有无前列腺良性增生、炎症或癌肿。

(3)特殊检查:①视听觉性刺激反应测定(VSS)、夜间阴茎勃起测试(NPT),以及观察快速严冬相睡眠期(REM),用以鉴别是心理性勃起功能障碍还是器质性勃起功能障碍。②球海绵体肌反射、骶髓延迟反射、躯体感觉诱发电位试验、尿流率、尿流动力学等试验,用以确定是否为神经性勃起功能障碍。③多普勒超声阴茎血压指数测定、阴茎海绵体灌流试验、阴茎海绵体造影、阴茎内动脉造影等,用以确定是否为血管性勃起功能障碍。

3.诊断要点

指一组与心理社会因素密切相关的性功能障碍。一般表现为对性活动缺乏兴趣或缺乏快感、没有能力体验或控制性欲高潮,或者患有某种妨碍有效性交的生理障碍(比如阴茎勃起失败、阴道不能润滑)。常见为性欲减退、阳痿、早泄、性乐高潮缺乏、阴道痉挛、性交疼痛等。可以同时存在一种以上的性功能障碍。

(1)症状标准:成年人不能进行自己所希望的性活动。

(2)严重标准:对日常生活或社会功能有所影响。

(3)病程标准:符合症状标准至少已3个月。

(4)排除标准:不是由于器质性疾病、药物、酒精及衰老所致的性功能障碍,也不是其他精神障碍症状的一部分。

4.治疗要点

(1)心理治疗:对起病与心理精神因数关系密切的患者,可对其实施心理治疗,包括夫妻治疗、认知行为治疗和精神分析治疗。夫妻治疗的主要任务是帮助夫妻增进感情,以减少对性生活的心理压力及对性交失败的担心。认知行为治疗可帮助患者增强对性行为的正确的正性感受和满意度,并消除负行为,建立新的适应行为。精神分析治疗主要是帮助患者找出导致其性欲下降的相关心理因素或心理创伤。

(2)药物治疗:如西地那非,但药物治疗对提高患者性功能的作用有限。抗抑郁药可提高部分患者的性欲,镇痛剂可减轻性交疼痛。

(3)技术治疗:如抚摸性器官、身体接触等,此治疗方法可有效降低夫妻双方在性交全过程中可能出现的焦虑或担忧,使用于各种性功能障碍。

(二)护理

1.护理评估

由于多数患者羞于谈及性问题,因此在评估前首先要保证环境安静、私密,并征得患者同意,同时向患者保证谈话内容保密后,才进行评估。评估一般包括以下几方面内容。

(1)患者性生活的类型和质量:性生活方式、性交频率、是否获得过快感。

(2)患者既往和现有的性问题:性问题的表现、程度、持续时间。

(3)患者对现存性问题和潜在性问题的感受:患者是否担心、焦虑,是否存认为性问题影响自己的生活。

(4)患者的性观念:患者对性和性生活的认识水平。

(5)可能的影响因素:夫妻关系及情感,有无健康问题、压力、焦虑,童年生活经历及创伤情况。

(6)既往和目前的治疗情况:接受哪些治疗方法,效果如何。

2.护理诊断

(1)无效性生活形态:与害怕怀孕,对生活应激缺乏有效应对、与性伴侣关系紧张等因素有关。

(2)性功能障碍:指个体所经受的一种得不到满足和不愉快、不恰当的性功能改变的状态,与价值观冲出、对相关知识缺乏或误解、有过创伤经历等因素有关。

(3)焦虑:与长期不能获得满意性生活有关。

(4)个人应对无效:与性问题长期存在有关。

3.护理问题

(1)家庭功能受损:与个人生理方面与患者的性功能不良有关。

（2）情绪不稳定：与性功能障碍导致情绪改变有关。

（3）知识缺乏：与缺乏相关性科学知识有关。

4.护理目标

（1）患者能确认与性功能障碍有关的压力源。

（2）患者能建立有效的应对方式。

（3）患者能恢复满意的性生活。

5.护理措施

（1）评估患者的性生活史和对性生活的满意度，影响患者性功能的因素及患者对疾病的感受。

（2）探明患者的家庭环境、出生成长经历，找出引起其消极性态度如压抑、低自尊、内疚、恐惧或厌恶的原因。

（3）帮助患者理解生活压力与性功能障碍的关系。

（4）帮助患者确认影响其性功能的因素有哪些。

（5）与患者讨论如何改变其应对压力的方式，和怎样变通解决问题的方法。

（6）帮助患者寻找增加性生活满意度的方法，如自慰、在性生活前采取淋浴、相互爱抚等增加性生活情趣的技巧，以患者降低对性生活的焦虑恐惧，可有效提高性欲或消除性交疼痛。必要时向患者提供相关材料。

（7）了解患者的用药史和药物不良反应，确认性障碍是否是由药物所致。

（8）向患者讲解有关性解剖和性行为的基础知识，帮助患者正确认识和理解，以降低患者的无能感和焦虑程度。

（9）如患者紧张不安，不能有效参与性治疗时，可在治疗前向患者教授放松技巧。

（10）帮助患者认识其性欲的降低来自自己的心理因素，例如，不愉快的回忆或者性配偶的行为特征，如动作粗暴、缺乏修饰等，使患者能有意识的避免这些因素对性生活带来的负性影响。

6.护理评价

（1）患者是否能够确认与性功能障碍有关的压力源。

（2）患者是否掌握有效的应对方式。

（3）患者是否恢复满意的性生活。

（4）患者是否正确认识和理解有关性和性功能的知识。

7.健康指导

（1）遇到烦恼忧伤，应冷静思考，不应长期背上精神负担，及时放松与调整紧张心态，缓和与消除焦虑不安的情绪。做一些自己喜欢的事情，如欣赏音乐、参加集体活动和阅读有益的书籍，或找家人亲友倾诉，心情反而会舒畅，性压抑也会逐渐消失。

（2）积极参加体育锻炼持续的、适当的体育锻炼和户外活动很有益处，坚持日常运动，可调节紧张的脑力劳动或神经体液失衡，如每天慢跑或散步30分钟。争取有规律的生活，保证充足的睡眠，积极减肥。

（3）避免不良生活习惯避免不健康的饮食习惯，减少应酬，避免酗酒，控制饮食，充分认识到戒烟的重要性和必要性。

（4）必要时应去医院，排除泌尿系统疾病，如慢性前列腺炎、附睾炎、尿道炎，或其他如内分泌疾病、各种全身性慢性疾病。

（三）预后及预防

1.预后

由于个体差异或病因不同,性功能障碍的预后也不尽相同,部分患者可自然缓解,多数患者有复发的可能,甚至终生患病。总病程受患者与性伴侣的关系及患者年龄的影响较大。

2.预防

增加对性相关知识的了解、加强体育锻炼、增加配偶间的沟通交流、积极治疗躯体疾病,减少服用对性功能有影响的药物等,均能有效预防性功能障碍的发生。

（臧雯雯）

第四节　脑器质性精神障碍

一、疾病概要

脑器质性精神病是指大脑组织器质性病理改变所致的精神疾病,与之相对应的则称功能性精神病。脑器质性精神病,包括颅内感染、颅内肿瘤、头颅外伤、脑血管疾病及癫痫时的精神障碍。尽管致病原因不一,但却有着共同的临床表现,神经系统检查常有阳性体征,颅脑 CT 检查常有异常发现。

脑器质性精神病的发病,与脑部病变所在部位、范围、病变进展的速度及严重程度等有关。急性起病者,临床常表现有意识障碍,对时间、地点及人物定向力消失、思维活动受损,行为紊乱,患者对发病期的表现常常不能回忆,特称之为急性脑病综合征。慢性起病者,常有不同程度的记忆减退和智能低下,近记忆减退尤为明显,对于近期内接触过的人,身旁刚刚发生过的事最易忘记。上述情况常见于脑缺氧、脑肿瘤、脑萎缩等。严重者表现为全面智能减退,记忆、计算、常识、理解、判断等能力明显下降,达到痴呆的程度,往往同时伴有一定程度的人格改变。基本生活的自理能力也受到不同程度的影响,这种情况则称为慢性脑病综合征。上述急慢性脑病综合征,也可在同一患者的不同病期分别出现。如各种原因的脑炎,在其急性期,表现主要为意识障碍。到病的后期,则主要表现为记忆和智能的低下,在脑器质性精神患者中,后期多半不能自理生活,不能自己照顾自己。

二、临床护理

（一）一般护理

对于脑器质性精神患者来说,良好的护理措施,比一般药物治疗更为重要。病室设施宜简单。床、椅高低适度,减少倾跌、饮食数量宜足,温度要适宜,肉去骨、鱼去刺。帮其梳洗、料理个人卫生。保证充足睡眠、外出应有专人陪同、照顾,防止患者走错门、睡错了铺,以减少不必要的争吵和误会。

（二）对症护理

对有意识障碍者,尽量少给具有强镇静作用的药物,以免加重意识障碍。白天不给具有催眠作用的药物,以免引起嗜睡。最好有专人陪护（患者亲属最好）,使患者具有熟悉感。痴呆者出门后常迷途忘返,吃饭不知饥饱,日常生活自理困难。故护理的主要原则是照顾好患者的生活,保护其安全。尽量避免长期卧床,鼓励其适当活动,参与一些力所能及的体力活,使其躯体功能得到一定的改善。指导、训练其生活自理能力,为日后康复打基础。

(三)治疗护理

脑器质性精神病的治疗,目前尚无特效药物和方法。其主要是支持性治疗和生活护理为主。在应用抗精神病药物治疗时,多从小剂量开始(一般成人用量的1/3～1/2)缓慢递增,症状好转后即减量。治疗过程中严密观察药物不良反应。一旦发现患者血压降低,立即报告医师。

(四)康复护理

此类患者的康复护理,应以功能训练为主,以期保持患者原有的生活自理能力。稳定其情绪和心理状态,以延缓其衰退的进程。在生活自理的功能训练中,如进食、穿衣、梳洗、大小便等自理过程,多需耐心照顾,亲自指导,必要时需手把手地教。另为确保营养和水分的摄入。根据气温变化而增减被服。对那些智能影响较轻者,可引导其做一些力所能及而又无危险性的劳动或手工,使其从劳动中获取乐趣,对恢复患者的自尊、自信也有一定作用。

(臧雯雯)

第五节　偏执性精神障碍

一、概述

偏执性精神障碍又称妄想性障碍,旧称偏执状态、偏执狂、偏执性精神病,这是一种以系统妄想为突出临床特征的精神病性障碍。

偏执性精神障碍的诊断至今在精神病学者之间仍有很大分歧。有人认为不存在这种诊断,而将这类疾病划入精神分裂症,他们认为偏执性精神障碍与偏执型精神分裂症无本质区别,只是临床发展进程的快慢不同。也有的学者将这种精神障碍称为妄想痴呆,他们认为妄想痴呆为精神分裂症的一个特殊亚型。但是多数学者认为偏执性精神障碍应划入独立的疾病单元,因其与精神分裂症在起病年龄,遗传倾向、症状表现及转归方面都不同。近年来我国学者倾向于将偏执性精神障碍与精神分裂症区别开来。在中华医学会精神疾病分类中列为独立疾病诊断单元。

此病病因未明,也未发现病理解剖学改变。起病年龄多在30岁以后。病前性格多具固执、主观、敏感、猜疑、好强等特征。一般认为本病是在个性缺陷的基础上遭受刺激而诱发。生活环境的改变如移民、服役、被监禁及社会隔绝状态,可能成为诱因。老年人中出现的感官功能缺陷如失聪、失明,也易伴发妄想症状。若有幻觉则历时短暂且不突出。病程多迁延,但较少引起精神衰退,人格保持完整。在不涉及妄想的情况下,一般无明显的其他心理方面的异常。

本组疾病不常见,中国内尚无确切统计数字。据国外统计,终身患病概率为0.5%～1%。

二、病因

病因不明,可能是异质性的。遗传因素、人格特征及生活环境在发病中起一定的作用。本病患者患病前往往存在特定的个性缺陷,如主观、固执、敏感、多疑、高傲、自负和容易嫉妒等,面对社会常抱着不满的心理,当遭遇某种心理社会因素或内在冲突时将事实加以曲解或赋予特殊意义,认为他们是社会不公的牺牲品,错误地理解他人的举动和态度,把挫折和失败归因于社会和他人;不断地从环境中寻找可以理解其挫折和失败的线索和证据,而且仅选择和接受可以证明其妄想信念的一面,认为这些材料才是真的。患者逐渐将有关材料联系起来,在歪曲和误解的基础上发展成结构较为严密的妄想系统。

也有人认为偏执性精神障碍患者的基本信赖心没有得到发展。弗洛伊德(Freud)认为偏执症状来源于心理防御机制中的否认和投射。一个人不会有意识地承认自己的不足与不信任,但却把它投射到环境之中,怪罪于他人。弗洛伊德还认为同性恋愿望是偏执性思维的主要原因,其妄想是在无意识中否定其同性恋感情时产生的。但临床上发现偏执性精神病患者多不是同性恋者。按照巴甫洛夫学派的观点,这类人的神经系统具有抑制过程不足,兴奋过程亢进的特点。当遭遇挫折时,神经系统的兴奋过程就过度进展,在大脑皮质形成了病理惰性兴奋灶。这个"孤立性病灶"与异常牢固的情感体验和意图有关,并且由于他的兴奋性非常强烈,通过负诱导的机制在其周围出现广泛的抑制,阻滞了大脑皮质其他部分对它的影响,因而患者对自己的精神状态缺乏批判,从而形成系统的妄想。总之,该病的发病原因可能是个人素质因素和某些诱发因素相互影响、相互作用的结果。

三、临床表现

本组精神障碍发展缓慢,多不为周围人所察觉的特点是出现一种或一整套相互关联的妄想,妄想往往持久,有的持续终身。妄想的内容变异很大,常为被害妄想、疑病妄想、嫉妒妄想或夸大妄想等,有的与诉讼有关;有的坚信其身体畸形,或确信他人认为自己有异味或是同性恋等。典型病例缺乏其他精神病理改变,但可间断地出现抑郁症状,某些患者可出现短暂、片段的幻觉,如幻听、幻嗅、幻味等。通常中年起病,但有时可在成年早期发病(尤其是确信身体畸形的病例)。妄想的内容及出现时间常与患者的生活处境有关,如少数民族患者出现的被害妄想。除了与妄想或妄想系统直接相关的行为和态度外,情感、言语和行为均正常。

本类障碍主要有两大类主要表现:偏执狂和偏执状态(偏执性精神病)。偏执狂发病缓慢,且以系统妄想为主要症状,可伴有与系统妄想有关的情感和意向活动,人格保持较完整。妄想建立在与患者人格缺陷有关的一些错误判断或病理思考的基础上,条理分明,推理具备较好的逻辑性,内容不荒谬、不泛化,常不伴幻觉,患者坚信不疑,多见于40岁左右的中年人,男性占70%,脑力劳动者的发生率较高。偏执状态的妄想结构没有偏执狂那么系统,也不十分固定,有的可伴有幻觉,多于30～40岁起病,以女性较常见,未婚者居多。

以下列举一些特殊的偏执性精神障碍。

(一)被害狂

被迫害偏执狂较为常见,常常与夸大性偏执狂同时存在。患者在生活或工作中遭受挫折时,不但不能实事求是地检查和分析主观和客观原因,反而片面地把失败归咎于客观条件,坚信不疑地认为是他人在暗中捣鬼,有意陷害,以致疑窦丛生,捕风捉影,把周围发生的现象或别人的一言一行皆牵强附会地加以歪曲,认为这一切变化都是针对他的。在猜疑的基础上形成关系妄想和被害妄想,患者往往以反抗的态度进行斗争,尽管到处碰壁,也绝不妥协。经常向法院和公安机关控诉"迫害者"的罪行,要求伸张正义,保障自己的安全。患者在进行反"迫害"斗争时可能发生伤人或其他暴力行为。在分析别人为什么要加害于他时,有的患者会产生夸大妄想,也可以夸大妄想为主要症状,认为自己有特殊的才干,因而引起他人的嫉妒,遭到种种打击和陷害,这又加强了患者的被害妄想,因而不断的申诉和控告。夸大和被害交织在一起,相互影响。

(二)诉讼狂

诉讼狂也是偏执性精神障碍中较为多见的一个类型。患病前往往具有强硬、自负、固执己见,同时又很敏感、脆弱的人格缺陷。妄想的形成以好诉讼性人格障碍为前提,在某些生活事件的作用下,部分人由好诉讼性人格转为诉讼妄想,其间并无明显的界限。如果追溯妄想的形成,发现患者往往有委屈、失意、受到不公正待遇等生活经历。诉讼妄想一旦形成,患者不再怀疑自己行为、态度的正确性和合法性。患者坚持认为自己受到不公待遇、人身迫害、名誉受损、权利被侵犯等,而采用上访、信访、诉讼等手段。患者的陈述有逻辑性,层次分明,内容详尽,即使内容被查明不属实、诉讼被驳回,依然不肯罢休,坚持真理在自己手中,听不进他人的劝告,极不理智,不断夸大敌对面,从最初的所谓"对手"扩大至其他人、主管部门,甚至整个国家和社会,给相关人员和部门带来极大的麻烦。

(三)被钟情偏执狂

被钟情偏执狂多见于女性。患者坚信某一男性,而且通常是年龄较大社会地位较高的男性迷恋于她,便想尽办法追求和接近对方,甚至发展到不择手段的地步。这类妄想往往具有一个基本的公式:即是对方挑动了情网,他是唯一的,最爱我的人。患者带有一种超人的洞察力和少有的幸福感来留神对方的一举一动,将对方的一言一行都罗织进系统化妄想中,即使对方对己大发脾气,甚至辱骂、殴打,也不能减轻追求的狂热。患者往往反而认为这些只是对她的爱情的考验。很多病例的发展过程中常经历三个时期:希望、苦恼和怨恨。在怨恨的阶段,常常派生出主题意外的一些妄想,如怀疑有人在暗中破坏而派生的被害妄想。

(四)嫉妒狂

嫉妒狂患者坚信配偶或性伴侣对自己不忠,有外遇,常常千方百计地寻找配偶或性伴侣对自己不忠的证据,并由牵强附会、不可靠的证据得出不正确的结论,引证自己的结论。妄想常伴强烈的情感反应和相应的行为。常常对配偶或性伴侣进行质问,甚至拷打,得不到满意的答复时,往往采取跟踪监视,偷偷检查配偶或性伴侣的提包、抽屉、信件或手机,或偷偷打印对方的通话记录,试图找到可靠的证据,甚至在日常活动中限制其自由。严重者可发生暴力行为。此类患者具有潜在攻击伤害的风险。男性多于女性。

(五)夸大狂

夸大狂患者自命不凡,坚信自己才华出众,智慧超群,能力巨大,或声称有重大发明,或者自感精力充沛,思维敏捷,有敏锐的洞察力,能遇见未来等,到处炫耀自己的才华。

四、诊断与鉴别诊断

(一)诊断

该组精神障碍的诊断主要依靠完成的病史采集、可靠细致的临床评估,诊断时需排除伴有妄想的其他精神障碍,并对患者的危险度进行评定。严谨的诊断过程有如下几个环节。

1.全面调查

为了全面掌握患者情况,亲自调查有时十分必要,调查内容包括患者的一贯人格特征、有关的生活事件真相等。调查对象要包括涉及的各方面人员。尽可能收集患者的书面材料。

2.细致检查

精神检查的关键是让患者暴露想法,因此检查者要有足够耐心及精湛技巧,多用开放式的提问,不要当患者的想法一露头,马上转换话题,而应"一鼓气"询问追究到底。如果患者合作,明尼苏达多项人格测验(Minnesota multiphasic personality inventory,MMPI)有参考价值。

3.客观分析

医师要站在客观立场,利用调查所得材料及精神检查所见,用客观态度去进行分析。

4.完整记录

要把所发现的精神症状客观地、完整地、及时地记录下来,不要仅记录症状术语,一定要记录患者原话,这样才可能在发生诊断异议时经得起考验。

典型的临床症状是诊断本组精神障碍的最基本条件。一种或一整套相互关联的持久性妄想是最突出的或唯一的临床特征,妄想必须存在至少三个月,必须明确地为患者的个人观念,而非亚文化观念。可间断性地出现抑郁症状甚至完全的抑郁发作,但没有心境障碍时妄想仍持续存在。患者社会功能严重受损。

(二)鉴别诊断

1.精神分裂症

两者都以妄想为主要临床表现,人格都可相对保持完整,有些偏执型分裂症患者可以长时期地保持相对良好的社会适应功能,与荒谬妄想"和平共处",因此两者的鉴别主要是根据妄想的特点,还是根据人格及社会适应状况,在对待具体病例的诊断上,临床上常出现见仁见智现象。

根据传统的观点及近代的精神障碍分类与诊断标准,都认为偏执性精神障碍以系统妄想为主要症状,人格保持相对完整,社会适应良好,但患者对妄想的存在无自知力。这里所指系统妄想主要是指妄想的结构,至于妄想内容,虽大多有一定的现实联系,但夸大性、钟情性、虚构性妄想的内容可显得荒谬而不切实际,仍可出现在偏执性精神障碍的患者。下列特点倾向于偏执型分裂症诊断。①妄想的结构:不严密、支离破碎、推理荒谬、对象泛化。②幻觉的频度和内容:存在持久而频繁的幻觉(尤其是幻听),而且有与妄想联系的幻觉内容,为争议性、评论性、命令性幻听等。③存在思维形式障碍及被动体验。④情感和意志状态:相对淡漠和减退。

2.偏执性人格障碍

这两种精神障碍的鉴别核心取决于是否存在妄想。因后者是以结构严密的系统妄想为特征的精神病。偏执性人格障碍经常可有超价观念。偏执性人格障碍的超价观念与偏执性精神障碍的系统妄想,两者的形成都可能发现与其人格和个人经历有关,内容也反映现实生活中的遭遇,患者人格都保持相对协调,持续而不发生精神衰退,因此两者鉴别的难度极大,在临床工作与司法鉴定中两者发生误诊的情况经常发生,尤其多见把偏执性人格障碍误诊为偏执性精神障碍。

临床上最常出现判断混淆的是被害观念与被害妄想、嫉妒观念与嫉妒妄想,前者属于超价观念。很多发生判断失误的病例,其关键是只看表面,未能做到"透过现象看本质",即仅从患者的言行表现去进行判断。例如听患者说到"被人诬害""报复"等就以为就是被害妄想;又如发现有的人执意盘问配偶是否有外遇,并且出现跟踪、监视、检查等行为,以为就是嫉妒妄想,其实有些怀有嫉妒观念的人也可出现这些过火言行。如何做到"透过现象看本质",这就需要有细致、全面的精神检查过程,并结合客观调查进行分析,去发现是否存在不符合实际的推理,还是仅是言行上的过激、过火。对于这些推理的环节和依据了解得越深刻,越会使诊断结论更符合实际;反之,对病史的粗糙了解及不耐心的精神检查必然会使诊断陷入误区。

3.器质性精神障碍

本组障碍没有确凿的脑部疾病的证据。在部分器质性精神病也常可见到偏执症状,但他们往往有器质性证据,他们对自己周围发生的事情不能清楚地掌握了解,以致产生误解甚至猜疑,如有妄想也比较短暂和片段。

4.心境障碍

严重的抑郁症常会出现偏执症状,往往有情感低落、自罪与迟缓的表现及一系列生物学症状。如果情绪症状出现较早,且比偏执症状更重,那么抑郁时原发性的可能较大。躁狂症也可出现偏执症状,其妄想往往是夸大而不是被害。心境障碍多为发作性病程,社会功能虽明显受损,但治疗效果良好。

五、治疗及预后

偏执性精神障碍治疗较困难,且是一个系统的工程。首先,其妄想有一定的现实基础,不易为别人察觉;其次,患者缺乏自知力,不承认自己有精神障碍,拒绝接受治疗。即便接受治疗,疗效也很有限。一般情况下可以不治疗。但当患者在妄想的支配下出现激越行为、暴力行为或社会功能受到严重损害时必须采取积极的治疗,尽可能住院治疗。主动求医者甚少,多由家人陪伴来诊。

治疗时要建立良好的医患关系,因为患者不承认有病,所以与患者建立起良好的医患关系,取得患者的信任和合作是治疗成功的基础。治疗开始时可以先从非主要症状入手,如睡眠问题、情绪问题等,患者易于接受和配合,逐步过渡到核心症状的治疗。治疗原则是药物治疗和心理治疗相结合。良好的环境条件也有助于妄想改善。病程多呈持续性,有的可终身不愈;但老年后由于体力与精力日趋衰退,症状可有所缓解,个别患者经治疗缓解较彻底。

(一)药物治疗

目前尚无特异性有效药物。但药物治疗有利于稳定情绪、控制行为。当出现兴奋、激越或影响社会治安行为时,可采用低剂量抗精神病药物治疗。药物种类的选择没有特殊原则,应考虑药物的安全性,选用不良反应小的药物,易于被患者接受,也可提高治疗依从性。首选新型非典型抗精神病药。但药物治疗最大的障碍是患者不依从,必要时可使用长效针剂。使用长效针剂时一定要注意从小剂量开始,在证实不良反应可以耐受时再开始常规剂量治疗。

(二)心理治疗

心理治疗针对的不是妄想型体验,而是这种妄想体验的根源。如能早期治疗,可使一部分患者的妄想动摇,但多数情况下并不能缓解。尽管如此,心理治疗对患者是有益的,至少可帮助患者达到某种妥协,使患者的痛苦减轻,有些患者可变得对妄想能够忍受。心理治疗取得良好效果者少见。在具体的心理治疗过程中,从以下几个方面着手可能对患者有益。

1.建立一种治疗性的医患关系

建立一种治疗性的医患关系在这类患者中是相当困难的,患者对医师的猜疑,可能是医师也被列入其妄想的对象而拒绝与医师建立密切的关系。对待此类患者,医师应采取诚实开放的职业态度,避免过分的幽默和热情。不能操之过急,一个良好的关系的建立,可能需要很长的时间。

2.以同情的态度倾听患者所关注的问题

应容许患者有充分的时间来发泄他的委屈和不满。对和现实相关的内容尽可能加以核实,可在患者的同意下,安排和家人、朋友沟通。

3.纠正患者的偏执信念

在听取患者陈述后,不必认同和说服其改变信念。而应耐心地和患者分析在现实生活中出现类似问题时其他结论的可能性,长此以往,可能影响患者对事物的看法。

4.避免集体性的治疗

此类患者多具有高度的戒备心,在不具备信任的前提下,应尽量避免。以免患者的妄想扩大,加大治疗的难度。

对有危害社会行为者,应加以监护,必要时须较长时间的住院监护治疗,急性偏执性精神病的治疗效果较好,可用抗精神病药物的同时加用电休克治疗。电休克治疗对疾病严重期的妄想、幻觉往往可以取得良好的疗效。

六、偏执性精神病患者的护理

(一)临床护理

1.一般护理

与患者建立良好关系,以取得其信任,使患者对住在医院中有安全感,不至于使其感到医护人员是帮凶。照顾其饮食、睡眠。如对饭菜有疑,可让其自己挑选,或是让其自己去盛饭盛菜。

2.对症护理

偏执性精神患者,皆有敏感、多疑,凡事想的都多,故不要在患者面前低声耳语,以减少其疑心。对于患者的妄想,只听不表态,更不与其争辩谁是谁非,以减少患者的反感。如果患者自己对其妄想内容半信半疑,或是对妄想有所动摇而不坚信,则可以普遍常识或列举事实促其扭转。如果患者认为医护人员参与了对他们的迫害,是在扮演着帮凶的角色,这也无须表白,也不急于反驳。对患者的态度仍要热情、关心、认真、负责,除非患者有攻击行为,尽量不要约束。一旦对患者进行了约束,仍应按时观察、照顾。尽量做到谁保护,谁解除,以减少患者对给予约束的人产生敌对情绪。

3.治疗护理

按时给患者服药,一定要认真检查,确保药物服下,如有疑惑问题,应耐心解释。一旦发现妄想有所动摇,应列举事实,进行客观分析,帮助其扭转。

(二)康复护理

帮助患者改善人际关系,指出其性格上的缺陷,使其有所认识并逐步改正。鼓励其多参加集体活动。在日常生活中提倡相互帮助,相互交流,使其认识到信赖别人者也得到别人信赖,愿帮他人者也易得到他人帮助,减少其疑心、猜忌,以期更好地适应现实社会生活。

(臧雯雯)

第六节　症状性精神病

症状性精神病是指各种躯体疾病,如心、肝、肺、肾疾病、内分泌功能紊乱、代谢和营养障碍及感染中毒等所伴发的精神障碍。这种精神障碍是躯体疾病临床症状表现的一部分,故称之为症状性精神病。症状性精神病的发生除与各种躯体疾病本身直接有关外,尚与个体功能特点、神经系统功能状态等因素有关。

一、病因与病理

常见的病因有感染、中毒、严重贫血及心、肝、肺、肾等内脏器官的严重疾病。发病机制不是单一的,与躯体疾病引起体内各系统功能的改变有关,如高热、脱水、酸碱平衡失调、电解质代谢异常、中间有毒代谢产物蓄积;脑缺氧、脑微循环改变、血流量减少;或微生物毒素侵入;维生素缺乏,特别是 B 族维生素缺乏;各种引起大脑生化代谢的因素,特别是神经递质代谢的改变等,都可引起脑功能失调,从而出现精神症状。

二、临床表现

(一)临床特点

症状性精神病的病因虽不同,但临床表现有其共同特点,常见综合征如下。

1.脑衰弱综合征

脑衰弱综合征多见于躯体疾病的初期、恢复期或慢性躯体疾病的过程中,表现为头痛、头昏、疲倦无力、注意力不集中、记忆力减退、睡眠障碍,以及情绪不稳、易激惹、激动或焦虑不安等。有的患者伴有思维迟钝、理解困难,也可有癔症样发作或疑病症状等。

2.意识障碍

意识障碍多见于躯体疾病的急性期或慢性躯体疾病的症状恶化期。其主要表现为不同程度的意识障碍,从嗜睡直到昏迷,但以谵妄状态最常见。这时患者意识清晰水平降低,周围环境定向力和/或自我定向力障碍,伴有丰富的错觉及幻觉,以恐怖性视、听幻觉多见,内容生动逼真,常伴有紧张、恐惧情绪及兴奋躁动不安,或动作增多而紊乱的不协调性精神运动性兴奋,患者思维不连续并可出现片段的妄想。症状常昼轻夜重,持续时间可数小时到数天不等。意识恢复后,患者可有部分遗忘或全部遗忘。

3.性格行为变化

性格行为变化多见于严重躯体疾病之后,也可由意识障碍清醒后发展而来,但这类变化较少见,主要表现为性格、行为和智力改变。儿童患者多表现为行为障碍、兴奋性增高、好动、残忍或精神萎靡、活动减少,此外往往可影响发育速度,使发育停滞等。常合并有轻重不等的神经系统症状,如肢体瘫痪、抽搐发作等。但有些患者经过积极治疗精神症状后可好转或消失。

一般急性躯体疾病伴发的精神症状以意识障碍最常见,恢复期则出现脑衰弱综合征。慢性中毒或代谢营养疾病以脑衰弱综合征多见,随着疾病的发展部分患者可出现性格行为变化。儿童青少年在患躯体疾病时易出现意识障碍,老年患者则易出现性格行为变化。

(二)临床类型

1.感染性精神病

这是指全身感染或脑部感染时所并发的一种精神症状,常见的感染疾病有败血症、流行性感冒、肺炎、尿路感染、伤寒,以及原因不明的发热等。其发病原理认为是由于高热、细菌毒素或因代谢亢进、体内消耗增加,使某些营养物质缺乏,以及代谢产物蓄积和脑血循环障碍所引起。目前认为感染性精神病是由于B族维生素缺乏,影响脑的代谢所致。

主要临床表现为不同程度的意识障碍,可由嗜睡进入谵妄状态,最后可发展成昏睡。大多数患者表现为谵妄,多在发热期出现,一般夜间变重。

2.中毒性精神病

这是指一些有毒因素如重金属(铅、汞、锰、砷等)、有害气体(一氧化碳、硫化氢)、药物(米帕林、溴剂和莨菪碱类)、有机化合物(二硫化碳、苯、硝基苯、汽油、有机磷农药等)及有毒植物(毒蕈、莽草)进入体内造成中枢神经功能紊乱或器质性损害所引起的精神症状。其发生与毒物的理化性质、摄入的速度与数量、身体健康状况、对药物的敏感度及神经系统功能的稳定性有很大关系,因此,在同样的中毒情况下,有些人易引起中毒性精神病,而另一些人则不引起精神障碍。

各种原因引起的中毒性精神病,其临床表现大致相同。如毒物所致的慢性中毒,多表现为神经衰弱症候群;一次摄入大量毒物所致的急性中毒,多表现为谵妄状态;严重的急性或慢性中毒,可引起记忆、计算、理解、判断能力减退,并伴有思维困难、激惹性增高及大小便失禁等痴呆状态。

3.内脏器官疾病引起的精神障碍

这是由内脏器官的严重病变造成缺氧、中毒、代谢障碍等所致大脑功能紊乱引起的精神障碍。

(1)心力衰竭:由于脑部供血不足引起脑缺氧,临床上可出现健忘、失眠、注意力不集中、情绪不稳定及谵妄状态等。

(2)肝性脑病、病毒性肝炎、急性黄色肝坏死、肝癌和胆道疾病损害肝实质时,由于肝功能障碍使血氨增高及氨基酸代谢紊乱,可引起精神症状。早期临床表现为情绪改变,患者情绪不稳、易怒、激动、失眠、遗忘、错构及虚构,有的焦虑不安、猜疑,甚至出现被害妄想及幻听。意识障碍最为多见,开始为忧伤,以后可出现意识模糊、嗜睡、木僵状态或昏迷。有时出现谵妄状态、兴奋躁动、幻觉及言语错乱等。

(3)肺性脑病:慢性气管炎及肺部疾病晚期可出现肺性脑病,而出现精神症状。若同时合并有肺源性心脏病并发心力衰竭,则肺功能障碍更加严重,精神症状亦更显著。其主要临床表现为头痛、头晕、嗜睡、意识模糊,严重时可出现谵妄状态和昏迷。本病患者的意识障碍具有阵发性的特点,当肺部疾病好转时,意识障碍也逐渐恢复正常。

(4)肾衰竭的精神障碍:肾衰竭出现尿毒症时,血中氮质增高,常出现精神症状,患者可有意识障碍,表现为一时清楚,一时糊涂,同时有兴奋不眠、欣快、言语多,或有猜疑妄想、幻觉及行为异常等。当出现酸碱中毒伴有电解质紊乱时,患者表现为淡漠、嗜睡、意识模糊、谵妄状态,甚至昏迷。当尿毒症并发高血压性脑病时,患者出现头痛、恶心、呕吐、躁动不安、谵妄、昏睡及癫痫发作等。

(5)内分泌疾病的精神障碍:甲状腺功能亢进是常见的内分泌疾病,其中伴发精神障碍者占50%～90%,几乎所有的患者均伴有急躁、易怒、失眠、注意力不集中等脑衰弱综合征。早期患者可出现明显的情绪变化、性格改变,表现为紧张易冲动、过敏猜疑、恐惧不安、抑郁、焦虑或喜悦、愉快等。疾病进一步发展时则出现轻躁狂状态,老年人则以抑郁状态、焦虑状态多见。也可见幻觉妄想状态,以幻听及系统固定的被害、关系妄想为多。甲状腺危象出现之前可有精神运动性兴奋或精神运动性抑制,甲状腺危象时可出现谵妄状态。

(6)溃疡病的精神症状:主要表现为自身感觉不佳、敏感多疑、心情苦闷、情绪焦虑及各种精神衰弱症状。少数患者情绪低落,可有严重的抑郁状态。

(7)严重贫血、中枢神经系统白血病、副肿瘤综合征、中枢神经系统恶性淋巴瘤等精神障碍。

4.结缔组织疾病的精神障碍

如系统性红斑狼疮患者精神障碍的发生率为17%～50%。精神症状颇为复杂多样,如智力障碍、焦虑不安、抑郁、强迫观念、衰弱无力等较轻的精神症状，或幻觉、妄想、错觉甚至谵妄状态等较严重的精神症状。

5.手术后精神障碍

如心脏移植术、肝脏移植术等术后可出现精神障碍。急性者以意识障碍为多见，如麻醉清醒后 2～5 天又出现嗜睡、谵妄、精神错乱状态。部分患者在谵妄状态后残留幻觉妄想。有的出现抑郁状态、幻觉妄想状态，多发生于术后 1～2 周。脑衰弱综合征或虚弱状态一般多出现在术后恢复期。整个病程中症状波动性大，历时较短，1～3 周消失。

三、治疗

（一）病因治疗

根据躯体疾病病因性质的不同给以相应的治疗。如感染引起者应首先控制感染；中毒所致者应积极排毒、解毒；心脏功能衰竭引起者应积极控制心力衰竭，这是首要的。

（二）支持疗法及对症处理

感染中毒及各种严重躯体疾病的理化、生物学致病因素，对机体某些功能带来明显失调，必须及时纠正，如补充营养及水分，纠正酸碱平衡失调及电解质紊乱，保持心血管系统的功能，补充大量 B 族维生素及维生素 C。对脑衰弱综合征或性格行为变化的患者，可给以促进神经营养代谢药物，如谷氨酸、γ-氨酪酸、三磷酸腺苷、灵芝、蜂皇精等，以促进大脑神经细胞功能的恢复。有脑水肿者可给脱水剂。

（三）精神药物对症治疗

根据精神症状及患者的躯体特点，给以不同的精神药物，但因躯体疾病对药物的耐受力差，特别是急性患者、老年人和儿童，精神药物剂量宜小。对兴奋躁动的患者可选用安定、奋乃静、异丙嗪和氯丙嗪；对心血管疾病或有肝脏功能损害者可给小量氟哌啶醇，年老体弱及儿童使用精神药物更宜慎重。对有明显幻觉妄想者，可行抗精神病药物系统治疗，如奋乃静、氟哌啶醇等，一般在 1～2 个月即可见效。抑郁情绪严重者，可给小量抗抑郁药物如多塞平。

四、症状性精神病患者的护理

（一）临床护理

1.一般护理

将患者安置于比较安静的单房间，护士态度要和蔼，操作要认真，给患者以情感支持和心理安慰，解除患者的恐惧。注意营养和液体的补充。注意体温、脉搏、呼吸、血压的变化，仔细观察患者意识改变。门窗应关好（尤其是楼房），必要时加床栏，以免坠床，确保患者安全。对昏迷患者，应定时翻身、搓背，以防压疮。

2.对症护理

根据不同的病因和主要临床表现而确定对症护理。如中毒引起者，应根据医嘱进行排毒、解毒。急、慢性感染引起者，应注意体温变化、营养状况和是否需加隔离。营养代谢障碍引起者，要特别注意营养的补充。患者意识不清又有躁动兴奋者，往往拒食，对治疗、护理不合作，因而加重了躯体疾病，同时也打乱了病房的治疗护理秩序，因而必须及时、有效地控制其躁动兴奋，以便于医疗护理工作的正常进行。对有酒瘾和药物依赖者，应给患者多鼓励，和精神支持，严格护理管理制度，杜绝患者获得有药物依赖性的药物。

3.治疗护理

症状性精神患者的躯体情况,多数比较弱,精神异常又往往干扰躯体疾病治疗的进行,因而躯体情况更差。在控制患者的精神症状时,必须照顾患者的躯体情况,这就要求在应用精神药物时,密切观察患者的血压、脉搏、睡眠、意识状态等。尤其是在肺性脑病、肝性脑病时,要慎用吩噻嗪类药物,以免抑制呼吸中枢而引起死亡。禁用麻醉剂和催眠药物。如有失眠或焦虑不安,可用小剂量的安定类抗焦虑药。如患者兴奋、躁动和不合作,可适当进行保护性约束或肌内注射小剂量的氟哌啶醇、奋乃静,以控制其精神症状,防止意外发生。精神症状改善后即刻停药。在服用精神药物治疗期间严密观察药物不良反应。对于药物依赖者,严格遵循缓慢撤药物依赖性药的医疗原则,避免出现戒断反应。

(二)康复护理

症状性精神病患者病情基本恢复,或是精神症状大部消失后,患者躯体情况尚未完全复原。心理上又害怕他人歧视,患者往往是躯体心理都有顾虑,直接影响着他们的生活和交往。此时应创造条件促进患者的体力恢复,防止原发躯体疾病的复发或恶化。至于有些难以完全恢复的躯体病患者,应着重做好心理护理,减轻其思想顾虑,教给一些所患疾病的常识,使其了解一些治疗和预后方法。症状性精神病,一般不复发。对于药物依赖者,应引导其逐步适应原来的工作,并要求患者亲属及其单位同志,予以监督、支持,以巩固其疗效。

(臧雯雯)

第七节 精神分裂症

一、概述

精神分裂症是一种常见的病因未明的精神病,占我国住院精神病患者的50%左右。其主要症状有特殊的思维、知觉、情感和行为等多方面的障碍和精神活动与环境的不协调,一般无意识障碍及智能障碍。精神分裂症多发于青壮年,尤其好发于青年期。病程迁延、缓慢进展,有相当一部分患者病情缓解后常有复发,部分患者趋向慢性化,甚至最终走向精神衰退。

人们对精神分裂症的认识,经历了一个漫长的过程。早在公元4—7世纪,祖国医学就有类似精神分裂症的描述。如隋代医学家巢氏在《诸病源候论》中记载:"其状不同,或言语错谬,或啼笑惊走,或癫狂错乱,或喜怒悲哭……"清代钱镜湖著《辨证奇闻》中记载:"人有患呆病者,终日闭门独居,口中喃喃,多不可解……"等,生动描述了近似本病症状多种多样的言语荒谬、喜怒无常及行为离奇等特点。19世纪中叶,现代医学迅速发展,欧洲许多精神病学家对精神分裂症进行观察与研究。德国精神病学家克雷丕林(Kraepelin)在长期临床观察研究的基础上认为:上述多种多样的描述与命名并非多种疾病,而是同一种疾病的不同类型。他观察到这种病多发病于青年时期,最后发展为痴呆,因而建立了"早发性痴呆"的概念。20世纪初,瑞士精神病学家布鲁勒(E.Bleuler),在克雷丕林的研究基础上做了进一步细致的临床观察与研究,他通过大量病历资料发现:本病并非都发病于青年期,最终也并不全部出现痴呆的结局。同时,他发现本病主要表现是精神活动的分裂,于是,布鲁勒修改了"早发性痴呆"的概念,命名为精神分裂症。以后,布鲁勒及其儿子(M.Bleuler)对精神分裂症的研究,做了大量艰苦的工作。克雷丕林和布鲁勒父子对精神分裂症的研究具有巨大贡献,至今被称为精神病学奠基人。他们对精神分裂症基本概念的理解,至今仍被全世界精神病学家所接受,布鲁勒命名精神分裂症的名称沿用至今。

近年来,由于精神药物的广泛应用,尤其是精神病社区防治工作的发展及管理水平的提高,使精神分裂症患者的寿命普遍延长,因此,精神分裂症的患病率也在逐年增长。

二、病因

精神分裂症的病因,虽经多方面研究,但至今尚未完全明了。大量研究资料只能证明其发病与以下因素有很重要的关系。

(一)内在因素

1.遗传因素

致病因素如何造成精神分裂症的病理生理尚不清楚,目前对精神分裂症的研究,只限于对患者亲属的调查。国内外的调查发现一般群体中精神分裂症的患病率约为1%;而父母一方患精神分裂症,子女患同病的风险约为15%;父母双方均患精神分裂症,子女患同病的风险高达40%。20世纪80年代以来,分子遗传学技术的进步,定位了一些染色体的部位,分析并确定了特殊的候选基因。临床遗传学的研究成果,将会对指导精神分裂症的预防产生巨大的应用价值,但目前精神分裂症的遗传方式尚无定论。

2.素质

素质是一个人与生俱来的心理与解剖生理特点,特别是神经系统方面的特点。素质,指的是一个人的先天解剖生理学特征,主要包括感觉器官,神经系统及运动系统的生理特点,素质与遗传有密切关系。素质的形成,除先天因素,可通过后天的环境因素的作用而逐渐形成一个人的素质。一般是在遗传基础上,经过幼年期环境与躯体作用,逐渐形成个体特性,如由于后天发展与生活经验所塑造的行为反应模式,到青春期即基本定型。素质是大的心理发展的生理条件,素质在生活实践中逐步成熟。素质的一些缺陷可能容易得某些疾病,如对一般的精神刺激即易引起焦虑,反应快速而强烈,一旦反应出现,久久不易平静。有这类表现的人则易于患精神分裂症。

3.年龄

精神分裂症有60%～70%在20～30岁发病。25岁是发病的高潮。至于为什么在青壮年时期发病,目前尚无明确解释。

(二)环境因素

1.生物学因素

赫尔辛基一项母孕期环境因素的调查研究发现,胎儿第4～6个月暴露于A2病毒流行者,其成年后精神分裂症的发生率高于对照组,推测病毒感染影响胎儿神经发育。而围产期的产科并发症也会使精神分裂症的患病率增加。

2.家庭环境

母亲是婴儿的第一位教师,母亲的性格直接影响儿童性格的形成。其他成员如父亲,兄弟姐妹等对性格形成虽然都有影响,但最主要的是母亲。母亲患精神分裂症,不但对儿童有遗传影响,而且又形成了环境影响。儿童与精神分裂症患者生活在一起,使他们发病机会增多。家庭成员之间的不和睦,影响着儿童性格的形成与发展。尤其是父母的不和睦及对儿童教育不当,都可使儿童性格怪僻,形成精神分裂症的发病温床。幼年丧亲(17岁以前父母死亡或永久性分离)同

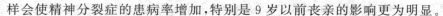

样会使精神分裂症的患病率增加,特别是 9 岁以前丧亲的影响更为明显。

3.社会环境

我国对全国 12 个地区精神病流行病学的协作调查发现,精神分裂症的患病率城市明显高于农村;不论城乡,精神分裂症的患病率均与家庭经济水平呈负相关。

三、发病机制

尽管影响精神分裂症发病的因素有很多,但致病因素如何造成精神分裂症的病理生理尚不清楚。近年来,对精神分裂症的病因学研究认为,精神分裂症患者体内有生化代谢异常,尤其是神经介质代谢的异常及脑结构的异常。

(一)神经生化因素

神经生化、生理及精神药理等学科的迅猛发展,推动了本病神经生化基础的研究,目前较成熟的假说包括了多巴胺功能亢进假说、谷氨酸生化假说及多巴胺系统和谷氨酸系统不平衡假说。

1.中枢多巴胺能神经元功能亢进假说

吩噻嗪类抗精神病药物能有效地控制精神分裂症的症状,促进了精神药理的研究,从而提出了多巴胺功能亢进的假说。此假说的根据首先是抗精神病的药物的药理作用是通过阻滞 DA 受体的功能而发挥治疗作用,是 DA 受体阻断药,之后进一步证实抗精神病药物的效价是与亲和力强弱有关。拟精神病药物苯丙胺能在正常人引起与急性精神分裂症妄想型临床十分相似的症状,而苯丙胺的药理作用是在中枢突触部位抑制 DA 的再摄取,使受体部位多巴胺的含量增高。高香草酸(HVA)是 DA 的代谢产物,有研究资料发现血浆 HVA 与患者精神症状呈正相关,精神症状较重者,血浆 HVA 水平较高。支持 DA 功能亢进假说的直接证据来自对患者 DA 受体的研究,Crow 等发现基底神经节和隔核 D_2 受体数目增加,并在之后发现与患者生前评定的阳性症状呈正相关,而阴性症状则否。

2.谷氨酸假说

谷氨酸是皮质神经元的主要兴奋性神经递质,是皮质外投射神经元和内投射神经元的氨基酸神经递质。用放射性配基结合法研究精神分裂症患者尸检脑组织谷氨酸受体发现受体结合力在边缘皮质下降,而在前额部增高。在临床方面,谷氨酸受体拮抗剂在人类可以引起一过性精神症状,出现幻觉和妄想,也能引起阴性症状。据此推测谷氨酸受体功能障碍在精神分裂症的病理生理中起重要作用。

3.多巴胺系统和谷氨酸系统功能不平衡假说

Carlsson 通过长期对纹状体、丘脑和皮质等不同部位神经通路的研究指出:大脑皮质控制感觉输入和警觉水平的功能,是通过包括纹状体、丘脑、中脑网状结构的反馈系统完成的。刺激 DA 机制可增加感觉输入和警觉水平;而皮质纹状体系统则相反,起抑制作用。故认为精神分裂症是由于皮质下 DA 功能系统和谷氨酸功能系统的不平衡所致。

4.自体中毒假说

有人实验性地把精神分裂症患者的尿,经无毒处理后给犬做静脉注射。结果发现被实验的犬出现明显自主神经症状或类似紧张症的表现,而注射正常人的尿,犬只出现轻度自主神经症状。

5.其他假说

其他假说还有中枢去甲肾上腺素通路损害假说、单胺氧化酶活性下降与 5-羟色胺代谢障碍假说及内啡肽假说等,都对研究精神分裂症的病因与发病机制开辟了新的途径。

(二)大脑结构变化及神经发育异常假说

近年来,CT、MRI的应用发现与年龄相当的正常人对照,精神分裂症患者有侧脑室扩大;脑皮质、额部和小脑结构小;且此种变化与既往是否治疗无关。在疾病过程中反复检查,并未发现脑室又继续扩大,提示这种异常并非因病程的进行性发展所造成。组织病理学研究则发现患者的海马、额皮质、扣带回和内嗅脑皮质有细胞结构的紊乱。

四、流行病学

(一)发病率

精神分裂症的发病率,由于受早期不易诊断等因素影响,各国统计数字有很大差异。美国为0.72‰,英国为0.3‰,我国为0.09‰～0.27‰。

(二)患病率

精神分裂症见于不同人群,患病率居重性精神疾病首位,这是各国较为一致的看法。Jablendky A在总结最近一个世纪精神分裂症流行病学一文中指出其在居民中的患病率为1.4‰～4.6‰。但由于地区不同,诊断标准不一致而各国统计数字差距悬殊。我国在七个地区进行调查,城市患病率明显高于农村,前者总患病率8.18‰,时点患病率6.71‰;后者总患病率5.18‰,时点患病率4.13‰。

(三)发病年龄

各国统计资料一致认为,精神分裂症的好发年龄是青壮年时期。但不同的疾病类型,发病年龄有异。一般说来,偏执型发病较晚,单纯型则较早。

(四)性别

性别差异以35岁以上年龄组明显,其他年龄组则无明显差异。35岁以上年龄组男性患病率低于女性,男：女为1：1.6。

近年有人研究,精神分裂症的发病可能与出生季节、月份有一定关系,但尚未有明确的数据加以证明。

五、临床表现

典型的精神分裂症,临床经过可分为早期阶段、症状充分发展阶段、慢性阶段及精神衰退阶段。不同的疾病阶段,有不同的症状表现。

(一)早期(初发阶段)

1.起病形式及主要表现

(1)缓慢起病:约占全部精神分裂症的70％。一般说来,起病缓慢者,病程进展也缓慢,有时很难确切估计起病时间。缓慢起病的概念:在数月、甚至数年中,精神分裂症的基本症状零散出现。症状的严重程度也呈缓慢演进,开始症状可极轻微,甚至使人觉察不到,经过一段相当时间才较明显。

缓慢起病的早期症状表现多种多样。有的患者初发症状酷似神经衰弱。如一位两年前考取外贸学院的学生黄某某,性格孤僻,不好交往,入学后因英语学习较吃力而经常开夜车。在第一学期末,他经常感到头痛、失眠,上课注意力不集中,有时情绪急躁,表现为好与同学发脾气。同学们都说他患了神经衰弱。但他自己却对疾病漠不关心,后来由班主任督促并陪同,他才肯到精神科门诊检查。医师询问病史发现,在患者头痛、失眠等症状出现之前,在1年之间,他生活明显较前懒散,很少洗漱,不更换衣服;长时间不洗澡以致身上有异味。几个月都不与家里联系。同学们多次催促他去找医师看看"神经衰弱"病,总是被他说声"没什么,不用看"搪塞而过。根据这些情况分析,他患的不是神经衰弱,而是精神分裂症早期。还有的患者疾病初起时表现无端地怕脏、怕自己说错话、怕别人看自己等类似强迫症状。这些患者可逐渐出现焦虑、多疑和疑病观念等症状。也有部分患者无原因地渐渐孤独、淡漠、沉默、消极、懒散、寡言、离群。少数患者疾病早期出现躯体感知综合障碍:感到自己体形变了,认为面孔变得极为难看而常常照镜子。也有的患者早期出现幻觉和妄想。由于早期症状轻微,有的患者尚能工作和学习,故不易被人发现。如果仔细深入观察,与患者交谈时,就能发现其回答问题不中肯,表情较平淡,对任何事物都缺乏应有的热情和相应的内心情感体验。进一步接触及深入交谈会使你感到情感与思想交流困难。

(2)亚急性起病:从可疑症状出现到明显精神异常2周至3个月。多以情感障碍为初发症状如无原因地忧郁、急躁、看谁都不顺眼、周围一切事物都不称心等,或者出现强迫性症状、疑病症状。精神分裂症的基本症状比缓慢起病者明显。

(3)急性起病:有些患者可在明显的精神刺激下起病,或在躯体感染、中毒或分娩等因素下急性起病。症状在1～2周内急骤出现及迅速发展。突出表现是兴奋、冲动,伤人,毁物,思维凌乱,言语破碎,内容荒诞无稽,可出现意识障碍。

2.早期阶段持续时间

精神分裂症早期阶段持续的时间,各病例不尽相同,一般为数周、数月,有的长达数年。曾有多位学者统计过入院患者早期症状出现时间,但因所用的调查工具不同,结果也不尽相同,大致范围为2.1～5年。

3.先兆期症状

Hafner曾对德国232例首次发病的患者在症状缓解后进行症状评定结合知情人提供资料,发现大多数患者(73%)非特异性症状或阴性症状在精神病性症状出现之前已有数年之久。在再次出现精神分裂症典型症状以前,所出现的失眠、多疑、易激惹、反应迟钝、记忆力下降和头痛等,称为先兆症状。先兆症状常随之疾病复发。

(二)症状发展期(急性期)

1.主要临床表现

典型的精神分裂症历经早期阶段,进入症状充分发展期。此期的临床标志是精神活动与社会脱节及精神活动不协调的特征充分显现出来。患者在短时间内出现大量荒谬离奇的思维联想障碍、思维逻辑障碍或思维内容障碍。如破裂性思维、象征性思维和各种妄想等。与此同时,早期不易被人发觉的细微情感缺乏发展到明显的情感淡漠、情感不稳定或情感倒错。意志行为障碍也常常较严重,如意志减退、生活懒散,终日闭门不出,与世隔绝,或到处裸体乱跑。有的患者受幻觉妄想支配出现病理性意志增强,终日废寝忘食到处告发他的妄想对象。精神分裂症发展到此阶段,整个精神活动的统一性与完整性遭到明显破坏,患者的言行与社会活动格格不入。患者完全生活在自己的病态精神世界之中。尽管精神活动的破坏极为严重,但在一般情况下无智能障碍,全部精神症状多在意识清晰背景下发生,查体缺乏特殊阳性所见,患者不具有自知力,因此,坚决否认自己有精神病。

2.临床类型

疾病进入充分发展期,临床症状明朗化,形成各种占主导地位的症状群,临床上据此划分出不同的临床亚型。但应该认识到在疾病过程中不同时期，特殊的亚型可能同时存在或互相转化。

精神分裂症的临床分型，自 Kraepelin 将"早发性痴呆"分为紧张型、青春型、类偏狂型；E. Bleuler 又将早发性痴呆命名为"精神分裂症"；增添了单纯型以后，迄今国内外对四个传统性基本类型的划分看法较为接近。众所周知，近年来经典类型如青春型、单纯型、紧张型比较少见了，分析原因可能主要是精神症状得到不同程度的早期干预，使症状不能按照自身的规律发生发展。同时，随着对疾病诊断的研究，有取消精神分裂症分型的趋势。

（1）单纯型（简单型）：此型发病较早，多于青少年时期起病，发病前多无明显精神诱因。缓慢起病，病程多呈缓慢持续进展，很少有自发缓解。临床主要表现为逐渐加重的孤独、淡漠、退缩症状群。如生活懒散、行为乖僻、对亲人冷漠无情，对学习工作缺乏进取心。也可有独语、自笑及窥镜等离奇行为，少有兴奋或躁动不安。思维贫乏，少语寡言，交谈时很少有主动言语，思想交流及情感交流均极为困难。单纯型患者精神症状的突出特点是日益加重的情感淡漠、思维贫乏与意志减退，行为退缩等整个精神活动的广泛异常。严重时，患者可终日闭门独居，与他人毫无来往，饮食、起居与大小便均需他人督促。精神活动严重脱离现实，社会功能减退。由于以上症状缓慢发生，零散出现，病程又极缓慢持续进展，因此早期症状往往不被人发现。就诊时往往已经过了数月甚至数年，错过了最佳的治疗时机，预后不良。

部分单纯型患者偶有幻觉、妄想及感知觉障碍等附加症状，但这些症状具有片段、不系统与一过性的特点。

我国统计资料，本型占住院精神分裂症患者 1%～4%。此型多数患者治疗效果不佳，具有明显慢性化倾向，大部分患者最终出现精神衰退。

（2）青春型（混乱型）：本型临床以思维联想障碍为主导症状，主要表现思维联想散漫，严重时出现大量破裂性思维。思维内容支离破碎，荒谬离奇，缺乏逻辑性使人难以理解。青春型患者的情感障碍特点是喜怒无常、变幻莫测，患者可无原因地哈哈大笑或突然号啕大哭不止。有时做鬼脸、出怪相，表情显得轻浮、幼稚、愚蠢可笑，称为愚蠢性欢乐。也可表现为情感倒错。如一位女患者听到母亲去世的噩耗后高声大笑。青春型患者的意志行为障碍极为突出，常常在思维联想障碍与情感反复无常的同时，出现低级意向活动，如裸体外跑，不避亲疏、追随异性、打人毁物。如一位女患者，表现本能活动亢进，暴食暴饮，抢食别人的东西。另一位大学文化程度的女患者，表现意向活动倒错，吃大便、喝痰盂中的污水。另一男患者无端地把自己住所点火焚烧，燃起熊熊大火，患者站在一旁捂嘴笑。

荒谬离奇的思维障碍、反复无常的情感异常及各种奇特行为、荒诞无稽的意向活动常同时出现，构成青春型特有的临床症状群。这种以兴奋性增高的整个心理过程四分五裂，临床上称为不协调的精神运动性兴奋。也有人称之为青春性兴奋。

青春型精神分裂症患者的幻觉、妄想等附加症状，具有内容杂乱、片段且多变的特点。患者对妄想内容肯于暴露，但很少支配行为。其临床表现可简单归纳为以下几条：经常出现的思维破裂，不系统的幻觉妄想，情感倒错及不适当的愚蠢的行为。

青春型好发于青春期前后，多数患者起病于 25 岁以前，其主要诊断依据是其特有的临床相。发病年龄仅为参考。我们曾见到 30 岁以上发病的典型的青春型精神分裂症。

青春型病前部分患者可有精神刺激诱因，呈急性或亚急性起病较多见。部分患者病程进展迅速，1～2 年内病情急骤恶化，很快出现精神衰退，即所谓急骤恶化、预后恶劣的危险型精神分裂症。然而我们观察到，近年由于抗精神病药物的广泛、早期应用，这种类型几乎不见。部分患者可自发缓解,但很快复发。大多数患者经治疗后症状缓解。复发倾向仍较突出。因此,病程呈现多次复发与缓解交替出现。历经多次复发后最终进入慢性期,疾病后期则表现为精神衰退。

青春型占住院精神分裂症患者 8%～26%。

(3)紧张型:本型为精神分裂症较少见的类型。占住院精神分裂症患者的 6%～16%。近年由于人们对精神疾病认识的提高,患者能够较早地得到治疗,此型患者具有典型症状的患者在临床上已很少见。

紧张型发病年龄较晚,一般起病于青壮年时期。病前可有一定精神刺激诱因,急性或亚急性起病较多见。临床主要症状是以不同程度的精神运动性抑制占主导地位的紧张综合征。具体表现紧张性木僵与紧张性兴奋交替出现,或单独出现紧张性木僵。如患者突然表现不同程度的精神运动性抑制。轻者动作缓慢、言语减少。重者则终日卧床不起,不食不动,缄默不语,对外界刺激毫无反应。甚至由于咽喉部的肌肉运动抑制而使唾液含在嘴里不下咽。部分患者可有木僵状态、蜡样屈曲、空气枕头和被动服从。个别患者可有幻觉妄想。需用特殊的检查方法才能使其暴露出来(如麻醉分析法)。

紧张性木僵的患者虽然由于广泛的运动抑制而不吃不喝,不语不动,但这些症状是在意识清晰背景上发生的,对周围环境中发生的一切事物都有感知的能力。因此,在木僵状态的患者面前仍要注意保护性医疗制。木僵状态可持续数天、数周至数月、数年。不少患者由紧张性木僵突然转为紧张性兴奋。

紧张性兴奋的表现为突然产生的兴奋,但言语及行为单调刻板、不可理解。比如有一紧张型男患者入院后数天不吃不喝、不语、不动,天天需鼻饲进餐以维持必要的营养。每天突然下床打毁病房门窗玻璃并打伤 1 名患者。问其为什么打人与打坏玻璃,患者一言不发。茫然张望四处,并刻板地模仿医师的某一句话。

紧张型精神分裂症的病程具有发作性特点,有些患者不经治疗可自然缓解,因此,预后比其他类型好。少数患者会多次复发,最终走向慢性化。

(4)偏执型(妄想型):临床表现以各种妄想症状群为主,是精神分裂症最常见的一个类型。社区资料和住院患者资料占精神分裂症患者的一半以上。

偏执型发病年龄较晚,常在 30 岁以后起病,病前精神刺激因素不明显。多数患者缓慢起病,疾病初期,常先有多疑、敏感、逐渐发展形成各种系统妄想。近年发现不少偏执型患者呈急性或亚急性起病,突然产生大量原发性妄想。

偏执型患者的妄想有以下特点。①妄想具有发生-泛化-系统化的过程:如患者开始只怀疑单位某人迫害他。以后随病情加重,妄想对象的范围逐渐扩大,邻居也与单位某人合谋加害于己。由于患者自知力缺乏否认自己有精神病而把送他住院的亲人、为他医疗的医护人员也视为仇敌。以至坚信这些人勾结在一起对他进行种种迫害。②妄想内容多为被害妄想、关系妄想、嫉妒妄想或钟情妄想等,妄想内容互有联系,结构较完整。③与妄想同时,常伴随幻觉。两者互为因果。除原发性妄想以外,可伴有幻觉及与幻觉内容有关的继发性妄想。④偏执型患者的妄想,常常隐蔽不肯暴露,但多支配情感与行为。不少偏执型患者,衣着整洁如常人,生活能自理,可在一段时间内能上班工作。使周围人看不出他是一个精神患者,实际上存在着严重的思维内容障碍,将顽固、系统的妄想隐蔽着,如果恰好是他妄想中的攻击对象时,他可出乎意料地实行攻击与伤害。因此,偏执型精神分裂症对社会及他人安全的危害性极大。因此,偏执型精神分裂症在症状活跃时,应严加管理及早采取必要的医疗措施。

（5）未分化型：由于精神分裂症的临床症状常常同时存在致使难以分型者并不少见，称为未分化型。未分化型精神分裂症指的是患者的精神症状符合精神分裂症的诊断标准，有明显的精神病症状，如幻觉、妄想、破裂思维或严重的行为紊乱，但又不完全符合单纯型、紧张型、青春型或偏执型的诊断。往往这时患者存在不止一个类型的精神症状，但又难以判断何种为主要临床相。

（三）慢性期

1.慢性期的划分

精神分裂症历经早期阶段，症状充分发展阶段后，不少患者发展为慢性阶段，即精神分裂症慢性期。部分患者起病后可在早期即表现慢性期的临床相，缺乏从早期症状充分发展期过渡到慢性期的典型的临床演变过程，对这类患者也称为慢性精神分裂症。

急性精神分裂症与慢性精神分裂症的区别在于前者急性起病，临床症状急骤出现，活跃而明显，有治愈的可能，慢性精神分裂症则相反。多数慢性期精神分裂症是由急性发展而来。

2.慢性期的临床标志

精神分裂症充分发展期的丰富症状逐渐平淡，不再有新的症状出现，预示慢性期开始。原有内容复杂的幻觉妄想变得单调、刻板与支离破碎。患者对妄想的内容已不认真对待，与残留幻觉能"和平共处"。如与患者交谈，涉及其被害妄想时，患者听之任之，既无动怒与气愤的情感体验，也无与之抗争的举动。慢性期患者思维内容逐渐贫乏，表现了整个精神活动的减少。各种治疗只能改善症状，减缓疾病向不良结局的演变进程，而不能使症状全部消失。因此，慢性精神分裂症的临床标志是：阳性症状消失、病情相对稳定、各病型界限模糊、治疗效果不佳。以上4条并非同时出现，而是历经一个临床过程，这个过程中，只具备4条中的1~3条时，称慢性化倾向。4条全部出现后连续病期5年以上，才应诊断慢性精神分裂症或慢性期精神分裂症。

3.慢性期临床类型

当精神分裂症演变到慢性期，充分发展期各类型的特别症状群已不多见。

为了便利分类管理及采取恰当的康复治疗措施，国内曾有精神病工作者将慢性期的种种临床表现进行总结归类，试分成各种临床类型，以精神活动的某些特征性症状群分为以下4个类型。①孤独型：长年孤独离群，淡漠无欲，不能情感交流，突出表现为情感障碍。②兴奋冲动型：意志减退、易激惹、常冲动伤人、毁物、意向倒错，以意志行为障碍为主。③思维紊乱型：平时安静，交谈时可引出大量思维联想障碍、破裂性思维或片段，零散的幻觉妄想。以认知活动障碍为主。④安静合作型：此型患者情感淡漠、意志低下、思维贫乏、安静合作，无主动要求，能简单自理生活但不能出院。在工作人员督促下，可从事简单劳动。突出表现为社会功能减退。

临床上更常用到且得到公认的慢性精神分裂症临床类型则包括以下几类。

（1）残留型：系指精神分裂症的慢性期，疾病从明显的精神活动期进入晚期，以长期、但并非不可逆转的阴性症状为特征。残留症状可以是某些片段零散的阳性症状、阴性症状或人格改变，以及那些以缓慢形式起病，经短暂急性发作后，症状的明显性很快消失，突出表现思维障碍、情感淡漠、社会功能减退但尚能维持简单生活的患者。此类患者在某种程度上酷似单纯型。

（2）衰退型：系指一组缓慢起病、病程进展缓慢冗长、突出表现行为孤僻退缩、思维杂乱无章、孤独淡漠、整个精神活动与社会隔绝的病例。此型以缓慢起病、病情急骤恶化、迅速走向精神衰退的青春型为主。

（3）老年期精神分裂症：指首次发病于60岁以后，或在60岁之前发病且症状持续到60岁之后未缓解或存在残留症状的患者。临床以持续的偏执观念为主要特征，思维松散、情感不协调比青壮年发病者少见。患者意识清楚,人格保持完整,且有充分的依据排除脑器质性疾病所致的精神病。

(4)分裂症后抑郁:克雷丕林曾提出过抑郁症状是精神分裂症的常见症状,有数据显示精神分裂症患者抑郁症状的发生率为20%～70%。原发因素复杂,发生机制是否类似抑郁症与神经递质有关还在探索之中。而继发因素则可能与长期用药导致药源性抑郁,自知力恢复时社会心理因素的影响,以及反复发作的病程给患者造成的压力有关。

(四)精神衰退

克雷丕林提出早发性痴呆概念时,认为此病最后结局全部出现痴呆。布鲁勒命名为精神分裂症后提出有1/4发展为痴呆(精神衰退)。目前精神病临床工作者对衰退的看法,意见尚不一致。人们通过临床观察认识到精神分裂症的精神衰退,不同于器质性痴呆,而是由于长期情感淡漠、意志低下、对周围事物不关心所造成的一种特殊痴呆状态。精神衰退产生于精神分裂症慢性期的症状基础之上。但并非所有慢性精神分裂症最后都产生精神衰退。

精神衰退的本质及临床相较为复杂,很多问题目前正在研究与探讨之中。临床见到的精神衰退临床相与精神分裂症慢性期症状群缺乏严格界限,它们的区别在于,慢性期的症状不像急性期那样丰富、活跃。通过治疗不能使症状消失,但能取得某些症状的好转。在经过精心调整治疗,药物维持在一定剂量时,某些类型患者可较好地从事文娱治疗。而精神衰退患者则是整个精神活动的广泛缺损,各种治疗难以使这种衰退状态有所改善,如果让这些患者从事简单劳动,也需花费大气力进行训练与再教育后才能做到。

精神衰退的临床标志应该是:整个精神活动表现缺损,社会功能丧失,治疗无效,病情不可逆转。

精神衰退是精神分裂症最恶劣的结局,其标准应严格掌握。

六、诊断与鉴别诊断

(一)诊断

在精神分裂症的病因与发病机制尚未明了之前,其诊断方法仍有赖于详尽可靠的病史、精神检查所见、症状的动态变化、病程特点、病前个性等综合性临床资料做出诊断,即建立在临床观察和描述性精神病理学的基础上。

(1)完整的病史能为诊断提供重要线索。采集病史时,要设法向家属询问对诊断有帮助的各种资料,如准确的发病年龄、起病时间、起病形式、异常表现等。弄清上述情况对诊断和鉴别诊断都有重要意义。

在采集病史时,还要对患者有同情态度,使病史提供者感到亲切而愿意提供真实的资料。医师在询问病史时,不要用暗示性语句,如"某某患者有骂人症状吗",而应使用提醒式的询问,如"有没有……表现"或"怎么不正常"。有时病史提供者说些笼统的话,如"患者经常胡说八道"。医师应详细询问具体内容,有助于诊断及精神检查。在询问病史时,对个人史、家族史、既往史等应予以注意,尤其是个人史。对有助于诊断及鉴别诊断的内容详细记载。

(2)精神检查通过对患者听其言、观其行及深入交谈,以获得患者全面精神活动的全部情况。当接触患者进行精神检查时,要设法与患者做深入交谈。可发现谈话缺乏主题、内容松散,使人难以理解等对诊断有特殊意义的症状。同时在交谈过程中应详细观察患者面部表情。有时一次精神检查不易成功,应多次检查才能发现症状。医师与患者交谈时,需进行情感交流,思想交流,要注意交流的困难程度,兴奋患者可有哭笑无常或情感倒错。与患者完全不能进行思想与情感交流时,则应依靠观察。精神检查时,应注意相似症状之间的区别,边查边肯定或否定,并记录具体的症状内容。一般情况下:精神分裂症患者应意识清晰,因此,判断患者的意识情况对诊断极为重要。

(二)鉴别诊断

典型的精神分裂症病例,按照诊断标准操作,诊断并不困难。但在疾病早期或者精神症状尚未充分发展的阶段,明确诊断就存在一定的困难。所以在诊断精神分裂症时须与下列疾病鉴别。

1.情感性精神障碍

精神分裂症青春型,常有兴奋、话多,需与躁狂症鉴别。其区别在于躁狂症情感高涨、思维奔逸、行为增多,其精神活动互相配合、协调,症状富有感染力。部分躁狂患者,当其行为受到约束时,可能产生妄想,但其多持续时间短暂,缺乏系统、泛化、固定的妄想结构的特点,其内容与情感、行为一致。而精神分裂症则思维紊乱、情感反复无常、行为古怪奇特,精神活动呈现互不统一的不协调的精神运动性兴奋,具有杂乱、四分五裂的青春性兴奋特点。

精神分裂症单纯型的情感淡漠及紧张型的精神运动性抑制,常常需要与抑郁症区别开来,尤其当抑郁症患者也出现听幻觉时。要注意到抑郁症的情感低落是一种负性情感增强的表现,患者情绪低沉,终日忧心忡忡,愁眉不展,悲观失望,抑郁症的幻觉常与精神抑郁内容相一致。如有自罪妄想的抑郁症,听到声音说他有罪,应该死等。与情感淡漠有本质区别。而且精神分裂症的情感淡漠常与思维贫乏、意志低下同时存在。

2.偏执性精神病

偏执型精神分裂症,除了具有精神分裂症基本症状外,同时有各种系统的妄想,应与偏执性精神病进行鉴别。偏执性精神病包括偏执狂、偏执状态与妄想痴呆。

偏执性精神病的临床突出症状是妄想。妄想多具有顽固、系统、持久的临床特征。其内容多不荒谬和现实生活有一定联系,与精神分裂症妄想的荒谬、离奇及脱离现实的临床特征截然不同。偏执性精神病从精神病理学角度来看,除妄想外,其他心理、社会功能多保持正常。而精神分裂症则是整个精神活动的损害。偏执性精神病的妄想具有治疗效果不佳,甚至持续终身,不出现精神衰退的特点,而精神分裂症的妄想,多数在各种抗精神病药物治疗后变得淡化,甚至消失。

3.心因性精神障碍

部分急性起病的精神分裂症,病前具有明显发病诱因,疾病早期酷似心因性精神障碍,要注意鉴别。

心因性精神障碍的急性应激障碍是由急剧、重大精神刺激作用而发病的。不仅发病时间与精神刺激因素的时间密切相关,而且精神症状也与精神刺激因素有内在联系,其病程和预后也取决于精神因素是否能及早去除。而精神分裂症的临床症状经常与精神因素联系不密切。开始时,言语内容可能与精神刺激因素有些联系,但随病程发展逐渐背离,精神刺激去除后也不能使疾病获得缓解。

4.神经症

不少单纯型精神分裂症早期具有类神经衰弱症状群。表面看上去酷似神经衰弱。曾有1例男性患者误诊为神经衰弱达3年之久,失去了早期治疗机会。

神经衰弱与精神分裂症的主要区别在于前者为轻性精神病,疾病无论多严重,大脑精神活动始终保持着完整性与统一性。患者虽周身不适,主诉颇多,但能坚持学习与上班工作,精神活动的社会功能保持良好,人际关系及进行情感与思想交流全无障碍,对疾病关心,迫切求医。而精神分裂症则在"神经衰弱"症状群掩盖下,存在着精神分裂症的蛛丝马迹,如症状虽多,但缺乏应有的内心痛苦体验,无迫切求医的积极性,与其交谈能发现患者的谈话内容空洞,思维结构显得松散,缺乏主题,自知力也欠完整。偶可有呆愣、窥镜等行为异常或感知综合障碍等。

癔症与精神分裂症的共同点是临床表现症状均多种多样。但其疾病本质却迥然不同。青春型精神分裂症急性起病时,常突然表现兴奋躁动、话多,个别患者呈癔症情感暴发样表现,情感色彩显得较突出,确需进行鉴别。癔症患者全部都有明确的心理因素致病,各种症状都只有明显的暴发性,而精神分裂症发病多无明显诱因,大部分患者缓慢起病。癔症患者的症状多具有明显暗示性,通过暗示治疗可获得戏剧性效果。如经言语暗示后给一次电针或电痉挛治疗即可疾病痊愈,完全恢复常态。精神分裂症的兴奋、躁动等症状则较持久,暗示治疗无效。非经系统精神药物治疗不能使症状缓解。

强迫性神经症:有些精神分裂症,突出表现强迫症状,需与强迫性神经症进行区别(表7-4)。

表 7-4　强迫性神经症与精神分裂症的区别

项目	强迫性神经症	精神分裂症
病因	多有明显精神症状	多无明显诱因
病前个性	强迫个性	分裂个性
症状特点	单调、而容易理解	同时两个以上症状荒谬不可理解
对症状的体验	深刻	不深刻
要求摆脱症状态度	迫切	不迫切
社会适应能力	良好	不良
病程	症状持久,病程冗长	症状多变,病程可短可长
预后	良好	差

5.器质性精神障碍

精神分裂症青春型、紧张型急性起病,伴有意识障碍时,应注意与急性脑器质性精神病相鉴别。前者意识障碍程度往往较浅,持续时间短暂,后者则意识障碍较深,伴随意识障碍出现进行性加重的智能障碍。缓慢起病的精神分裂症及精神分裂症慢性期的临床相酷似器质性痴呆。慢性脑器质性精神障碍以突出的进行性智能障碍为特点,而精神分裂症则以精神活动的四分五裂为特征。两者表面相似,但有本质区别,可用智力检查的方法进行鉴别。

总之,精神分裂症诊断与鉴别诊断的方法,目前多以临床表现、症状学特点进行综合分析。不少诊断标准可作为日常工作参考。典型病例的诊断并不困难,疑难病例则需经临床动态观察,根据病程演变、症状的转归,到一定时间后才能做出肯定诊断。如临床曾有病例经病程 5 年,3 次住院才被确定诊断。

七、治疗

(一)治疗原则

根据疾病不同阶段和临床症状特点,应掌握以下原则。

(1)早期及症状充分发展期:在精神症状活跃阶段,应采取药物或合并物理治疗充分治疗以尽快控制精神症状。药物包括第一代抗精神病药如氯丙嗪、奋乃静、氟哌啶醇等,第二代抗精神病药如氯氮平、利培酮、奥氮平等,物理治疗则包括电痉挛、经颅磁刺激等治疗。

(2)当精神症状减轻,疾病进入恢复阶段时,有针对性的治疗方案是药物治疗合并心理及工娱治疗,用来帮助患者认识症状,自知力恢复,解除因患精神病所带给患者的精神负担,鼓励他们积极参加活动,较好地配合治疗,以达到早日康复的目的。

(3)慢性阶段:精神分裂症慢性期,患者处于不同程度的精神缺损状态,有各种残留症状。如好发脾气或情感反应迟钝或对任何事缺乏意向活动(缺乏进取、上进心)、零散的幻觉、片段的妄想等。设法加强这些患者与社会的联系,活跃患者生活,以延缓或避免进入精神衰退是治疗的总原则。因此,慢性阶段的合理治疗措施是必要的药物维持治疗合并有组织的工娱治疗及行为治疗。

总之,精神分裂症的治疗在急性阶段,以药物治疗为主。慢性阶段,必须药物维持治疗,心理社会康复指导也很重要。

(二)治疗方法

1.药物治疗

抗精神病药物,又称为神经阻滞剂,能有效地控制精神分裂症的症状。自 20 世纪 50 年代发现氯丙嗪,至现在临床上已普遍应用的第二代抗精神病药物,各种抗精神病药物都有控制精神分裂症症状的作用。从临床治疗实践中也可以体会到某些药物对某些症状群,有相对选择性。

(1)急性期药物治疗:首次发病或者缓解后复发的患者,抗精神病药物治疗力求充分和系统,已达到较高的临床缓解。一般急性期治疗需要 8～10 周。常用的抗精神病药物如下。

氯丙嗪:在无躯体禁忌证情况下,氯丙嗪为控制兴奋的首选药物。立即控制兴奋,可采取静脉注射途径给药。常用剂量为盐酸氯丙嗪 50～100 mg,溶于 0.9％氯化钠溶液 20 mL 中。缓慢静脉注射,每天1～2 次,能有效地控制青春型精神运动性兴奋及偏执型受各种幻觉妄想支配而兴奋躁动。亚急性兴奋者,可用复方氯丙嗪(盐酸氯丙嗪与盐酸异丙嗪混合液)作臀部深层肌内注射,每次 50～100 mg,每天 2～3 次。各种类型精神分裂症,兴奋控制后可改为口服法给药,做系统的疗程治疗。

氟哌啶醇:兴奋躁动同时伴肝功异常,或以行为障碍为突出症状者,应选用氟哌啶醇。开始可肌内注射 5～20 mg,每天3～4 次。

有效地控制精神分裂症的兴奋躁动,与使用抗精神病药物治疗同时,可辅助以一般镇静安眠药,如肌内注射或静脉注射地西泮注射液10～20 mg、睡前口服水合氯醛等。

氯丙嗪与氟哌啶醇不但能有效地控制兴奋,而且对精神分裂症的幻觉妄想也有良好效果。这两种方法目前在临床上也在广泛应用。第一代抗精神病药物中还有其他种类的药物,但在急性期治疗中多受到起效时间的限制,使用时常合并上述的两种治疗方式。如奋乃静、三氟拉嗪、氟哌噻吨及舒必利等。这几种药物及氯丙嗪、氟哌啶醇都对幻觉、妄想有良好的效果,其中氟哌噻吨、舒必利还对阴性症状有一定的改善作用。

自 20 世纪 90 年代以来,出现了第二代抗精神病药物。这类药物的药理作用不仅限于 D_2 受体,同时作用于 $5-HT_2$ 受体及其他受体。其特点是锥体外系不良反应明显低于第一代抗精神病药物。其代表药物为氯氮平。

氯氮平:虽然其具有明显的抗精神病作用,且锥体外系不良反应轻,曾有多项研究显示,氯氮平是目前唯一一个对难治性精神分裂症有效的药物。但因其有引起粒细胞减少甚至缺乏的可能,而使其在临床的应用一波三折,故在使用此药治疗时需要定期监测粒细胞,一旦出现粒细胞减少,应立即停药。如果长期应用,有引起血糖增高、血脂代谢异常的可能性,比其他药物所致的风险更高,因此定期检查血糖和血脂也是必要的。由于氯氮平长期应用常引起难以处理的代谢综合征,因此,选用氯氮平治疗,应当慎重考虑。可将氯氮平做为三线用药。

利培酮:是较早出现的新型抗精神病药物,特点是 $5-HT_2/D_2$ 受体平衡拮抗剂,除对阳性症状有效外,也能改善阴性症状。此药有片剂、口服液及长效针剂三种剂型,可适用于不同的患者,是目前临床上使用比较广泛的第二代抗精神病药。常见的不良反应有锥体外系不良反应和月经间隔延长或停经等。利培酮有长效注射剂,对依从性不良者可以应用。

奥氮平:药理作用与氯氮平相似,但罕见粒细胞减少或缺乏的不良反应,也很少见锥体外系不良反应。对阳性和阴性症状均有疗效。在不良反应方面,应当注意体重增加、血脂代谢异常和镇静作用。

喹硫平:对精神分裂症的阳性症状的治疗作用较弱,但可改善情感症状,并对精神分裂症伴随的强迫症状有一定的改善作用。常见不良反应有镇静作用。

阿立哌唑:结构和药理作用都较特殊,是 DA 和 5-HT 系统稳定剂。对精神分裂症的阳性和阴性症状及抑郁症状都有改善作用。无催乳素升高的不良反应,对糖脂代谢无明显影响。常见的不良反应有恶心呕吐,随用药时间加长而逐渐减轻或消失。

齐拉西酮:该药与餐同服可使其生物利用度增加到 100%,因此服药时间应在进餐时,或最晚不超过饭后半小时。其特点为对精神分裂症的阳性和阴性症状及抑郁症状都有改善作用。基本不影响糖脂代谢和体重。此药有胶囊、片剂和针剂三种剂型。针剂用于快速控制精神分裂症的兴奋、激越、冲动,疗效与氟哌啶醇注射液相当。常见不良反应有镇静作用,可引起嗜睡或睡眠失调,表现为入睡困难,昼间睡眠时间过长。

帕利哌酮:为利培酮代谢物的有效成分,特点是起效迅速,每天一次服药,不良反应较少,有的病例可能出现和利培酮相似的不良反应,一般程度较轻。对改善患者的社会功能有一定作用。

氨磺必利:具有独特的药理学特性,对精神分裂症阳性和阴性症状疗效较好,不良反应轻。

(2)继续治疗与维持治疗:在急性期症状得到控制后,应继续使用抗精神病药物治疗,剂量维持时间目前尚无统一意见,但是近年来趋向于长时间用药,多数学者意见维持治疗不低于 3 年或 5 年,如果有复发的病史的患者应当长期用药。有关维持其治疗药物的剂量问题,争论的时间已经很久。选用第一代抗精神病药,其维持治疗的剂量可用急性期有效剂量的 $1/3\sim1/2$。而第二代的维持治疗剂量就是急性期治疗的有效剂量。有的研究显示,在维持治疗期降低利培酮原用的有效剂量,复发率和再住院率都明显提高。可见维持治疗的药物剂量保持其急性期治疗量将减少患者病情的复燃与复发的概率。

维持治疗的目的在于减少复发或症状波动,有资料表明药物的维持治疗对预防本病的复发十分重要。有学者报道维持治疗三年的观察,发现抗精神病药物维持治疗组在预防复发上较安慰剂组高 $2\sim3$ 倍。因间断治疗症状再现,恢复治疗后其疗效不如连续服药治疗。

在继续治疗与维持治疗阶段,对于有明显症状而拒绝服药,以及处于巩固疗效,预防复发的患者可使用长效针剂。长效针剂主要有氟奋乃静癸酸酯、癸酸氟哌啶醇、哌泊噻嗪棕榈酸酯及棕榈酸帕利哌酮,这几种针剂均为每月注射一次。还有利培酮微球注射液,需要每月注射 2 次。另外,还有一种五氟利多片,可每周服用一次。

2.心理治疗

除兴奋躁动、不合作的患者外,在精神分裂症的不同疾病阶段,均应配合药物给予心理治疗。

3.工娱治疗

疾病恢复期及慢性期,要在药物维持治疗基础上,组织患者从事各种工娱治疗活动。

八、精神分裂症患者的护理

(一)临床护理

1.一般护理

由于这些患者的精神活动脱离现实和情感淡漠,护士应督促,提醒或协助其料理个人卫生,使其注意自己的仪表,督促患者进食、饮水。对因疑心而不敢进食者,可让其从饭菜中挑选,也可由护士尝吃,以释其疑。对退缩和木僵患者,要劝吃、喂吃,实在不吃即鼻饲。应鼓励患者多饮水。为保证患者安全,对有冲动、攻击、自伤及伤人行为者,应适当隔离、保护,定时进行危险物品的检查。

2.对症护理

精神分裂症患者行为多退缩,爱幻想,喜欢孤居独处。可通过为患者更衣、扫床、理发、剪指甲等,引导其与别人交流、来往。劝其参与学唱歌、做游戏、下象棋、打扑克等,以与现实外界接触,将其注意力转移到外部世界。对于幻觉和妄想,患者多信以为真,护士尽量不与其争辩,但可列举其他患者的事例来说明,尽量不给当事人以直接否定。事实上,与患者争论幻觉和妄想的真实性是无济于事的,应使其随着治疗的进行而逐渐动摇、消失。对于那些具有迫害、嫉妒妄想患者的叙述,最好是只听不表态。

3.治疗护理

精神分裂症患者一般病期较长,治疗显效较慢,即便病情缓解,仍有相当一部分患者复发。患者本人及其家属,往往对治疗信心不足,配合不够默契。这就要求做好其心理护理,积极协助、配合治疗的进行。患者服药时。一定亲自看着其将药服下,并注意观察药物不良反应。对胰岛素休克治疗的患者,一定要观察患者的进食情况,督促进餐,减少继发性低血糖反应的发生。电痉挛治疗者,治疗前晚八点后禁食,执行疗前药物注射等。

(二)康复护理

抗精神病药物的维持治疗,是巩固治疗效果、预防病情复发、进行康复治疗和护理的基础。药物的品种和剂量,因人而异。但以能够保持原来的治疗效果,而又无明显不良反应的最小剂量为宜。药物维持治疗,贵在持之以恒。药物剂量可以适当减低,但绝不能停止应用。一定要定期门诊复查,在医师的指导下用药。注意工作技能训练,有利于促进康复并重返社会,其具体措施是发掘患者原有的才能,促使其特长得以发挥,同时给予一定的经济报酬,以激励其向正常人身份的角色转移。也可通过工娱治疗或集体活动,改善其社会活动能力,以减轻脱离社会现实的倾向。通过对患者家属教育、讲课,改善其家庭气氛,提高帮助患者对付应激的保护能力,减少病情的波动和复发。也可为精神分裂症患者创设一个"模拟社会生活区",该生活区有几名医护人员做指导,进行必要的医疗照顾,生活上患者自己管理自己,贴近现实生活。白天各自去工作、学习,晚上回生活区休息。通过一个阶段的过渡,然后重返社会。

九、预防

对精神分裂症的预防,包含着两个内容,即预防发病和防止复发。

(一)预防发病

精神分裂症的发病与病前个性有密切关系。因此,幼儿期的心理卫生教育及个性锻炼,对去除发病因素有重要作用。

加强精神卫生科普宣传,提高人民群众的精神病常识,使精神分裂症能被早期发现,得到早期治疗。优生优育,减少遗传因素对儿童的影响,以减少精神分裂症的发病率。如建议育龄期患者,处于症状活跃期时不宜生育等。

精神分裂症的一级预防尚未能实施以前,预防的重点应放在早期发现、早期治疗和预防复发上。

(二)预防复发

精神分裂症有明显复发倾向,经临床资料调查,导致复发的重要因素是患者不能按医嘱坚持服药。因此,反复向患者与家属强调维持治疗的重要性,说服动员患者坚持服药,是预防复发的重要措施。在维持治疗期间应当后续康复措施,以降低复发率,提高回归社会的机会。

另外,掌握患者复发前症状特点,及时调整治疗也是预防复发的有力措施之一。合理安排患者生活、学习、使患者过有规律的疗养生活,经常对患者做心理治疗,均对预防复发起积极作用。

(臧雯雯)

第八章 感染科护理

第一节 肺 结 核

肺结核是由结核分枝杆菌感染引起的肺部慢性传染性疾病。排菌患者为重要传染源,病原菌通过呼吸道传播感染,当机体抵抗力降低时发病。可累及全身多个脏器,以肺部感染最为常见。发病以青壮年居多,男性多于女性。结核病为全球流行的传染病之一,为传染疾病的主要死因,在我国仍属于需要高度重视的公共卫生问题。

一、病因及发病机制

(一)结核菌

肺炎致病菌为结核分枝杆菌,又称抗酸杆菌。可分为人型、牛型、非洲型和鼠型 4 类,引起人类感染的为人型结核分枝杆菌,少数为牛型菌感染。结核菌抵抗力强,在阴湿处能生存5个月以上,但在烈日暴晒下 2 小时,5%～12%甲酚接触 2～12 小时,70%乙醇接触2分钟,或煮沸1分钟,即被杀死。该病原菌有较强的耐药性,最简单灭菌方法是将痰吐在纸上直接焚烧。

(二)感染途径

肺结核通过呼吸道传染,患者随地吐痰,痰液干燥后随尘埃飞扬;病原菌也可通过飞沫传播,免疫力低下者吸入传染源喷出的带菌飞沫可发病。少数患者可经饮用未消毒的带菌牛奶引起消化道传染。其他感染途径少见。

(三)人体反应性

机体对入侵结核菌的反应有两种。

1.免疫力

机体对结核菌的免疫力分非特异性和特异性免疫力两种。后者通过接种卡介苗或感染结核菌后获得免疫力。机体免疫力强可不发病或病情较轻,免疫力低下者易感染发病,或引发原病灶重新发病。

2.变态反应

结核菌入侵 4～8 周后,机体针对致病菌及其代谢产物所发生的变态反应,属Ⅳ型(迟发型)变态反应。

(四)结核感染及肺结核的发生发展

1.原发性结核

初次感染结核,病菌毒力强、机体抵抗力弱,病原菌在体内存活并大量繁殖引起局部炎性病变,称原发病灶。可经淋巴引起血行播散。

2.继发性结核

原发病灶遗留的结核分枝杆菌重新活动引起结核病,属内源性感染;由结核分枝杆菌再次感染而发病,由于机体具备特异性免疫力,一般不引起局部淋巴结肿大和全身播散,但可导致空洞形成和干酪性坏死。

(五)临床类型

1.Ⅰ型肺结核(原发性肺结核)

Ⅰ型肺结核多发生于儿童或边远山区、农村初次进入城市的成人。初次感染肺结核即发病,以上叶底部、中叶或下叶上部多见,X线典型征象为哑铃型阴影。通常病灶逐渐自行吸收或钙化。

2.Ⅱ型肺结核(血行播散型肺结核)

Ⅱ型肺结核分急性、慢性或亚急性血行播散型肺结核。成人多见,结核病灶破溃,致病菌短时间内大量进入血液循环可引起肺内广泛播散引起急性病征,X线显示肺内病灶细如粟米、均匀散布于两肺。若机体免疫力强,少量致病菌经血分批侵入肺部,形成亚急性或慢性血行性播散型肺结核。

3.Ⅲ型肺结核(浸润型肺结核)

Ⅲ型肺结核包括干酪性肺炎和结核球两种特殊类型。以成人多见,抵抗力降低时,原发病灶重新活动,引起渗出和细胞浸润,是最常见的继发性肺结核。病灶多位于上肺野,X线显示渗出和浸润征象,可有不同程度的干酪样病变和空洞形成。

4.Ⅳ型肺结核(慢性纤维空洞型肺结核)

Ⅳ型肺结核为各种原因使肺结核迁延不愈,症状起伏所致,属于肺结核晚期,痰中常有结核菌,为结核病的重要传染源。X线显示单或双侧肺有厚壁空洞,伴明显胸膜肥厚。由于肺组织纤维收缩,肺门向上牵拉,肺纹理呈垂柳状阴影,纵隔向患侧移位,健侧呈代偿性肺气肿。

5.Ⅴ型肺结核(结核性胸膜炎)

Ⅴ型肺结核多见于青少年,结核菌累及胸膜引起渗出性胸膜炎。X线显示病变部位均匀致密阴影,可随体位变换而改变。

二、临床表现

(一)症状与体征

1.全身症状

起病缓慢,病程长。常有午后低热、面颊潮红、乏力、食欲缺乏、体重减轻、盗汗等结核毒性症状。当肺部病灶急剧进展播散时,可出现持续高热。妇女可有月经失调、结节性红斑。

2.呼吸系统症状

干咳或有少量黏液痰。继发感染时,痰呈黏液性或脓性。痰中偶有干酪样物,约1/3患者有痰血或不同程度咯血。少数患者可出现大量咯血。胸痛、干酪样肺炎或大量胸腔积液者,可有发绀和渐进性呼吸困难。病灶范围大而表浅者可有实变体征,叩诊呈浊音。大量胸腔积液局部叩诊浊音或实音。锁骨上下及肩胛间区可闻及湿啰音。慢性纤维空洞型肺结核及胸膜增厚者可有胸廓内陷,肋间变窄,气管偏移等。

(二)并发症

可并发自发性气胸、脓气胸、支气管扩张、慢性肺源性心脏病等。

三、辅助检查

(一)血常规检查

活动性肺结核有轻度白细胞计数升高,红细胞沉降率增快,急性粟粒型肺结核时白细胞计数可减少,有时出现类白血病反应的血象。

(二)结核菌检查

痰中查到结核菌是确诊肺结核的主要依据。涂片抗酸染色镜检快捷方便,痰菌量较少可用集菌法。痰培养、聚合酶链反应(PCR)检查更为敏感。痰菌检查阳性,提示病灶为开放性有传染性。

(三)影像学检查

胸部 X 线检查可早期发现肺结核。常见肺结核 X 线检查表现有纤维钙化的硬结病灶者呈高密度、边缘清晰的斑点、条索或结节;浸润性病灶则呈现出低密度、边缘模糊的云雾状阴影;X 线征象呈现出较高密度、浓淡不一,有环形边界的透光空洞者,提示干酪样病灶。胸部 CT 检查可发现微小、隐蔽性病变。

(四)结核菌素(简称结素)试验

用于测定人体是否感染过结核菌。常用 PPD 试验,方法为取 0.1 mL 纯结素(5 U)稀释液,常规消毒后于左前臂屈侧中、上 1/3 交界处行皮内注射,48～72 小时后观察皮肤硬结的直径,<5 mm 为阴性,5～9 mm 为弱阳性,10～19 mm 为阳性反应,超过 20 mm 或局部发生水疱与坏死者为强阳性反应。

我国城镇居民的结核感染率高,5 U 阳性表示已有结核感染,若 1 U 皮试强阳性提示体内有活动性结核病灶。成人结素试验阳性表示曾感染过结核菌或接种过卡介苗,并不一定患病,反之,则提示未感染过结核菌,或感染初期机体变态反应尚未建立。机体免疫功能低下或受抑制,可显示结素试验阴性。

(五)其他检查

纤维支气管镜检查对诊断有重要价值。

(六)诊治结果的描述和记录

描述内容包括肺结核类型、病变范围、痰菌检查、治疗史等。

1.肺结核类型的记录

血行播散型肺结核应注明"急性"或"慢性";继发性肺结核应注明"浸润型"或"纤维空洞"。

2.病变范围的描述

按左、右侧,以第 2 肋和第 4 肋下缘内侧端为分界线又分为上、中、下肺野。

3.痰菌检查结果的描记

分别用"(-)"或"(+)"描述;痰涂片、痰集菌和痰培养检查分别用"涂""集""培"表示,患者无痰或未查痰,应注明"无痰"或"未查"。

4.治疗史的描记

可分为"初治""复治"。初治指未开始抗结核治疗;正进行标准化疗疗程未满;不规则化疗未满1个月者。复治则指初治失败;规则满疗程用药后痰菌复阳性;不规范化疗超过1个月;慢性排菌者。

以上条件符合其中任何1条即为初治或复治。

5.并发症或手术情况描述

并发症如"自发性气胸、肺不张"等;并存病如"糖尿病"等及手术情况。

描述举例:右侧浸润型肺结核涂(+),初治,支气管扩张、糖尿病。

四、诊断要点

根据患者症状体征和病史,结合体格检查、痰结核菌检查及胸部X线检查结果可作出诊断。确诊后应进一步明确肺结核是否处于活动期,有无排菌等,以确定是否属于传染源。

(1)经确定为活动性病变必须给予治疗。活动性病变胸片可显示有中心溶解和空洞或播散病灶。无活动性肺结核胸片显示钙化、硬结或纤维化,痰检查不排菌,无肺结核症状。

(2)肺结核的转归的综合判断。①进展期:新发现的活动性病变;病变较前增多、恶化;新出现空洞或空洞增大;痰菌转阳性。凡有其中任何1条,即属进展期。②好转期:病变较前吸收好转;空洞缩小或闭合;痰菌减少或转阴。凡具备其中1条,即为好转期。③稳定期:病变无活动性,空洞关闭,痰菌连续6个月均为阴性者(每月至少查1次),若有空洞存在者,则痰菌连续阴性1年以上。

五、治疗要点

治疗原则为监督患者全程化疗,加强支持疗法,根治病灶,达痊愈目的。

(一)抗结核化疗

化疗对疾病控制起关键作用,凡为活动性肺结核患者均需化疗。

1.化疗原则

治疗强调早期、规律、全程、联合和适量用药,即肺结核一经确诊立即给予化疗,根据病情及药物特点,联合使用两种以上的药物,以增强疗效,减少耐药性的产生。严格遵医嘱按时按量用药,指导患者执行治疗方案,途中无遗漏或间断,坚持完成规定疗程,以达彻底杀菌和减少疾病复发的目的。

2.常规用药

见表8-1。

表8-1　常用抗结核药物剂量、不良反应和注意事项

药名	每天剂量(g)	间歇疗法(g/d)	主要不良反应	注意事项
异烟肼 (H,INH)	0.3 空腹顿服	0.6~0.8 2~3次/周	周围神经炎、偶有肝功能损害、精神异常、皮疹、发热	避免与抗酸药同服,注意消化道反应,肢体远端感觉及精神状态,定期查肝功能
利福平 (R,REP)	0.45~0.6 空腹顿服	0.6~0.9 2~3次/周	肝、肾功能损害、胃肠不适,腹泻	体液及分泌物呈橘黄色,监测肝脏毒性及变态反应,会加速口服避孕药、茶碱等药物的排泄,降低药效

续表

药名	每天剂量(g)	间歇疗法(g/d)	主要不良反应	注意事项
链霉素 (S,SM)	0.75～1.0 一次肌内注射	0.75～1.0 2次/周	听神经损害,眩晕、听力减退,口唇麻木、发热、肝功能损害、痛风	进行听力检查,了解有无平衡失调及听力改变,了解尿常规及肾功能变化
吡嗪酰胺 (Z,PZA)	1.5～2.0 顿服	2～3 2～3次/周	可引起发热、黄疸、肝功能损害、痛风	警惕肝脏毒性,注意关节疼痛、皮疹反应,定期监测 ALT 及血清尿酸,避免日光过度照射
乙胺丁醇 (E,EMB)	0.75～1.0 顿服	1.5～2.0 3次/周	视神经炎	检查视觉灵敏度和颜色的鉴别力
对氨基水杨酸钠 (P,PAS)	8～12 分3次饭后服	10～12 3次/周	胃肠道反应,变态反应,肝功能损害	定期查肝功能,监测不良反应的症状和体征

3.化疗方法

两阶段化疗法。开始 1～3 个月为强化阶段,联合应用 2 种或 2 种以上的抗生素,迅速控制病情,至痰菌检查阴性或病灶吸收好转后,维持治疗或称巩固期治疗,疗程为 9～15 个月。

(1)间歇疗法:有规律用药,每周 2～3 次,由于用药后结核菌生长受抑制,当致病菌重新生长繁殖时再度高剂量用药,使病菌最终被消灭。此法与每天给药效果相同,其优点在于可减少用药的次数,节约经费,减少药物毒性作用。一般主张在巩固期采用。

(2)顿服:即一次性将全天药物剂量全部服用,使血药浓度维持相对高峰,效果优于分次口服。

4.化疗方案

应根据病情轻重、痰菌检查和细菌耐药情况,结合药源供应和个人经济条件等,选择化疗方案。分长程和短程化疗。

(1)长程化疗为联合应用异烟肼、链霉素及对氨基水杨酸钠,疗程为 12～18 个月。常用方案为 2HSP/10HP、2HSE/16H_3E_3,即前 2 个月为强化阶段,后 10 个月为巩固阶段,H_3E_3 表示间歇用药,每周 3 次。其中英文字母为各种药物外文缩写,数字为用药疗程"月",下标数字代表每周用药的次数。

(2)短程化疗总疗程为 6～9 个月,联合应用 2 种或 2 种以上的杀菌剂。常用方案有2SHR/4HR、2HRZ/4HR、2HRZ/4H_3R_3 等,短程化疗与标准化疗相比,患者容易接受和执行,因而已在全球推广。

(二)对症治疗

1.毒性症状

轻度结核毒性症状会在有效治疗 1～3 周消退,重症者可酌情加用肾上腺糖皮质激素对症治疗。

2.胸腔积液

胸腔积液过多引起呼吸困难者,可行胸腔穿刺抽液,每次抽液量不超过 1 L,抽液速度不宜过快,操作中患者出现头晕、心悸、四肢发凉等胸膜反应时,应立即停止操作,让患者平卧,密切观察血压变化,必要时皮下注射肾上腺素,防止休克。

(三)手术治疗

肺结核以内科治疗为主,手术适用于合理化疗无效,多重耐药的厚壁空洞、大块干酪灶、支气管胸膜瘘和大咯血非手术治疗无效者。

六、护理评估

(一)健康史

患者既往健康状况,有无结核病史,了解患病及治疗经过,有无接受正规治疗,有无传染源接触史,有无接受卡介苗注射,有无长期使用激素或免疫抑制药,居住环境如何,日常活动与休息、饮食情况等。

(二)身体状况

测量生命体征,了解全身有无盗汗、乏力、午后低热及消瘦等中毒症状,有无咳嗽、咳痰、呼吸困难及咯血,咯血量的大小等。

(三)心理及社会因素

了解患者及家属对疾病的认知及态度,有无心理障碍,经济状况如何,家庭支持程度如何,需要何种干预。

(四)实验室及其他检查

痰培养结果,X线胸片及血常规检查是否异常。

七、护理诊断及合作性问题

(一)知识缺乏

缺乏疾病预防及化疗方面的知识。

(二)营养失调

低于机体需要量与长期低热消耗增多及摄入不足有关。

(三)活动无耐力

活动无耐力与长期低热、咳嗽,体重逐渐下降有关。

(四)社交孤立

社交孤立与呼吸道隔离沟通受限及健康状况改变有关。

八、护理目标

(1)加强相关知识宣教,提高患者及家属对疾病的认知、治疗依从性增加。

(2)患者体重增加,恢复基础水平,清蛋白、血红蛋白值在正常范围内。

(3)进行适当的户外活动,无气促疲乏感。

(4)能描述新的应对行为所带来的积极效果,能尽快恢复健康与人沟通和交流。

九、护理措施

(一)一般护理

室内保持良好的空气流通。肺结核活动期,有咯血、高热等重症者,应卧床休息,症状轻者适当增加户外活动,保证充足的睡眠,做到劳逸结合。盗汗者及时擦汗和更衣,避免受凉。

(二)饮食护理

供给高热量、高蛋白、高维生素、富含钙质饮食,促进机体康复。成人每天蛋白质为 1.5～2.0 g/kg,以优质蛋白为主。适量补充矿物质和水分,如铁、钾、钠和水分。注意饮食调配,患者不需忌口,食物应多样化,荤素搭配,色、香、味俱全,刺激患者食欲。患者在化疗期间尤其注意营养的补充。每周测量体重 1 次。

(三)用药护理

本病疗程长,短期化疗不少于 10 个月。应提供药物治疗知识,强调早期、联合、适量、规律、全程化疗的重要性,告知耐药产生与加重经济负担等不合理用药的后果,使患者理解规范治疗的重要意义,提高用药的依从性。督促患者按时按量用药,告知并密切观察药物疗效及药物不良反应,如有胃肠不适、眩晕、耳鸣、巩膜黄染等症状时,应及时与医师沟通,不可擅自停药。

(四)咯血的护理

患者大咯血出现窒息征象时,立即协助其取头低足高位,头偏一侧,快速清除气道和口咽部血块,及时解除呼吸道阻塞。必要时气管插管、气管切开或气管镜直视下吸出血凝块。

(五)消毒隔离

痰涂片阳性的肺结核患者住院治疗期间须进行呼吸道隔离,要求病室光线充足,通风良好,定时进行空气消毒。患者衣被要经常清洗,被褥、书籍在烈日下暴晒 6 小时以上。餐具要专用,经煮沸或消毒液浸泡消毒,剩下饭菜应煮沸后弃掉。注意个人卫生,打喷嚏时应用纸巾遮掩口鼻,纸巾焚烧处理;不要随地吐痰,痰液吐在有盖容器中,患者的排泄物、分泌物应消毒后排放。减少探视,避免患者与健康人频繁接触,探视者应戴口罩。患者外出应戴口罩,口罩要每天煮沸清洗。医护人员与患者接触可戴呼吸面罩、接触患者应穿隔离衣、戴手套。处置前、后应洗手。传染性消失应及时解除隔离措施。

(六)心理护理

结核病是慢性传染病,病程长,恢复慢,在工作、生活等方面对患者乃至整个家庭产生不良影响,患者情绪变化呈多样性,护士及家属应主动了解患者的心理状态,应给予良好的心理支持,督促患者按要求用药,告知不规则用药的后果,使患者树立战胜疾病的信心,安心休息,积极配合治疗。一般情况下,痰涂片阴性和经有效抗结核治疗 4 周以上,无传染性或仅有极低传染性者,鼓励患者回归家庭和社会,以消除隔离感。

十、护理评价

(1)患者治疗的依从性是否提高,能否自觉按时按量服药。

(2)营养状况如何,饮食摄入量是否充足,体重有无改变。

(3)日常活动耐受水平是否有改变。

(4)是否有孤独感,与周围环境的关系如何。

十一、健康教育

(1)加强疾病传播知识的宣教,普及新生儿接种卡介苗制度,疾病的高危人群应定期到医院体检或进行相应预防性处理。

(2)培养良好的卫生习惯,不随地吐痰和凌空打喷嚏,同桌共餐应使用公筷。

(3)注意营养,忌烟酒,避免疲劳,增强体质,预防呼吸道感染。

（4）处于传染活动期的患者，应进行隔离治疗。

（5）全程督导结核患者坚持化疗，避免复发，定期复查肝功能和胸片。

（万会会）

第二节 病毒性肝炎

一、甲型病毒性肝炎

甲型病毒性肝炎旧称流行性黄疸或传染性肝炎，早在8世纪就有记载。目前全世界有40亿人口受到该病的威胁。后经对其病原学和诊断技术等方面的研究进展较大，并已成功研制出甲型肝炎病毒减毒活疫苗和灭活疫苗，已有效控制甲型肝炎的流行。

（一）病因

甲型肝炎传染源是患者和亚临床感染者。潜伏期后期及黄疸出现前数天传染性最强，黄疸出现后2周粪便仍可能排出病毒，但传染性已明显减弱。本病无慢性甲肝病毒（HAV）携带者。

（二）诊断要点

甲型病毒性肝炎主要依据流行病学资料、临床特点、常规实验室检查和特异性血清学诊断。流行病学资料应参考当地甲型肝炎流行疫情，病前有无肝炎患者密切接触史及个人、集体饮食卫生状况。急性黄疸型病例黄疸期诊断不难。在黄疸前期获得诊断称为早期诊断，此期表现似"感冒"或"急性胃肠炎"，如尿色变为深黄色应疑及本病。急性无黄疸型及亚临床型病例不易早期发现，诊断主要依赖肝功能检查。根据特异性血清学检查可做出病因学诊断。凡慢性肝炎和重型肝炎，一般不考虑甲型肝炎的诊断。

1.分型

甲型肝炎潜伏期为2～6周，平均为4周，临床分为急性黄疸型（AIH）、急性无黄疸型和亚临床型。

（1）急性黄疸型。①黄疸前期：急性起病，多有畏寒发热，体温38℃左右，全身乏力，食欲缺乏，厌油、恶心、呕吐，上腹部饱胀不适或腹泻。少数病例以上呼吸道感染症状为主要表现，偶见荨麻疹，继之尿色加深。本期一般持续5～7天。②黄疸期：热退后出现黄疸，可见皮肤巩膜不同程度黄染。肝区隐痛，肝大，触之有充实感，伴有叩痛和压痛，尿色进一步加深。黄疸出现后全身及消化道症状减轻，否则可能发生重症化，但重症化者罕见。本期持续2～6周。③恢复期：黄疸逐渐消退，症状逐渐消失，肝脏逐渐回缩至正常，肝功能逐渐恢复。本期持续2～4周。

（2）急性无黄疸型：起病较缓慢，除无黄疸外，其他临床表现与黄疸型相似，症状一般较轻。多在3个月内恢复。

（3）亚临床型：部分患者无明显临床症状，但肝功能有轻度异常。

（4）急性淤胆型：本型实为黄疸型肝炎的一种特殊形式，特点是肝内胆汁淤积性黄疸持续较久，消化道症状轻，肝实质损害不明显。而黄疸很深，多有皮肤瘙痒及粪色变浅，预后良好。

2.实验室检查

（1）常规检查：外周血白细胞总数正常或偏低，淋巴细胞相对增多，偶见异型淋巴细胞，一般

235

不超过 10%，这可能是淋巴细胞受病毒抗原刺激后发生的母细胞转化现象。黄疸前期末尿胆原及尿胆红素开始呈阳性反应，是早期诊断的重要依据。血清丙氨酸氨基转移酶（ALT）于黄疸前期早期开始升高，血清胆红素在黄疸前期末开始升高。血清 ALT 高峰在血清胆红素高峰之前，一般在黄疸消退后一至数周恢复正常。急性黄疸型血浆球蛋白常见轻度升高，但随病情恢复而逐渐恢复。急性无黄疸型和亚临床型病例肝功能改变以单项 ALT 轻中度升高为特点。急性淤胆型病例血清胆红素显著升高而 ALT 仅轻度升高，两者形成明显反差，同时伴有血清 ALP 及 GGT 明显升高。

（2）特异性血清学检查：特异性血清学检查是确诊甲型肝炎的主要指标。血清 IgM 型甲型肝炎病毒抗体（抗-HAV-IgM）于发病数天即可检出，黄疸期达到高峰，一般持续 2～4 个月，以后逐渐下降乃至消失。目前临床上主要用酶联免疫吸附法（ELISA）检查血清抗-HAV-IgM，以作为早期诊断甲型肝炎的特异性指标。血清抗-HAV-IgM 出现于病程恢复期，较持久，甚至终生阳性，是获得免疫力的标志，一般用于流行病学调查。新近报道应用线性多抗原肽包被进行 ELISA 检测 HAV 感染，其敏感性和特异性分别高于 90% 和 95%。

（三）鉴别要点

本病需与药物性肝炎、传染性单核细胞增多症、钩端螺旋体病、急性结石性胆管炎、原发性胆汁性肝硬化、妊娠期肝内胆汁淤积症、胆总管梗阻、妊娠急性脂肪肝等鉴别。其他如血吸虫病、肝吸虫病、肝结核、脂肪肝、肝淤血及原发性肝癌等均可有肝大或 ALT 升高，鉴别诊断时应加以考虑。与乙型、丙型、丁型及戊型病毒型肝炎急性期鉴别除参考流行病学特点及输血史等资料外，主要依据血清抗-HAV-IgM 的检测。

（四）规范化治疗

急性期应强调卧床休息，给予清淡而营养丰富的饮食，外加充足的 B 族维生素及维生素 C。进食过少及呕吐者，应每天静脉滴注 10% 的葡萄糖液 1 000～1 500 mL，酌情加入能量合剂及 10% 氯化钾。热重者可服用茵陈蒿汤、栀子柏皮汤加减；湿重者可服用茵陈胃苓汤加减；湿热并重者宜用茵陈蒿汤和胃苓汤合方加减；肝气郁结者可用逍遥散；脾虚湿困者可用平胃散。

二、乙型病毒性肝炎

慢性乙型病毒性肝炎是由乙型肝炎病毒感染致肝脏发生炎症及肝细胞坏死，持续 6 个月以上而病毒仍未被清除的疾病。我国是慢性乙型病毒性肝炎的高发区，人群中约有 9.09% 为乙型肝炎病毒携带者。该疾病呈慢性进行性发展，间有反复急性发作，可演变为肝硬化、肝癌或肝功能衰竭等，严重危害人民健康，故对该疾病的早发现、早诊断、早治疗很重要。

（一）病因

1.传染源

传染源主要是有 HBV DNA 复制的急、慢性患者和无症状慢性 HBV 携带者。

2.传播途径

主要通过血清及日常密切接触而传播。血液传播途径除输血及血制品外，可通过注射，刺伤，共用牙刷、剃刀及外科器械等方式传播，经微量血液也可传播。由于患者唾液、精液、初乳、汗液、血性分泌物均可检出 HBsAg，故密切的生活接触可能是重要传播途径。所谓"密切生活接触"可能是由于微小创伤所致的一种特殊经血传播形式，而非消化道或呼吸道传播。另一种重要的传播方式是母-婴传播（垂直传播）。生于 HBsAg/HBeAg 阳性母亲的婴儿，HBV 感染率高达

95％，大部分在分娩过程中感染，低于20％可能为宫内感染。因此，医源性或非医源性经血液传播，是本病的传播途径。

3.易感人群

感染后患者对同一 HBsAg 亚型 HBV 可获得持久免疫力。但对其他亚型免疫力不完全，偶可再感染其他亚型，故极少数患者血清抗-HBs（某一亚型感染后）和 HBsAg（另一亚型再感染）可同时阳性。

（二）诊断要点

急性肝炎病程超过半年，或原有乙型病毒性肝炎或 HBsAg 携带史，本次又因同一病原再次出现肝炎症状、体征及肝功能异常者可以诊断为慢性乙型病毒性肝炎。发病日期不明或虽无肝炎病史，但肝组织病理学检查符合慢性乙型病毒性肝炎，或根据症状、体征、化验及 B 超检查综合分析，亦可做出相应诊断。

1.分型

据 HBeAg 可分为 2 型。

（1）HBeAg 阳性慢性乙型病毒性肝炎：血清 HBsAg、HBVDNA 和 HBeAg 阳性，抗-HBe 阴性，血清 ALT 持续或反复升高，或肝组织学检查有肝炎病变。

（2）HBeAg 阴性慢性乙型病毒性肝炎：血清 HBsAg 和 HBVDNA 阳性，HBeAg 持续阴性，抗-HBe 阳性或阴性，血清 ALT 持续或反复异常，或肝组织学检查有肝炎病变。

2.分度

根据生化学试验及其他临床和辅助检查结果，可进一步分3度。

（1）轻度：临床症状、体征轻微或缺如，肝功能指标仅 1 或 2 项轻度异常。

（2）中度：症状、体征、实验室检查居于轻度和重度之间。

（3）重度：有明显或持续的肝炎症状，如乏力、食欲缺乏、尿黄、便溏等，伴有肝病面容、肝掌、蜘蛛痣、脾大，并排除其他原因，且无门静脉高压症者。实验室检查血清 ALT 和/或 AST 反复或持续升高，清蛋白降低或 A/G 比值异常，球蛋白明显升高。除前述条件外，凡清蛋白不超过 32 g/L，胆红素大于 5 倍正常值上限，凝血酶原活动度为 40％～60％，胆碱酯酶低于 2 500 U/L，4 项检测中有 1 项达上述程度者即可诊断为重度慢性肝炎。

3.B 超检查结果可供慢性乙型病毒性肝炎诊断参考

（1）轻度：B 超检查肝脾无明显异常改变。

（2）中度：B 超检查可见肝内回声增粗，肝脏和/或脾脏轻度肿大，肝内管道（主要指肝静脉）走行多清晰，门静脉和脾静脉内径无增宽。

（3）重度：B 超检查可见肝内回声明显增粗，分布不均匀；肝表面欠光滑，边缘变钝；肝内管道走行欠清晰或轻度狭窄、扭曲；门静脉和脾静脉内径增宽；脾大；胆囊有时可见"双层征"。

4.组织病理学诊断

包括病因（根据血清或肝组织的肝炎病毒学检测结果确定病因）、病变程度及分级分期结果。

（三）鉴别要点

本病应与慢性丙型病毒性肝炎、嗜肝病毒感染所致肝损害、酒精性及非酒精性肝炎、药物性肝炎、自身免疫性肝炎、肝硬化、肝癌等鉴别。

(四)规范化治疗

1.治疗目标

最大限度地长期抑制或消除乙肝病毒,减轻肝细胞炎症坏死及肝纤维化,延缓和阻止疾病进展,减少和防止肝脏失代偿、肝硬化、肝癌及其并发症的发生,从而改善生活质量和延长存活时间。主要包括抗病毒、免疫调节、抗炎保肝、抗纤维化和对症治疗,其中抗病毒治疗是关键,只要有适应证,且条件允许。就应进行规范的抗病毒治疗。

2.适应证

如下:①HBV DNA$\geqslant 2\times10^4$ U/mL(HBeAg 阴性者为不低于 2×10^3 U/mL);②ALT$\geqslant2\times$ULN;如用干扰素治疗,ALT 应不高于 $10\times$ULN,血总胆红素水平应低于 $2\times$ULN;③如 ALT$<2\times$ULN,但肝组织学显示 Knodell HAI$\geqslant4$,或$\geqslant G_2$。

具有①并有②或③的患者应进行抗病毒治疗;对达不到上述治疗标准者,应监测病情变化,如持续 HBV DNA 阳性,且 ALT 异常,也应考虑抗病毒治疗。ULN 为正常参考值上限。

3.HBeAg 阳性慢性乙型肝炎患者

对于 HBV DNA 定量不低于 2×10^4 U/mL,ALT 水平不低于 $2\times$ULN 者,或 ALT$<2\times$ULN,但肝组织学显示 Knodell HAI$\geqslant4$,或$\geqslant G_2$炎症坏死者,应进行抗病毒治疗。可根据具体情况和患者的意愿,选用IFN-α,ALT 水平应低于 $10\times$ULN,或核苷(酸)类似物治疗。对 HBV DNA 阳性但低于2×10^4U/mL者,经监测病情 3 个月,HBV DNA 仍未转阴,且 ALT 异常,则应抗病毒治疗。

(1)普通 IFN-α:5 MU(可根据患者的耐受情况适当调整剂量),每周 3 次或隔天 1 次,皮下或肌内注射,一般疗程为 6 个月。如有应答,为提高疗效亦可延长疗程至 1 年或更长。应注意剂量及疗程的个体化。如治疗 6 个月无应答者,可改用其他抗病毒药物。

(2)聚乙二醇干扰素 α-2a:180 μg,每周 1 次,皮下注射,疗程 1 年。剂量应根据患者耐受性等因素决定。

(3)拉米夫定:100 mg,每天 1 次,口服。治疗 1 年时,如 HBV DNA 检测不到(PCR 法)或低于检测下限、ALT 复常、HBeAg 转阴但未出现抗-HBe 者,建议继续用药直至 HBeAg 血清学转归,经监测 2 次(每次至少间隔 6 个月)仍保持不变者可以停药,但停药后需密切监测肝脏生化学和病毒学指标。

(4)阿德福韦酯:10 mg,每天 1 次,口服。疗程可参照拉米夫定。

(5)恩替卡韦:0.5 mg(对拉米夫定耐药患者 1 mg),每天 1 次,口服。疗程可参照拉米夫定。

4.HBeAg 阴性慢性乙型肝炎患者

HBV DNA 定量不低于 2×10^3 U/mL,ALT 水平不低于 $2\times$ULN 者,或 ALT<2 ULN,但肝组织学检查显示 Knodell HAI$\geqslant4$,或 G2 炎症坏死者,应进行抗病毒治疗。由于难以确定治疗终点,因此,应治疗至检测不出 HBVDNA(PCR 法),ALT 复常。此类患者复发率高,疗程宜长,至少为 1 年。

因需要较长期治疗,最好选用 IFN-α(ALT 水平应低于 $10\times$ULN)或阿德福韦酯或恩替卡韦等耐药发生率低的核苷(酸)类似物治疗。对达不到上述推荐治疗标准者,则应监测病情变化,如持续 HBV DNA 阳性,且 ALT 异常,也应考虑抗病毒治疗。

(1)普通 IFN-α:5 MU,每周 3 次或隔天 1 次,皮下或肌内注射,疗程至少 1 年。

(2)聚乙二醇干扰素 α-2a:180 μg,每周 1 次,皮下注射,疗程至少 1 年。

（3）阿德福韦酯：10 mg，每天 1 次，口服，疗程至少 1 年。当监测 3 次（每次至少间隔 6 个月）HBV DNA 检测不到（PCR 法）或低于检测下限和 ALT 正常时可以停药。

（4）拉米夫定：100 mg，每天 1 次，口服，疗程至少 1 年。治疗终点同阿德福韦酯。

（5）恩替卡韦：0.5 mg（对拉米夫定耐药患者 1 mg），每天 1 次，口服。疗程可参照阿德福韦酯。

5.应用化疗和免疫抑制剂治疗的患者

对于因其他疾病而接受化疗、免疫抑制剂（特别是肾上腺糖皮质激素）治疗的 HBsAg 阳性者，即使 HBV DNA 阴性和 ALT 正常，也应在治疗前 1 周开始服用拉米夫定，每天 100 mg，化疗和免疫抑制剂治疗停止后，应根据患者病情决定拉米夫定停药时间。对拉米夫定耐药者，可改用其他已批准的能治疗耐药变异的核苷（酸）类似物。核苷（酸）类似物停用后可出现复发，甚至病情恶化，应十分注意。

6.其他特殊情况的处理

（1）经过规范的普通 IFN-α 治疗无应答患者，再次应用普通 IFN-α 治疗的疗效很低。可试用聚乙二醇干扰素 α-2a 或核苷（酸）类似物治疗。

（2）强化治疗指在治疗初始阶段每天应用普通 IFN-α，连续 2～3 周后改为隔天 1 次或每周 3 次的治疗。目前对此疗法意见不一，因此不予推荐。

（3）应用核苷（酸）类似物发生耐药突变后的治疗，拉米夫定治疗期间可发生耐药突变，出现"反弹"，建议加用其他已批准的能治疗耐药变异的核苷（酸）类似物，并重叠 1～3 个月或根据 HBV DNA 检测阴性后撤换拉米夫定，也可使用 IFN-α（建议重叠用药 1～3 个月）。

（4）停用核苷（酸）类似物后复发者的治疗，如停药前无拉米夫定耐药，可再用拉米夫定治疗，或其他核苷（酸）类似物治疗。如无禁忌证，亦可用 IFN-α 治疗。

7.儿童患者间隔

12 岁以上慢性乙型病毒性肝炎患儿，其普通 IFN-α 治疗的适应证、疗效及安全性与成人相似，剂量为 $3\sim6\ \mu U/m^2$，最大剂量不超过 $10\ \mu U/m^2$。在知情同意的基础上，也可按成人的剂量和疗程用拉米夫定治疗。

三、丙型病毒性肝炎

慢性丙型病毒性肝炎是一种主要经血液传播的疾病，是由丙型肝炎病毒（HCV）感染导致的慢性传染病。慢性 HCV 感染可导致肝脏慢性炎症坏死，部分患者可发展为肝硬化甚至肝细胞癌（HCC），严重危害人民健康，已成为严重的社会和公共卫生问题。

（一）病因

1.传染源

主要为急、慢性患者和慢性 HCV 携带者。

2.传播途径

与乙型肝炎相同，主要有以下 3 种。

（1）通过输血或血制品传播：由于 HCV 感染者病毒血症水平低，所以输血和血制品（输 HCV 数量较多）是最主要的传播途径。经初步调查，输血后非甲非乙型肝炎患者血清丙型肝炎抗体（抗-HCV）阳性率高达 80％ 以上，已成为大多数（80％～90％）输血后肝炎的原因。但供血员血清抗-HCV 阳性率较低，欧美各国为 0.35％～1.4％，故目前公认，反复输入多个供血员血液或血制品者更易发生丙型肝炎,输血3次以上者感染 HCV 的危险性增高 2~6 倍。国内曾因单采血浆回输血细胞时污染,造成丙型肝炎暴发流行,经 2 年以上随访,血清抗-HCV 阳性率达到100%。国外综合资料表明,抗-HCV 阳性率在输血后非甲非乙型肝炎患者为 85%,血源性凝血因子治疗的血友病患者为 60%~70%,静脉药瘾患者为 50%~70%。

(2)通过非输血途径传播:丙型肝炎亦多见于非输血人群,主要通过反复注射、针刺、含 HCV血液反复污染皮肤黏膜隐性伤口及性接触等其他密切接触方式而传播。这是世界各国广泛存在的散发性丙型肝炎的传播途径。

(3)母婴传播:要准确评估 HCV 垂直传播很困难,因为在新生儿中所检测到的抗-HCV 实际可能来源于母体(被动传递)。检测 HCV RNA 提示,HGV 有可能由母体传播给新生儿。

3.易感人群

对 HCV 无免疫力者普遍易感。在西方国家,除反复输血者外,静脉药瘾者、同性恋等混乱性接触者及血液透析患者丙型肝炎发病率较高。本病可发生于任何年龄,一般儿童和青少年HCV 感染率较低,中青年次之。男性 HCV 感染率大于女性。HCV 多见于 16 岁以上人群。HCV 感染恢复后血清抗体水平低,免疫保护能力弱,有再次感染 HCV 的可能性。

(二)诊断要点

1.诊断依据

HCV 感染超过 6 个月,或发病日期不明、无肝炎史,但肝脏组织病理学检查符合慢性肝炎,或根据症状、体征、实验室及影像学检查结果综合分析,做出诊断。

2.病变程度判定

慢性肝炎按炎症活动度(G)可分为轻、中、重 3 度,并应标明分期(S)。

(1)轻度慢性肝炎(包括原慢性迁延性肝炎及轻型慢性活动性肝炎):$G_{1\sim2}$,$S_{0\sim2}$。①肝细胞变性,点、灶状坏死或凋亡小体;②汇管区有(无)炎症细胞浸润、扩大,有或无局限性碎屑坏死(界面肝炎);③小叶结构完整。

(2)中度慢性肝炎(相当于原中型慢性活动性肝炎):G_3,$S_{1\sim3}$。①汇管区炎症明显,伴中度碎屑坏死;②小叶内炎症严重,融合坏死或伴少数桥接坏死;③纤维间隔形成,小叶结构大部分保存。

(3)重度慢性肝炎(相当于原重型慢性活动性肝炎):G_4,$S_{2\sim4}$。①汇管区炎症严重或伴重度碎屑坏死;②桥接坏死累及多数小叶;③大量纤维间隔,小叶结构紊乱,或形成早期肝硬化。

3.组织病理学诊断

组织病理学诊断包括病因(根据血清或肝组织的肝炎病毒学检测结果确定病因)、病变程度及分级分期结果,如病毒性肝炎,丙型,慢性,中度,G_3/S_4。

(三)鉴别要点

本病应与慢性乙型病毒性肝炎、药物性肝炎、酒精性肝炎、非酒精性肝炎、自身免疫性肝炎、病毒感染所致肝损害、肝硬化、肝癌等鉴别。

(四)规范化治疗

1.抗病毒治疗的目的

清除或持续抑制体内的 HCV,以改善或减轻肝损害,阻止进展为肝硬化、肝衰竭或 HCC,并提高患者的生活质量。治疗前应进行 HCV RNA 基因分型(1 型和非 1 型)和血中 HCV RNA定量,以决定抗病毒治疗的疗程和利巴韦林的剂量。

2.HCV RNA 基因为 1 型和/或 HCV RNA 定量不低于 4×10^5 U/mL 者

可选用下列方案之一。

(1)聚乙二醇干扰素 α 联合利巴韦林治疗方案:聚乙二醇干扰素 α-2a 180 μg,每周 1 次,皮下注射,联合口服利巴韦林 1 000 mg/d,至 12 周时检测 HCV RNA。①如 HCV RNA 下降幅度少于 2 个对数级,则考虑停药。②如 HCV RNA 定性检测为阴转,或低于定量法的最低检测限。继续治疗至 48 周。③如 HCV RNA 未转阴,但下降超过 2 个对数级,则继续治疗到 24 周。如 24 周时 HCV RNA 转阴,可继续治疗到 48 周;如果 24 周时仍未转阴,则停药观察。

(2)普通 IFN-α 联合利巴韦林治疗方案:IFN-α 3~5 MU,隔天 1 次,肌内或皮下注射,联合口服利巴韦林 1 000 mg/d,建议治疗 48 周。

(3)不能耐受利巴韦林不良反应者的治疗方案:可单用普通 IFN-α 复合 IFN 或 PEG-IFN,方法同上。

3.HCV RNA 基因为非 1 型和/或 HCV RNA 定量小于 4×10^5 U/mL 者

可采用以下治疗方案之一。

(1)聚乙二醇干扰素 α 联合利巴韦林治疗方案:聚乙二醇干扰素 α-2a 180 μg,每周 1 次,皮下注射,联合应用利巴韦林 800 mg/d,治疗 24 周。

(2)普通 IFN-α 联合利巴韦林治疗方案:IFN-α3 mU,每周 3 次,肌内或皮下注射,联合应用利巴韦林 800~1 000 mg/d,治疗 24~48 周。

(3)不能耐受利巴韦林不良反应者的治疗方案:可单用普通 IFN-α 或聚乙二醇干扰素 α。

四、丁型病毒性肝炎

丁型病毒性肝炎是由于丁型肝炎病毒(HDV)与 HBV 共同感染引起的以肝细胞损害为主的传染病,呈世界性分布,易使肝炎慢性化和重型化。

(一)病因

HDV 感染呈全球性分布。意大利是 HDV 感染的发现地。地中海沿岸、中东地区、非洲和南美洲亚马孙河流域是 HDV 感染的高流行区。HDV 感染在地方性高发区的持久流行,是由 HDV 在 HBsAg 携带者之间不断传播所致。除南欧为地方性高流行区之外,其他发达国家 HDV 感染率一般只占 HBsAg 携带者的 5% 以下。发展中国家 HBsAg 携带者较高,有引起 HDV 感染传播的基础。我国各地 HBsAg 阳性者中 HDV 感染率为 0~32%,北方偏低,南方较高。活动性乙型慢性肝炎和重型肝炎患者 HDV 感染率明显高于无症状慢性 HBsAg 携带者。

1.传染源

主要是急、慢性丁型肝炎患者和 HDV 携带者。

2.传播途径

输血或血制品是传播 HDV 的最重要途径之一。其他包括经注射和针刺传播,日常生活密切接触传播,以及围产期传播等。我国 HDV 传播方式以生活密切接触为主。

3.易感人群

HDV 感染分两种类型:①HDV/HBV 同时感染,感染对象是正常人群或未接受 HBV 感染的人群。②HDV/HBV 重叠感染,感染对象是已受 HBV 感染的人群,包括无症状慢性 HBsAg 携带者和乙型肝炎患者,他们体内含有 HBV 及 HBsAg,一旦感染 HDV,极有利于 HDV 的复制,所以这一类人群对HDV 的易感性更强。

(二)诊断要点

我国是 HBV 感染高发区,应随时警惕 HDV 感染。HDV 与 HBV 同时感染所致急性丁型肝炎,仅凭临床资料不能确定病因。凡无症状慢性 HBsAg 携带者突然出现急性肝炎样症状、重型肝炎样表现或迅速向慢性肝炎发展者,以及慢性乙型肝炎病情突然恶化而陷入肝衰竭者,均应想到 HDV 重叠感染,及时进行特异性检查,以明确病因。

1.临床表现

HDV 感染一般只与 HBV 感染同时发生或继发于 HBV 感染者中,故其临床表现部分取决于 HBV 感染状态。

(1)HDV 与 HBV 同时感染(急性丁型肝炎):潜伏期为 6～12 周,其临床表现与急性自限性乙型肝炎类似,多数为急性黄疸型肝炎。在病程中可先后发生两次肝功能损害,即血清胆红素和转氨酶出现两个高峰。整个病程较短,HDV 感染常随 HBV 感染终止而终止,预后良好,很少向重型肝炎、慢性肝炎或无症状慢性 HDV 携带者发展。

(2)HDV 与 HBV 重叠感染:潜伏期为 3～4 周。其临床表现轻重悬殊,复杂多样。①急性肝炎样丁型肝炎:在无症状慢性 HBsAg 携带者基础上重叠感染 HDV 后,最常见的临床表现形式是急性肝炎样发作,有时病情较重,血清转氨酶持续升高达数月之久,或血清胆红素及转氨酶升高呈双峰曲线。在 HDV 感染期间,血清 HBsAg 水平常下降,甚至转阴,有时可使 HBsAg 携带状态结束。②慢性丁型肝炎:无症状慢性 HBsAg 携带者重叠感染 HDV 后,更容易发展成慢性肝炎。慢性化后发展为肝硬化的进程较快。早期认为丁型肝炎不易转化为肝癌,近年来在病理诊断为原发性肝癌的患者中,HDV 标志阳性者可达 11％～22％,故丁型肝炎与原发性肝癌的关系不容忽视。

(3)重型丁型肝炎:在无症状慢性 HBsAg 携带者基础上重叠感染 HDV 时,颇易发展成急性或亚急性重型肝炎。在"暴发性肝炎"中,HDV 感染标志阳性率高达 21％～60％,认为 HDV 感染是促成大块肝坏死的一个重要因素。按国内诊断标准,这些"暴发性肝炎"应包括急性和亚急性重型肝炎。HDV 重叠感染易使原有慢性乙型肝炎病情加重。如有些慢性乙型肝炎患者,病情本来相对稳定或进展缓慢,血清 HDV 标志转阳,临床状况可突然恶化,继而发生肝衰竭,甚至死亡,颇似慢性重型肝炎,这种情况国内相当多见。

2.实验室检查

近年丁型肝炎的特异诊断方法日臻完善,从受检者血清中检测到 HDAg 或 HDV RNA,或从血清中检测抗-HDV,均为确诊依据。

(三)鉴别要点

应注意与慢性重型乙型病毒型肝炎相鉴别。

(四)规范化治疗

丁型病毒性肝炎以护肝对症治疗为主。近年研究表明,IFN-α 可能抑制 HDV RNA 复制,经治疗后,可使部分病例血清 DHV RNA 转阴,所用剂量宜大,疗程宜长。目前 IFN-α 是唯一可供选择的治疗慢性丁型肝炎的药物,但其疗效有限。IFN-α900 万 U。每周 3 次,或者每天 500 万 U,疗程 1 年,能使 40％～70％的患者血清中 HDV RNA 消失,但是抑制 HDV 复制的作用很短暂,停止治疗后 60％～97％的患者复发。

五、戊型病毒性肝炎

戊型病毒型肝炎原称肠道传播的非甲非乙型肝炎或流行性非甲非乙型肝炎,其流行病学特点及临床表现颇像甲型肝炎,但两者的病因完全不同。

(一)病因

戊型肝炎流行最早发现于印度,开始疑为甲型肝炎,但回顾性血清学分析,证明既非甲型肝炎,也非乙型肝炎。本病流行地域广泛,在发展中国家以流行为主,发达国家以散发为主。其流行特点与甲型肝炎相似,传染源是戊型肝炎患者和阴性感染患者,经粪-口传播。潜伏期末和急性期初传染性最强。流行规律大体分两种:一种为长期流行,常持续数月,可长达20个月,多由水源不断污染所致;另一种为短期流行,约1周即止,多为水源一次性污染引起。与甲型肝炎相比,本病发病年龄偏大,16~35岁者占75%,平均27岁。孕妇易感性较高。

(二)诊断要点

流行病学资料、临床特点和常规实验室检查仅作临床诊断参考,特异血清病原学检查是确诊依据,同时排除HAV、HBV、HCV感染。

1.临床表现

本病潜伏期15~75天,平均为6周。绝大多数为急性病例,包括急性黄疸型和急性无黄疸型肝炎,两者比例约为1:13。临床表现与甲型肝炎相似,但其黄疸前期较长,症状较重。除淤胆型病例外,黄疸常于一周内消退。戊型肝炎胆汁淤积症状(如灰浅色大便、全身瘙痒等)较甲型肝炎为重,大约20%的急性戊型肝炎患者会发展成淤胆型肝炎。部分患者有关节疼痛。

2.实验室检查

用戊型肝炎患者急性期血清IgM型抗体建立ELISA法,可用于检测拟诊患者粪便内的HEAg,此抗原在黄疸出现第14~18天的粪便中较易检出,但阳性率不高。用荧光素标记戊型肝炎恢复期血清IgG,以实验动物HEAg阳性肝组织作抗原片,进行荧光抗体阻断实验,可用于检测血清戊型肝炎抗体(抗-HEV),阳性率50%~100%。但本法不适用于临床常规检查。

用重组抗原或合成肽原建立ELISA法检测血清抗-HEV,已在国内普遍开展,敏感性和特异性均较满意。用本法检测血清抗-HEV-IgM,对诊断现症戊型肝炎更有价值。

(三)鉴别要点

应注意与HAV、HBV、HCV相鉴别。

(四)规范化治疗

急性期应强调卧床休息,给予清淡而营养丰富的饮食,外加充足的B族维生素及维生素C。HEV ORF2结构蛋白可用于研制有效疫苗,并能对HEV株提供交叉保护。HEV ORF2蛋白具有较好的免疫原性,用其免疫猕猴能避免动物发生戊型肝炎和HEV感染。该疫苗正在研制,安全性和有效性正在评估。

六、护理措施

(1)甲、戊型肝炎进行消化道隔离;急性乙型肝炎进行血液(体液)隔离至HBsAg转阴;慢性乙型和丙型肝炎患者应分别按病毒携带者管理。

(2)向患者及家属说明休息是肝炎治疗的重要措施。重型肝炎、急性肝炎、慢性活动期应卧床休息;慢性肝炎病情好转后,体力活动以不感疲劳为度。

(3)急性期患者宜进食清淡、易消化的饮食,蛋白质以营养价值高的动物蛋白为主1.0~1.5 g/(kg·d);慢性肝炎患者宜高蛋白、高热量、高维生素易消化饮食,蛋白质1.5~2.0 g/(kg·d);重症肝炎患者宜低脂、低盐、易消化饮食,有肝性脑病先兆者应限制蛋白质摄入,蛋白质摄入小于

0.5 g/(kg·d);合并腹水、少尿者,钠摄 入限制在 0.5 g/d。

(4)各型肝炎患者均应戒烟和禁饮酒。

(5)皮肤瘙痒者及时修剪指甲,避免搔抓,防止皮肤破损。

(6)应向患者解释注射干扰素后可出现发热、头痛、全身酸痛等"流感样综合征",体温常随药物剂量增大而增高,不良反应随治疗次数增加而逐渐减轻。发热时多饮水、休息,必要时按医嘱对症处理。

(7)密切观察有无皮肤瘀点瘀斑、牙龈出血、便血等出血倾向;观察有无性格改变、计算力减退、嗜睡、烦躁等肝性脑病的早期表现。如有异常及时报告医师。

(8)让患者家属了解肝病患者易生气、易急躁的特点,对患者要多加宽容理解;护理人员多与患者热情、友好交谈沟通,缓解患者焦虑、悲观、抑郁等心理问题;向患者说明保持豁达、乐观的心情对于肝脏疾病的重要性。

七、应急措施

(一)消化道出血

(1)立即取平卧位,头偏向一侧,保持呼吸道通畅,防止窒息。

(2)通知医师,建立静脉液路。

(3)合血、吸氧、备好急救药品及器械,准确记录出血量。

(4)监测生命体征的变化,观察有无四肢湿冷、面色苍白等休克体征的出现,如有异常,及时报告医师并配合抢救。

(二)肝性脑病

(1)如有烦躁,做好保护性措施,必要时给予约束,防止患者自伤或伤及他人。

(2)昏迷者,平卧位,头偏向一侧,保持呼吸道通畅。

(3)吸氧,密切观察神志和生命体征的变化,定时翻身。

(4)遵医嘱给予准确及时的治疗。

八、健康教育

(1)宣传各类型病毒性肝炎的发病及传播知识,重视预防接种的重要性。

(2)对于急性肝炎患者要强调彻底治疗的重要性及早期隔离的必要性。

(3)慢性患者、病毒携带者及家属采取适当的家庭隔离措施,对家中密切接触者鼓励尽早进行预防接种。

(4)应用抗病毒药物者必须在医师的指导、监督下进行,不得擅自加量或停药,并定期检查肝功能和血常规。

(5)慢性肝炎患者出院后避免过度劳累、酗酒、不合理用药等,避免反复发作,并定期监测肝功能。

(6)对于乙肝病毒携带者禁止献血和从事饮食、水管、托幼等工作。

(万会会)

第三节　细菌性痢疾

一、概述

细菌性痢疾是由志贺菌引起的肠道传染病。细菌性痢疾主要通过消化道传播,终年散发,夏、秋季可引起流行,人群普遍易感。其主要病理变化为直肠、乙状结肠的炎症和溃疡,临床表现为腹痛、腹泻、里急后重和黏液脓血便等,可伴有发热及全身毒血症状。严重者可有感染性休克和/或中毒性脑病,预后凶险。由于志贺菌各组及各血清型之间无交叉免疫,且病后免疫力差,故可反复感染。一般为急性菌痢,少数迁延成慢性菌痢。急性菌痢经病原治疗、对症治疗后大部分于1～2周后痊愈;中毒性菌痢应采取综合急救措施,力争早期治疗;慢性菌痢病因复杂,可采用全身和局部治疗相结合的原则。

二、护理

(一)一般护理

(1)执行内科一般护理常规。

(2)休息与体位:急性期患者腹泻频繁、毒血症状严重,必须卧床休息。中毒性菌痢者应绝对卧床休息,专人监护,置患者平卧位或休克体位,同时注意保暖。

(二)隔离预防措施

在标准预防的基础上,执行接触隔离。至临床症状消失、粪便培养2次阴性,方可解除隔离。

(三)饮食护理

严重腹泻伴呕吐者暂禁食,静脉补充所需营养。能进食者宜进食高热量、高蛋白、高维生素、少渣、少纤维、清淡、易消化的流质或半流质饮食,避免生冷、多渣、油腻或刺激性食物。

(四)用药护理

(1)遵医嘱使用抗生素、喹诺酮类药物,该药抗菌谱广,口服吸收好,常用药物环丙沙星等,用药过程中密切观察胃肠道反应、肾毒性、过敏、粒细胞减少等变态反应。因影响骨骼发育,故儿童、孕妇及哺乳期妇女如非必要不宜使用。小檗碱因其有减少肠道分泌作用,故可与抗生素同时使用。

(2)中毒性菌痢:①周围循环衰竭型遵医嘱扩容、纠正酸中毒等抗休克治疗,给予葡萄糖盐水、5%碳酸氢钠及右旋糖酐-40等液体。扩容时,应根据血压、尿量随时调整输液速度。在快速扩容阶段,应观察患者有无肺水肿及左心衰竭表现;改善微循环障碍,应用血管活性药物,给予山莨菪碱、酚妥拉明、多巴胺等,以改善重要脏器血液灌注,密切观察药物的疗效及变态反应。②脑型遵医嘱给予20%甘露醇治疗,在15～30分钟滴入,以减轻脑水肿,并详细记录24小时出入量,应用血管活性药物以改善脑部循环,出现呼吸衰竭给予洛贝林,密切观察药物疗效。

(3)慢性菌痢采用全身与局部治疗相结合的原则,疗程适当延长。

（五）症状护理

1.发热

予以物理降温，必要时遵医嘱服用退热剂，高热伴烦躁、惊厥者，可采用亚冬眠疗法，应避免搬动患者，保持呼吸道通畅，密切观察生命体征变化。

2.腹泻

密切观察排便次数、量、性状及伴随症状，采集含有脓血、黏液新鲜粪便标本，及时送检。维持水、电解质平衡，排便次数多时注意肛周皮肤清洁。

3.感染性休克

密切观察病情，应卧床休息，予以休克体位，注意保暖，给予吸氧，持续监测血氧饱和度，观察氧疗效果，抗休克治疗及护理。

4.中枢性呼吸衰竭

中毒性菌痢呼吸衰竭型遵医嘱给予20％甘露醇静脉滴注，15～30分钟滴入。应用血管活性药物，保持呼吸道通畅、吸氧，遵医嘱给予呼吸兴奋剂，注意观察药物疗效。必要时应用呼吸机治疗。

（六）病情观察

（1）密切观察患者毒血症状及肠道症状的轻重，如发热、乏力、头痛、食欲减退、腹痛、腹泻、里急后重等，详细记录大便次数、性质及量等。

（2）密切观察有无中毒性菌痢的表现：①周围循环衰竭型表现，如面色苍白、四肢湿冷、血压下降、脉搏细速、尿少、烦躁等感染性休克症状。②呼吸衰竭型表现，如剧烈头痛、频繁喷射状呕吐、惊厥、昏迷、瞳孔不等大、对光反射消失、中枢性呼吸衰竭等中枢神经系统症状。

（七）健康指导

（1）疾病预防指导：细菌性痢疾主要通过消化道传播，做好饮水、食品、粪便的卫生管理及防蝇灭蝇工作。隔离期至症状消失后7天或粪便培养2～3次阴性。

（2）菌痢患者应及时隔离治疗，其粪便需消毒处理。遵医嘱按时、按量、按疗程坚持服药。

（3）慢性菌痢患者应避免诱发因素，如进食生冷食物、暴饮暴食、过度紧张、受凉等。

（4）慢性患者和带菌者应隔离或定期访视，并给予彻底治疗。

（5）加强体育锻炼，保持生活规律，复发时及时治疗。

（万会会）

第四节　细菌性食物中毒

一、疾病概述

（一）概念和特点

细菌性食物中毒是指由于进食被细菌或细菌毒素污染的食物而引起的急性感染中毒性疾病，临床上分为胃肠炎型和神经型两大类。

胃肠炎型食物中毒主要发生在夏秋季节，常为集体发病，主要因食用不洁熟肉、熟鱼、剩饭、剩菜、凉拌菜等所致。由副溶血性弧菌、沙门菌属、变形杆菌、大肠埃希菌、蜡样芽孢杆菌、金黄色葡萄球菌等细菌引起,除蜡样芽孢杆菌、金黄色葡萄球菌外均不耐热,80 ℃、20 分钟即可杀灭。

神经型食物中毒主要是由于进食含有肉毒杆菌外毒素的食物引起的食物中毒。肉毒杆菌为革兰阳性厌氧梭状芽孢杆菌,各种罐头食品、面酱、豆制品等若被其污染,该菌耐热力非常强,煮沸 6 小时仍具活性,加热 120 ℃,30 分钟才能被杀死。对常用的消毒剂不敏感,但浸泡于 10%盐酸中 1 小时、5%苯酚中 24 小时能够将其杀灭。

传染源为被致病菌感染的动物和人。主要经消化道传播,通过进食被细菌或其毒素污染的食物而致病,人群普遍易感。多发生于夏秋季。

(二)相关病理生理

胃肠炎型食物中毒根据其发病机制可分为毒素型、感染型和混合型。肠毒素可抑制肠上皮细胞对钠和水的吸收,促进肠液和氯离子分泌,导致水样腹泻;细菌内毒素可引起发热等全身症状和胃肠黏膜炎症,并使消化道蠕动增快而产生呕吐腹泻。

神经毒型食物中毒也称肉毒中毒,人摄入肉毒毒素后,毒素由上消化道吸收入血后,到达运动神经突触和胆碱能神经末梢,抑制神经传导递质乙酰胆碱的释放,使肌肉不能收缩而出现瘫痪,重者可见脑神经核、脊髓前角病变,脑及脑膜充血、水肿,可见血栓形成。

(三)临床表现

1.胃肠炎型食物中毒

潜伏期短,临床表现以急性胃肠炎症状为主,起病急,有恶心、呕吐、腹痛、腹泻等。病程短,多在 1～3 天恢复。

2.神经型食物中毒

潜伏期为 12～36 小时。临床表现轻重不一,轻者无须治疗,重者可于 24 小时内致死。患者无传染性。临床表现有复视、斜视、眼睑下垂、吞咽困难、呼吸困难等神经系统受损症状体征。病死率可高达 10%～50%。早期应用多价抗毒血清治疗,可明显降低病死率。

(四)辅助检查

1.血液学相关检查

(1)外周血常规:大肠埃希菌、沙门杆菌等感染者血白细胞多在正常范围;副溶血弧菌肠及金黄色葡萄球菌感染者,白细胞可增高 $10 \times 10^9/L$,中性粒细胞比例增高。

(2)血清学检查:患者患病初期及恢复期血清特异性抗体 4 倍升高者有利于确诊。

2.非血液学相关检查

(1)大便常规:可见白细胞或红细胞。

(2)细菌培养:将患者的呕吐、排泄物及可疑食物做细菌培养,如获得相同病原菌有利于确诊。

(3)动物试验:取细菌培养液或毒素提取物喂猴或猫,观察有无胃肠道症状以协助诊断。

(4)特异性核算检查:采用特异性核酸探针进行核酸杂交和特异性引物体进行聚合酶链反应以检查病原菌同时可做分型。

(5)毒素检查:神经型食物中毒可采用动物试验、中和试验及禽眼睑接种试验进行病因诊断。

(五)治疗原则

1.胃肠炎型食物中毒

给予止吐、解痉、纠正水及电解质紊乱等对症处理,症状严重者选用喹诺酮类、氨基糖苷类或根据细菌培养基药物敏感实验选用有效抗菌药物。

2.神经型食物中毒

应立即清除胃肠内毒素、补充体液的同时进行抗毒素治疗。

二、护理评估

(一)流行病学史评估

评估患者有无摄入不洁食物史,有无集体发病,临床症状是否相似。

(二)一般评估

1.患者主诉

评估患者有无畏寒、恶心、呕吐、腹痛、腹泻、吞咽困难、呼吸困难、视物模糊等。

2.相关记录

对患者的生命体征、神志及出入量进行评估或记录结果,有助于机体基本情况及疾病严重程度的判断。

3.其他

患者的体重与身高(BMI指数)、体位、皮肤黏膜、饮食状况及排便情况的评估和/或记录结果。

(三)身体评估

1.头颈部

评估患者有无颜面潮红;精神状态是否紧张;眼睑有无下垂;瞳孔反射有无异常变化;有无复试、斜视,视力有无下降及视物模糊;眼球调节功能有无减弱或消失;咽部有无充血;黏膜有无干燥;饮水有无呛咳。

2.胸部

评估患者双肺有无干、湿啰音;有无呼吸困难;心率快慢及节律是否规则。

3.腹部

评估患者腹部外形有无异常;局部有无压痛、反跳痛,腹肌是否紧张;肝脾有无肿大;肠鸣音有无减弱或亢进;膀胱区是否充盈。

4.其他

评估患者四肢肌力、肌张力有无减弱,深腱反射有无减弱或消失。

(四)心理-社会评估

评估患者在疾病治疗过程中的心理反应,以及对预防疾病相关知识的需求,加强护患沟通,做好各种处置、用药前宣教,提高治疗依从性。

(五)辅助检查结果的评估

1.外周血常规

血白细胞、中性粒细胞的变化。

2.细菌培养

可疑食物做细菌培养是否获同一病原菌。

3.特殊检查

各种动物接种试验有无阳性。

（六）常用药物治疗效果的评估

多价抗毒血清对神经型食物中毒有特效，使用前必须先做皮肤过敏试验，如试验阳性，应采用由小量开始，逐步加量的脱敏注射法给药；婴儿中毒者由于婴儿血中很少有毒素，一般不建议使用抗毒素。

三、护理诊断/问题

（一）体液不足

体液不足与严重呕吐、腹泻导致大量体液丢失有关。

（二）腹痛

腹痛与胃肠道炎症及痉挛有关。

（三）腹泻

腹泻与细菌和毒素导致消化道蠕动增快有关。

（四）神经系统受损

眼肌、咽肌等瘫痪与肉毒杆菌外毒素抑制乙酰胆碱的释放，肌肉不能收缩有关。

四、护理措施

（一）隔离要求

按肠道传染病接触隔离至症状消失。

（二）消毒指引

及时对患者的呕吐物、排泄物进行消毒处理，指导患者便后严格洗手，对患者使用的便器、卫生间水龙头，以及房门把手应严格消毒。

（三）病情观察

1.胃肠型

胃肠炎型食物中毒者观察患者神志、面色、生命体征、皮肤湿度弹性，呕吐和腹泻的次数、量和性质。

2.神经型

神经型食物中毒除观察恶心、呕吐症状外，还应观察有无眼肌、咽肌、呼吸肌等肌肉瘫痪的临床表现，如视力模糊、斜视、便秘、尿潴留、眼睑下垂、吞咽困难、呼吸困难等。

（四）对症护理

（1）呕吐明显者应少量多次饮水，脱水者应及时口服补液盐，或遵医嘱静脉滴注生理盐水和葡萄糖盐水，及时清理呕吐物、清水漱口，保持口腔清洁和床单位整洁。

（2）腹痛者应注意腹部保暖，禁食冷饮。剧烈吐泻、腹痛者遵医嘱口服颠茄合剂或皮下注射阿托品，以缓解疼痛。

（3）可疑为神经型食物中毒者4小时以内应尽快使用碱性溶液洗胃，并给予导泻、灌肠，尽可能清除肠道内毒素。

（4）有吞咽困难者应予以鼻饲饮食或静脉补充营养、水和电解质。

（5）呼吸肌瘫痪者应保持呼吸道通畅，给予吸氧，定期吸痰，必要时使用人工呼吸器辅助呼吸。

（6）遵医嘱在起病24小时内或在发生肌肉瘫痪前尽早使用抗毒素治疗。

(五)饮食护理

呕吐严重者应暂时禁食,待呕吐停止后给予易消化、清淡的流质或半流质饮食。呕吐明显者应少量多次饮水,脱水者应及时口服补液盐,或遵医嘱静脉滴注生理盐水和葡萄糖盐水。吞咽困难者予鼻饲高热量、高维生素全流食,如米汤、匀浆等。

(六)健康教育

1.活动与休息指导

急性期严格卧床休息,症状缓解后可逐渐增加活动。

2.饮食指导

进食清淡流食或半流食,吞咽困难者不能强行喂食,必要时行鼻饲或胃肠外营养。

3.疾病预防指导

(1)注意饮食卫生,加强食品卫生管理是预防本病的关键。

(2)不暴饮暴食,不吃生冷不洁食物。

(3)养成饭前便后洗手等良好的个人卫生习惯。

(4)消灭蟑螂、老鼠、苍蝇等传播媒介,防止食品、水源被污染。

五、护理效果评估

(1)患者胃肠道症状消失,生命体征平稳,自觉症状好转。

(2)患者肌肉瘫痪症状缓解,呼吸平顺,进食良好。

(万会会)

第五节　阿米巴痢疾

阿米巴痢疾是溶组织内阿米巴寄居于结肠内引起的疾病。临床表现以腹泻、黏液血便为主,全身症状不重,但易复发成为慢性,也可发生肝脓疡等并发症。

溶组织内阿米巴在其生活过程中有大滋养体(组织型)、小滋养体(肠腔型)及包囊3种形态。大滋养体(20～40 μm)见于急性期患者的大便或肠壁内,吞噬红细胞、组织碎片和细胞碎片,是其致病型。脱入肠腔的大滋养体在机体抵抗力增强或环境改变时可在肠腔内转变为小滋养体。小滋养体(12～20 μm)生活在肠腔中,运动迟缓,以吞噬细菌为主。当机体抵抗力下降或肠腔生理条件改变时,小滋养体可能侵入肠壁变成大滋养体。滋养体对外界的抵抗力弱,在体外容易死亡,故在传播上无重要性。包囊(10～20 μm)是由小滋养体在下部结肠形成的,可随粪便排出,具有保护性外壁,对外界的抵抗力强,一般饮水消毒的含氯浓度及胃酸均不能将其杀灭,但加热至56 ℃数分钟即可杀灭,在干燥环境下也迅速死亡。包囊可完整地通过蝇或蟑螂的消化道,是痢疾阿米巴传播的唯一形态,是原虫的感染型。

阿米巴包囊随食物或饮水通过胃入肠,在小肠下段被消化,释出小滋养体,小滋养体反复分裂,借助其伪足和分泌的溶组织酶侵入黏膜下层,变为大滋养体,破坏组织,形成黏膜下小脓肿。破溃后形成散在、孤立、边缘略凸、周围有充血圈的口小底大烧瓶样溃疡,溃疡腔内充满棕黄色坏死物质,内含溶解的细胞碎片、黏液和滋养体。溃疡间的组织大多完好。溃疡侵蚀较大血管可致肠出血,溃疡亦可穿破肌层直至浆膜,造成局限性腹腔脓肿或弥漫性腹膜炎,病变以盲肠、升结肠最多,乙状结肠、直肠等处次之。严重者大肠全部与小肠下端均可累及。慢性期的病变特点为肠黏膜上皮增生,溃疡底部出现肉芽组织,溃疡周围有纤维组织增生,黏膜增生的息肉与溃疡相间,使肠壁增厚、肠腔狭窄。

一、护理评估

(一)流行病学资料

1.传染源

主要传染源为无症状带虫者或症状轻微的患者。因这些感染者不断地从粪便中排出包囊,估计一个带虫者每天排出的包囊超过 5 000 万个。有明显症状的患者多排出滋养体,故不能成为主要传染源。

2.传播途径

主要通过包囊污染饮水、食物、蔬菜等进入消化道。苍蝇、蟑螂可起机械传播作用。水源被包囊污染,可酿成暴发流行。

3.人群易感性

普遍易感。在高发区,以 1～4 岁儿童发病率最高。感染后即使能产生特异性抗体,但无保护作用。多发生于秋季,农村多于城市,男性患者较多。流行的主要因素与人群经济条件、卫生状况、生活环境和饮食习惯等社会因素有关。

(二)身心状态

1.症状、体征

潜伏期一般为 1～2 周,可短至 4 天,亦可长达 1 年以上。

(1)无症状型(原虫携带状态):占 90% 以上。阿米巴包囊在整个感染期间可随粪便排出,但不出现任何症状。其原因可能为感染非致病性虫株,或原虫侵袭组织较轻而未出现症状。在适当条件下,可能会造成病变出现症状。

(2)普通型:大多缓起,以腹痛、腹泻开始,大便每天十次左右,便时有不同程度的腹痛,可出现里急后重。大便量中等,混有黏液及血液,呈暗红色或紫红色,糊状有腥臭,镜检可发现阿米巴滋养体。病情较重者可出现血便。腹部有压痛,尤以右下腹为著。全身症状轻微,常有低热或不发热。上述症状一般持续数天至数周,可自行缓解,如未接受治疗则易于复发。

(3)暴发型:多见于体弱和营养不良者。起病急,中毒症状重,有高热及极度衰竭。每天大便 15 次以上,甚至失禁,呈水样或血水样,有奇臭;常伴呕吐、腹痛、里急后重及腹部明显压痛。患者有不同程度的脱水与电解质紊乱,可出现休克,易并发肠出血与肠穿孔。

(4)慢性型:常为普通型未经彻底治疗的延续,病程可持续数月甚至数年不愈。腹泻反复发作或与便秘交替出现,一般腹泻每天3～5 次,大便呈黄糊状,带少量黏液及血液,有腐臭,常伴有脐周或下腹疼痛。症状可持续或有间歇,间歇期间可无症状,常因疲劳、饮食不当、暴饮暴食及情绪变化等成为复发的诱因。久病者常伴有贫血、乏力、消瘦、肝大及神经衰弱等。易并发阑尾炎及肝大。大便检查可找到滋养体或包囊。

(5)并发症。①肠出血:深溃疡可因侵蚀血管引起程度不等的肠出血,有时成为本病的主要症状。②肠穿孔:多发生于暴发型及有深溃疡的患者。穿孔部位以盲肠、阑尾和升结肠为多见,穿孔后可引起局限性或弥漫性腹膜炎。慢性穿孔较急性多见,大多无剧烈的腹痛发作,穿孔发生的时间常难以确定,但全身情况逐渐恶化。X线可见游离气体而确诊。③阑尾炎:盲肠病变易蔓延至阑尾。临床症状与一般阑尾炎相似,但易发生穿孔。④结肠肉芽肿:慢性病例由于黏膜增生发生肉芽肿,形成大肿块,极似肿瘤,称为阿米巴瘤,易误诊为肠癌。多见于盲肠、乙状结肠及直肠等处。

2.心理、社会因素

心理、社会因素也可以影响疾病的发生、发展。

(三)实验室检查及辅助检查

1.血常规

周围白细胞总数和分类正常,暴发型和有继发细菌感染时白细胞总数和中性粒细胞比例增高,慢性患者有轻度贫血。

2.粪常规

粪常规为确诊的重要依据。典型阿米巴痢疾的粪便呈暗红色果酱样,有特殊的腥臭,粪质较多,含血及粘液。镜检可见大量黏集成团的红细胞和少量白细胞,有时可见活动的、吞噬红细胞的滋养体和夏-雷晶体。慢性患者或成形粪便中一般只能检出包囊。

3.血清学检查

应用阿米巴纯抗原可做多种免疫血清学试验。无症状排包囊者抗体检测为阴性,体内有侵袭性病变时才有抗体形成。肠阿米巴病的阳性率可达 60%～80%,痊愈后仍可持续数月至数年,故对诊断及鉴别诊断均有帮助。

4.结肠镜检查

约 2/3 有症状的病例中,直肠和乙状结肠镜检可见大小不等的散在溃疡,表面覆有黄色脓液,边缘略突出,稍充血,溃疡与溃疡之间的黏膜正常。溃疡边缘部分涂片及活检可发现滋养体。

5.X线钡剂灌肠检查

病变部位有充盈缺损、痉挛、狭窄或壅塞现象。

6.诊断性治疗

如高度怀疑而各种检查不能确诊时,可选用抗阿米巴药物治疗,如效果确切,诊断亦可成立。

二、护理诊断

(一)腹泻

大便次数增多,黏液血便,果酱样便,水样或血水样便与阿米巴原虫感染有关。

(二)潜在并发症——肠出血、肠穿孔

肠出血、肠穿孔是溃疡底部的血管被病变破坏及溃疡穿破肌层及浆膜所致。

三、护理目标

(1)大便次数逐渐减少,性状正常,肛周皮肤保持正常。

(2)肠出血、肠穿孔不发生或能及早发现,并能配合医师进行抢救。

四、护理措施

(一)消化道隔离

至大便正常、阿米巴原虫检查连续两次阴性后方可解除隔离。隔离期间做好心理护

（二）急性期卧床休息

协助保证生活需要，慢性患者注意生活起居规律，加强体质锻炼。

（三）饮食

易消化的软食或普食，病重者可给予半流质或流质，病情好转后给予富有营养的少渣软食，忌吃生冷食物，避免吃刺激性食物，忌饮酒。

（四）病情观察

注意观察体温（T）、脉搏（P）、呼吸（R）、血压（BP），大便的次数、量和性状，有无脱水表现及突发腹痛、板状腹、腹部压痛、发热等肠穿孔的表现，有无阵发性腹部绞痛伴呕吐、腹胀、肠鸣音亢进等肠梗阻的表现。

（五）肛周清洁

保持肛周皮肤清洁。

（六）药物治疗的护理

治疗本病常用甲硝唑，应告之患者用法及疗程。常见的不良反应为恶心、腹痛、头痛、头晕、皮炎及血白细胞减少等，应注意观察并定期复查血常规。

（七）粪便标本的采集

采集注意事项：①留取标本的便盆应清洁，不宜混有尿液，气温低时注意保温；②标本应取粪便中的脓血部分并及时送检；③服用油类、钡剂及铋剂均能影响检查结果，故停药3天后方可留取标本送检。

（八）出院宣教

告知患者出院后每月检测大便1次，连续3次，以观察是否需要重复治疗，并告知留大便标本的注意事项。出院后数月内应避免过度劳累、暴饮暴食，忌酒，并注意饮食、饮水及个人卫生。

五、护理评价

（1）大便的次数、性状、颜色，有无脱水、电解质紊乱及肛周皮肤损害。

（2）肠出血、肠穿孔是否得到及时发现和控制。

（万会会）

第六节 疟 疾

一、疾病概述

（一）概念和特点

疟疾是由雌性按蚊为传播媒介、由疟原虫感染引起的寄生虫病。典型临床表现为周期性发作的寒战、高热，继之大汗淋漓而缓解。反复发作者伴有贫血、肝大、脾大。疟原虫有间日疟原虫、三日疟原虫、恶性疟原虫、卵形疟原虫4种。不同类型的疟原虫在肝细胞内裂体增殖的时间不同，不同疟原虫的红细胞增殖周期各异。

人和按蚊是疟原虫发育过程中的两个宿主，即疟原虫在人体内进行无性繁殖，在蚊体内进行有性生殖,人是中间宿主,蚊是终末宿主。

疟疾病者和带疟原虫者为传染源。疟疾通过雌性按蚊叮咬而在人与人之间传播。在低流行区或非流行区,因人群缺乏对疟原虫的免疫,各年龄人群对疟疾普遍易感,临床表现较重。

(二)发病机制及相关病理生理

疟原虫在肝细胞内与红细胞内增殖时并不引起症状。当红细胞被裂殖子胀破后,大量的裂殖子、疟色素及代谢产物进入血液,引起临床发作。进入血中的裂殖子部分可再侵入其他红细胞,又进行新一轮裂体增殖,如此不断地循环,引起本病间歇性的临床发作。因各种疟原虫裂殖体成熟所需要时间不同,故发作的周期也随之而异。反复多次发作,因大量红细胞破坏而出现贫血。

(三)临床表现

寒战、发热、大汗淋漓、周期性发作是其特点。典型发作为突发性寒战、高热和大量出汗,烦躁不安,严重者出现谵妄,发热常持续2~6小时。凶险发作起病急缓不一,热型多不规则。特殊类型疟疾的脑型疟是最危急的临床类型。复发只见于间日疟和卵形疟,多出现在1年内,一般不超过2年。间日疟和卵形疟原虫期疟疾的潜伏期期为13~15天,亦可长达6个月以上,三日疟为24~30天,恶性疟为7~12天。临床症状的轻重和型别与患者的年龄、抵抗力、机体反应及感染的群属有关。

根据病程长短和病情轻重可分为典型发作、凶险发作、特殊类型疟疾及复发和再燃。

(四)辅助检查

血常规的检查、疟原虫的查找。

(五)治疗原则

抗疟原虫治疗包括对症及支持治疗、抗疟原虫药治疗。抗疟原虫药的治疗应遵循安全、有效和规范的原则,根据不同虫株、对抗疟药性、患者的临床类型等合理选择药物种类、剂量、疗程及给药途径。

目前国内主要的疟原虫药物分三大类,常用药包括氯喹、奎宁、伯氨喹等。

二、护理评估

(一)流行病学史评估

评估患者发病前2周是否有同类患者接触史;是否生活在流行区或发病前2周有到过流行区域;或输入带有疟原虫的血液。

(二)一般评估

1.生命体征

评估患者的病情轻重和严重程度,观察有无意识障碍,如嗜睡、昏迷,甚至呼吸衰竭等。

2.患者主诉

患者主诉对病情的诊断、治疗及预后的进展十分重要。

3.针对性评估

疟疾病者的病情变化可累及多器官系统,针对不同类型的疟疾所出现的临床表现进行有针对性的重点评估。

(三)身体评估

(1)评估患者有无急性面容、结膜充血,嘴唇发绀,头痛、烦躁不安等意识障碍。

(2)评估患者有无咳嗽、肺水肿等肺部感染症状。

(3)评估患者有无腹泻、血红蛋白尿、管型尿及肾功能损害等。

(四)心理-社会评估

多与患者及其主要家庭成员沟通,了解他们对疟疾传播预防的认知程度,有利于更好地配合疾病的治疗。

(五)辅助检查结果评估

显微镜检找到疟原虫是确诊疟疾的"金标准",WHO 推荐的快速诊断试验(RDTS)是应用免疫沉析方法检测特异性原虫抗原。当原虫密度在 $>100/\mu L$ 血液时,敏感性 $>95\%$,也可用间接免疫荧光(IFA)或酶联免疫吸附法(ELISA)检查抗体,PCR 法检测疟原虫的 DNA。

(六)常用药治疗效果的评估

(1)观察有无头痛、呕吐、食欲减退等症状,寒战、高热有无得到控制。

(2)观察有无严重毒性反应、急性肾衰竭的表现。

(3)所有重症患者都必须使用针剂的奎宁或青蒿素类药物来治疗,绝对不可以使用口服氯喹或盐酸甲氟喹药物。

(4)伯氨喹可清除肝内的休眠体,减少或防止复发,可用作根治药。氯喹、奎宁和青蒿素等对红内期裂殖体有抑制和杀灭作用,为主要的治疗药。

(5)联合用药:根治间日疟需用组织裂殖体杀灭药与血液内裂殖体杀灭药联合治疗。

三、护理诊断/问题

(一)高热

高热与疟原虫感染有关。

(二)疼痛

头痛、全身酸痛与高热有关。

(三)活动无耐力

活动无耐力与发热、出汗、贫血有关。

(四)潜在并发症

潜在并发症如脑水肿、脑疝、黑尿热。

四、护理措施

(一)隔离要求

按蚊虫接触隔离至患者症状消失。病房要灭蚊后再让患者入住,并正确使用蚊帐,外露身体要防蚊叮咬。

(二)消毒指引

灭蚊措施除大面积应用灭蚊剂外,最重要的是消除积水、根除蚊子滋生场所。

(三)休息与活动

评估疲乏的程度,给予相应的护理措施。指导患者预防或减轻疲劳的方法,发作期间绝对卧床休息,协助患者满足日常生活。

(四)饮食护理

给予高热量、高蛋白、易消化的流质或半流质饮食;注意补充水分。

（五）对症护理

（1）卧床休息减少体力消耗。

（2）观察发热程度及伴随症状，每天测体温 6 次，高热时随时报告医师。

（3）寒战时，予以保暖，并防止外伤。高热时予以温水擦浴、乙醇擦浴、冰敷等降温措施。遵医嘱使用退热药，出汗后及时更换衣服，避免受凉。

（4）遵医嘱使用氯喹等抗疟药物，并注意观察心率、血压的变化。密切观察有无黑尿热的临床表现，如突起寒战、高热、腰痛及酱油尿等，并及时报告医师，立即停用可能诱发溶血的药物，如奎宁、伯氨喹、阿司匹林等。

（5）严格记录 24 小时液体出入量。贫血严重者，可少量多次输新鲜血并观察有无输血反应。

（6）抗疟药连续服药不宜超过 3～4 个月，坚持服药，以求彻底治愈。

（六）药物治疗护理

（1）遵医嘱使用抗疟疾药，观察药物的不良反应，如：食欲减退、疲乏、耳鸣、头晕等。

（2）由于氯喹和奎宁静脉注射可引起血压下降及心脏传导阻滞，严重者可出现心搏骤停，故使用时应控制滴速。

（3）告知患者按时按疗程服药是治疗的关键，严格遵医嘱服药，服药选在疟疾发作时服用最好，嘱患者多饮水，促进药物排泄。

（七）健康教育

（1）对患者进行疾病知识教育，如疾病的传染过程、症状、治疗方法、药物不良反应、复发原因等。

（2）消除按蚊幼虫滋生场所及广泛使用杀虫药物灭蚊，做好防蚊、灭蚊工作。户外执勤时使用防蚊剂及防蚊设备。

（3）无免疫力而又有必要进入疫区工作者可定期服抗疟药。

五、护理效果评估

（1）患者体温恢复正常。

（2）患者疲劳的程度减轻或消失。

（3）患者无寒战、高热及腰痛等急性溶血的表现。

（万会会）

第七节　伤寒与副伤寒

伤寒（typhoid fever）和副伤寒（paratyphoid A、B、C）是由伤寒杆菌和副伤寒杆菌引起的急性传染病，临床特征是持续发热、相对缓脉、神经系统中毒症状（伤寒面容）、脾大、玫瑰疹及白细胞减少。少数病例可发生重症伤寒，并发肠出血、肠穿孔或中毒性心肌炎、伤寒性肝炎等。

感染后是否发病与细菌侵入的数量、菌株毒力、机体的免疫力有关。有人观察到 10^7 活菌可使 50％的人发病，10^9 活菌可使 95％的人发病，而 10^3 活菌则仅能使 28％的人感染。肠道菌群失调对伤寒杆菌的侵入有重要作用，口服抗生素者所需的感染量减少。营养不良时易感性增高。

胃酸减少时可促进伤寒发病。重症伤寒的发病还与感染耐药菌株及延误治疗有关。伤寒杆菌进入胃后大部分被胃酸杀死，残存的细菌进入小肠，因肠内呈碱性，故其内的胆汁和营养物质有利于病菌的生长、繁殖。病菌在小肠上段侵入黏膜上皮细胞及黏膜下层，并被吞噬细胞吞入，在细胞内繁殖并进入淋巴管，如小肠壁的集合淋巴结、孤立淋巴结和肠系膜淋巴结等处继续繁殖，后经门静脉或胸导管入血，形成第 1 次菌血症。此时不出现临床症状，如机体免疫力较强则不发病；如免疫力弱，则细菌随血流进入全身各脏器，如肝、脾、胆囊、骨髓及淋巴结的单核-吞噬细胞内继续大量繁殖，至潜伏期末再次进入血流，形成第 2 次菌血症，开始出现临床症状，如皮肤玫瑰疹。在发病的第 1~2 周，血培养阳性率可达 80%。在第 2~3 周，进入胆道系统的伤寒杆菌在胆囊的胆汁内繁殖旺盛，并随胆汁进入肠腔，使肠壁淋巴组织再次受染，原已致敏的淋巴组织发生剧烈的迟发型变态反应，导致坏死和溃疡，临床表现达极期。此时如病变累及血管则引起出血，如侵及肌层与浆膜则引起肠穿孔，也可感染其他组织，发生伤寒性肝炎、心肌炎、支气管肺炎、肾炎、脑膜炎、胆囊炎等。此时粪、尿培养阳性。于病程的第 4~5 周，机体免疫功能增强，病情逐步缓解或伤寒杆菌长期潜伏于体内（胆囊），症状消失，组织修复。伤寒的持续发热是由于内毒素血症和内源性致热原释放的结果；其中毒症状是内毒素影响基底神经节胆碱能神经的结果；贫血和白细胞减少是单核-吞噬细胞增生及作用增强的结果。

伤寒的基本病理特点是全身单核-吞噬细胞系统的增生性反应。

一、护理评估

（一）流行病学资料

1.传染源

患者和带菌者是传染源。患者从潜伏期末即可排菌，在病程的第 2~4 周传染性最强，进入恢复期后仍有半数排菌，2%~5% 的患者可持续排菌 3 个月以上，称慢性带菌者。少数可在胆囊带菌数年，甚至终生。带菌者是引起伤寒流行尤其是散发性流行的传染源。

2.传播途径

通过粪-口途径传播，经手、食物、水、日常生活用具、苍蝇或蟑螂而感染。日常生活传播是散发流行的主要传播方式，水源污染可造成暴发流行。

3.易感人群

普遍易感，以儿童及青壮年多发。病后有持久免疫力，±2% 可再发。本病以温带和热带地区尤其是卫生条件不良的地区多见。在热带地区全年散发，亚热带地区以夏、秋为流行季节。

（二）临床资料

潜伏期为 3~35 天，多为 10~14 天。典型临床经过可分为四期。

1.初期（病程第 1 周）

缓慢起病，体温呈梯形上升，5~7 天内达 39~40 ℃，伴全身不适、食欲减退、咽痛及咳嗽等。

2.极期（病程第 2~3 周）

持续高热 10~14 天，约 40 ℃，呈稽留热型，少数呈弛张热型；相对缓脉，即体温每升高 1 ℃，脉搏增加少于 20 次/分，并发心肌炎者相对缓脉不明显；出现表情淡漠、反应迟钝、精神错乱或虚性脑膜炎；部分患者可出现玫瑰疹，常见于下胸、上腹或背部，淡红色，压之褪色，2~4 mm，多在 12 个以内；脾大，质软，有轻压痛，肝亦可肿大，并发肝炎者可有黄疸和肝功能损害；白细胞减少，多在 5×10⁹/L，EBC 减少或消失；此外还有中毒性肠麻痹和低钾引起的腹胀，多有便秘，少数有腹泻、右下腹压痛;后期可有白㾸(出汗较多)和脱发。此期并发症多见。

3.缓解期(病程第4周)

体温呈弛张型下降,各种症状逐渐消失,此期可出现各种并发症或合并症。

4.恢复期(病程第5周)

体温正常,症状消失,约一个月可完全恢复。部分患者进入恢复期前,体温尚未降到正常又重新上升,出现再燃。可能与病菌未被完全控制有关,此时症状随之加剧。有些病例在热退后1~3周临床症状再现,但较轻,称为复发。可能是抗菌药物运用时间过短、病灶内的病菌未被完全杀死、再度繁殖并侵入血流所致。

伤寒多于病程的第2~3周出现并发症,有肠出血、肠穿孔、伤寒性肝炎、心肌炎、支气管肺炎等。肠出血最为常见,轻者大便隐血试验阳性,重者有黑便或暗红色血便,可致面色苍白、脉速、血压下降等休克表现。肠穿孔为最严重的并发症,患者骤起右下腹剧痛,伴恶心、呕吐、冷汗、脉速、体温下降和休克样症状,1~2小时后症状有短暂缓解,不久又有高热、腹膜炎体征及气腹征。多由于饮食不当、腹泻或滥用泻药、排便用力、肠胀气等引起。

不典型伤寒有轻型(热程短,全身中毒症状轻,相对缓脉和玫瑰疹少见,1~2周可愈,见于曾进行预防接种有部分免疫力的人);钝挫型(病初重,但恢复快,1~2周可愈,见于有部分免疫力的人);迁延型(发热持久,达数月,但其他症状不重,见于免疫功能低下或有血吸虫感染者);逍遥型(病情轻,常能坚持工作,可因突发肠出血或肠穿孔而被发现);暴发型(病情很重,畏寒,高热持续不退,神经系统和循环系统症状严重,可有谵妄、昏迷、循环衰竭、中毒性心肌炎和全身出血等,可因救治不及时于1~2周内死亡)。

副伤寒的临床特征:①潜伏期较短,一般为7~10天;②多急起,常先有呕吐、腹泻等胃肠炎症状;③以弛张热和不规则热多见,热程短,为1~2周;④中毒症状轻,相对缓脉少见;⑤皮疹数量多,可满布全身;⑥肠道并发症少,但复发较常见。

(三)社会、心理状况

由于抗生素的有效运用,大多数患者能治愈,但婴幼儿、营养不良和患有其他疾病的患者,病情可较严重。暴发性伤寒和有严重并发症者预后不佳。由于近年耐药伤寒杆菌菌株的出现,使伤寒的临床表现发生了变化,不典型病例增多,给诊治带来困难,应予以重视。因此,患者及家属可能会有孤独与焦虑感。伤寒亦可因食物和水源污染而引起暴发流行,造成社会人群的不安,此时应注意社会人群的反应。

(四)实验室检查

1.血常规

白细胞总数减少,常在$(3\sim5)\times10^9/L$,嗜酸性粒细胞减少或消失,后者随病情好转逐渐回升,极期嗜酸性粒细胞<0.02、绝对值计数$>4\times10^7/L$可基本排除外伤寒。所以此项检查对伤寒的诊断和预后评估有参考价值。

2.细菌培养

血培养第1~2周(相当于第二次菌血症期)阳性率达90%以上,以后渐降,第3周为50%,第4周则不易检出,复发时又呈阳性。为提高阳性率,采血量不宜少于5 mL,尽可能在未用抗生素以前正当体温上升阶段取血。已用药者可取血凝块做培养,或用含胆汁的培养基,对血培养阴性者可行骨髓培养。因骨髓内的单核-吞噬细胞摄取病菌较多,存在时间较长且不易受抗生素应用的影响,阳性率较血培养高,持续时间长,病程各期均可进行;粪便培养第3~4周的阳性率为

60％～70％(宜选用新鲜粪便,勿混有尿液或先增菌培养),因对早期诊断作用不大,故常用于判断带菌者;尿培养早期多为阴性,第3～4周阳性率为25％;胆汁引流用于慢性患者;玫瑰疹刮取液可在必要时进行培养。

3.伤寒血清凝集试验(肥达反应)

机体感染伤寒、副伤寒后,体内逐渐产生相应的抗体,将被检血清倍比稀释后与伤寒杆菌的TH、TO抗原,副伤寒杆菌甲、乙、丙(A、B、C)的H抗原,在生理盐水介质中进行凝集效价测定,凝集效价明显升高或动态上升则有助于诊断。

(1)由于预防注射的影响和其他细菌感染引起的交叉反应,正常人群中常有一定的凝集效价,所以一般"TO"＞1∶80,"TH"＞1∶160,甲、乙、丙副伤寒杆菌的"H"＞1∶80才有诊断意义。若只"O"升高而"H"不高,可能为疾病的早期;如"H"升高而"O"不高,可能为回忆反应,即曾患过伤寒或接受过预防注射,现由于其他发热性疾病所引起的回忆反应,因为"O"出现早,持续时间短(仅半年),而"H"出现迟,持续阳性达数年之久。

(2)由于产生抗体需要一定的时间,故需动态观察,"TH"滴度第一周仅有10％阳性,第二周上升达60％～70％,第四周可达90％。如患者"O""H"效价高于正常值或较原效价升高4倍,则有诊断价值,否则可能性较小。

(3)约有10％的患者呈假阴性,与早期大量应用氯霉素、免疫抑制剂有关,或有先天性免疫缺陷。某些疾病(如血吸虫病、结核病、败血症、风湿病等)出现假阳性反应。

4.其他免疫学检查

酶联免疫吸附试验、对流免疫电泳、间接血凝试验等,这些近年来发展的新技术各有其优缺点,结果差异性大,试验方法也未统一,需进一步研究。

二、护理诊断

(一)体温过高
与毒血症等有关,高热稽留不退。

(二)营养失——低于机体需要量
与进食减少、高热消耗增多有关。

(三)便秘
与低钾、中毒性肠麻痹、长期卧床及无渣饮食有关。

(四)潜在并发症——肠出血、肠穿孔
与肠壁溃疡损伤血管和肠壁肌层、浆膜层有关。

(五)有传播感染的可能
与肠道排菌有关。

(六)焦虑
与伤寒病情严重、疾病知识缺乏有关。

三、护理目标

(1)患者生命体征恢复正常。

(2)患者及家属能了解饮食要求及食物调配方法,并自觉遵守。住院期间患者的营养供应能满足机体代谢的需要。

（3）患者便秘解除，住院期间无新的并发症发生。

（4）患者及家属能说出隔离消毒的必要性和注意事项，并能自觉遵守隔离消毒制度。

（5）患者及（或）家属自觉心理负担减轻或消除。

四、护理措施

（一）高热的护理

绝对卧床休息至热退后一周，保持舒适的体位，定时更换体位。因体温每升高 1 ℃，基础代谢率增加 13%，休息可减少能量的消耗，恢复期无并发症者可逐渐下床活动；调节室内温、湿度，因室温高、湿度大、通风不好会影响散热；监测体温和热型，可用物理降温法和药物降温法，但不宜用大量发汗性退热药，以免虚脱；提供足够的水分，补充液体的丢失并增加排毒和散热，成人液体入量不少于 3 000 mL/d，口服不足可静脉补充；做好口腔护理，每天用生理盐水清洁口腔 3～4 次，为防唇干可涂液状石蜡；做好皮肤护理，保持内衣和床单清洁、干燥，尤其是大汗时，应及时更换衣被，以防受凉和长期卧床引起压疮或肺炎；按医嘱给予抗菌药物，并观察其不良反应。

根据药敏用药，常用药物有喹诺酮类，该类药物为杀菌药，其活性强，体内分布广，在胆汁内的浓度为血浓度的 3～10 倍，对伤寒杆菌的敏感率达 95%～100%，与其他抗生素无交叉耐药，现已被推荐为治疗伤寒的首选药。具有退热快、耐药率低及毒性作用小等优点，一般用药 5 天左右热退，体温正常后再用 2 周。其不良反应是胃肠道反应、头痛、头昏，偶有皮疹、可逆性白细胞减少，因该药影响软骨发育，故幼儿及孕妇应慎用。

近年来出现了耐氯霉素的伤寒杆菌，但各地差异较大，如湖北检验的敏感率为 87.78%，而江苏检验的耐药率为 95%。因此在伤寒敏感地区，氯霉素仍可首选。该药退热快，中毒症状也随之减轻，使病死率和并发症明显下降，有利于机体恢复。但有引起再障的危险，用药中应注意观察血常规变化。

其他有阿米卡星及头孢类抗生素，但不作为首选。

（二）饮食的护理

正确的饮食护理不但可以保证能量的需要，有利于病情的康复，而且对防止并发症也很重要。发热期间应给予高热量、高维生素、易消化、无渣饮食，如米汤、菜汤、肉汤等。少用产气食物如牛奶、豆浆、糖等，以免加重腹胀。热退后 5～7 天改用少渣食物、面条、米粥。少量多餐，常更换食物的品种，增强患者食欲。耐心向患者及家属解释控制饮食的重要性，并指导他们掌握食物的制作方法，以取得合作。特别要防止恢复期患者因饥饿而进食过量或进食难消化的食物，造成肠道并发症的发生；经口进食不足可静脉补充，以保证每天热量供应量为 50～60 kcal/kg，以防因病程长、进食不足而引起营养不良的发生。

（三）便秘的护理

便秘时多同时伴有腹胀，二者均可诱发肠出血和肠穿孔。护理中应供给足够的液体，促进排便和保持大便的适当硬度；安排规律的排便时间，多在饭后一小时进行，使患者至少间日排便一次。因病重可为患者提供方便，协助坐盆，在允许的条件下抬高床头。指导患者间断用力排便，在用力时呼气以减低腹压，以防肠道并发症的发生；按病期调节食谱，腹胀时给予少糖、低脂的食物，恢复期可进低渣的食物，少用产气食物并适当下床活动，以促进排便；伴腹胀者可用松节油腹部湿热敷或肛管排气，忌用新斯的明。用开塞露或低压盐水灌肠，必要时用指套将粪块捣碎掏出，忌用泻药；或遵医嘱口服或静脉补钾。

(四)观察病情,做好抢救准备和心理护理

入院时为患者做好抢救准备,验好血型等。注意观察有无肠出血和肠穿孔的诱因,一旦发生,应立即处理。指导患者饮食控制和排便的方法,减少肠道并发症的发生。密切观察病情变化(如体温、脉搏、血压、腹部情况和大便情况),有无肠出血和肠穿孔的表现(如突发右下腹痛剧、腹肌紧张、压痛、反跳痛等腹膜刺激征;面色苍白、脉细、血压下降等休克症状)。一旦出现,应立即组织抢救。

(五)隔离消毒

患者应隔离至临床症状消失后 5 天,间歇大便培养两次阴性或体温正常后 15 天。如按肠道隔离法,则具体见菌痢。

(六)社区护理

对恢复期患者应做好家庭护理指导,合理安排饮食,忌过饱或生硬食物,以防肠道出血;养成良好的卫生习惯;患者的食具和便具应单独使用,衣被勤洗、勤消毒;注意观察病情,如有变化立即就诊;督促患者进行恢复期复查,以防慢性病例的发生。

为预防和控制伤寒的发生,需做好社区健教,向群众宣传伤寒的有关知识;注意饮食和饮水卫生;养成良好的个人卫生习惯;保持良好的居家清洁,防蝇灭蝇;开展预防接种,尤其是流行地区,可对易感人群进行三联(包括伤寒、副伤寒甲、乙菌苗)或五联(在三联的基础上增加了霍乱菌苗和破伤风类毒素)预防接种。初种共 3 次,0.5 mL、1.0 mL、1.0 mL 皮下注射,三联疫苗每次间隔 1 周,五联疫苗每次间隔 4 周。接种于伤寒流行季节前完成,以后每年用三联疫苗加强注射 1 次,注射后可有发冷、发热、局部肿痛等反应。做好疫情报告和疫源地的消毒,检索和治疗带菌者。

五、护理评价

(1)患者生命体征是否恢复正常。

(2)患者的饮食护理是否达到要求,营养供给能否满足机体代谢的需要。

(3)患者的便秘是否得到解除,住院期间有无新的并发症发生。

(4)患者及家属能否讲述隔离消毒的要求,能否自觉遵守医院的隔离消毒制度。

(5)患者及家属的焦虑心情是否减轻。

(万会会)

第八节　霍　乱

霍乱是由霍乱弧菌引起的烈性肠道传染病,临床表现轻重不一,大多数患者仅有轻度腹泻,少数重者可有剧烈泻吐、脱水、肌痉挛及周围循环衰竭。

霍乱弧菌为革兰阴性短小弯曲杆菌,呈逗点状,菌体长为 1.5~3.0 mm,宽为 0.3~0.4 mm,菌体末端有一鞭毛,为菌体长度的 4~5 倍。该菌运动极为活泼,在暗视野显微镜下观察如夜空中之流星。

该菌在外界环境中抵抗力不强,对温热、干燥和一般消毒剂敏感,耐碱不耐酸。在正常胃酸

中仅能存活 4 分钟,0.5％石炭酸数分钟、每立升 1 mg 余氯的水中 15 分钟、1％漂白粉液 10 分钟即可致死。但埃尔托型对外界抵抗力较强,在过滤海水中可存活 18～21 天(而古典生物型只能存活 4 天),在矿井的水中能存活 1～3 周,在鲜鱼等食品上能存活 1～2 周,在蔬菜水果上能存活 1 周,并可在河口沉积的大量桡足类外壳及底泥中越冬。O139 型在外界污染面更广,比埃尔托型生存时间更长。

该菌能产生 3 种毒素,1 型为内毒素,是一种多糖,对细胞具有毒性,是制作疫苗的主要成分;2 型为外毒素,即霍乱肠毒素,有抗原性,能激活机体产生中和抗体。霍乱弧菌经口进入小肠,在菌表面毒素共调菌毛的介导下,使其粘合于肠黏膜表面并大量繁殖,产生外毒素。该毒素具有 A、B 两个亚单位,而小肠黏膜上皮细胞刷状缘的肠毒素受体(为神经节苷脂 GM1)与 B 亚单位结合,以利于 A 亚单位穿过细胞膜,引起前列腺素(PGE)的合成与释放增加,而 PGE 又使腺苷酸环化酶(AC)活性增高,催化 ATP 使之转化为环磷酸腺苷(cAMP),从而使细胞膜内的cAMP 大量增加,促进细胞内一系列酶反应的进行,促使细胞的分泌功能增强,细胞内的水和电解质大量分泌。cAMP 浓度的增加抑制了肠绒毛对钠的吸收并主动分泌氯化钠,导致水和电解质大量丧失。且外毒素(CT)一旦与神经节苷脂 GM1 结合则不可逆转,因而导致大量水样腹泻。由于腹泻丢失大量肠液(严重病例每天大便可达 18 000～60 000 mL),泻吐物为等渗液,故可产生严重脱水和电解质紊乱,血液浓缩,微循环障碍,肌痉挛及低钠、低钾、低钙,碳酸氢根丢失导致酸中毒,胆汁分泌减少使泻吐物呈米泔水样,因肾血流不足、低钾及毒素的影响,可使肾功能严重受损。同时脑、心可因缺氧和缺血也受到影响。3 型毒素在发病意义上作用不大。

一、护理评估

(一)流行病学资料

1.传染源

患者和带菌者是传染源。患者每毫升大便中含霍乱弧菌10^7～10^9 个。而轻症患者、隐性感染者和恢复期带菌者所起的作用更大,隐性感染者高达 59％～75％。近年已注意到水生动物作为传染源的可能性。

2.传播途径

可经水、食物、苍蝇及日常生活接触传播。尤其水型传播最为重要,可借水路交通线传播。有国际民航因食物污染引起 40 名乘客患霍乱的食物型暴发事件。

3.易感者

人群普遍易感,但新感染区成人多于小儿,在地方流行区儿童＞成人。因胃酸具有强大的杀菌力,只有在大量饮水、食物或胃酸缺乏时,有足够的病菌进入才引起发病。所以感染者多,而发病者少。如埃尔托型所致者,隐性感染者占 75％,显性感染者占 25％,而中、重型病例仅占 2％。

病后可获一定免疫力,但持续时间短,每年再感染率为 0.22％,两次感染的间隔时间为 1.5～60 个月。

由于国际交往增多,本病可从一国传到另一国。在热带地区全年可以发病,我国夏秋为流行季节(4～12 月,高峰在 7～8 月)。

(二)临床资料

潜伏期最短为 3～6 小时,长者 7 天。除少数患者有前驱症状外,多突然起病。前驱症状有头昏、疲倦、腹胀和轻度腹泻。典型病例分为三期。

1.泻吐期

多数突起剧烈腹泻,继而呕吐。大便每天数次、十数次或频繁不可计数,便后腹部有轻快感。初为稀水便,后为黄水样便,少数为米泔水样或血水样,无粪质,稍有腥臭,镜检无脓细胞。腹泻为无痛性,亦无里急后重。

呕吐物为食物残渣,继为水样,与大便性质相仿。可呈喷射状。少数低热。此期持续数小时,多不过两天。

2.脱水虚脱期

由于剧烈泻吐,患者迅速出现脱水和循环衰竭。可有烦躁不安或表情淡漠、声嘶、口渴唇干、眼眶下陷、鼻尖高、颊深凹、舟状腹、皮肤弹性消失、手足螺纹皱瘪(洗衣工手)、呼吸短促、脉细弱、心音微弱、血压下降。此期可因低钠致腹直肌和腓肠肌痉挛(民间称"绞肠痧""吊脚痧"),可因低钾使肠鸣音下降、心动过速、心律不齐,可因肾衰出现少尿、无尿等。此期持续数小时或 2～3 天。

3.反应期(恢复期)

脱水得到纠正后,患者迅速恢复,泻吐停止,体温、脉搏、血压正常,尿量增加。若虚脱时间过长,可出现反应性发热(由残余毒素吸收或继发感染引起),体温 38～39 ℃,以儿童多见,持续1～3 天可自行消失。临床表现按脱水程度不同分为轻、中、重三型,此外还有暴发型,其特点是起病很急,尚未见泻吐已死于循环衰竭,故有称为"干性霍乱"或"中毒型霍乱"。霍乱整个病程不长,轻者 3～7 天恢复,个别病例腹泻可持续 1 周左右,并发尿毒症者恢复期可达 2 周以上。

(三)社会、心理状况

霍乱为烈性肠道传染病,传播快,常引起世界范围的大流行。该病在地方性疫区表现为常年散发(即缓慢的持续流行),也可在一定时期内,由于水型和食物型暴发,而发生较多病例形成流行高峰。对新传入地区,常呈暴发流行。在流行期间,轻型病例和带菌者人数较多,往往难以引起患者的重视,不及时诊治而成为很重要的传染源,对疫源地的消灭造成困难。在医疗水平低下和治疗措施不力的情况下,该病病死率极高。因此应注意评估社会人群的心理反应,有无轻视或恐惧等心理反应,特别是在影响到生产及生活时。

(四)实验室检查

1.血常规

$Hb\uparrow$,$RBC\uparrow$,$WBC\uparrow\uparrow$,$N\uparrow$,$B\uparrow$,$K^+\downarrow$,$Na^+\downarrow$,$Cl^-\downarrow$,$CO_2CP\downarrow$,$BUN\uparrow$。

2.尿常规

可见蛋白、红细胞和管型,尿比重为 1.010～1.025。

3.大便常规

半数可见黏液,镜检仅见少数白细胞。

4.病原学检查

用泻吐物悬滴镜检易找到弧菌,可见其呈流星样穿梭运动,并可被特异性抗毒血清所抑制;直接涂片染色可见呈鱼群状排列的革兰阴性弧菌;大便培养,将其接种于碱性蛋白胨水增菌后,于碱性琼脂培养基上做分离培养,再将其培养出来的菌落进一步做鉴定分型。

确诊标准:凡有下列三项之一者即可确诊。①凡有腹泻、呕吐等症状,粪便培养霍乱弧菌阳性者。②流行期间疫区内,有典型霍乱症状、虽大便培养阴性而无其他原因可查者。③在流行期间,与确诊患者有密切接触、并在 5 天内出现腹泻症状者,可诊断为轻型患者。

疑诊标准:有以下两项。①凡有典型症状的首发病例,在病原学检查尚未肯定前。②在流行期间,有腹泻症状而无其他原因可查、且有直接或间接接触史者。

二、护理诊断

(一)有传播感染的可能
与排出大量病原菌有关。

(二)体液不足
与泻吐丢失有关,有脱水体征、血压下降、尿量减少等。

(三)腹泻
与肠内感染有关,水样便、大便次数增多等。

(四)疼痛
与电解质紊乱有关,腹痛、腓肠肌痛。

三、护理目标

(1)患者、带菌者及接触者能说出隔离消毒的目的、要求及具体方法,能自觉配合医院工作人员的工作。

(2)患者脱水得到纠正,生命体征恢复正常。

(3)患者腹泻停止,大便性状恢复正常。

(4)患者自述疼痛消失。

四、护理措施

(一)隔离与消毒
严格按肠道传染病的隔离方法隔离至患者症状消失,隔天大便培养一次,连续三次阴性;并向患者及家属宣传隔离消毒的目的和方法,以期取得配合;严格消毒措施,泻吐物用20%漂白粉乳剂消毒2小时后再倒,或排入特制的化粪池中做消毒处理,便具、餐具、衣被、地面、家具用次氯酸钠溶液消毒,枕芯、床垫日光暴晒6小时或用过氧乙酸熏蒸消毒;病室内应有防蝇设备,护理患者后应彻底洗手。

(二)体液不足的护理
绝对卧床休息(取平卧位);专人守护,密切观察病情,随时评估患者的脱水体征及程度,如眼眶凹陷、口渴唇干、皮肤弹性、尿量、血压及神志等;及时采血标本送检二氧化碳结合力、尿素氮及血电解质;准确记录24小时液体出入量;立即建立静脉通路,用粗大针头,选用易固定的较粗大血管,必要时采用两条通路,以免延误治疗,但必须要保留一上肢以备测血压用;遵医嘱及时准确补液或使用血管活性药;密切观察补液效果,如血压、脉搏、尿量、脱水体征有无改善等;注意输液反应,有无心力衰竭、肺水肿,一旦发生,立即减慢补液速度,并吸氧、使用强心药等。

1.静脉补液

用于中重度以上的脱水患者,足够及时补充含碱及钾的电解质溶液是首要步骤。常首先用2:1液,待血压回升后改用3:2:1溶液,酸中毒严重者增加碱性液体的用量,国内广泛应用541液(每升含氯化钠5 g、碳酸氢钠4 g、氯化钾1 g),安全有效。前24小时输液轻型为3 000~4 000 mL(儿童 120~150 mL/kg),中型 4 000~8 000 mL(儿童 150~200 mL/kg),重型8 000~12 000 mL(儿童200~250 mL/kg)。其中含钠液占1/2,中度以上患者最初2小时内应快速输入 2 000～4 000 mL 液体,为此要使用多条输液管和/或加压输液泵,以保证输入量(每分钟 1 mL/kg),视病情改善减慢速度。如加快输液后血压仍不回升,可加用血管活性药物(多巴胺等),直至血压正常并保持稳定为止。每升溶液中加氯化钾 10～15 mL,以纠正低血钾。

2.口服补液

世界卫生组织倡导在霍乱流行的国家运用口服补液盐(ORS),治疗轻中度霍乱患者及经静脉输液休克改善的重型患者,其效果已得到普遍肯定。常用的配方是氯化钠 3.5 g、碳酸氢钠 2.5 g、氯化钾 1.5 g、葡萄糖 20 g,加水 1 000 mL。治疗的头 6 小时每小时口服 750 mL(20 kg 以下小儿为 250 mL),以后每 6 小时的口服入量为前 6 小时泻吐量的 1.5 倍。

(三)腹泻的护理

入院后立即采取排泄物送检,并每天送大便做细菌培养;密切观察大便的次数、量、性状,并详细记录;患者呕吐或腹泻时为患者提供帮助,如放置便盆、搀扶患者、及时清除污染的床单等;给予低脂流质饮食,如果汁、米汤等,避免营养不良的发生;加强皮肤和口腔护理,及时更换污染的床单,保持局部清洁、干燥;遵医嘱使用抗菌药物或氯丙嗪等控制肠内感染,减轻腹泻。

抗菌疗法可缩短病程,减少液体的损失,但不能代替补液措施。常用的有效药物有四环素、多西环素、诺氟沙星等。已报道有耐四环素的霍乱菌株,O139 霍乱弧菌对复方新诺明耐药,故药物敏感试验是必要的。

针对发病机制治疗,使用外源性特异性受体-GM1 碳剂,能与肠腔内游离的肠毒素结合,从而减轻腹泻。应用氯丙嗪阻止 cAMP 的形成,能使重症患者的大便量迅速减少 65%,同时得到镇静,主观感觉改善。小檗碱也是安全有效的抗分泌药物,吲哚美辛、肾上腺皮质激素等在动物实验中也有阻止 cAMP、抑制肠液分泌的作用。

(四)疼痛的护理

剧烈肌痛者可给予局部热敷,遵医嘱补充钠盐或钙盐。

(五)卫生宣教

一旦发现疫情,应立即上报;对患者、家人和社区群众大力开展有关防病治病的卫生宣教,隔离患者,消灭疫区,加强"三管一灭",注意个人卫生,必要时对重点地区的重点人群如渔民、船民、码头工人,疫区及邻近地区开展有计划的全菌灭活菌苗或亚单位 B 菌苗预防接种,虽保护率分别只有 52% 和 50%,维持时间也不足 6 个月,但对减少急性病例、缩短流行过程仍可起到一定作用。

五、护理评价

(1)患者能否说出隔离消毒的重要性和具体措施,能否自觉配合医院的各项隔离消毒工作。

(2)患者的生命体征是否恢复正常,脱水是否得到纠正。

(3)患者腹泻是否停止,大便性状是否恢复正常。

(4)患者是否自觉舒适、疼痛消失。

(万会会)

第九节 登 革 热

一、疾病概述

(一)概念和特点

登革热是由登革病毒引起通过伊蚊传播所致的急性传染病。临床特征为发热、头痛,全身肌肉、骨骼及关节痛,疲乏,皮疹,出血倾向,淋巴结肿大及白细胞数减少。

登革病毒耐低温,不耐热,50 ℃高温 30 分钟或 100 ℃高温 2 分钟即可灭活,不耐酸,洗涤剂、乙醚、紫外线、0.65％甲醛溶液可以灭活。患者和隐性感染者是主要传染源,伊蚊是主要媒介。人群普遍易感。感染后只对同型病毒株有牢固免疫力,并可维持多年。我国广东、广西、海南、台湾等地区是本病的主要流行区,发病季节与雨季有关。

(二)发病机制与相关病理生理

登革病毒通过伊蚊叮咬进入人体,在单核吞噬系统和淋巴组织中通过复制、增殖释放入血流,引起病毒血症。体液中的抗登革病毒抗体,可促进病毒在单核－巨噬细胞系统和淋巴组织复制,并可与登革病毒形成免疫复合物,激活补体系统,导致血管通透性增加,同时抑制骨髓中的白细胞和血小板系统,导致白细胞、血小板减少和出血倾向。

(三)临床特点

潜伏期 3～14 天,通常 4～8 天。登革热分为典型登革热、登革出血热和登革休克综合征 3 型。典型登革热临床上又分为典型、轻型和重型登革热。

1.登革热

(1)发热:起病急骤,24 小时内可达 40 ℃,伴头痛、腰痛,周身骨、肌肉及关节痛。消化道症状可有食欲下降,恶心、呕吐,偶有腹痛、腹泻或便秘等。

(2)皮疹:可为斑丘疹或麻疹样皮疹、猩红热样皮疹、红色斑疹或皮下出血点等。皮疹多有痒感,持续 3～4 天,一般与发热同时消退,疹退后无脱屑及色素沉着。

(3)出血:可有不同部位、不同程度的出血,如牙龈出血、鼻衄、消化道出血、咯血、血尿及阴道出血等。

(4)其他:约 1/4 病例肝脏肿大。

2.登革出血热

开始表现为典型登革热,在热退前后的 24 小时左右病情突然加重,皮肤湿冷,脉快而弱,昏睡或烦躁、出汗,出血倾向,有四肢、躯干等皮肤瘀斑,严重者出现消化道或其他器官出血。血压进行性下降进入休克,可危及生命。

(四)辅助检查

(1)血常规:白细胞大多显著减少,淋巴细胞增多,可见异型淋巴细胞。血小板减少,束臂试验可阳性。

(2)血清学检查:单份血清补体结合试验效价超过 1∶32,红细胞凝集抑制试验效价超过 1∶1 280者有诊断意义。双份血清恢复期抗体效价比急性期高 4 倍以上者可以确诊。

(3)免疫学检查。

（五）治疗原则

(1)本病尚无特效治疗方法,主要是支持和对症治疗。

(2)高热应以物理降温为主。

(3)严重毒血症患者,可短期使用小剂量肾上腺皮质激素。

(4)有出血倾向者可选用卡巴克洛、酚磺乙胺、维生素 C 及维生素 K 等止血药物。

(5)对大出血病例,应输入新鲜全血或血小板,大剂量维生素 K_1 静脉滴注,口服云南白药等。

(6)脑型病例应降低颅内压,防止脑疝发生。

二、护理评估

（一）流行病学史评估

评估患者有无在登革热流行区或 15 天内到过流行区,是否夏秋雨季。

（二）一般评估

1.生命体征

登革热患者体温升高,是否有双峰热或鞍型热;发热时可有相对缓脉;严重病例血压进行性下降直至休克。

2.患者主诉

评估患者有无头痛、腰痛,周身骨、肌肉及关节痛、消化道症状等症状。

3.相关记录

记录患者尿量、饮食、神志等结果。

（三）身体评估

1.头颈部

观察患者有无颜面潮红、结合膜充血,有无口腔、鼻黏膜出血。头面部、躯干、四肢有无皮疹。

2.腹部

触诊患者有无肝脏肿大。

3.其他

评估患者有无全身浅表淋巴结肿大。腓肠肌有无压痛。

（四）心理-社会评估

评估患者对基本知识的了解情况,患者在疾病治疗过程中的心理反应与需求,家庭及社会支持情况。

（五）辅助检查结果评估

白细胞大多显著减少,血小板下降。单份血清补体结合试验效价,红细胞凝集抑制试验效价双份血清恢复期抗体效价比急性期升高。

（六）常用药物治疗效果的评估

1.解热镇痛剂评估要点

(1)急性血管内溶血最为常见,多发生于红细胞内葡萄糖-6-磷酸脱氢酶(G-6-PD)缺陷的患者,主要表现为排酱油样小便,贫血,气促,心率加快,尿常规潜血试验呈强阳性。若出现尿少或尿闭,预示有可能出现溶血尿毒症。

2.20％甘露醇评估要点
(1)水和电解质紊乱最为常见。
(2)血栓性静脉炎、外渗可致组织水肿、皮肤坏死。

三、护理诊断/问题

(一)体温过高
体温过高与病原体感染有关。

(二)出血
出血与导致血管通透性增加,血小板减少有关。

(三)皮肤完整性受损
皮肤完整性受损与皮疹伴瘙痒有关。

(四)潜在并发症
1.电解质紊乱
电解质紊乱与脱水有关。
2.低血压
低血压与出血、感染有关。

四、护理措施

(一)隔离要求
按接触传播隔离,预防蚊虫叮咬,隔离期至急性症状消失。

(二)适当休息
活动早期患者宜卧床休息,恢复期的患者也不宜过早活动,体温正常,血小板计数恢复正常,无出血倾向方可适当活动。

(三)发热的护理
高热以物理降温为主,使用冰袋或退热贴敷额、头置冰袋或冰槽,以保护脑细胞。对出血症状明显或皮疹时应避免乙醇擦浴,必要时药物降温。汗多时及时擦身更衣,保持皮肤清洁。发热期间应经常用温开水漱口,软毛牙刷刷牙,保持口腔清洁。

(四)用药护理
应严格按医嘱用药,并注意观察常用药的毒性作用,发现问题及时处理,控制输液速度等。

(五)皮肤护理
出现瘀斑、皮疹时常伴有瘙痒、灼热感,提醒患者勿搔抓,以免抓破皮肤引起感染,可采用冰敷或冷毛巾湿敷,使局部血管收缩,减轻不适,避免穿紧身衣。有出血倾向者,静脉穿刺选用小号针头,并选择粗、直静脉,避免反复穿刺,注射结束后局部按压至少10分钟。

(六)饮食护理
给予高蛋白、高维生素、高糖、易消化吸收的流质或半流质饮食,如牛奶、肉汤、鸡汤等。嘱患者多饮水,对腹泻、频繁呕吐、不能进食、潜在血容量不足的患者,可静脉补液。

(七)疼痛的护理
卧床休息,保持环境安静舒适,加强宣教,向患者解释疼痛的原因,必要时遵医嘱使用止痛药。

(八)心理护理

可介绍疾病的基本知识,如主要临床表现、治疗措施,并告知本病普遍预后良好等,以消除顾虑,安心配合治疗,增强患者治愈疾病的信心。

(九)健康教育

(1)防蚊,灭蚊是预防本病的根本措施,改善卫生环境,消灭伊蚊滋生地,清理积水,喷洒杀蚊剂消灭成蚊。

(2)提高人群抗病力,适当锻炼,增强体质。

(3)告诉患者如果出现下列任何一种情况,请速到医院就诊:①发热伴全身骨、关节、肌肉疼痛。②头痛伴意识障碍。③消化道出血。

五、护理效果评估

(1)患者体温恢复正常。

(2)患者血压平稳。

(3)患者疼痛减轻、疲乏好转、食欲好转。

(4)患者皮肤黏膜出血好转,皮疹消退。

(5)患者维持水、电解质平衡。

（万会会）

第九章　五官科护理

第一节　角　膜　炎

角膜炎是我国常见的致盲眼病之一。角膜炎的分类尚未统一,根据病因可分为感染性角膜炎、免疫性角膜炎、外伤性角膜炎、营养不良性角膜炎,其中感染性角膜炎最为常见,其病原体包括细菌、真菌、病毒、棘阿米巴、衣原体等,以细菌和真菌感染最为多见。角膜炎最常见的症状是眼痛、畏光、流泪、眼睑痉挛,伴视力下降,甚至摧毁眼球。其典型体征为睫状充血、角膜浸润、角膜溃疡的形成。

角膜炎病理变化过程基本相同,可以分为4期。①浸润期:致病因子侵入角膜,引起角膜边缘血管网充血,随即炎性渗出液及炎症细胞进入,导致病变角膜出现水肿和局限性灰白色的浸润灶,如炎症及时得到控制,角膜仍能恢复透明。②溃疡形成期:浸润期的炎症向周围或深层扩张,可导致角膜上皮和基质坏死、脱落形成角膜溃疡,甚至角膜穿孔,房水从角膜穿破口涌出,导致虹膜脱出、角膜瘘、眼内感染、眼球萎缩等严重并发症。③溃疡消退期:炎症控制、患者自身免疫力增加,阻止致病因子对角膜的损害,溃疡边缘浸润减轻,可有新生血管长入。④愈合期:溃疡区上皮再生,由成纤维细胞产生的瘢痕组织修复,留有角膜薄翳、角膜斑翳、角膜白斑。

一、细菌性角膜炎

(一)概述
细菌性角膜炎是由细菌感染引起的角膜炎症的总称,是临床常见的角膜炎之一。

(二)病因与发病机制
本病常由于角膜外伤后被感染所致,常见的致病菌有表皮葡萄球菌、金黄色葡萄球菌、肺炎双球菌、链球菌、铜绿假单胞菌(绿脓杆菌)等。眼局部因素(如慢性泪囊炎、倒睫、戴角膜接触镜等)和导致全身抵抗力低下因素(如长期使用糖皮质激素和免疫抑制剂、营养不良、糖尿病等)也可诱发感染。

(三)护理评估
1.健康史

(1)了解患者有无角膜外伤史、角膜异物剔除史、慢性泪囊炎、眼睑异常、倒睫病史,或长期佩戴角膜接触镜等。

（2）有无营养不良、糖尿病病史，是否长期使用糖皮质激素或免疫抑制剂，以及此次发病以来的用药史。

2.症状与体征

（1）发病急，常在角膜外伤后 24～48 小时发病，有明显的畏光、流泪、疼痛、视力下降等症状，伴有较多的脓性分泌物。

（2）眼睑肿胀，结膜混合充血或睫状充血，球结膜水肿，角膜中央或偏中央有灰白色浸润，逐渐扩大，进而组织坏死脱落形成角膜溃疡。并发虹膜睫状体炎，表现为角膜后沉着物、瞳孔缩小、虹膜后粘连及前房积脓，是因毒素渗入前房所致。

（3）革兰阳性球菌角膜感染表现为圆形或椭圆形局灶性脓肿，边界清楚，基质处出现灰白色浸润。革兰阴性球菌角膜感染多表现为快速发展的角膜液化坏死，其中铜绿假单胞菌角膜感染者发病迅猛，剧烈眼痛，严重充血水肿，角膜溃疡浸润灶及分泌物略带黄绿色，前房严重积脓，感染如未控制，可导致角膜坏死穿孔、眼球内容物脱出或全眼球炎。

3.心理-社会状况评估

（1）通过与患者及其家属的交流，了解患者及其家属对细菌性角膜炎的认识程度及有无紧张、焦虑、悲哀等心理表现。

（2）评估患者视力对工作、学习、生活等能力的影响。

（3）了解患者的用眼卫生和个人卫生习惯。

4.辅助检查

了解角膜溃疡刮片镜检和细胞培养是否发现相关病原体。

（四）护理诊断

1.疼痛

与角膜炎症刺激有关。

2.感知紊乱

与角膜炎症引起的角膜浑浊导致的视力下降有关。

3.潜在并发症

角膜溃疡、穿孔、眼内炎等。

4.知识缺乏

缺乏细菌性角膜炎相关的防治知识。

（五）护理措施

1.心理护理

向患者介绍角膜炎的病变特点、转归过程及角膜炎的防治知识，鼓励患者表达自己的感受，解释疼痛原因，帮助患者转移注意力，及时给予安慰理解，消除其紧张、焦虑、自卑的心理，正确认识疾病，树立战胜疾病的信心，争取患者对治疗的配合。

2.指导患者用药

根据医嘱积极抗感染治疗，急性期选择高浓度的抗生素滴眼液，每 15～30 分钟滴眼一次。严重病例，可在开始 30 分钟内每 5 分钟滴药一次。同时全身应用抗生素，随着病情的控制逐渐减少滴眼次数，白天使用滴眼液，睡前涂眼药膏。进行球结膜下注射时，先向患者解释清楚，并在充分麻醉后进行，以免加重局部疼痛。

3.保证充分休息、睡眠

要提供安静、舒适、安全的环境,病房要适当遮光,避免强光刺激,减少眼球转动,外出应佩戴有色眼镜或眼垫遮盖。指导促进睡眠的自我护理方法,如睡前热水泡脚、喝热牛奶、听轻音乐等,避免情绪波动。患者活动空间不留障碍物,将常用物品固定摆放方便患者使用,教会患者使用传呼系统,鼓励其寻求帮助。厕所必须安置方便设施,如坐便器、扶手等,并教会患者如何使用,避免跌倒。

4.严格执行消毒隔离制度

换药、上药均要无菌操作,药品及器械应专人专眼专用,避免交叉感染。

5.严密观察

为预防角膜溃疡穿孔,护理时要特别注意如下几点:①治疗操作时,禁翻转眼睑,勿加压眼球。②清淡饮食,多食易消化、富含维生素、粗纤维的食物,保持大便通畅,避免便秘,以防增加腹压。③告知患者勿用手擦眼球,勿用力闭眼、咳嗽及打喷嚏。④球结膜下注射时,避免在同一部位反复注射,尽量避开溃疡面。⑤深部角膜溃疡、后弹力层膨出者,可用绷带加压包扎患眼,配合局部及全身应用降低眼压的药物,嘱患者减少头部活动,避免低头,可蹲位取物。⑥按医嘱使用散瞳剂,防止虹膜后粘连而导致眼压升高。⑦可用眼罩保护患眼,避免外物撞击。⑧严密观察患者的视力、角膜刺激征、结膜充血及角膜病灶和分泌物的变化,注意有无角膜穿孔的症状,例如,角膜穿孔时,房水从穿孔处急剧涌出,虹膜被冲至穿孔处,可出现眼压下降、前房变浅或消失、疼痛减轻等症状。

6.健康教育

(1)帮助患者了解疾病的相关知识,树立治疗信心,保持良好的心理状况。

(2)养成良好的卫生习惯,不用手或不洁手帕揉眼。

(3)注意劳逸结合,生活规律,保持充足的休息和睡眠,戒烟酒,避免摄入刺激性食物(如咖啡、浓茶等)。

(4)注意保护眼睛,避免角膜受伤,外出要戴防护眼镜。

(5)指导患者遵医嘱坚持用药,定期随访。

二、真菌性角膜炎

(一)概述

真菌性角膜炎为致病真菌引起的感染性角膜病。近年来,随着广谱抗生素和糖皮质激素的广泛应用,其发病率有升高趋势,是致盲率极高的角膜疾病。

(二)病因与发病机制

其常见的致病菌有镰刀菌和曲霉菌,还有念珠菌属、青霉菌属、酵母菌等。它常发生于植物引起的角膜外伤后,有的则发生于长期应用广谱抗生素、糖皮质激素和机体抵抗力下降者。

(三)护理评估

1.健康史

(1)多见于青壮年男性农民,有眼被农作物枝叶或谷物皮壳擦伤史。

(2)有长期使用抗生素及糖皮质激素史。

2.症状与体征

疼痛、畏光、流泪等刺激性症状均较细菌性角膜炎为轻,病程进展相对缓慢,呈亚急性,有轻度视力下降。体征较重,眼部充血明显,角膜病灶呈灰白色或黄白色,表面微隆起,外观干燥而欠光滑,似牙膏样或苔垢样。溃疡周围抗体与真菌作用,形成灰白色环形浸润即"免疫环"。有时在角膜病灶旁可见"伪足""卫星状"浸润病灶,角膜后可有纤维脓性沉着物。前房积脓为黄白色的黏稠脓液。由于真菌穿透力强,易发生眼内炎。

3.心理-社会状况评估

了解患者职业,评估该病对患者的工作学习及家庭经济有无影响。评估患者对真菌性角膜炎的认识度,有无紧张、焦虑、悲哀等心理表现。

4.辅助检查

(1)角膜刮片革兰染色和吉姆萨染色可发现真菌菌丝,是早期诊断真菌最常见的方法。

(2)共聚焦显微镜检查角膜感染灶,可直接发现真菌病原体(菌体和菌丝)。

(3)病变区角膜组织活检,可提高培养和分离真菌的阳性率。

(四)护理诊断

1.疼痛

慢性眼痛与角膜真菌感染刺激有关。

2.焦虑

与病情反复及担心预后不良有关。

3.感知紊乱

与角膜真菌感染引起的角膜浑浊导致的视力下降有关。

4.潜在并发症

角膜溃疡、穿孔、眼内炎等。

5.知识缺乏

缺乏真菌性角膜炎防治知识。

(五)护理措施

(1)由植物引起的角膜外伤史者,长期应用广谱抗生素及糖皮质激素滴眼液或眼药膏者,应严密观察病情,注意真菌性角膜炎的发生。

(2)遵医嘱应用抗真菌药物,同时要观察药物的不良反应,禁用糖皮质激素。

(3)对于药物不能控制或有角膜溃疡穿孔危险者,可行角膜移植手术。

(4)真菌性角膜炎病程长,易引起患者情绪障碍,应对患者做好解释疏导工作,并告知患者真菌复发的表现,如患眼出现畏光、流泪、眼痛、视力下降等,应立即就诊。

三、单纯疱疹病毒性角膜炎

(一)概述

单纯疱疹病毒性角膜炎是指由单纯疱疹病毒所致的严重的感染性角膜病,其发病率及致盲率均占角膜病首位。其特点是复发性强,角膜知觉减退。

(二)病因与发病机制

本病多为单纯疱疹病毒原发感染后的复发,多发生在上呼吸道感染或发热性疾病以后。原发感染常发生于幼儿,单纯疱疹病毒感染三叉神经末梢和三叉神经支配的区域(头、面部皮肤和黏膜),并在三叉神经节长期潜伏下来。当机体抵抗力下降时,潜伏的病毒被激活,可沿三叉神经至角膜组织,引起单纯疱疹病毒性角膜炎。

（三）护理评估

1.健康史

（1）了解患者有无上呼吸道感染史，全身或局部有无使用糖皮质激素、免疫抑制剂。

（2）评估有无复发诱因存在，如过度疲劳、日光暴晒、月经来潮、发热、熬夜、饮酒、角膜外伤等。

（3）了解有无疾病反复发作史。

2.症状与体征

（1）原发感染常见于幼儿，有发热、耳前淋巴结肿大、唇部皮肤疱疹，呈自限性。眼部表现为急性滤泡性或假膜性结膜炎、眼睑皮肤疱疹，可有树枝状角膜炎。

（2）复发感染常在诱因存在下引起角膜感染复发，多为单侧。患眼可有轻微眼痛、畏光、流泪、眼痉挛，若中央角膜受损，则视力明显下降，并有典型的角膜浸润灶形态。①树枝状和地图状角膜炎：最常见的类型。初起时患眼角膜上皮呈小点状浸润，排列成行或成簇，继而形成小水疱，水疱破裂互相融合，形成树枝状表浅溃疡，称为树枝状角膜炎。随病情进展，炎症逐渐向角膜病灶四周及基质层扩展，可形成不规则的地图状角膜溃疡，称为地图状角膜炎。②盘状角膜炎：炎症浸润角膜中央深部基质层，呈盘状水肿、增厚，边界清楚，后弹力层皱褶。伴发前葡萄膜炎时，可见角膜内皮出现沉积物。③坏死性角膜基质炎：角膜基质层内出现单个或多个黄白色浸润灶、溃疡甚至穿孔，常可诱发基质层新生血管。疱疹病毒在眼前段组织内复制，可引起前葡萄膜炎、小梁网炎。炎症波及角膜内皮时，可诱发角膜内皮炎。

3.心理-社会状况评估

注意评估患者的情绪状况、性别、年龄、职业、经济、文化、教育背景。

4.辅助检查

角膜上皮刮片可见多核巨细胞、病毒包涵体或活化性淋巴细胞，角膜病灶分离培养出单纯疱疹病毒；酶联免疫法发现病毒抗原；分子生物学方法如 PCR 查到病毒核酸，有助于病原学的诊断。

（四）护理诊断

1.疼痛

急性眼痛与角膜炎症反应有关。

2.焦虑

与病程长、病情反复发作、担心预后不良有关。

3.感知紊乱

与角膜透明度受损导致视力下降有关。

4.潜在并发症

角膜溃疡、穿孔、眼内炎等。

5.知识缺乏

缺乏单纯疱疹病毒性角膜炎的防治知识。

（五）护理措施

（1）严密观察患者病情，注意角膜炎症的进展。

（2）指导患者据医嘱正确用药：①急性期每1～2小时滴眼一次，睡前涂眼药膏。注意观察眼睛局部药物的毒性作用，如出现点状角膜上皮病变和基质水肿。②使用糖皮质激素滴眼液者，要告知患者按医嘱及时用药。停用时要逐渐减量,不能随意增加使用次数和停用,并告知其危害性。注意观察激素的并发症,如出现细菌、真菌的继发感染,出现角膜溶解,出现青光眼等。③用散瞳药的患者,外出可戴有色眼镜,以减少光线刺激,并加强生活护理。④使用阿昔洛韦者要定期检查肝、肾功能。

(3)鼓励患者参加体育锻炼,增强体质,预防感冒,以降低复发率。

(4)药物治疗无效、反复发作、角膜溃疡面积较大者,有穿孔危险,可行治疗性角膜移植术。

(祁业英)

第二节　睑　腺　炎

睑腺炎又称麦粒肿,是眼睑腺体的急性化脓性炎症。临床上分为内、外睑腺炎。其中睑板腺感染,称内睑腺炎;睫毛毛囊或其附属皮脂腺、汗腺感染,称外睑腺炎。

一、护理评估

患侧眼睑可出现红、肿、热、痛等急性炎症表现,常伴同侧耳前淋巴结肿大。外睑腺炎的炎症反应集中于睫毛根部的睑缘处,红肿范围较弥散,脓点常溃破于皮肤面。内睑腺炎的炎症浸润常局限于睑板腺内,有硬结,疼痛和压痛程度均较外睑腺炎剧烈,病程较长,脓点常溃破于睑结膜面。

二、治疗要点

早期局部热敷,用抗生素眼药水或眼药膏;脓肿形成后切开引流。

三、护理诊断和问题

(一)眼痛
眼痛与睑腺炎症有关。

(二)知识缺乏
知识缺乏主要与缺乏睑腺炎的相关知识有关。

四、护理目标

(1)患者疼痛减轻。

(2)患者家属获取睑腺炎相关的预防与护理知识。

五、护理措施

(一)疼痛护理
仔细观察患者对疼痛的反应,耐心听取患者对疼痛的主诉,解释疼痛的原因,给予支持与安慰,指导放松技巧。

(二)热敷指导

早期睑腺炎给予局部热敷,每次 10～15 分钟,每天 3～4 次。热敷可以促进血液循环,有助于炎症消散和疼痛减轻。热敷时注意温度,以防烫伤。常用方法有汽热敷法、干热敷法、湿热敷法等。

(三)药物护理

指导正确地滴用抗生素眼药水或涂用眼药膏的方法。

(四)脓肿护理

脓肿未形成时不宜切开,更不能挤压排脓。因为眼睑和面部的静脉无瓣膜,挤压脓肿可使感染扩散,导致眼睑蜂窝织炎,甚至海绵窦脓毒栓或败血症而危及生命。

脓肿形成后,如未溃破或引流排脓不畅者,应切开引流。外睑腺炎应在皮肤面切开,切口与睑缘平行;内睑腺炎则在结膜面切开,切口与睑缘垂直。

(五)健康教育

指导家庭护理,养成良好的卫生习惯,不用脏手或不洁手帕揉眼。告知患儿及家属治疗原发病的重要性,如有慢性结膜炎、睑缘炎或屈光不正者,应及时治疗或矫正。

(祁业英)

第三节 视 神 经 炎

一、概述

视神经炎泛指视神经的炎性脱髓鞘、感染、非特异性炎症等疾病,能够阻碍视神经传导功能,引起视功能一系列改变的视神经病变。临床上常分为视盘炎和球后视神经炎。球后视神经炎一般可分为急性和慢性,后者为多见。

病因:局部炎症;病毒感染;全身感染;营养和代谢性疾病;中毒;特发性,多发性硬化、糖尿病、甲状腺功能障碍与本病关系密切。

病理:早期白细胞渗出,慢性期以淋巴细胞和浆细胞为主。中等度损伤形成少量瘢痕,而严重损伤则神经纤维被神经胶质细胞增生代替,引起视神经萎缩。

二、诊断思路

(一)病史要点

视盘炎症常突然发病,视力障碍严重,多累及双眼,多见儿童或青壮年,经治疗一般预后较好,我国 40 岁以下者约占 80%。临床表现为视力急剧下降(<0.1),早期前额部疼痛,眼球转动痛。

球后视神经炎突然发病,视力突然减退,甚至无光感。多单眼发病,眶深部痛或眼球转动痛。因球后视神经受累部位不同有以下 3 种类型。①轴性球后视神经炎,病变主要侵犯乳头黄斑束纤维,表现为视力下降严重,视野改变为中心暗点。②球后视神经周围炎,病变主要侵犯球后视神经鞘膜。梅毒多见,表现为视野向心性缩小。③横断性视神经炎,病变累及整个视神经横断面,表现为无光感(黑矇)。

(二)查体要点

1.视盘炎

瞳孔不同程度散大,直接对光反应迟钝或消失,间接对光发射存在,单眼患者出现相对性传入性瞳孔障碍,称 Marcus-Gunn 瞳孔。眼底:视盘潮红,乳头表面毛细血管扩张,边缘不清,轻度隆起(<+3.00D),筛板模糊,生理凹陷消失,可出现少量出血点。视盘周围视网膜水肿呈放射状条纹,乳头表面或边缘有小出血,静脉怒张弯曲或有白鞘。

2.球后视神经炎

瞳孔中等大或极度散大。直接对光反应消失,间接对光反应存在。眼底:早期无变化,3~4 周时视神经色泽改变,颜色变淡。"两不见"症状:患者看不见,医师早期检查无异常。

(三)辅助检查

1.必做检查

(1)视野检查:视盘炎表现为巨大而浓密的中心暗点、重者有周边视野缩小,色觉改变(红绿色觉异常)。球后视神经炎表现为中心、旁中心暗点或哑铃状暗点。

(2)头颅眼眶 CT:排除颅内病变。

(3)FFA:动脉期见视盘表层辐射状毛细血管扩张,同时见很多微动脉瘤,早期荧光素渗漏,视盘成强荧光染色。

2.选做检查

视觉电生理检查,了解视神经功能。VEP 可表现为不同程度的振幅降低,潜伏期延长。病变侵犯视盘黄斑束纤维,主要表现为振幅降低;病变侵犯球后视神经鞘膜,主要表现为潜伏期延长。

(四)诊断步骤

诊断步骤如图 9-1 所示。

(五)鉴别诊断

视盘炎需与以下疾病鉴别。

1.视盘水肿

常双眼,视盘肿胀明显,隆起高达+6.00~+9.00D,但视功能多正常,或有阵发性黑矇史。视野早期生理盲点扩大而周边视野正常,常伴有其他全身症状,如头痛、呕吐等。

2.缺血性视神经病变

发病年龄多在 50 岁以上,突然发生无痛性、非进行性视力减退,早期视盘轻度肿胀,后期局限性苍白。视野检查:弓形暗点或扇形暗点与生理盲点相连。FFA 示视盘早期弱荧光或充盈缺损,晚期视盘强荧光。

3.视盘血管炎

多见于年轻女性,视力轻度减退,视盘充血潮红,轻度隆起(<+3.00D),乳头表面或边缘有小出血。视野可为生理盲点扩大。FFA 显示乳头表面毛细血管扩张渗漏明显。激素治疗效果好。

4.假性视盘炎

常双侧,乳头边界不清,色稍红,隆起轻,多不超过 1~2 屈光度,无出血渗出,终身不变。视力正常,视野正常。FFA 正常。

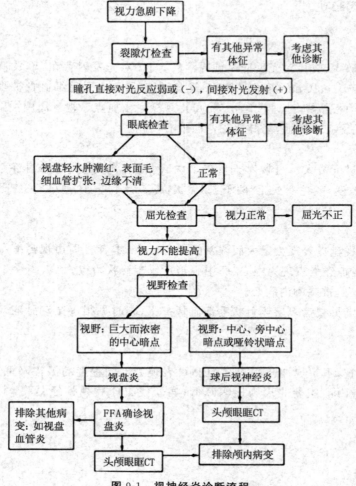

图 9-1　视神经炎诊断流程

　　球后视神经炎需与头颅或邻近组织肿瘤鉴别,其症状与体征均与球后视神经炎相似,头颅CT 或 MRI 提示颅内占位。

三、治疗与护理措施

(一)经典治疗

(1)积极寻找病因,针对病因治疗。

(2)大剂量糖皮质激素冲击治疗:视神经炎本身是一种自限性疾病,糖皮质激素治疗在短期内能促进视力的恢复,并延缓多发性硬化的发生,采用静脉大剂量、短期疗程。但在长期效果上没有明显的疗效,对最终的视力没有帮助。因此,适用于重型病例。

(3)配合抗生素。

(4)血管扩张药:局部及全身应用。

(5)改善微循环及神经营养药:B 族维生素、ATP、辅酶 A、肌苷等。

(6)中医中药。

（二）新型治疗

球后视神经炎，由于视神经肿胀，长时间可导致神经变性坏死，考虑开放视神经管治疗。如为蝶窦、筛窦炎症导致球后视神经炎，视力下降严重可考虑蝶窦筛窦手术。神经内科治疗，如多发性硬化、脱髓鞘性疾病等。

（三）治疗流程

治疗流程如图 9-2 所示。

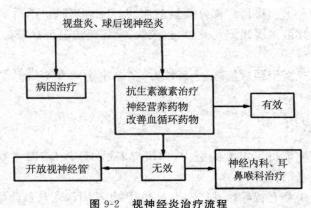

图 9-2　视神经炎治疗流程

（四）护理措施

1.激素治疗的护理

大剂量糖皮质激素如甲泼尼松龙冲击治疗，它可引起一系列药物不良反应，应密切观察患者全身情况，如发现异常情况及时处理。

（1）一般护理：用药期间应限制钠盐的摄入并每天测血压，每周测体重 1 次，定期复查肝功能、血生化，了解血钾、血钠的变化。

（2）注意消化道反应：观察患者有无腹部不适，有无腹泻、腹痛、便秘、胃痛等胃肠功能紊乱。重视患者的自觉症状，观察患者大便颜色。

（3）观察眼部情况：用药期间每天测量眼压，观察患者有无激素性青光眼、激素性白内障、激素性葡萄膜炎、视神经损伤、角膜巩膜变薄或穿孔。

（4）静脉注射部位的保护：患者需要长时间、大剂量的静脉输注，对血管刺激性大，要注意保护血管，由远而近，由细到粗地选择静脉，严格执行无菌技术操作。

2.颞浅动脉旁皮下注射护理

遵医嘱使用复方樟柳碱作颞浅动脉旁皮下注射时，注意避开颞浅动脉，选择正确的注射部位，呈 45°进针，注射方向应避开眼球。注射后会有皮丘隆起，稍后会逐渐消失，嘱患者勿用力按压。

3.疼痛护理

给予疼痛评估，做好解释工作，指导分散疼痛注意力方法。遵医嘱给药，观察药效，做好评价工作。

4.安全护理

将日常生活用品放在患者触手可及之处，合理安排病房内设施摆放，畅通走道。

5.心理护理

因起病急,视力突然下降且伴眼球转动痛,患者感到焦虑不安甚至惊恐。护士应加强与患者的沟通,解释病情,帮助患者正确认识疾病发生机制及可治愈性,说明坚持长期治疗的必要性,使患者对治疗充满信心。所有治疗操作前做好解释工作,动作要熟练、准确、轻巧。

四、预后评价

大多数视盘炎病例经过积极治疗都可恢复正常,而且病程较短,预后良好,视盘颜色变淡或苍白。少数重症患者治疗效果缓慢或无效,病程较久,炎症消退后视盘苍白萎缩,视力障碍,预后欠佳。

家族性球后视神经炎病例预后较差,家族性者,多发生于青春期后男性,女性则多为遗传基因携带者。

五、最新进展和展望

视神经炎的基础研究取得了很大的进步,如研究表明 HLA-DRB1 * 15 基因可能是部分视神经炎患者的遗传易感基因。

很多家族性视神经炎都有特异性基因位点改变,因此基因治疗是目前研究的热点,基因治疗技术已开始应用到视神经炎的动物实验模型中。基因治疗可能会为那些严重的进行性视神经脱髓鞘的患者带来益处。

随着脂肪抑制和 DTI 等磁共振成像新技术的应用,以及钆喷替酸葡甲胺(Gd-DTPA)增强检查等,能更好地显示活体组织内的细微结构,是能较好显示视神经炎的检查技术。功能性成像已开始用于评价视神经炎累及的视神经功能及追踪视神经恢复的情况。

(祁业英)

第四节 外 耳 疾 病

一、外耳道炎

外耳道炎是外耳道皮肤或皮下组织广泛的急、慢性炎症。由于在潮湿的热带地区发病率高,因而又被称为"热耳病"。根据病程可将外耳道炎分为急性弥漫性外耳道炎和慢性外耳道炎,较为常见的是急性弥漫性外耳道炎。

(一)病因

1.温度与湿度

温度升高,空气湿度大,影响腺体分泌,降低局部防御能力。

2.外耳道局部环境改变

外耳道局部环境的改变,如游泳、洗头或沐浴时水进入外耳道,浸泡皮肤,角质层被破坏,微生物侵入。同时改变了外耳道酸性环境使外耳道抵抗力下降。

3.外耳道皮肤损伤

挖耳时损伤外耳道皮肤,引起感染。

4.中耳炎

中耳炎分泌物的持续刺激使皮肤损伤感染。

5.全身性疾病

全身性疾病使身体抵抗力下降,引起外耳道感染,如糖尿病、慢性肾炎、内分泌紊乱、贫血等。

(二)治疗原则

清洁外耳道,使局部干燥和引流通畅,并使外耳道处于酸性环境;合理使用敏感抗生素;外耳道红肿严重时,可用消炎消肿纱条置于外耳道;耳痛剧烈时可适当予以止痛剂。

(三)护理评估

1.健康史

(1)评估患者耳部不适及疼痛、分泌物流出发生和持续的时间。

(2)有无明显诱因如挖耳损伤皮肤,游泳、洗头时污水进入外耳道等。

(3)有无全身性疾病史,如糖尿病、慢性肾炎、内分泌紊乱、贫血等。

2.身体状况

(1)急性外耳道炎:①发病初期耳内有灼热感,随后疼痛剧烈,甚至坐卧不宁,咀嚼、说话、牵拉耳郭、按压耳屏时加重,伴有外耳道分泌物。②外耳道皮肤弥漫性肿胀、充血。③可伴发热,耳周淋巴结肿大。

(2)慢性外耳道炎:①自觉耳痒不适,可有少量分泌物流出。游泳、洗头或耳道损伤可使之转为急性。②检查可见外耳道皮肤增厚,有痂皮附着,去除后皮肤呈渗血状。耳道内可有少量稠厚或豆腐渣样分泌物。

3.辅助检查

(1)耳窥镜检查,了解外耳道皮肤肿胀及鼓膜情况。

(2)分泌物细菌培养和药敏试验。

4.心理-社会状况

评估患者的文化层次、职业、卫生习惯、居住环境等。

(四)护理措施

1.心理护理

向患者简单说明发病的原因和治疗的情况,并告知患者不要担心,密切配合医师治疗,使病情得到控制。

2.用药护理

根据医嘱使用敏感抗生素,全身或局部使用,控制炎症。外耳道红肿可根据医嘱局部覆用鱼石脂甘油,消炎消肿。耳痛剧烈影响睡眠时,按医嘱给予止痛药和镇静剂。进食流质或半流质食物,减少咀嚼引起的疼痛。

3.耳道清洁

仔细清除耳道内分泌物,可用无菌棉签蘸生理盐水擦拭,并教会患者或家属正确擦拭的方法,以保持局部清洁干燥,减少刺激,又不会损伤外耳道。

4.健康指导

(1)教会患者或家属正确滴耳药的方法。

(2)用药后如有耳部症状加重,应及时就医,确定是否局部药物过敏。

(3)无论慢性或急性外耳道炎,均应坚持治疗至完全治愈,防止复发或迁延不愈。

(4)加强个人卫生,经常修剪指甲,避免挖耳损伤皮肤。

(5)炎症期间不要从事水上运动。

(6)游泳、洗头、沐浴时不要让水进入外耳道,如有水进入外耳道内,可用无菌棉签或柔软纸巾放在外耳道口将水吸出。或患耳向下,蹦跳几下,让水流出后擦干。保持外耳道清洁干燥。

(7)如有中耳疾病,应积极治疗。

(8)积极治疗全身性疾病。

二、外耳湿疹

外耳湿疹是发生在外耳道、耳郭、耳周皮肤的变态反应性皮炎。

(一)病因

病因不清,可能与变态反应因素、神经功能障碍、内分泌功能失调、代谢障碍、消化不良等因素有关。引起变态反应的因素可为食物(如牛奶、海鲜等)、吸入物(如花粉,动物的皮毛、油漆等)、接触物(如药物、化妆品、化纤织物、助听器的塑料外壳、眼镜架、肥皂、化学物质等)等,也可从头面部和颈部皮炎蔓延而来,潮湿和高温常是诱因。外耳道湿疹还可由化脓性中耳炎的脓性分泌物持续刺激引起。

(二)治疗原则

去除变态原,口服抗过敏药,局部对症治疗。有继发感染加用抗生素。

(三)护理评估

1.健康史

(1)评估患者外耳不适和出现红斑、丘疹、水疱等症状的时间,发作的频次。

(2)了解患者有无上述诱因或过敏体质等。

2.身体状况

急性期主要表现为外耳奇痒、灼热感、有渗液。外耳皮肤红肿、红斑、粟粒状丘疹、小水疱等,慢性期患处皮肤增厚、粗糙、皲裂、有脱屑和色素沉着。易反复发作。

3.心理-社会状况

评估患者的年龄、性别、文化层次、职业、生活习惯、饮食习惯、生活和工作环境等。

(四)护理措施

1.用药护理

根据医嘱指导患者服用抗过敏药和抗生素,减轻不适反应。

2.局部用药

根据医嘱指导患者局部用药的方法,如下。

(1)急性期渗液较多时,用炉甘石剂清洗渗液和痂皮后,用3%硼酸溶液湿敷1~2天。干燥后可用10%氧化锌软膏涂擦。

(2)亚急性湿疹渗液不多时局部涂擦2%甲紫溶液。

(3)慢性湿疹局部干燥时,局部涂擦10%氧化锌软膏、抗生素激素软膏或艾洛松软膏等。干痂较多时先用过氧化氢清洗局部后再用上述膏剂。皮肤增厚者可用3%水杨酸软膏。

3.饮食护理

进清淡饮食,禁忌食用辛辣、刺激或有较强变应原食物,如牛奶、海鲜类等。

4.心理护理

向患者讲解发病的原因和治疗的方法、效果等预防再次发作的措施,使患者情绪稳定,密切配合医师治疗。

5.耳道清洁

对慢性化脓性中耳炎患者尤应注意清除外耳道脓液,减少刺激。保持耳郭清洁干燥。

6.健康指导

(1)嘱患者不要搔抓挖耳,不用热水肥皂擦洗患处。

(2)根据医嘱坚持用药和复诊,积极治疗慢性化脓性中耳炎、头颈面部湿疹。

(3)加强个人卫生,经常修剪指甲,避免挖耳损伤皮肤。

(4)不进行水上运动,洗头洗澡时注意保护耳郭。

(5)避免食用鱼、虾、海鲜类、牛奶等易过敏食物,不吃辛辣、刺激性食物。

(6)避免接触变应原物质,如化妆品、耳环、油漆和化纤织物等。

(7)锻炼身体,均衡营养,充足睡眠,提高机体抵抗力。

三、外耳道异物

外耳道异物多见于小儿,以学龄前儿童为最多。

(一)病因

(1)儿童将豆类、小珠粒等塞入外耳道。

(2)成人挖耳时将纸条、棉花球等不慎留在外耳道内。

(3)工作中因意外事故发生,将小石块、铁屑、木屑等飞入耳内。

(4)医师在对患者治疗时误留棉花或纱条在耳内。

(5)小飞虫等误入耳内。

(二)治疗原则

据异物大小、形状、性质和部位,采用不同的取出方法,并以不造成感染和损伤为原则。

(三)护理评估

1.健康史

(1)评估患者耳内不适和疼痛发生的时间,有无异物进入及何种异物,它的形状和性质等。

(2)询问患者有无挖耳习惯或耳外伤史。

2.身体状况

(1)小的非生物性异物可无症状,也可引起轻度耳内不适。

(2)遇水膨胀的异物在耳道内会很快引起胀痛或感染,疼痛剧烈,小儿会哭闹不停,并常以手抓挠患耳。

(3)昆虫等进入耳道,可引起疼痛、奇痒、噪声,甚至损伤鼓膜。

(4)异物刺激外耳道和鼓膜会引起反射性咳嗽或眩晕。

3.辅助检查

耳镜检查了解异物的大小、性质、形状和位置。

4.心理-社会状况

评估患者的年龄、性别、文化层次、职业、生活习惯、生活环境、卫生习惯、对疾病的认知等。

(四)护理措施

1.心理护理

向患者或小孩家属简单说明取异物的过程,可能出现的不适及如何与医师密切配合,对儿童应采取鼓励亲切的语言,减轻其恐惧感。

2.异物取出

协助医师用合适的器械和正确的方法取出异物。如对活动的昆虫类异物,可先用油类滴入耳道内,将其杀死,再行取出或冲出。对较大或嵌顿的异物,需在全麻下取出。取异物的过程尽量避免损伤外耳道,如损伤无法避免,根据医嘱局部使用抗生素。

3.健康指导

(1)指导家长不要把容易误塞入耳内的小玩具或小球类物品放在小孩容易拿得到的地方。

(2)因工作场所容易飞入铁屑或木屑者,应有保护意识,戴防护帽。

(3)如有小飞虫飞入耳内,应及时到专科医院取出,不要自行挖耳,防止残体遗留耳内引起感染。

(4)成人挖耳时不要将棉签等放入外耳道过深。

四、耵聍栓塞

由于耵聍在外耳道内积聚较多,形成较硬的团块,阻塞外耳道,称为耵聍栓塞。

(一)病因

(1)尘土杂物进入外耳道构成耵聍的核心。

(2)习惯性挖耳,反复将耵聍块推向外耳道深部。

(3)外耳因各种刺激如炎症等致耵聍腺分泌过多。

(4)外耳道畸形、狭窄、肿瘤、异物等妨碍耵聍向外脱落。

(5)老年人肌肉松弛,下颌关节运动无力,外耳道口塌陷影响耵聍向外脱落。

(6)油性耵聍或耵聍变质。

(二)治疗原则

根据耵聍阻塞的部位、大小及性质采取不同的取出方法,并以保护外耳道和鼓膜为原则。常用方法:①耵聍钩取出法;②外耳道冲洗法;③吸引法。

(三)护理评估

1.健康史

(1)评估患者耳部不适、闷胀感持续的时间。

(2)了解患者有无挖耳、异物飞入耳内、外耳道畸形、狭窄、外伤史等。

2.身体状况

(1)耳内不适,局部瘙痒感。

(2)耵聍完全阻塞外耳道,引起耳闷胀不适,伴听力下降,可有与脉搏一致的搏动性耳鸣。

(3)耳道内进水后,耵聍膨胀引起耳道胀痛。

(4)耳镜检查可见外耳道内棕黑色团块,质地不一。

3.辅助检查

听力检查示传导性听力损失。

4.心理-社会状况

评估患者的年龄、文化层次、卫生习惯、饮食习惯、对疾病的认知状况等。

(四)护理措施

1.耵聍取出

向患者解释耳部不适的原因及处理方法,配合医师采用正确方法将耵聍取出,取出过程预防外耳道和鼓膜损伤。

2.滴耳指导

对需先用滴耳剂软化耵聍的患者,应教会患者或家属正确滴耳的方法,并告知患者,滴软化剂后,耳部胀痛感会加重,是正常反应,不必紧张。

3.外耳道冲洗

耵聍软化后按外耳道冲洗法将耵聍冲洗干净。患者取坐位,解释操作目的和注意事项,取得配合。检查耵聍的位置、大小,确定耳膜完整,中耳无炎症,可以冲洗。将弯盘置于患耳耳垂下方,紧贴皮肤,头稍向患侧倾斜,协助医师固定弯盘。左手向后上方牵拉耳郭(小儿向后下方),右手将吸满温生理盐水、装有塑料管的橡皮球对准外耳道后上壁方向冲洗,使水沿外耳道后上壁进入耳道深部,借回流力量冲出耵聍。用纱布擦干耳郭,用铁棉签擦净耳道内残留的水,检查外耳道内是否清洁,如有耵聍残留,可再次冲洗至彻底冲净为止。

4.健康指导

(1)养成良好的卫生习惯,避免用手挖耳。

(2)耵聍聚积较多,不易脱落时,应及时到专科医院取出,防止外耳道堆积过多,形成胆脂瘤。

(3)耵聍取出之后的短时期内,如有声响过高时,可用无菌棉花松松塞在外耳道口,半天到一天后取出。

(4)对皮脂腺分泌旺盛的患者,建议其减少食物中油脂的摄入。

(5)外耳道炎症患者积极治疗。

(祁业英)

第五节　中 耳 疾 病

一、分泌性中耳炎

分泌性中耳炎是以中耳积液(包括浆液、黏液、或浆黏液)及听力下降为主要特征的中耳非化脓性炎性疾病,可分为急性和慢性两种。急性中耳炎症未愈、病程大于 8 周者称为慢性分泌性中耳炎。

(一)病因

尚不完全明了,可能与咽鼓管功能障碍、感染、免疫反应等有关。

(二)治疗原则

清除中耳积液(鼓膜穿刺抽液、鼓膜切开、鼓室置管术等);控制感染,改善咽鼓管通气引流,病因治疗。

(三)护理评估

1.健康史

了解病程,询问患者发病前有无感冒、腺样体肥大、鼻炎、鼻窦炎、中耳感染等,近期有无乘坐飞机。

2.身体状况

(1)听力下降:急性发病者大多于感冒后有听力减退,听力可因头位不同而改变;慢性者起病隐匿。

(2)耳痛:急性者可有隐隐耳痛,慢性者耳痛不明显。

(3)耳鸣:有"噼啪"声、"嗡嗡"声及流水声等。当头部震动时耳内可有气过水声。

(4)耳内闭塞感:本病尚有耳内闭塞或闷胀感,按压耳屏后可暂时减轻。

3.辅助检查

(1)耳镜检查:急性期可见鼓膜充血、内陷;鼓室积液时可见液平面或鼓膜呈淡黄、橙红或琥珀色。慢性者鼓膜可呈灰蓝或乳白色。

(2)听力测试:示传导性聋。

(3)声阻抗测定:鼓室压曲线常呈平坦型或高负压型。

(4)乳突 X 线检查:多发现乳突气房模糊,密度增加。

(5)鼓膜穿刺:可抽出积液。

4.心理-社会状况

评估患者年龄、性别、文化层次、对疾病的认知、家庭功能状况、情绪反应等。

(四)护理措施

1.心理护理

向患者及其家人介绍本病的致病原因和各种治疗方法,增强患者信心,使其积极配合治疗。

2.用药护理

遵医嘱给予抗生素类、类固醇激素类药物以控制感染,减轻炎性渗出和机化。注意观察用药效果和不良反应。

3.滴鼻指导

教会患者正确的滴鼻药方法,遵医嘱给予 1% 的麻黄碱滴鼻,保持鼻腔及咽鼓管通畅。

4.操作配合

行咽鼓管吹张时,应先清除鼻腔分泌物。行鼓膜穿刺抽液时,严格按操作规程执行。行鼓膜切开或鼓室置管术者,向其解释目的及注意事项,以利其配合。

5.健康指导

(1)加强体育锻炼,增强体质,防止感冒。乘飞机起飞或降落时,做吞咽或张口说话动作,使咽鼓管两侧压力平衡。

(2)嘱患者积极治疗鼻咽部疾病,如腺样体肥大、鼻窦炎、扁桃体炎等。

(3)对 10 岁以下儿童告知家长定期行筛选性声阻抗检测。

(4)掌握正确的擤鼻方法,压一侧鼻翼擤出或吸至咽部吐出。

（5）行鼓室置管术后，勿自行用棉棒擦拭外耳道，以防小管脱出。通气管取出前或鼓膜切开者，禁止游泳及淋浴，以防耳内进水，导致中耳感染。

（6）本病急性期，应尽早、彻底治愈，以免迁延成慢性。

二、急性化脓性中耳炎

急性化脓性中耳炎是中耳黏膜的急性化脓性炎症。

（一）病因

主要致病菌为肺炎链球菌、流感嗜血杆菌、乙型溶血性链球菌、葡萄球菌及铜绿假单胞菌等。感染途径以咽鼓管途径为最常见，也可经外耳道鼓膜途径感染，血行感染者极少见。

（二）治疗原则

控制感染、通畅引流、祛除病因。

（三）护理评估

1.健康史

评估患者是否有上呼吸道感染和传染病史。近期是否接受过鼓膜穿刺或置管、咽鼓管吹张等治疗。了解擤鼻习惯、婴幼儿吮乳姿势及是否有污水入耳等情况。

2.身体状况

（1）耳痛：早期患者感耳深部锐痛或搏动性跳痛，疼痛可向同侧头部或牙齿放射。鼓膜穿孔流脓后疼痛减轻。

（2）耳鸣及听力减退：患耳可有搏动性耳鸣，听力逐渐下降。耳痛剧烈者，轻度的耳聋可不被察觉。鼓膜穿孔后听力反而提高。

（3）耳漏：鼓膜穿孔后耳内有液体流出，初为血水脓样，以后变为脓性分泌物。

（4）全身症状：轻重不一，可有畏寒、发热、怠倦、食欲减退。小儿症状较成人严重，可有高热、惊厥，常伴有呕吐，腹泻等消化道症状。鼓膜穿孔后，体温逐渐下降，全身症状亦明显减轻。

3.辅助检查

（1）耳镜检查：可见鼓膜充血、肿胀，鼓膜穿孔后可见穿孔处有搏动亮点，为脓液从该处涌出。

（2）耳部触诊：乳突部可有轻压痛，鼓窦区较明显。

（3）听力检查：多为传导性聋。

（4）血常规检查：显示白细胞总数和多形核白细胞数量增加，鼓膜穿孔后血常规结果恢复正常。

（5）乳突 X 线检查：乳突部呈云雾状模糊，但无骨质破坏。

4.心理-社会状况

注意评估患者的年龄、文化层次、生活习惯、心理状态及对疾病的认知程度。

（四）护理措施

1.用药护理

（1）遵医嘱给予足量广谱抗生素控制感染，同时观察药物的疗效及不良反应。

（2）耳痛剧烈者，遵医嘱酌情应用镇静、止痛药物。

（3）观察体温变化，高热者给予物理降温或遵医嘱使用退热药。

2.滴耳护理

正确使用滴耳药。禁止使用粉剂滴耳，以免其与脓液结块而影响引流。

3.滴鼻护理

并发上呼吸道感染或有鼻炎鼻窦炎者给予血管收缩药滴鼻,以利咽鼓管引流通畅。

4.病情观察

注意观察耳道分泌物性质、量和伴随症状,注意耳后是否有红肿、压痛。如出现恶心、呕吐、剧烈头痛、烦躁不安等症状时,应警惕并发症的发生。必要时配合医师做鼓膜切开术,以利排脓。

5.饮食护理

注意休息,多饮水,进食易消化营养丰富的软食,保持大便通畅。

6.健康教育

(1)告知正确的擤鼻方法,指导母亲采取正确的哺乳姿势。

(2)及时清理外耳道脓液,指导正确的滴耳药方法。嘱患者坚持治疗,按期随访。

(3)有鼓膜穿孔或鼓室置管者避免游泳等可能导致鼓室进水的活动。禁滴酚甘油。

(4)加强体育锻炼,增强抗病能力,做好各种传染病的预防接种工作。患上呼吸道感染等疾病时积极治疗。

三、急性坏死性中耳炎

急性坏死性中耳炎是中耳黏膜、鼓膜和听小骨急性的严重破坏,炎症深达骨质。

(一)病因

常为小儿流感、麻疹尤其是猩红热的并发症。

(二)治疗原则

全身应用大剂量抗生素控制感染,手术引流、清除病灶。

(三)护理评估

1.健康史

评估近期有无患流感或猩红热、麻疹等传染病等。

2.身体状况

与急性化脓性中耳炎类似,但程度更严重。听力下降明显,鼓膜穿孔较大,鼓室内常伴有肉芽形成,脓液稀,有臭味。

3.辅助检查

(1)耳镜检查:可见鼓膜穿孔较大,多呈肾形。

(2)听力检查:常为较严重的传导性耳聋。

(3)乳突 X 线或颞骨 CT 检查:显示听骨链、乳突气房、鼓室和乳突天盖及乙状窦骨质破坏。

4.心理-社会状况

评估患者的年龄、文化层次、生活习惯和心理状况及家属的支持情况等。

(四)护理措施

1.心理护理

耐心倾听患者主诉,向患者和家属讲解疾病发生的原因和治疗方法,消除其紧张焦虑情绪,鼓励患者积极配合治疗。

2.用药护理

遵医嘱给予大剂量广谱抗生素控制感染,注意药物的疗效及不良反应。

3.疼痛护理

评估患者疼痛程度,给予精神安慰,分散注意力,必要时按医嘱给予镇痛剂。

4.滴鼻、滴耳护理

正确使用滴鼻药和滴耳药。鼓膜穿孔、持续流脓者可局部滴用无耳毒性抗生素,如泰利必妥滴耳液,滴前先用3%过氧化氢溶液清洗外耳道脓液。

5.病情观察

注意观察病情变化,注意有无恶心、呕吐、头痛、表情淡漠或耳后红肿、明显压痛等症状,防止发生颅内、外并发症。

6.健康教育

(1)向患者及家属讲解疾病的危害,嘱患者积极治疗,按期随访,病情变化时及时就医。

(2)告知鼓膜穿孔或鼓室成形术后不宜游泳,洗头和沐浴时可用干棉球塞于外耳道口,谨防污水流入耳内。

(3)忌用氨基糖苷类抗生素滴耳液(如新霉素、庆大霉素等)滴耳,以防耳中毒。

(4)行鼓室成形术患者术后2～3个月内不要乘坐飞机,以防气压突然变化影响手术效果。并告知其术后3个月耳内会有少量渗出,此为正常现象,注意保持外耳道清洁,防止感染。

(5)加强锻炼,增强机体抵抗力,认真做好各种传染病的预防接种工作。

四、慢性化脓性中耳炎

急性化脓性中耳炎病程超过6周时,病变侵犯中耳黏膜、骨膜或深达骨质,造成不可逆损伤,常合并存在慢性乳突炎,此谓慢性化脓性中耳炎。

(一)病因

与急性化脓性中耳炎治疗不及时或用药不当,全身或局部抵抗力下降,致病菌毒力过强,鼻、咽部存在慢性病灶致中耳炎反复发作等有关。

(二)治疗原则

祛除病因、控制感染、通畅引流、消除病灶、提高听力。

(三)护理评估

1.健康史

认真评估患者是否曾患急性化脓性中耳炎,是否有鼻咽部慢性疾病,是否有免疫力低下等情况。

2.身体状况

可分为三型,即单纯型、骨疡型、胆脂瘤型。

(1)单纯型:间歇性耳流脓,量多少不等。脓液呈黏液性或黏脓性,一般不臭,鼓膜穿孔常呈中央性。听觉损伤为轻度传导性耳聋。

(2)骨疡型:耳持续性流脓,脓液黏稠,常有臭味,可有血丝或耳内出血。鼓膜边缘性穿孔、紧张部大穿孔或完全缺失。患者多有较重的传导性耳聋。

(3)胆脂瘤型:长期耳流脓,脓量多少不等,有特殊臭味。鼓膜松弛部穿孔或紧张部后上方边缘性穿孔。听力检查一般为不同程度的传导性耳聋。

(4)颅内并发症:患者可有头痛、恶心、呕吐、发热等症状,表示炎症已由骨质破坏向颅内扩散。胆脂瘤型慢性化脓性中耳炎最易出现颅内并发症。

3.辅助检查

(1)耳镜检查:可见鼓膜穿孔大小不等,可分为中央性和边缘性两种。穿孔处可见鼓室内壁黏膜充血、肿胀或有肉芽、息肉循穿孔伸展于外耳道。鼓室内或肉芽周围及外耳道有脓性分泌物。

(2)听力检查:显示传导性或混合性耳聋,程度轻重不一,少数可为重度感音性听力丧失。

(3)乳突X线或颞骨CT检查:单纯型无骨质破坏征,骨疡型有骨质破坏征象,胆脂瘤型可见圆形或椭圆形透亮区。

4.心理-社会状况

注意评估患者的文化层次、性格特征、对疾病的认知程度等。

(四)护理措施

1.滴耳、滴鼻护理

按医嘱指导患者正确使用滴耳液,用药前先用3%过氧化氢溶液彻底清洗外耳道内脓液,然后再滴用抗生素耳剂。正确使用1%麻黄碱液滴鼻,保持咽鼓管通畅。

2.病情观察

密切观察病情变化,注意有无头痛、恶心、呕吐、发热及耳后红肿、明显压痛等症状,防止发生颅内、外并发症。对疑有颅内并发症者,禁止使用止痛、镇静类药物,以免掩盖症状。应密切观察生命体征变化,及时、准确使用降压药物,全身使用足量抗生素,保持大便通畅,以防止发生脑疝。

3.健康教育

(1)向患者及家属讲解慢性化脓性中耳炎的危害,特别是引起颅内、外并发症的严重性,引起患者对疾病治疗的重视。嘱患者积极配合治疗,按期随访,病情变化时及时就医。

(2)教会患者正确的滴耳和洗耳方法及注意事项。忌用氨基糖苷类抗生素滴耳液(如新霉素、庆大霉素等)滴耳,以防耳中毒。脓液多或穿孔小者,忌用粉剂,以免影响引流。

(3)加强锻炼,增强机体抵抗力,积极治疗鼻咽部慢性疾病。

(祁业英)

第六节　内　耳　疾　病

一、耳硬化症

耳硬化症是内耳骨迷路发生反复的局灶性吸收并被富含血管和细胞的海绵状新骨所代替,继而血管减少,骨质沉着,形成骨质硬化病灶而产生的疾病。好发于前庭窗前区和圆窗边缘。好发年龄为20~40岁,女性多于男性。

(一)病因

尚无定论,可能与遗传、种族、代谢紊乱及内分泌障碍等因素有关。

(二)治疗原则

各期镫骨硬化患者以手术治疗为主,可采用镫骨部分或全部切除、人工镫骨术等。另可选配助听器和采用药物治疗。据报道氟化钠肠衣片、硫酸软骨素片等药物对本病有一定的防治作用。

(三)护理评估

1.健康史

仔细询问患者是否有代谢紊乱、内分泌障碍等疾病,家族中是否有类似病例,女性患者是否怀孕。

2.身体状况

(1)缓慢进行性听力下降:可因妊娠、分娩、外伤、过劳及烟酒过度等而致听力减退加剧。

(2)耳鸣:一般以"轰轰"或"嗡嗡"低音调为主,可为持续性或间歇性。

(3)韦氏错听(闹境返聪):在嘈杂环境中,患者的听觉反较在安静环境中为佳,此现象称为韦氏错听。

(4)眩晕:少数患者在头部活动时出现轻度短暂眩晕。

3.辅助检查

(1)耳镜检查:可见外耳道宽大,皮肤菲薄,鼓膜完整,标志清楚,可见 Schwartze 征。

(2)听力检查:可表现为单纯传导性聋或伴有不同程度耳蜗功能损失之混合性聋。

(3)声导抗测试:显示 A 型鼓室导抗图。

(4)颞骨 CT 扫描:明确病变部位。

4.心理-社会状况

注意评估患者的性别、年龄、文化层次、对疾病的认知程度及压力应对方式等。

(四)护理措施

1.心理护理

多与患者接触,了解患者焦虑的原因、程度,让家人经常探望和陪伴患者。告知其治疗方法和目的,鼓励患者勇敢面对疾病,积极配合治疗。

2.安全护理

注意患者安全,避免车辆等物体的撞击。外出检查和活动要有人陪伴。在可能出现危险的地方安置警示牌。

3.佩戴助听器

不宜手术或不愿意接受手术的患者,可佩戴助听器。应告知患者助听器的类型、适配对象和佩戴效果,协助患者选配合适的助听器。

4.健康教育

(1)佩戴助听器的患者应每天清洗耳模和套管,耳部感染时不可佩戴。不用时关闭助听器,准备备用电池,夜间将电池盖打开,以免漏电。

(2)口服氟化钠肠衣片等药物者应注意饭后服用。

(3)手术后注意休息,避免剧烈活动,尤其是头部过度晃动和撞击。

(4)伤口未愈不可洗头,以防污水流入耳内。

(5)注意保暖,防止感冒,防止致病菌进入鼓室。

二、梅尼埃病

梅尼埃病是一种原因不明的以膜迷路积水为主要病理特征,以发作性眩晕、波动性耳聋、耳鸣、耳内胀满感为临床特征的内耳疾病。多见于 50 岁以下的中青年。

（一）病因

病因未明，主要学说有耳蜗微循环障碍，内淋巴液生成、吸收平衡障碍，变态反应与自身免疫异常，另外可能与遗传、病毒感染等有关。

（二）治疗原则

采用以调节自主神经功能、改善内耳微循环及解除迷路积水为主的药物综合治疗或手术治疗。手术有保存听力的颈交感神经节普鲁卡因封闭术、内淋巴分流术、前庭神经切除术及非听力保存的迷路切除术等。

（三）护理评估

1.健康史

评估患者是否患过各种耳病，有无其他自身免疫性疾病，有无家族遗传史，有无反复发作的眩晕、耳鸣和听力障碍等情况。

2.身体状况

（1）眩晕：多为无先兆突发旋转性眩晕，伴有恶心、呕吐、面色苍白、出冷汗、脉迟缓、血压下降等症状。

（2）耳鸣：多出现在眩晕发作之前，眩晕发作时加剧，间歇期自然缓解，但常不消失。

（3）耳聋：一般为单侧，多次发作后明显。发作期加重，间歇期减轻，呈明显波动性听力下降，耳聋随发作次数增加而加重。

（4）耳胀满感：发作期患侧头部或耳内有胀满、沉重或压迫感，有时感耳内灼热或钝痛。

3.辅助检查

（1）耳镜检查：鼓膜多正常，咽鼓管功能良好。

（2）听力检查：呈感音性聋，多年长期发作者可能呈感音神经性聋。

（3）前庭功能试验：早期患者前庭功能正常或轻度减退。发作期可见自发性水平型或水平旋转型眼震，发作过后，眼震逐渐消失。多次发作后，可出现向健侧的优势偏向。晚期出现半规管轻瘫或功能丧失。

（4）甘油试验：阳性反应提示耳聋系膜迷路积水引起。

（5）颞骨 CT 扫描：偶显前庭导水管周围气化差，导水管短而直。

4.心理-社会状况

注意评估患者的年龄、文化层次、心理状况及对本病的认知程度。

（四）护理措施

1.心理护理

向患者讲解本病的有关知识，使其主动配合治疗和护理，消除其紧张、恐惧心理，使之心情愉快、精神放松。对久病、频繁发作、伴神经衰弱者要多作耐心解释，消除其思想负担。心理精神治疗的作用不容忽视。

2.病情观察

观察眩晕发作的次数、持续时间、患者的自我感觉及神志、面色等情况。眩晕发作前，可有耳鸣为先发症状。

3.用药护理

按医嘱给予镇静药、改善微循环药及减轻膜迷路积水等药物，同时观察药物疗效和不良反应，如长期使用利尿剂者，应注意补钾。

4.饮食护理

给予高蛋白、高维生素、低脂肪、低盐饮食,适当减少饮水量。

5.休息护理

急性发作时应卧床休息,避免意外损伤。休养环境宜暗并保持安静舒适。对症状重或服用镇静药者,起床时动作要慢,下床活动时有人搀扶,防止跌倒。

6.手术护理

对发作频繁、症状重、保守治疗无效而选择手术治疗者,应告知其手术目的和注意事项,做好各项术前准备,围术期护理按耳科手术患者护理常规。

7.健康教育

(1)指导患者在治疗的同时配合适当的体育运动,如做呼吸操、散步、做静功等助气血运行的运动,增强体质。

(2)指导患者保持健康的心理状态和良好的生活习惯,起居规律、睡眠充足。戒除烟酒,禁用耳毒性药物。

(3)对眩晕发作频繁者,告知其不要骑车、登高等,以免发生危险。

(4)积极治疗因病毒引起的呼吸道感染及全身性疾病。

(祁业英)

第七节　鼻　　炎

一、急性鼻炎

急性鼻炎是由病毒感染引起的鼻黏膜急性炎症性疾病。

(一)病因

主要为病毒感染,继之合并细菌感染。最常见的是鼻病毒,其次是流感和副流感病毒、腺病毒等。病毒主要经飞沫传播,其次是通过被污染的物体或食物进入鼻腔或咽部而传播。病毒常于人体处在某种不利的因素下侵犯鼻黏膜。

1.全身因素

受凉、过劳、烟酒过度、维生素缺乏、内分泌失调或其他全身性慢性疾病等。

2.局部因素

鼻中隔偏曲、慢性鼻炎等鼻腔慢性疾病,邻近的感染灶如慢性化脓性鼻窦炎、慢性扁桃体炎及小儿腺样体肥大或腺样体炎等。

(二)治疗原则

以支持和对症治疗为主,同时注意预防并发症。全身应用抗生素和抗病毒药物,局部使用血管收缩剂滴鼻。

(三)护理评估

1.健康史

(1)评估患者有无与感冒患者密切接触史。

（2）了解患者最近有无受凉、过劳、烟酒过度等诱因。

（3）了解患者有无全身慢性病或鼻咽部慢性疾病。

2.身体状况

（1）发病初期鼻内有灼热感、喷嚏，接着出现鼻塞、水样鼻涕、嗅觉减退及闭塞性鼻音。

（2）继发细菌感染后鼻涕变为黏液性、黏脓性，进而脓性。

（3）大多有全身不适、倦怠、发热（37～40 ℃）和头痛等。小儿全身症状较成人重，多有高热（39 ℃以上），甚至惊厥，常出现消化道症状，如呕吐、腹泻等。

（4）鼻腔检查可见鼻黏膜充血、肿胀、总鼻道或鼻底有较多分泌物。

3.辅助检查

实验室检查可见合并细菌感染者可出现白细胞数升高。

4.心理社会评估

评估患者（家属）对疾病的认知程度、文化层次、卫生习惯、饮食习惯、有无不良嗜好、情绪反应等。

（四）护理措施

1.饮食护理

嘱患者多饮水，清淡饮食，疏通大便，注意休息。可用生姜、红糖、葱白煎水热服。

2.用药护理

指导患者正确使用解热镇痛药、抗生素和抗病毒药物。

3.滴鼻护理

指导患者正确滴鼻，改善不适，也可按摩迎香、鼻通穴，减轻鼻塞。告知患者注意血管收缩剂的连续使用不宜超过 7 天。

4.健康指导

（1）告知患者急性鼻炎易传播给他人，指导其咳嗽、打喷嚏时用纸巾遮住口鼻，急性炎症期间餐具与家人分开。室内经常通风换气，不与他人共用毛巾，不到人多的公共场合，与他人接触时尽量戴口罩等，防止传播给他人。

（2）嘱患者平时养成良好的生活习惯，注意保暖，不过度熬夜和烟酒，不挑食，保证营养均衡，适当锻炼身体，讲卫生，积极治疗局部和全身其他疾病，提高机体抵抗力。

（3）指导患者锻炼对寒冷的适应能力，提倡冷水洗脸，冬季增加户外活动。

二、慢性鼻炎

慢性鼻炎是发生在鼻腔黏膜和黏膜下层的慢性炎症，可分为慢性单纯性鼻炎和慢性肥厚性鼻炎。

（一）病因

1.局部因素

（1）急性鼻炎反复发作或未获彻底治愈。

（2）鼻腔解剖变异及鼻窦慢性疾病。

（3）邻近感染病灶如慢性扁桃体炎、腺样体肥大或腺样体炎。

（4）鼻腔用药不当或过久等。

2.职业及环境因素

长期或反复吸入粉尘(如水泥、石灰、煤尘、面粉等)或有害化学气体,生活或生产环境中温度和湿度的急剧等。

3.全身因素

全身因素包括全身慢性疾病如贫血、糖尿病、风湿病、慢性便秘等,营养不良如维生素 A、维生素 C 缺乏,内分泌疾病或失调等。

4.其他因素

烟酒嗜好、长期过度疲劳、先天或后天性免疫功能障碍。

(二)治疗原则

根除病因,合理应用鼻腔减充血剂,恢复鼻腔通气功能。慢性肥厚性鼻炎可行下鼻甲激光、射频消融术或部分切除术。

(三)护理评估

1.健康史

(1)评估患者有无鼻咽部的慢性炎症性疾病,有无鼻部长期不当用药等。

(2)了解患者有无贫血、风湿病、慢性便秘等慢性疾病。

(3)评估患者有无长期过劳等诱因。

2.身体状况

(1)慢性单纯性鼻炎表现为间歇性或交替性鼻塞,较多黏液性鼻涕,继发性感染时有脓涕。鼻黏膜充血、下鼻甲肿胀,表面光滑、柔软而富有弹性,探针轻压可现凹陷,但移开探针则凹陷很快复原,对血管收缩剂敏感。

(2)慢性肥厚性鼻炎呈单侧或双侧持续性鼻塞,通常无交替性。鼻涕呈黏液性或黏脓性,不易擤出。有闭塞性鼻音、耳鸣和耳堵塞感,并伴有头痛、头昏沉、咽干、咽痛。少数患者可能有嗅觉减退。下鼻甲黏膜肥厚、充血,严重者黏膜呈紫红色,黏膜表面不平,探针轻压凹陷不明显,触之有硬实感。对血管收缩剂不敏感。

3.心理社会评估

评估患者的性别、年龄、文化程度、对疾病的认知程度,患者的心理状况、职业、工作环境及生活习惯等。

(四)护理措施

(1)指导患者正确用药,改善鼻塞、头痛等不适。

(2)嘱患者及时治疗原发病,如全身慢性疾病、鼻窦炎、邻近感染病灶和鼻中隔偏曲等。

(3)增加营养,补充维生素,禁烟、酒,锻炼身体,增强机体的抵抗力。

(4)注意休息,勿过度劳累,远离粉尘或有害化学气体。

(祁业英)

第八节　鼻　窦　炎

鼻窦炎是鼻窦黏膜的炎症性疾病,多与鼻炎同时存在,所以也称为鼻-鼻窦炎,发病率 15%

左右,是鼻科最常见的疾病之一。

一、急性鼻窦炎

(一)病因

1.局部因素

鼻腔疾病(如急或慢性鼻炎、鼻中隔偏曲、异物及肿瘤等)、邻近器官的感染病灶(如扁桃体炎、上列第 2 双前磨牙和第 1、2 磨牙的根尖感染、拔牙损伤上颌窦等)、直接感染(鼻窦外伤骨折、异物进入窦腔、跳水不当或游泳后用力擤鼻导致污水进入窦腔)、鼻腔填塞物留置过久、气压骤变(航空性鼻窦炎)等。

2.全身因素

全身因素如过度疲劳、营养不良、维生素缺乏、变应性体质、贫血及糖尿病、内分泌疾病(甲状腺、脑垂体或性腺功能不足)等。

(二)治疗原则

消除病因,清除鼻腔、鼻窦分泌物,促进鼻腔和鼻窦的通气引流,控制感染,防止并发症或病变迁延成慢性鼻窦炎。

1.全身治疗

全身治疗包括对症处理、抗感染治疗、中医治疗等。

2.局部治疗

局部治疗包括鼻内用药、上颌窦穿刺冲洗、物理疗法等。

(三)护理评估

1.健康史

(1)评估患者有无上呼吸道感染史,有无鼻部疾病。

(2)了解患者以往健康状况,有无全身其他疾病。

(3)了解患者最近有无乘坐飞机、潜水或跳水等。

2.身体状况

(1)全身症状:畏寒、发热、食欲减退、周身不适等,儿童可出现咳嗽、呕吐、腹泻等。

(2)局部症状:①持续性鼻塞,常有闭塞性鼻音。②大量黏液脓性或脓性涕,牙源性上颌窦炎有恶臭脓涕。③涕中带血或自觉有腥臭味。④局部疼痛和头痛。不同鼻窦炎疼痛的程度、位置和规律不同。急性上颌窦炎疼痛部位在颌面部或上列牙,晨起时不明显,后逐渐加重,至午后最明显;急性额窦炎为前额部疼痛,晨起后明显,渐加重,中午最明显,午后渐减轻;筛窦炎为内眦或鼻根处疼痛,程度较轻,晨起明显,午后减轻;蝶窦炎表现为枕后痛或眼深部痛,晨起轻,午后重。

(3)体征:鼻镜检查可见鼻黏膜充血肿胀,中鼻道或嗅裂有脓性分泌物。局部压痛,额窦炎压痛点在眶内上壁,筛窦压痛点在内眦,上颌窦压痛点在犬齿窝。

3.辅助检查

(1)实验室检查。

(2)鼻内镜检查、鼻窦 X 线或 CT 检查了解炎症程度和范围。

4.心理社会评估

评估患者的年龄、性别、文化层次、对疾病认知程度、职业、情绪状态、生活方式、饮食习惯等。

（四）护理措施

1.用药护理

向患者解释疼痛的原因和缓解方法,遵医嘱指导患者正确用药,尤其是抗生素使用要及时、足量、足够时间,不可随意停药,并教会患者正确的点鼻和擤鼻的方法,同时告知患者不宜长期使用鼻内血管收缩剂类药物。

2.饮食护理

嘱患者注意休息,多饮水,多食柔软易消化、富含维生素的食物,避免辛辣刺激性食物。

3.健康指导

（1）嘱患者注意生活环境的卫生,保持适宜的温度和湿度,要多开窗通风。

（2）治疗期间要定期随访至痊愈。

（3）对于抵抗力低下或者年老、体弱、婴幼儿,应当注意预防上呼吸道感染,增强体质。

（4）养成良好的生活和饮食习惯,不熬夜,不过度疲劳,饮食均衡,保证营养全面摄入。

（5）对于有鼻部或全身疾病的患者,应嘱其积极治疗原发病。

（6）飞行员、乘务员、潜水员应指导其及时保持鼻窦内外压力平衡的方法。

二、慢性鼻窦炎

急性鼻窦炎反复发作或急性鼻窦炎、鼻炎治疗不当,病程超过 2 个月,即为慢性鼻窦炎,以筛窦和上颌窦最为多见。

（一）病因

主要发病因素有细菌感染、变态反应、鼻腔和鼻窦的解剖变异、全身抵抗力差、鼻外伤、异物、肿瘤等。

（二）治疗原则

控制感染和变态反应导致的鼻腔鼻窦黏膜炎症。改善鼻腔鼻窦的通气、引流。病变轻者及不伴有解剖畸形者,采用药物治疗（包括全身和局部药物治疗）即可取得较好疗效;否则应采取综合治疗手段,包括内科和外科治疗。

1.全身用药

抗生素、糖皮质激素、黏液稀释及改善黏膜纤毛活性药、抗组胺药物。

2.局部用药

鼻腔减充血剂、局部糖皮质激素、生理盐水冲洗。

3.局部治疗

上颌窦穿刺冲洗、额窦环钻引流、鼻窦置换治疗、鼻内镜下吸引。

4.手术治疗

手术治疗以解除鼻腔鼻窦解剖学异常造成的机械性阻塞、结构重建、通畅鼻窦的通气和引流、黏膜保留为主要原则。

（三）护理评估

1.健康史

（1）了解患者有无急性鼻窦炎反复发作史,了解其治疗过程。

（2）了解患者有无鼻部其他疾病或全身病。

2.身体状况

(1)全身症状:可有头昏、易倦、精神抑郁、记忆力减退、注意力不集中等现象。

(2)局部症状:鼻塞;流脓涕,牙源性鼻窦炎时,脓涕多带腐臭味;嗅觉障碍;局部疼痛及头痛,多在低头、咳嗽、用力或情绪激动时症状加重。

(3)后组筛窦炎和蝶窦炎偶可引起视力减退、视野缺损或复视等。

(4)检查可见鼻黏膜充血、肿胀,中鼻道、嗅裂及鼻咽部有脓。

3.辅助检查

(1)鼻内镜检查和鼻窦 CT 扫描可帮助了解鼻腔解剖学结构异常、病变累积的位置和范围。

(2)细菌培养或免疫学检查可进一步确定鼻窦炎的主要致病因素和特征。

4.心理社会评估

评估患者年龄、性别、文化层次、对疾病的认知程度、职业、性格特点、生活方式、情绪反应等。

(四)护理措施

1.鼻腔冲洗指导

向患者解释鼻腔冲洗的目的及操作方法,协助并指导患者进行鼻腔冲洗,使患者熟练掌握正确的冲洗方法。

2.病情观察

注意观察患者体温变化,有无剧烈头痛、恶性、呕吐等,鼻腔内有无清水样分泌物流出,如发现应及时报告医师处理。

3.饮食护理

饮食要清淡易消化,禁烟酒,禁辛辣刺激性食物。

4.健康指导

(1)告知患者尽量克制打喷嚏,如果克制不住,打喷嚏时一定把嘴张大。

(2)告知患者不用手挖鼻,防止损伤鼻黏膜。

(3)防止感冒,避免与患感冒的人接触。冬春季外出时应戴口罩,减少花粉、冷空气对鼻黏膜的刺激。

(4)保持大便通畅,勿用力排便。

(5)定期门诊随访鼻腔黏膜情况,清理痂皮。

(祁业英)

第九节 鼻 息 肉

鼻息肉是鼻、鼻窦黏膜的慢性炎性疾病,以极度水肿的鼻黏膜在中鼻道形成息肉为临床特征。

一、病因

病因尚未完全清楚。由鼻部黏膜长期水肿所致,以变态反应和慢性炎症为主要原因。

二、治疗原则

现多主张以手术为主的综合治疗,使用糖皮质激素及功能性鼻内镜手术。

三、护理评估

(一)健康史

评估患者以往健康状况,是否有过敏性鼻炎、慢性鼻炎、哮喘史。有无慢性炎症刺激及诱发因素。

(二)身体状况

(1)进行性鼻塞,逐渐转为持续性鼻塞、流涕。有鼻塞性鼻音。

(2)嗅觉障碍及头痛。

(3)外鼻可形成"蛙鼻"。

(4)前鼻镜检查可见鼻腔内有一个或多个表面光滑呈灰白色或淡红色、半透明的新生物,触之柔软,可移动,不易出血,不感疼痛。

(三)辅助检查

(1)鼻内镜检查。

(2)X线鼻窦摄片,明确病变的部位和范围。

(3)病理学检查。

(四)心理社会评估

评估患者的年龄、性别、对疾病的认知程度、文化层次、生活习惯、饮食习惯等。观察患者对疾病的情绪反应。

四、护理措施

(一)心理护理

向患者及家属介绍疾病的特点,治疗方法和一般预后情况,如何预防复发等,使患者增加对疾病的认识,树立战胜疾病的信心。

(二)用药护理

鼓励患者多喝水,口唇干燥时涂以润唇膏。根据医嘱使用糖皮质激素,减轻鼻塞症状,缓解不适。

(三)术前护理

1.一般准备

(1)术前检查各项检验报告是否正常,包括血尿常规、出凝血试验、肝肾功能、胸片、心电图等,了解患者是否有糖尿病、高血压、心脏病或其他全身疾病,有无手术禁忌证,以保证手术安全。

(2)准备好鼻部CT或X线片。

(3)根据需要完成药物皮肤敏感试验。

(4)预计术中可能输血者,应做好定血型和交叉配血试验。

(5)术前一天沐浴、剪指(趾)甲,做好个人卫生工作。

(6)术前晚可服镇静剂,以便安静休息。

(7)按医嘱予术前用药,并做好宣教工作。

(8)局麻患者术晨可进少量干食。全麻者术前 6 小时开始禁食、禁水。

(9)术前有上呼吸道感染者、女患者月经来潮者,暂缓手术。

(10)术前禁烟酒及刺激性食物。

2.鼻部准备

(1)剪去术侧鼻毛,男患者需理发,剃净胡须。如果息肉或肿块过大,已长至鼻前庭,则不宜再剪鼻毛。

(2)检查患者有无感冒、鼻黏膜肿胀等急性炎症,如有应待其消失后手术。

(四)术后护理

1.麻醉护理

局麻患者术后给予半卧位,利于鼻腔分泌物渗出物引流,同时减轻头部充血。全麻按全麻护理常规至患者清醒后,改为半卧位。

2.用药护理

按医嘱及时使用抗生素,预防感染。注意保暖,防止感冒。

3.病情观察

注意观察鼻腔渗血情况,嘱患者如后鼻孔有血液流下,一定要吐出,以便观察出血量,并防止血液进入胃内,刺激胃黏膜引起恶心呕吐。24 小时内可用冰袋冷敷鼻部和额部。如出血较多,及时通知医师处理,必要时按医嘱使用止血药,床旁备好鼻止血包和插灯。

4.饮食护理

局麻患者术后 2 小时、全麻患者术后 3 小时可进温、凉的流质或半流质饮食,可少量多餐,保证营养,避免辛辣刺激性食物。

5.口腔护理

因鼻腔不能通气,患者需张口呼吸,口唇易干裂,所以要做好口腔护理,保持口腔清洁无异味,防止口腔感染,促进食欲。

6.病情指导

(1)因鼻腔内有填塞物,患者会感觉非常不舒适,如鼻部疼痛、头痛、头胀、流泪、咽痛、咽干等,向患者解释不舒适的原因、可能持续的时间、适当吸氧、雾花吸入等方法减轻不舒适症状。

(2)叮嘱患者不要用力咳嗽或打喷嚏,以免鼻腔内纱条松动或脱出而引起出血。教会患者如果想打喷嚏,可用手指按人中、作深呼吸或用舌尖抵住硬腭以制止。

(3)鼻腔填塞纱条者,第二天开始滴液状石蜡以润滑纱条,便于抽取。纱条抽尽后改用呋麻滴鼻液,防止出血并利于通气。

(五)健康指导

(1)保持良好的心理状态,避免情绪激动,适当参加锻炼。

(2)选择含有丰富维生素、蛋白质的饮食增强机体抵抗力,促进疾病康复。

(3)避免挤压、挖鼻、大力擤鼻等不良习惯。

(4)冬春季外出时可戴口罩,减少花粉、冷空气对鼻黏膜的刺激。

(5)遵医嘱按时正确做鼻腔冲洗,定时服药、滴鼻。

(6)尽量避免上呼吸道感染,减少对鼻腔的强烈刺激。

(7)术后定期进行窥镜检查。

(8)2 个月内避免游泳。

(祁业英)

第十节　喉　炎

一、急性喉炎

急性喉炎是喉黏膜的急性卡他性炎症,好发于冬春季,是一种常见的急性呼吸道感染性疾病。

(一)病因

主要为感染,常发生于感冒之后,先由病毒入侵,再继发细菌感染;用声过度也可引起急性喉炎;吸入有害气体、粉尘或烟酒过度等;烟酒过度、受凉、疲劳也可诱发。

(二)治疗原则

全身应用抗生素和激素治疗;使声带休息;超声雾化吸入治疗;结合中医治疗。

(三)护理评估

1.健康史

了解患者最近有无感冒史,有无用声过度、吸入有害气体、机体抵抗力下降等诱因。

2.身体状况

声嘶是急性喉炎的主要症状,患者可出现咳嗽、咳痰但不严重,喉部不适或疼痛,不影响吞咽。喉镜下可见喉部黏膜呈弥漫性红肿。

3.辅助检查

间接喉镜检查。

4.心理-社会状况

评估患者的年龄、性别、职业、工作环境、文化层次、有无不良生活习惯,评估患者的心理状态及对疾病的认知程度。

(四)护理措施

1.心理护理

向患者解释引起声音嘶哑和疼痛的原因、治疗方法和预后,使患者理解并坚持治疗。

2.用药护理

根据医嘱指导患者及时用药或应用超声雾化吸入。

3.健康指导

(1)告知患者多饮水,避免刺激性食物,禁烟酒,保持大便通畅。

(2)保持室内温湿度适中。

(3)养成良好的生活习惯,均衡营养,劳逸结合,不熬夜,避免过度劳累。

(4)嘱尽量少说话或禁声,使声带休息。避免发声不当和过度用声等。

二、慢性喉炎

慢性喉炎是指喉部黏膜慢性非特异性炎症。

(一)病因

(1)继发于鼻、鼻窦、咽部感染、下呼吸道感染和脓性分泌物刺激。

(2)急性喉炎反复发作或迁延不愈。

(3)用声过度,发声不当。

(4)长期吸入有害气体,烟酒刺激。

(5)胃食管咽反流。

(6)全身性疾病,如糖尿病、心脏病、肝硬化等使血管收缩功能紊乱,喉部长期处于充血状态,可继发本病。

(二)治疗原则

祛除病因,积极治疗局部或全身疾病;避免过度用声,使用正确发声方法;避免在粉尘或有害气体环境中工作;局部用抗生素和糖皮质激素雾化吸入;中药治疗等。

(三)护理评估

1.健康史

(1)询问患者发病前是否有各种局部和全身慢性病史及长期接触有害气体等。

(2)了解喉部不适发生的时间。

2.身体状况

(1)声音嘶哑,喉部不适、干燥感或喉痛感。

(2)间接喉镜可见喉黏膜弥漫性充血,有黏稠分泌物附着。

3.辅助检查

喉镜检查。

4.心理-社会状况

评估患者的年龄、性别、性格特点,对疾病的认知程度,生活工作环境和职业,有无烟酒嗜好等情况。

(四)护理措施

1.心理护理

耐心向患者介绍疾病的发生、发展及转归过程,坚持治疗,放松心情,促进康复。

2.用药护理

根据医嘱给予抗生素和糖皮质激素治疗,并注意观察患者的用药效果。

3.健康指导

(1)积极治疗全身及鼻、咽、喉部的慢性疾病,合理用声,避免疲劳。

(2)改善生活和工作环境,避免接触有害气体。

(3)避免辛辣饮食,禁烟酒,进食营养丰富的饮食,增强体质,提高免疫力。

(祁业英)

第十一节　喉　外　伤

一、疾病概要

喉外伤分为喉外部外伤及喉内部外伤两类。喉外部外伤指喉部的皮肤、肌肉、黏膜、血管、神经等组织的损伤。损伤的种类包括钝挫伤、切割伤、刺伤及混合伤等。喉内部外伤包括喉内烫伤、烧灼伤及器械损伤，常见于麻醉插管、化学腐蚀剂及火灾时烟尘等误吞或吸入。引起咽喉部及呼吸道黏膜充血、水肿、糜烂、溃疡及坏死。严重喉外伤如急救不及时；治疗护理不当可发生喉阻塞、气管-食管瘘、瘢痕性上呼吸道狭窄，严重时可危及生命，治疗原则积极采取抢救措施，控制出血，解除呼吸困难、防止休克。手术治疗恢复喉功能。尽量避免出现喉狭窄。

二、临床护理

（一）术前护理

由于喉部血管丰富，多来自喉动脉、甲状腺动脉及甲状腺组织，出血较严重。易发生休克，应用力压住颈部大血管，减少出血并将伤口出血部位用血管钳夹住。快速建立静脉通道、遵医嘱给予输液输血、用药等抗休克抗感染治疗。保持呼吸道通畅，喉是呼吸的通道，上通咽腔下连气管。喉外伤造成组织移位、出血、分泌物阻塞呼吸道都会引起窒息。应迅速将伤口撑开恢复呼吸道通畅，及时清除口内分泌物、呕吐物，血液、唾液流入下呼吸道造成阻塞，必要时先行环甲膜切开或高位气管切开。使患者保持头低位，同时高流量吸入氧气。常规做 TAT、普鲁卡因皮试，对局部皮肤进行清洗备皮，在抢救的同时将病情，手术有关事项、危险性、并发症向家属说明，取得患者家属的配合，详细记录抢救过程。以便在抢救的同时尽快施行手术。

（二）术后护理

全麻术后进病房监护室，因喉外伤施行喉整复术，需保持颈部伤口无张力，所以体位需平卧后头垫枕，使头前倾 30°，禁止左右摆动，避免将吻合口撕裂。观察伤口有无出血、渗血、气管切开周围皮下气肿。保持呼吸道通畅：喉腔整复术的患者先行气管切开，整复后喉腔放置扩张子关闭伤口。呼吸改为颈部气管切开造瘘口，因此做好气管切开护理保持呼吸道通畅尤为重要。严密观察生命体征及血氧饱和度的动态变化，根据病情调节氧流量，及时吸除气管内分泌物，一般术后 2 周左右拔除扩张子。伤口愈合拔除气管套管。保持室内清洁、安静，定期进行空气消毒。及时换药，保持伤口干燥，密切观察有无感染，应用足量广谱抗生素，防止伤口感染引起喉狭窄，给患者痊愈后的生活及治疗带来困难。喉外伤患者术后均需插鼻饲胃管，减少喉部活动及伤口污染，保证伤口愈合。在鼻饲期间做好口腔护理，保持口腔清洁，预防口腔黏膜糜烂。食物种类多选用米汤、牛奶、果汁，2 天后改为面食、骨头汤等，用食品加工机加工成为糊状，由胃管注入。每天注入 4～5 次，在鼻饲期间要观察患者的胃部反应，随时调整饮食种类。

三、康复护理

喉部手术伤口愈合后,嘱患者预防上呼吸道感染,避免咳嗽,禁止烟酒刺激,少说话,多做深呼吸运动锻炼喉功能,保持室内空气湿润,新鲜,适当锻炼身体,提高机体免疫力和抵抗力。如出现咳嗽给予庆大霉素 16 万单位加地塞米松 5 mg 雾化吸入,每天 1～2 次,5 天 1 个疗程。如果堵管后出现憋气,呼吸不畅,不能拔除气管套管,半年后再做喉整复术。

(祁业英)

第十章　静脉药物配置中心护理

第一节　药物相互作用的概述

一、药物的相互作用的定义

药物的相互作用是指一个药物的作用由于其他药物或化学物质的存在而受到干扰,使该药物的疗效发生变化或产生药物不良反应。

二、药物相互作用的发生

各种药物单独作用于人体,可产生各自的药理效应。当多种药物联合应用时,由于他们的相互作用,可使药效加强或不良反应减轻,也可使药效减弱或出现不应有的毒副作用,甚至可出现一些奇特的不良反应,危害用药者。因此,必须重视药物的相互作用问题。

药物相互作用主要是探讨 2 种或多种药物不论通过什么途径给予(相同或不同途径,同时或先后)在体内所起的联合效应。但从目前的研究水平来看,只能探讨 2 种药物间的相互作用。超过 2 种以上的药物所发生的相互作用比较复杂,目前研究工作尚不能问津。

临床上常将一些药物合并给予,如在输液中添加多种药物。此时,除发生药物相互作用外,还可能发生理化配伍变化。

三、药物相互作用对临床治疗的影响

根据对治疗的影响,药物相互作用可分为有益和有害两方面,此外尚有一些属于有争议性的相互作用。

(一)有益的相互作用

联合用药时若得到治疗作用适度增强或不良反应减轻的效果,则此种相互作用是有益的。举例如下。

(1)多巴脱羧酶抑制剂(卡比多巴或苄丝肼)可抑制左旋多巴在外周的脱羧。两者合用可增加药物进入中枢的概率而提高疗效,并减少外周部位的不良反应。

(2)甲氧苄啶(TMP)使磺胺药增效。

(3)阿托品和吗啡联用,可减轻后者所引起的平滑肌痉挛而加强镇痛作用等。

（二）不良的相互作用

不良的药物相互作用分为下面几种类型。

（1）药物治疗作用的减弱，甚至可导致治疗失败。

（2）不良反应或毒性增强。

（3）治疗作用的过度增强，如果超出了机体所能耐受的能力，也可引起不良反应，甚至危害患者等。

（三）有争议性的相互作用

有一些相互作用在一定条件下是有益的，可为医疗所利用，但在其他时候也可以是有害的，常引起争议。如钙盐可增加洋地黄类的作用，一般认为应禁止合用。在很少的特殊情况下，却需要合用，但必须在严密监护的条件下进行。此时，应根据实际情况进行判定。

（四）重点注意问题

实际上药物相互作用中，有益的相互作用是很少的，而不良的相互作用和有争议性的相互作用是较普遍的，即大多数的药物相互作用中包含了不安全因素，可能引起不良反应和意外。因此，不良的相互作用和有争议的相互作用是应该重点注意的问题。

四、药物相互作用的分类

药物相互作用按照发生的原理可分为药效学相互作用和药动学相互作用两大类。这两类相互作用都可引起药物作用性质或强度的变化。此外，还有掩盖不良反应的相互作用，它不涉及药物的正常治疗作用，只涉及某些药物不良反应或毒性。

五、药效学相互作用

药物作用的发挥，可视为药物和机体的效应器官、特定的组织、细胞受体或某种生理活性物质（如酶等）相作用的结果。如不同性质的药物对"受体"可起激动（兴奋）或阻滞（拮抗、抑制）作用。2 种药物作用于同一"受体"或同一生化过程中，就可发生相互作用，产生效应变化。

一般地说，作用性质相同的药物联合应用，可产生增效（相加、协同）；作用性质相反的药物联合应用，可产生减效（拮抗）。因此，可将药效学相互作用分成"相加""协同"和"拮抗"3 种情况。

（一）相加

相加是指 2 种性质相同的药物联合应用所产生的效应相等或接近两药分别应用所产生的效应之和。可用下式来表示（设 A 药和 B 药的效应各为 1）：$A(1)+B(1)\approx 2$。

（二）协同

协同又称增效，即两药联合应用所产生的效应明显超过两者之和，可表示为（如 A 药和 B 药的效应各为 1）：$A(1)+B(1)>2$。

（三）拮抗

拮抗即减效，即两药联合应用所产生的效应小于单独应用一种药物的效应，可表示为（如 A 药和 B 药的效应各为 1）：$A(1)+B(1)<1$。

（四）药效学不良反应示例

（1）氯丙嗪与肾上腺素：氯丙嗪具有 α 受体阻滞作用，可改变肾上腺素升压作用为降压作用。使用氯丙嗪过量而致血压过低的患者，若误用肾上腺素以升压，反而导致血压剧降。

（2）应用降糖药常因引起低血糖而产生心悸、出汗反应,使用普萘洛尔可掩盖这些反应,但由于β受体阻滞剂可抑制肝糖原分解,而使血糖降低,增加了发生虚脱反应的危险性。β受体阻滞剂(阿替洛尔、美托洛尔等)抑制肝糖原分解作用较轻,但仍有掩盖低血糖反应的作用,均应避免联合应用。

六、药动学相互作用

一种药物的吸收、分布、代谢、排泄、清除速率等常可受联合应用的其他药物的影响而有所改变,因而使体内药量或血药浓度增或减而致药效增强或减低,这就是药代动力学的相互作用。这种相互作用可以是单向的,也可以是双向的。药物 A 与药物 B 联合应用,A 可使 B 的吸收、分布、代谢(或消除)起变化,而 B 则对 A 无作用,这是单向的。如 B 也对 A 有作用,这是双向的。可用如下方式表示。①单向相互作用:A 使 B↑或↓。②双向相互作用:A,B 相互↑或↓。

药动学的相互作用,根据发生机制不同,可分为:①影响药物吸收的相互作用;②影响药物血浆蛋白结合的相互作用;③药酶诱导作用;④药酶抑制作用;⑤竞争排泄;⑥影响药物的重吸收等。

七、配伍禁忌

(一)配伍禁忌含义

药物配伍是在药剂制造或临床用药过程中,将 2 种或 2 种以上的药物混合在一起。在配伍时,若发生不利于质量或治疗的变化则称配伍禁忌。药物配伍恰当可以改善药剂性能,增强疗效,如选择适当的附加剂以使药剂稳定,口服亚铁盐时加用维生素 C 可以增加吸收等。配伍禁忌分为物理性、化学性和药理性 3 类。物理性配伍禁忌是指药物配伍时发生了物理性状变化,如某些药物研合时可形成低共熔混合物,破坏外观性状,造成使用困难。化学性配伍禁忌是指配伍过程中发生了化学反应,发生沉淀、氧化还原、变色反应,使药物分解失效。药理性配伍禁忌是指配伍后发生的药效变化,增加毒性等。

(二)避免配伍禁忌发生的方法

（1）避免药理性配伍禁忌(即配伍药物的疗效互相抵消或降低,或增加其毒性),除药理作用相互对抗的药物如中枢兴奋剂与中枢抑制剂、升压药与降压药、扩瞳剂与缩瞳剂、泻药与止泻药、止血药与抗凝血药等一般不宜配伍外,还需注意可能遇到的一些其他药理性配伍禁忌。

（2）理化性质配伍禁忌,主要需注意酸、碱性药物的配伍问题,维生素 C 溶液与苯巴比妥钠配伍,能使苯巴比妥析出,同时维生素 C 部分分解。在药物混合静脉滴注的配伍禁忌方面,主要也是酸、碱的配伍问题,如四环素族(盐酸盐)与青霉素钠(钾)配伍,可使后者分解,生成青霉素酸析出;青霉素与普鲁卡因、异丙嗪、氯丙嗪等配伍,可产生沉淀等。

（吴炳敏）

第二节　常见静脉配置药物的相互作用

一、抗生素类

（一）青霉素类

1.青霉素钾

（1）青霉素钾与丙磺舒合用可减少青霉素钾的排泄,增加青霉素钾的血清浓度水平。

（2）阿司匹林、吲哚美辛、保泰松可减少青霉素钾在肾小管的排泄,增加青霉素钾的血清浓度水平。

（3）青霉素钾与氨基糖苷类药合用可使氨基糖苷类药的化学性失活,降低氨基糖苷类药的药效。

（4）青霉素钾可降低避孕药的疗效,其可能的机制为减少避孕药的肠肝循环。

（5）青霉素钾可降低机体对伤寒活疫苗的免疫应答。

（6）青霉素钾与四环素、红霉素、氯霉素等抑菌剂合用可使本品抗菌作用降低,其可能的机制为相互拮抗作用。

2.青霉素钠

除了与青霉素钾一样的配伍禁忌外,青霉素钠还可能有下述配伍禁忌。

（1）青霉素钠与考来烯胺(消胆胺)合用时,可降低青霉素钠的吸收。其可能的机制是青霉素被考来烯胺(消胆胺)结合。

（2）青霉素钠与考来替泊(降胆宁)合用时,青霉素钠的血浆水平降低 $78\% \sim 79\%$,血浆浓度-时间曲线下面积减少 $75\% \sim 85\%$。

（3）青霉素钠与甲氨蝶呤合用时,由于相互竞争肾小管分泌,可使甲氨蝶呤的肾脏清除率降低,增加甲氨蝶呤的毒性。

3.阿莫西林

（1）丙磺舒可延缓阿莫西林经肾排泄的时间,延长其血清半衰期,因而使本品的血药浓度升高。

（2）阿莫西林与氨基糖苷类药合用时,在亚抑菌浓度时可增强阿莫西林对粪链球菌的体外杀菌作用。

（3）阿莫西林与 β-内酰胺酶抑制剂如克拉维酸合用时,抗菌作用明显增强。克拉维酸不仅可以不同程度地增强产 β-内酰胺酶菌株对阿莫西林的敏感性,还可以增强阿莫西林对某些非敏感菌株的作用,这些菌株包括拟杆菌、军团菌、诺卡菌和假鼻疽杆菌。

（4）阿莫西林与避孕药合用时,可干扰避孕药的肠肝循环,从而降低其药效。

（5）别嘌呤类尿酸合成抑制剂可增加阿莫西林发生皮肤不良反应的危险性。

（6）阿莫西林与甲氨蝶呤合用时,可使甲氨蝶呤肾清除率降低,从而增加甲氨碟呤的毒性。

（7）与氨基糖苷类药合用时,在大多数情况下可降低氨基糖苷类药效;但阿莫西林在亚抑菌浓度时可增强对粪肠球菌的体外杀菌作用。

(8)与丙磺舒合用时,丙磺舒对克拉维酸的血药浓度无影响,但能提高阿莫西林的血浓度。

(9)与别嘌呤类尿酸合成抑制剂同用,可增加本药发生皮肤不良反应的危险性。

(10)与伤寒活疫苗同用可降低伤寒活疫苗的免疫效应,其可能的机制是本药对伤寒沙门菌有抗菌活性。

4.阿莫西林/克拉维酸钾

(1)阿莫西林/克拉维酸钾与氨基糖苷类药合用时,可降低氨基糖苷类药效。

(2)阿莫西林/克拉维酸钾与丙磺舒合用时,丙磺舒对克拉维酸的血药浓度无影响,但能提高阿莫西林的血药浓度。

(3)别嘌呤类尿酸合成抑制剂可增加本品发生皮肤不良反应的危险性。

(4)阿莫西林/克拉维酸钾与避孕药合用时,可干扰避孕药的肠肝循环,从而降低避孕药药效。

(5)阿莫西林/克拉维酸钾与伤寒活疫苗合用时,可降低伤寒疫苗产生的免疫反应。其可能的机制是本品对伤寒沙门菌的抗菌活性。

(6)阿莫西林/克拉维酸钾与甲氨蝶呤合用时,可使甲氨蝶呤的肾清除率降低,从而增加其发生毒性的危险性。

5.氨苄西林

(1)卡那霉素可加强氨苄西林对大肠埃希菌、变形杆菌和肠杆菌属的体外抗菌作用。

(2)庆大霉素可加强氨苄西林对 B 组链球菌的体外杀菌作用。

(3)氨苄西林对产 β-内酰胺酶的淋球菌的最低抑菌浓度为 64 μg/mL,克拉维酸与之联合应用可使它的最低抑菌浓度降至 4 μg/mL。

(4)丙磺舒可使氨苄西林的肾清除率变缓,因而使本品的血药浓度升高。

(5)氨苄西林与氯霉素联合应用后,在体外对流感杆菌的抗菌作用影响不一。氯霉素在高浓度(5~10 μg/mL)时对本品无拮抗现象,在低浓度(1~2 μg/mL)时可使氨苄西林的杀菌作用减弱,但对氯霉素的抗菌作用无影响。

(6)林可霉素可抑制氨苄西林在体外对金黄色葡萄球菌的抗菌作用。

(7)别嘌醇可使氨苄西林的皮疹反应率增加,尤其多见于高尿酸血症。

(8)氨苄西林能减少雌激素的肠肝循环,因而可降低口服避孕药的效果。

(9)维生素可使氨苄西林失活或降效。

(10)氯喹可减少氨苄西林吸收量达 19%~29%。

(11)卡那霉素可加强本药对大肠埃希菌、变形杆菌和肠杆菌属的体外抗菌作用。

(12)庆大霉素可加强本药对 B 组链球菌的体外杀菌作用。

(13)丙磺舒可使氨苄西林在肾中清除速率变缓,使本药的血药浓度升高。

(14)本药可减弱伤寒活疫苗的免疫效应,其可能的机制是对伤寒沙门菌有抗菌活性。

6.哌拉西林

(1)哌拉西林与氨基糖苷类药(阿米卡星、庆大霉素或妥布霉素)联用对铜绿假单胞菌、沙雷菌、克雷伯菌、吲哚阳性变形杆菌、普鲁威登菌、其他肠杆菌细菌和葡萄球菌的敏感菌株有协同杀菌作用。

(2)哌拉西林与非甾体抗炎药,如阿司匹林、二氟尼柳及其他水杨酸制剂合用时,可发生血小板功能的累加抑制作用,增加出血的危险性。

（3）哌拉西林与肝素、香豆素、茚满二酮等抗凝血药合用时，有可能增加凝血机制障碍和出血的危险。

（4）哌拉西林与丙磺舒合用时，丙磺舒可减少哌拉西林在肾小管的排泄，因而使哌拉西林的血药浓度增高。有报道，肌内注射前 1 小时口服丙磺舒可使哌拉西林的血药浓度增加 30%，半衰期延长 30%。

（5）哌拉西林与头孢西丁联用则出现拮抗作用，能减弱本品对铜绿假单胞菌、沙雷菌、变形杆菌和肠肝菌的抗菌作用。

（二）头孢菌素类

1.头孢氨苄

（1）与丙磺舒同用可使头孢氨苄的肾排泄过程延迟，升高其血药浓度。但也有报道认为丙磺舒可增加本药在胆汁中的排泄。

（2）与氨基糖苷类药同用可增加肾毒性。

（3）与伤寒活疫苗同用可能会降低伤寒活疫苗的免疫效应。其可能的机制是本药对伤寒沙门杆菌具有抗菌活性。

2.头孢唑啉钠

头孢唑啉钠不可配伍的药物：巴比妥类，钙制剂，红霉素，卡那霉素，土霉素，四环素，多粘菌素 B 和多粘菌素 E。

3.头孢拉定

（1）奈替米星与头孢拉定联用时，奈替米星的生物利用度提高，连续长期联用将导致其在体内蓄积。

（2）不可与各种抗生素、肾上腺素、利多卡因或钙制剂配伍。

（3）注射用头孢拉定不可与复方氯化钠溶液配伍。

4.头孢呋辛钠

（1）本品与下列药物有配伍禁忌：硫酸阿米卡星、庆大霉素、卡那霉素、妥布霉素、新霉素、盐酸金霉素、盐酸四环素、盐酸土霉素、粘菌素甲磺酸钠、硫酸多粘菌素 B、葡萄糖酸红霉素、乳糖酸红霉素、林可霉素、磺胺异噁唑、氨茶碱、可溶性巴比妥类、氯化钙、葡萄糖酸钙、盐酸苯海拉明和其他抗组胺药、利多卡因、去甲肾上腺素、间羟胺、哌甲酯、琥珀胆碱等。本品亦可能与下列发生配伍禁忌：青霉素、甲氧西林、琥珀酸氢化可的松、苯妥英钠、丙氯拉嗪、B 族维生素和维生素 C、水解蛋白。

（2）本品不能用碳酸氢钠溶液溶解。

（3）本品不可与其他抗菌药物在同一注射容器中给药。

（4）本品与强利尿剂合用时可引起肾毒性。

5.头孢曲松

本品配伍禁忌较多，宜单独给药。

（1）头孢曲松与氨基糖苷类抗生素（如庆大霉素和妥布霉素）联合应用时对肠杆菌科细菌和假单胞菌的某些敏感菌株有协同抗菌作用。头孢曲松与氨基糖苷类或其他头孢菌素药合用会增加肾毒性。头孢曲松与呋塞米等强利尿剂合用时可增加肾毒性。头孢曲松可影响乙醇代谢，使血中乙醇浓度上升，显示双硫仑样反应。

（2）头孢曲松与氨基糖苷类抗生素可相互灭活，当前述药物同时给予时，应在不同部位给药，两类药物不能混入同一容器内。

(3)头孢曲松不能与其他抗生素相混给药。

(4)呋塞米、依他尼酸、布美他尼等强利尿剂和卡莫司汀、链佐星等抗肿瘤药及糖肽类和氨基糖苷类抗生素等与头孢曲松合用时有增加肾毒性的可能。

(5)头孢曲松中含有碳酸钠,因此与含钙溶液如复方氯化钠注射液有配伍禁忌。

(6)与氨基糖苷类药合用有协同抗菌作用,但合用时可能增加肾损害。

(7)与呋塞米等强利尿剂合用可增加肾损害。

6.头孢哌酮钠

(1)与氨基糖苷类药(如庆大霉素和妥布霉素)联用时对肠杆菌和铜绿假单胞菌的某些敏感菌株有协同抗菌作用,须注意肾毒性。

(2)与氨基糖苷类或其他头孢菌素类药同用可增加肾毒性。

(3)与肝素、华法林同用可抑制血小板功能,减少凝血因子的合成,使出血的危险性增加。

(4)与伤寒活疫苗合用,可降低伤寒活疫苗的免疫效应。

(5)与呋塞米等强利尿剂同用可增加肾毒性。

(6)与抗凝药如肝素、香豆素类或茚满二酮衍生物及溶栓剂同用时可干扰维生素 K 代谢,导致低凝血酶原血症。

(7)本药与非甾体抗炎药,特别是阿司匹林、二氟尼柳或其他水杨酸制剂、血小板聚集抑制剂、磺吡酮等同用时对血小板有累加抑制作用,从而增加出血的危险性。

7.头孢哌酮-舒巴坦

头孢哌酮-舒巴坦与氨基糖苷类抗生素合用时对肠杆菌和铜绿假单胞菌有协同作用,也加重肾功能损害,两者应分别给药。本品可增强抗凝血药物如肝素、香豆素类等及影响血小板聚集药物如阿司匹林、二氟尼柳等的作用。本品可使硫酸铜法测定尿糖出现假阳性反应。详见如下。

(1)头孢哌酮-舒巴坦与氨基糖苷类抗生素(庆大霉素和妥布霉素)联合应用时对肠杆菌科细菌和铜绿假单胞菌的某些敏感菌株有协同作用。

(2)头孢哌酮-舒巴坦会造成低凝血酶原血症、血小板减少症,与下列药物同时应用时,可引起出血:抗凝药肝素、香豆素或茚满二酮衍生物、溶栓药、非甾体抗炎药(尤其阿司匹林、二氟尼柳或其他水杨酸制剂)及磺吡酮等。

(3)头孢哌酮-舒巴坦化学结构中含有甲硫四氮唑侧链,故应用本品期间,饮酒或静脉注射含乙醇药物,将抑制乙醇去氢酶的活性,使血中乙醇积聚,出现嗜睡、幻觉等双硫仑样反应。因此在用药期间和停药后 5 天内,患者不能饮酒、口服或静脉输入含乙醇的药物。

(4)头孢哌酮-舒巴坦与氨基糖苷类抗生素联合用药时不可同瓶滴注,因可能相互影响抗菌活性。

(5)头孢哌酮-舒巴坦与下列药物注射剂有配伍禁忌:阿卡米星、庆大霉素、卡那霉素 B、多西环素、甲氯芬酯、阿马林(缓脉灵)、苯海拉明、门冬酸钾镁(安太乐)、普鲁卡因胺、氨茶碱、丙氯拉嗪、细胞色素 C、喷他佐辛(镇痛新)、抑肽酶等。

8.头孢他啶

(1)不可与碳酸氢钠溶液配伍。

(2)不可与氨基糖苷类抗生素配伍。

(3)与氨基糖苷类药联用对铜绿假单胞菌和部分大肠埃希菌有协同抗菌作用,大多呈相加作用。但两者合用也可增加肾损害,肾功能不全者在合用时,应注意减量。

（4）与头孢磺啶、美洛西林或哌拉西林联用对铜绿假单胞菌和大肠埃希菌有协同或累加作用。

（5）与呋塞米等强利尿剂合用可致肾损害。

（6）与氯霉素有相互拮抗作用。

9.头孢吡肟

（1）不宜与甲硝唑、万古霉素、庆大霉素、妥布霉素、奈替米星连用。严重感染时可与阿米卡星联用。

（2）与氨基糖苷类药合用时,有协同抗菌作用;但合用时可能致肾损害,肾功能不全者在合用时应注意减量。

（3）与呋塞米等强利尿剂合用时,可致肾损害。

10.头孢匹胺钠

（1）与氨基糖苷类药（如庆大霉素、妥布霉素等）合用时对肠杆菌和铜绿假单胞菌的某些敏感菌株有协同抗菌作用,但两者合用时也可增加肾毒性。

（2）与其他头孢菌素药同用可增加肾毒性。

（3）与呋塞米等强利尿剂同用可增强肾毒性。

（三）碳青霉烯类

1.美罗培南

（1）丙磺舒和美罗培南联用可降低美罗培南的血浆清除率,延长美罗培南的半衰期。

（2）与伤寒活疫苗同用可能会干扰伤寒活疫苗的免疫效应,其可能的机制是美罗培南对伤寒沙门菌有抗菌活性。

2.亚胺培南

（1）与氨基糖苷类药合用对铜绿假单胞菌有协同抗菌作用。

（2）与丙磺舒合用,可增加亚胺培南的血药浓度-时间曲线下面积（AUC）,并使亚胺培南的半衰期延长。有报道,两者合用时亚胺培南的半衰期可延长约 6% ,AUC 可增加约 13% ,血浆清除率可下降约 13% 。

（3）与环孢素同用可增加神经毒性作用。

（4）与茶碱同用可发生茶碱中毒（恶心、呕吐、心悸、癫痫发作等）,其可能的机制是合用增加了中枢神经毒性作用。

（5）与更昔洛韦合用可引起癫痫发作。

（6）与伤寒活疫苗同用可减弱伤寒活疫苗的免疫效应。其可能的作用机制是亚胺培南对伤寒沙门菌有抗菌活性。

3.亚胺培南-西拉司丁钠

（1）升压药或维生素 C 与亚胺培南-西拉司丁钠联用均可引起化学反应而致效价降低或失效。

（2）碱性药物如碳酸氢钠与亚胺培南-西拉司丁钠联用可使混合液的 pH＞8,而导致亚胺培南-西拉司丁钠失去活性。

（3）含醇类药物可加速 β-内酰胺环水解,故需分开应用,其他如辅酶 A、细胞色素 C、缩宫素等与亚胺培南-西拉司丁钠应分开使用。

(四)氨基糖苷类

1.阿米卡星

(1)不可配伍药物:两性霉素 B、氨苄西林、头孢唑林钠、肝素钠、红霉素、新霉素、呋喃妥因、苯妥英因、华法林、含维生素 C 的复合维生素 B。条件性不宜配伍的药物有:羧苄西林、盐酸四环素类、氨茶碱、地塞米松。

(2)环丙沙星与阿米卡星连用会产生变色沉淀。

(3)与羧苄西林联用时对铜绿假单胞菌引起的感染有协同作用,宜分别注射。

(4)合用过氧化氢溶液可能导致过敏性休克。

(5)本品与两性霉素 B、氨苄西林、头孢噻吩、肝素、新生霉素、苯妥英钠、磺胺嘧啶钠、硫喷妥钠、华法林钠及头孢匹林等有配伍禁忌,不可配伍合用。

2.硫酸庆大霉素

(1)小儿(3 个月以上)联用头孢氨苄可引起急性肾衰竭。

(2)庆大霉素与阿尼利定混合肌内注射可能导致过敏性休克。

(3)与青霉素 G 联用可能对粪肠球菌及其变种(如屎肠球菌、坚韧肠球菌)有协同抗菌作用。

(4)与羧苄西林足量联用对铜绿假单胞菌的某些敏感菌株有协同抗菌作用。

(5)与碳酸氢钠、氨茶碱等碱性药物联用,可增强抗菌性,但同时也可能增强毒性反应。

(6)与呋塞米、依他尼酸等强利尿剂联用可增加肾毒性。

(7)与头孢菌素类联用可增加肾毒性。

(8)与右旋糖酐同用可增加肾毒性。

(9)与红霉素等其他有耳毒性的药物联用可增加耳毒性。

3.硫酸奈替米星

(1)与苯唑西林或氯唑西林联用对金黄色葡萄球菌有协同抗菌作用。

(2)与阿洛西林或羧苄西林联用对多数粪链球菌(肠球菌)有协同抗菌作用。

(3)与碱性药(如碳酸氢钠、氨茶碱等)联用,可增强抗菌活性,但同时也相应增加药物毒性。

(4)与右旋糖酐合用可增加肾毒性。

(5)与强利尿剂(如呋塞米、依他尼酸等)联用可增加肾毒性。

(6)与头孢菌素类合用可增加肾毒性。

(7)与其他有耳毒性的药物(如红霉素等)联用可增加耳毒性。

4.依替米星

(1)与中枢麻醉药、肌松药(如氯琥珀胆碱、筒箭毒碱、氯唑沙宗等)及其他具有肌松作用的药物(如地西泮、奎尼丁等)联用或输入含枸橼酸钠的血液时,较易发生神经肌肉阻滞反应。

(2)与其他具有潜在耳、肾毒性的药物(如多粘菌素、其他氨基糖苷类抗生素、依他尼酸及呋塞米等)联用,可增加肾毒性和耳毒性。

(五)多肽类

1.盐酸去甲万古霉素

(1)与氨基糖苷类药联用时,对肠球菌有协同抗菌作用。

(2)与氨基糖苷类药合用或先后使用,可增加耳毒性及肾毒性,可能发生听力减退,停药后仍可能继续进展至耳聋。此反应可呈可逆性或永久性。

(3)与两性霉素 B、杆菌肽、卷曲霉素、巴龙霉素及多粘菌素类等药物合用或先后应用,可增加耳毒性或肾毒性。

（4）与阿司匹林及其他水杨酸合用或先后使用，可增加耳毒性或肾毒性。

（5）与依他尼酸、呋塞米等利尿剂合用或先后使用，可增加耳毒性或肾毒性。

（6）与环孢素合用或先后应用，可增加肾毒性。

（7）与抗组胺药、布克力嗪、赛克力嗪、吩噻嗪类、噻吨类、曲美苄胺等合用时，可能掩盖耳鸣、头昏、眩晕等耳毒性症状。

（8）与考来烯胺同用时，因阴离子交换树脂能与其结合，可使药效灭活。

（9）与麻醉剂同用时可增加与输液有关的变态反应的发生率。

2.盐酸万古霉素

（1）与第三代头孢菌素联用，对金黄色葡萄球菌和肠球菌有协同抗菌作用。其他参见盐酸去甲万古霉素。

（2）氨基糖苷类抗生素与万古霉素连用，增加两药的肾毒性。

（3）已经应用钙通道阻滞剂扩张血管的患者，快速静脉输注万古霉素更容易产生降血压作用。

（4）肝素禁与万古霉素混合应用。

（5）硫酸镁可加重万古霉素的肌肉神经阻滞作用，静脉或腹腔给药时反应尤为严重。

（6）氯霉素、甾体激素、甲氧苯青霉素与万古霉素配伍可产生沉淀，含有万古霉素的输液不得加入其他药物。

（7）盐酸万古霉素不可与下列药物配伍：氨茶碱、苯巴比妥钠、青霉素、氯霉素、地塞米松、肝素钠、苯妥英钠、呋喃妥因、碳酸氢钠、华法林、含维生素 C 的复合维生素 B。

（六）其他抗生素

1.克林霉素

（1）红霉素与克林霉素有拮抗作用，不可联合应用。

（2）不可配伍药物：氨苄西林、苯妥英钠、巴比妥盐类、氨茶碱、葡萄糖酸钙、硫酸镁。

2.林可霉素

林可霉素与氯霉素、红霉素、克林霉素有拮抗作用，因这些药在靶位上均置换本药或阻抑本药与细菌糖体 50S 亚基的结合。

3.磷霉素

（1）磷霉素的分子结构与磷酸烯醇丙酮酸盐相似，能竞争同一转移酶，使细菌细胞壁的合成受到抑制而导致细菌死亡。磷霉素这一作用可以被葡萄糖和磷酸盐制剂所抑制，因而使用磷霉素期间不能有大量葡萄糖、磷酸盐存在。磷霉素与一些金属盐可产生不溶性沉淀，故不可与钙、镁等盐相配伍。

（2）磷霉素钠针剂在 pH 4～11 时稳定，静脉滴注时不宜与酸性较强的药物同时应用。pH在 2 以下时磷霉素钠针剂不稳定，所以不宜与酸性药物同时服用，也不宜饭前服用。

（3）不可配伍药物：氨苄西林、红霉素、庆大霉素、利福平、卡那霉素。

（4）与氨基糖苷类药合用呈协同抗菌作用，并可减少或延迟细菌耐药性的产生。

（5）与内酰胺类药联用对金黄色葡萄球菌、铜绿假单胞菌具有协同抗菌作用，并可减少或延迟细菌耐药性的产生。

（6）与钙盐或抗酸剂同用可降低磷霉素的吸收。

（7）与甲氧氯普胺同用可以降低磷霉素的血清浓度。

4.红霉素

（1）与环孢素 A 合用可促进环孢素的吸收并干扰其代谢，临床表现为腹痛、高血压及肝功能障碍。

（2）与黄嘌呤类（二羟丙茶碱除外）同用可使氨茶碱的肝清除减少，导致血清氨茶碱浓度升高和毒性反应增加。这一现象在同用 6 天后较易发生，氨茶碱清除率的减少幅度与红霉素血清峰值成正比。

（3）与洛伐他汀合用时可抑制洛伐他汀代谢而增加其血药浓度，可能引起横纹肌溶解。

（4）与咪达唑仑、三唑仑合用时可降低其清除率而增强其作用。

（5）与阿芬太尼合用可抑制其代谢，延长其作用时间。

（6）大剂量红霉素与耳毒性药物合用，可能增加耳毒性，肾功能减退者尤易发生。

（7）与阿司咪唑、特非那定等抗组胺药合用可增加心脏毒性，引起心律失常。

（8）与酒石酸麦角胺合用可致急性麦角中毒（如末梢血管痉挛）。

（9）与氯霉素和林可霉素类合用，有拮抗作用。

（10）与内酰胺药联用可使两者抗菌活性降低。

5.阿奇霉素

（1）与麦角胺或双氢麦角碱合用可引起急性麦角毒性（严重的末梢血管痉挛和感觉迟钝）。

（2）与三唑仑合用，可通过减少三唑仑的降解，从而使其药效增强。

（3）与卡马西平合用，阿奇霉素可竞争性地抑制卡马西平的代谢，卡马西平又能通过肝脏微粒体氧化酶降低大环内酯类药效。

（4）与环孢素合用可促进环孢素的吸收并干扰其代谢。

（5）与茶碱合用可使血内茶碱的清除率降低，半衰期延长。

（6）与阿司咪唑等 H_1 受体阻滞剂合用可引起心律失常。

（7）与华法林等抗凝血药合用可延长凝血时间。

二、化学合成抗生素

（一）喹诺酮类

喹诺酮类药物分为四代，目前临床应用较多的为第三代，常用药物有诺氟沙星、氧氟沙星、环丙沙星、氟罗沙星等。此类药物对多种革兰阴性菌有杀菌作用，广泛用于泌尿生殖系统疾病、胃肠疾病及呼吸道、皮肤组织的革兰阴性细菌感染的治疗。临床使用喹诺酮类药物时不仅要注意胃肠道及中枢神经系统的不良反应，而且要注意药物之间的相互作用。下列药物不宜与喹诺酮类药物合用。

1.含铝、钙、铁等多价阳离子制剂（如氢氧化铝、乳酸钙等）

由于阳离子与喹诺酮类药物的 4-酮氧基-3 羟基发生络合反应，因此减少喹诺酮类药物的吸收，药-时曲线下面积可减少 98％，生物利用度降低，所以两药应避免同时使用，若需要联合用时，可先服用喹诺酮类药物，2 小时后再服用阳离子制剂。

2.维生素 C

喹诺酮类药物在中性或弱碱性环境中杀菌力最强，且不易产生抗药性；在偏酸性时抗菌作用最弱，因此不宜与酸性药物合用。

3.利福平及伊曲康唑

部分结核患者因多种原因可能容易并发真菌感染,因此需要同时进行抗结核和抗真菌感染治疗。利福平是肝药酶诱导剂,能增加肝药酶的活性,拮抗喹诺酮药物的活性,因此两药不宜合用。

4.双脱氧肌苷

双脱氧肌苷与喹诺酮类药物同时服用可增加胃内 pH,从而降低喹诺酮类药物在消化道的吸收率。

5.铁剂

铁剂的螯合作用和对消化道吸收能力的影响可降低喹诺酮类药物的生物利用度。

6.胃肠道用药

碳酸钙、碳酸氢钠(小苏打)、硫酸镁等药物,若与喹诺酮类药物同时服用,可明显降低喹诺酮类药物的吸收。

7.万古霉素

万古霉素对喹诺酮类药物有拮抗作用,同时使用可降低喹诺酮类药物的疗效。

8.嘌呤化合物

嘌呤化合物如咖啡因、茶碱类药物,喹诺酮类药物与此类药物联合应用时,可降低其消除率,易增加咖啡因和茶碱类药物的不良反应,引起中枢神经系统过度兴奋。

9.抗酸剂

抗酸剂如西咪替丁、雷尼替丁、法莫替丁及奥美拉唑等抗酸剂,对喹诺酮类也有不利影响,特别是对环丙沙星,合用既影响其吸收又使其在肾小管中的溶解度下降,易析出结晶损伤肾脏。

10.其他药物

喹诺酮类药物与口服抗凝血药物如华法林同时使用有增加出血的危险性。依诺沙星与布洛芬合用有引起惊厥的危险。司巴沙星与胺碘酮、阿司咪唑、卡普地尔、奎尼丁、舒托必利、特非那定等联用有增加心律失常的危险性。

(二)环丙沙星

(1)去羟肌苷可减少环丙沙星吸收。与阿洛西林、西咪替丁等合用可升高环丙沙星的血药浓度。

(2)口服环丙沙星的同时,服用铁制剂、硫糖铝、抗酸剂(H_2受体阻断剂除外)和含有镁、铝或钙的缓冲剂(如抗反流剂),可减少环丙沙星的吸收。患者应在服用这些制剂前1~2小时或至少4小时后服用环丙沙星。

(3)同时使用环丙沙星和茶碱,可使茶碱类药的肝脏清除率明显降低,清除的半衰期延长,血药浓度升高,出现茶碱中毒的有关症状(如恶心、呕吐、震颤、不安、激动、抽搐、心悸等),这些不良反应可导致少数患者出现生命危险或死亡。假如不能避免同时使用,应监测茶碱类的血药浓度并调整剂量。

(4)环丙沙星能干扰咖啡因代谢过程,可能降低咖啡因的清除率,并延长其血清半衰期。

(5)环丙沙星能使同时使用环孢素的患者血清肌酐水平一过性升高,应经常监测其血清肌酐浓度(每周 2 次)。

(6)环丙沙星能增加口服抗凝血药华法林及其衍生物的效果。因此与这些药物同时使用时,应密切检测凝血酶原时间或行其他适当的凝血酶试验。丙磺舒可抑制肾小管排泄环丙沙星,使其血清水平升高。若同时合用这 2 种药物则应加以考虑。

（7）丙磺舒可减少本药自肾小管的分泌,使其血药浓度及毒性均增加。

（8）本药可使环孢素血药浓度升高,同用时须监测环孢素的血药浓度并调整剂量。

（9）尿碱化剂可降低本药在尿中的溶解度,导致尿结晶和肾毒性。

（三）氧氟沙星

（1）与尿碱化剂合用时,可减少氧氟沙星在尿中的溶解度,导致结晶尿和肾毒性。

（2）与丙磺舒合用,可使氧氟沙星自肾小管分泌减少约 50%,合用时可因氧氟沙星血药浓度增高而产生毒性。

（3）与二脱氧胸苷、钙剂、铁剂、锌剂、含铝或镁的制酸药合用,因螯合作用可减少氧氟沙星的吸收,降低其生物利用度和效力。

（4）与非甾体抗炎药合用,可抑制 γ-氨基丁酸,造成中枢神经系统刺激,增加发生抽搐的危险性。如与芬布芬等苯酮酸类化合物及丙酸非甾体抗炎药合用时偶有痉挛的报道。

（5）与普鲁卡因胺合用时,因氧氟沙星可抑制普鲁卡因胺在肾小管的分泌,从而增加普鲁卡因胺的血药浓度。

（6）与利鲁唑合用时,因氧氟沙星可减少利鲁唑的清除率,使发生利鲁唑毒性反应的危险性增加。

（7）与华法林合用,出血的危险性增加。

（8）与呋喃妥因合用,可拮抗氧氟沙星对泌尿道感染的作用。

（9）与利舍平和氯霉素合用,可使氧氟沙星的作用降低。

（10）与咖啡因合用,可减少后者的清除率,使其半衰期延长,并可能产生中枢神经系统毒性。

（四）左氧氟沙星

左氧氟沙星与含镁或铝的抗酸剂、硫酸铝、金属阳离子（如铁）、含锌的多种维生素制剂等药物同时使用时,将干扰胃肠道对左氧氟沙星的吸收,使该药在各系统内的浓度明显降低。因此,服用上述药物的时间应该在使用左氧氟沙星前或后至少 2 小时。本药避免与茶碱同时使用,如需同时应用,应监测茶碱的血药浓度,以调整剂量。本药与华法林或其衍生物同时应用时,应监测凝血酶原时间或行其他凝血试验。本药与非甾体抗炎药同时应用,有引发抽搐的可能。本药与口服降血糖药同时使用时可能引起血糖失调,包括高血糖及低血糖,因此用药过程中应注意监测血糖浓度,一旦发生低血糖时应立即停用本品。

（五）氟罗沙星

（1）西咪替丁可使本药的药-时曲线下面积增加,不良反应发生率增高。

（2）含铝或镁的抗酸性药物或硫糖铝可降低本药的吸收率,但该相互作用的程度较其他喹诺酮类的药物小。

（六）甲硝唑

（1）与氟尿嘧啶合用时,有可能降低药效并增加其毒性。本品可抑制乙醛脱氢酶而加强乙醇的作用,导致双硫仑样反应,引起高乙醛血症并导致昏迷。

（2）抗胆碱药与本药联用治疗胃十二指肠溃疡,可提高疗效。

（3）与西咪替丁等减弱肝微粒体酶活性的药物同用可减缓药物的清除率,延长本药的半衰期。

（4）与氯喹交替使用,可治疗阿米巴肝脓肿,但联用时可出现急性肌张力障碍。

（5）与苯妥英钠、苯巴比妥等肝微粒体酶诱导剂同用,可加快本药的排泄的速度,使血药浓度下降;但可使苯妥英钠的排泄减慢,血药浓度升高。

（6）与糖皮质激素同用,可加快本药从体内排泄的速度,使血药浓度下降 31％,联用时需加大本药剂量。

（7）氢氧化铝、考来烯胺可略降低本药的胃肠吸收率,使生物利用度降低 14.5％。

（七）替硝唑

（1）与西咪替丁等减弱肝微粒体酶活性的药物同用,可减弱药物的清除率,延长本药的半衰期。

（2）与苯妥英钠、苯巴比妥等肝微粒体酶诱导剂同用,可加快本药排泄的速度,使血药浓度下降;而苯妥英钠的排泄减慢,药物浓度升高。

（3）本药能加强华法林和其他口服抗凝药的作用,引起凝血酶原时间延长。

（八）利巴韦林

（1）与林可霉素联合静脉滴注致过敏性休克。

（2）与干扰素 α-2b 联用比两药单用能更好地降低丙型肝炎病毒 RNA 的浓度;而两药联用的安全性与两药单用的安全性相近。

（3）与齐多夫定合用时可抑制后者转变成活性型的磷酸齐多夫定,从而降低后者药效。如果必须使用本药,可用其他抗逆转录病毒制剂代替齐多夫定。

（九）阿昔洛韦

（1）静脉给药时与肾毒性药物合用可加重肾毒性,特别是肾功能不全者更易发生。

（2）与三氟腺苷合用有明显的协同作用。

（3）与膦甲酸钠联用时,能增强本药对疱疹病毒（HSV）感染的抑制作用。

（4）与阿糖腺苷合用时有协同作用,并使耐药性受到抑制。

（5）与免疫增强剂（如聚肌苷酸-聚胞苷酸、左旋咪唑）联用治疗病毒性角膜炎时有协同作用。

（6）与糖皮质激素联用治疗急性视网膜坏死综合征及带状疱疹时有协同作用。

（7）与齐多夫定联用时可引起肾毒性,表现为深度昏迷和疲劳。

（8）静脉给药时与干扰素或甲氨蝶呤（鞘内）合用,可能引起精神异常,应慎用。

（9）合用丙磺舒可使本药排泄减慢,半衰期延长,从而导致体内药物蓄积。

（十）更昔洛韦

（1）与去羟肌苷同用或先后使用可使后者的药-时曲线下面积显著增加（增加 72％～111％）,而口服本药 2 小时前服去羟肌苷可使本药的药-时曲线下面积减少 21％,两者经肾清除率不变。国外资料报道,本药可使去羟肌苷的毒性增强（表现为精神障碍、痢疾、胰腺炎）。

（2）与肾毒性药物（如两性霉素 B、环孢素）同用时,可加重肾功能损害,使本药经肾排出量减少而引起毒性反应。

（3）与丙磺舒或抑制肾小管分泌的药物合用时,可使本药的肾清除率减少约 22％,其药-时曲线下面积增加约 53％,因而易产生毒性反应。

（4）影响造血系统的药物、骨髓抑制剂等与本药同用时,骨髓抑制剂作用增强。

（5）与齐多夫定同用时可增强对造血系统的毒性。

（6）与亚胺培南-西司他汀钠同用时可发生全身抽搐。国外资料报道,有少数患者可出现癫痫大发作。

（7）与霉酚酸酯同用时，在肾功能损害的患者中两者的血药浓度有所升高。

（十一）利福平

（1）与卡那霉素、链霉素、紫霉素联用对结核杆菌有协同抗菌作用。

（2）与异烟肼合用，对结核杆菌有协同抗菌作用，但肝毒性也加强，尤其是原有肝功能损害者和异烟肼快乙酰化患者。

（3）与肾上腺皮质激素（糖皮质激素、盐皮质激素）、抗凝血药（香豆素类或茚满二酮衍生物）、口服降血糖药（如瑞格列奈）、促皮质素、氨苯砜、洋地黄苷类、钙通道阻滞剂、咪唑类药、丙吡胺、奎尼丁等合用时，由于本药有刺激肝微粒体酶活性的作用，可使上述药物的药效减低，因此除地高辛和胺苯砜外，在用本药前和疗程中上述药物需调整剂量。与抗凝血药合用时还应每天或定期测定凝血酶原时间，据以调整剂量。

（4）可诱导肝微粒体酶，增加抗肿瘤药达卡巴嗪、环磷酰胺的代谢，促使烷化代谢物的形成，使白细胞计数减低，因此需调整剂量。

（5）丙磺舒可与本药竞争被肝细胞的摄入，使本药的血药浓度增高并产生毒性反应。但该作用不稳定，故通常不宜加用丙磺舒以增高本药的血药浓度。

（6）可诱导安泼那韦、阿托喹酮、吗啡、利鲁唑、舍曲林、西罗莫司、三唑仑的代谢，使其失效。

（7）可提高卡马西平浓度水平和增加毒性（共济失调、眼震、复视、头痛、呕吐、呼吸暂停、昏迷）。

（8）与乙胺丁醇合用有增加视力损害的可能。

（9）与乙硫异烟胺合用可加重不良反应。

（10）可增加左旋醋美沙朵的心脏毒性。

（11）可增加甲氧苄啶、地西泮、茶碱、特比萘芬等药物的清除率。

（12）可增加美沙酮、美西律在肝脏中的代谢率，引起美沙酮的撤药症状和美西律的血药浓度减低，故合用时后两者需调整剂量。

（13）可刺激雌激素的代谢或减少其肠肝循环，降低口服避孕药的作用，导致月经不规则，月经期间出血和计划外妊娠。患者服用本药时，应改用其他避孕方法。

（14）可增加苯妥英钠、左甲状腺素、环孢素 A、黄嘌呤类在肝脏中的代谢，故合用时应根据血药浓度调整用量。

（15）可降低 β 受体阻滞剂（阿普洛尔、美托洛尔、普萘洛尔等）的血药浓度，使后者的临床疗效降低。

（16）抗组胺药不宜与本药合用，以避免降低疗效。

（十二）异烟肼

（1）可加强某些抗癫痫药、降压药、抗胆碱药、三环抗抑郁药等的作用，合用时需注意。

（2）与苯妥英钠合用时，可抑制后者在肝脏中的代谢，而导致苯妥英钠的血药浓度增高，故两者先后应用或合用时，苯妥英钠的剂量应适当调整。

（3）与阿芬太尼合用时，可延长后者的作用。

（4）与抗凝血药（香豆素类或茚满双酮衍生物）同用时，由于抑制了抗凝药的酶代谢，使抗凝作用增强。

（5）与利福平合用时，对结核杆菌有协同抗菌作用，但能增加肝毒性，尤其是已有肝功能损害者或为异烟肼快乙酰化患者，因此在疗程的头 3 个月应密切随访有无毒性征象出现。

（6）肼屈嗪类可使本药的血药浓度升高、疗效增强，但不良反应明显增多。另外，肼屈嗪与本药的化学结构相似,均可致体内维生素 B_6 减少而易诱发周围神经炎。

(7)可抑制细胞色素 P450 介导的苯二氮䓬类药物的代谢,增加该类药物(如地西泮)的毒性。

(8)与哌替啶合用,可发生低血压和中枢神经系统抑制。其可能的作用机制是本药抑制了单胺氧化酶的活性。

(9)与左旋多巴合用,可使帕金森的症状恶化,其可能的机制是本药直接抑制了外周和中枢的多巴脱羧酶的作用。

(10)本药可促使七氟烷的代谢,使血液中的无机氟化物的浓度增加。

(11)与安氟烷合用,可增加肾毒性。

(12)与丙戊酸合用,可能同时增加两者的毒性,其可能的机制是改变了药物的代谢。

(13)本药可改变茶碱的代谢率,使其血药浓度升高,毒性反应(恶心、呕吐、心悸、癫痫发作)增加。

(14)本药可降低卡马西平的代谢率,使其血药浓度和毒性升高。

(15)本药可引起糖代谢紊乱,使降血糖药(如氯磺丙脲、胰岛素等)的效应降低,联用时需调整降糖药的剂量。

(16)氨基水杨酸能降低本药的乙酰化,使本药的血药浓度水平增高。

(17)与对乙酰氨基酚合用,发生肝毒性的危险增加。

(18)与麻黄碱、肾上腺素联用可使不良反应增多,中枢兴奋症状加重,可发生严重失眠、高血压危象等。

(19)对乙硫异烟胺或其他抗结核药(如环丝氨酸)合用,可加重后者的不良反应(包括周围神经炎、肝毒性、中枢神经系统毒性等)。与其他肝毒性药合用时可增加本药的肝毒性,因此宜尽量避免。

(20)本药可增加长春新碱的神经毒性。

(21)与肾上腺皮质激素(尤其泼尼松龙)合用时,本药在肝内代谢及排泄率增加,血药浓度减低而影响疗效,快乙酰化患者更为显著。

(22)普萘洛尔可使本药的清除率下降。

(23)本药可使咪唑类药物(如酮康唑、咪康唑)的血药浓度降低。

(24)本药为维生素 B_6 的拮抗剂,可增加维生素 B_6 经肾的排出量,因此合用时,严重维生素 B_6 缺乏者或本药用量过大时,维生素 B_6 的需要量要增加。

(25)乳酸钙可使本药的血药浓度降低。

(26)与双硫仑联用可出现共济失调、行为异常及昏睡等不良反应。

(27)阿司匹林具有强乙酰化的作用,可使本药部分乙酰化,减少本药的吸收和排泄率,导致血药浓度下降,疗效降低。

(十三)氟康唑

(1)与西咪替丁等合用可降低氟康唑的作用。本药可升高特非那定、阿司咪唑等药的血药浓度。

(2)华法林与氟康唑同用时可增强其抗凝作用,致凝血酶原时间延长。使用本药时应监测凝血酶原时间并谨慎使用。

(3)甲苯磺丁脲、氯磺丁脲和格列吡嗪与氟康唑同用时,此类降血糖药的血药浓度升高,可发生低血糖症,因此需监测血糖,并减少磺脲类降糖药的剂量。

（4）高剂量氟康唑与环孢素合用时，可使环孢素的血药浓度升高，致毒性反应发生的危险性增加，因此必须在监测环孢素血药浓度并调整剂量的情况下方可谨慎应用。

（5）氢氯噻嗪可使氟康唑的血药浓度升高，可能与氢氯噻嗪使氟康唑肾清除率减少有关。

（6）氟康唑与茶碱合用时，茶碱的血药浓度可增高 13%，可导致毒性反应发生，需监测茶碱的血药浓度。

（7）氟康唑可使苯妥英钠的血药浓度增高，两药联用时应减少剂量。

（8）本药与肝毒性药物合用时，可使肝毒性的发生率增高，故需严密观察。

（9）异烟肼或利福平，两药中任一药物与氟康唑同用时，均可降低氟康唑的浓度，并可导致治疗失败或感染复发，故应谨慎使用上述药物。

三、呼吸系统用药——氨茶碱

（1）氨茶碱与其他茶碱类药物合用时，不良反应增多。

（2）与依诺沙星合用，可使氨茶碱代谢作用明显降低，出现茶碱过量的危险。

（3）克林霉素、红霉素、林可霉素、四环素等可降低氨茶碱在肝脏的清除率，使血药浓度升高，甚至出现毒性反应。

（4）西咪替丁可降低氨茶碱在肝脏的清除率，使其血药浓度升高，甚至出现浓度反应。

（5）别嘌醇可使氨茶碱的血药浓度升高，并发生恶心、呕吐、心悸等不良反应。

（6）普罗帕酮对氨茶碱体内代谢有竞争性抑制作用，可使氨茶碱的血药浓度升高，甚至可引起中毒，必要时应适当调整氨茶碱用量。

（7）妥卡尼对氨茶碱的代谢有轻度抑制作用，使其清除率降低，半衰期延长。

（8）咖啡因可延长氨茶碱的半衰期。

（9）大蒜素可使氨茶碱代谢减慢，半衰期延长，联用时氨茶碱应减量。

（10）氨茶碱与氟烷合用，易导致心律失常。

（11）氨茶碱与麻黄碱有协同作用，但不良反应发生率也明显增加。

（12）氨茶碱可提高心肌对洋地黄类药物的敏感性，合用时洋地黄毒性增强。

（13）稀盐酸可减少氨茶碱在小肠的吸收率。

（14）活性炭可吸附肠道内氨茶碱及代谢产物，降低氨茶碱的血药浓度。

（15）泼尼松可降低氨茶碱的生物利用度。

（16）苯妥英钠可使氨茶碱代谢加速，血药浓度降低，氨茶碱的用量应酌情增加。

（17）异丙肾上腺素可降低氨茶碱的血药浓度。

（18）利福平、异烟肼可降低氨茶碱的血药浓度。

（19）呋塞米可降低氨茶碱的血药浓度。

（20）硫酸镁可拮抗氨茶碱所致的室性心律失常。

（21）与普萘洛尔合用时，氨茶碱的支气管扩张作用可受到抑制。

（22）氨茶碱与氯胺酮合用，可降低肌体的惊厥阈，促发惊厥。

（23）氨茶碱与锂盐合用时可加快肾脏对锂的排出速度，使后者疗效减低。

（24）氨茶碱可使青霉素灭活失效。

（25）氨茶碱可竞争性拮抗大黄素的抑菌作用，两药不宜合用。

四、消化系统用药

（一）法莫替丁

（1）丙磺舒可降低本药的清除率，提高本药的血药浓度。

（2）可提高头孢布烯的生物利用度，使其血药浓度升高。

（3）与咪达唑仑合用时，可能会因为升高胃内 pH 而导致咪达唑仑的脂溶度提高，从而增加后者的胃肠道吸收率。

（4）可降低茶碱的代谢和清除率，增加茶碱的毒性（如恶心、呕吐、心悸、癫痫发作等）。

（5）与抗酸药（氢氧化镁、氢氧化铝等）合用，可减少本药的吸收。

（6）在服用本药之后立即服用地红霉素，可使后者的吸收率略有增加。

（7）可减少头孢泊污的吸收率，降低头孢泊污的药效。

（8）可减少环孢素的吸收率，降低环孢素的血药浓度。

（9）可减少地拉夫定的吸收，降低地拉夫定的药效。

（10）与妥拉唑林合用时有拮抗作用，可降低妥拉唑林的药效。

（11）与伊曲康唑、酮康唑等药物合用时，可降低后者的药效。其机制为本药使胃酸分泌减少，从而导致后者的胃肠道吸收率下降。

（12）可逆转硝苯地平的正性肌力作用，其机制可能为法莫替丁降低了心排血量和每搏输出量。

（二）西咪替丁

（1）本药为肝药酶抑制剂，通过其咪唑环与细胞色素 P450 结合而降低药酶活性，同时也可减少肝血流量。故本药与普萘洛尔合用时，可使后者血药浓度升高，休息时心率减慢；与苯妥英钠或其他乙内酰脲类合用时，可使后者血药浓度升高，可能导致苯妥英钠中毒，必须合用时，应在服药 5 天后测定苯妥英钠的血药浓度以便调整剂量。

（2）与环孢素合用时，可使后者的血药浓度增加。

（3）与吗氯贝胺合用时，可使后者的血药浓度增加。

（4）与茶碱合用时，可使后者去甲基代谢清除率降低 20%～30%，血药浓度升高。

（5）与美沙酮合用时，可增加后者的血药浓度，有导致过量的危险。

（6）与他克林合用时，可增加后者的血药浓度，有导致过量的危险。

（7）与卡马西平合用时，可增加后者的血药浓度，有导致过量的危险。

（8）本药可使维拉帕米（异搏定）的绝对生物利用度升高。由于维拉帕米可发生严重的不良反应，虽少见，但仍应引起注意。

（9）与香豆素类抗凝药合用时，可使后者自体内的排出率下降，凝血酶原时间进一步延长，从而导致出血倾向。两者合用时应密切注意病情变化，并调整抗凝药用量。

（10）与利多卡因（胃肠道外用药）合用时，可增加后者的血药浓度，从而增加其发生神经系统及心脏不良反应的危险。两者合用时需调整利多卡因的剂量，并加强临床监护。

（11）与苯二氮䓬类药物（如地西泮、硝西泮、氟硝西泮、氯氮䓬、咪达唑仑、三唑仑等）合用时，可抑制后者的肝内代谢率，升高其血药浓度，加重其镇静及其他中枢神经抑制症状，并可发展为呼吸及循环衰竭。但是其中劳拉西泮、奥沙西泮与替马西泮似乎不受影响。

（12）同时服用地高辛和奎尼丁的患者不宜再并用本药，因为本药可抑制奎尼丁的代谢，而后者可将地高辛从其结合部位置换出来,结果使奎尼丁和地高辛的血药浓度均升高。

(13)与抗酸药(如氢氧化铝、氧化镁)合用时,可缓解十二指肠溃疡所致的疼痛,但西咪替丁的吸收率可能减少,故一般不提倡两者合用。如必须合用,两者应至少间隔 2 小时服用。

(14)与甲氧氯普胺合用时,本药的血药浓度可降低。两者如需合用,应适当增加本药剂量。

(15)由于硫糖铝需经胃酸水解后才能发挥作用,而本药抑制胃酸分泌,故两者合用时,硫糖铝的疗效可能降低。

(16)与卡托普利合用时有可能引起精神病症状。

(17)由于本药有与氨基糖苷类药物相似的神经肌肉阻断作用,因此与氨基糖苷类抗生素合用时可能导致呼吸抑制或呼吸停止。

(18)本药应避免与中枢抗胆碱药同时使用,以防加重中枢神经毒性反应。

(19)与卡莫司汀合用时,可增加其骨髓毒性。

(三)奥美拉唑

(1)奥美拉唑可提高胰酶的生物利用度,增强其疗效;两者联用对胰腺囊性纤维化引起的顽固性脂肪泻及小肠广泛切除后功能性腹泻有较好疗效。

(2)对幽门螺杆菌敏感的药物(如阿莫西林等)与奥美拉唑联用有协同作用,可提高疗效。

(3)奥美拉唑与钙通道阻滞剂联用时,两药体内清除均有所减慢,但无临床意义。

(4)奥美拉唑可抑制泼尼松转化为其活性形式,降低其药效。

(四)甲氧氯普胺

(1)本药可使奎尼丁的血清浓度升高 20%。

(2)本药与中枢抑制药合用时,两者的镇静作用均增高。

(3)本药与阿扑吗啡合用时,后者的中枢性与周围性效应均可被抑制。

(4)抗胆碱药(如阿托品、溴丙胺太林等)可减弱本药增强胃肠运动功能的效应,两药合用时应给予注意。

(5)苯海索、苯海拉明可治疗本药所致的锥体外系运动亢进。

(6)本药与能够导致锥体外系反应的药物如吩噻嗪类药等合用时,锥体外系发生的反应率与严重性均有所增加。

(7)本药可增加直立性低血压及低血压的危险性,故与抗高血压药物合用时应与重视。

(8)单胺氧化酶抑制剂、三环类抗抑郁药、拟交感胺类药物均不宜与本药联用。

(9)耳毒性药物(如氨基糖苷类抗生素等)禁忌与本药联用。

(五)谷氨酸钾

(1)本药在治疗肝性脑病时与精氨酸同时应用可加强疗效,有利于血氨的降低及症状的改善。

(2)肾上腺皮质激素(尤其是具有较明显盐皮质激素作用者)、肾上腺盐皮质激素和促肾上腺皮质激素因能促进尿钾排泄,与本药合用时可降低本药补钾疗效。

(3)本药与库存血(库存 10 天以下含钾 30 mmol/L,库存 10 天以上含钾 65 mmol/L),含钾药物和保钾利尿剂合用时,发生高钾血症的机会增多,尤其是有肾功能损害者。

(4)血管紧张素转换酶抑制剂和环孢素 A 能抑制醛固酮分泌,使尿钾排泄量减少,故与本药合用时易发生高钾血症。

(5)肝素能抑制醛固酮的合成,使尿钾排泄减少,故与本药合用时易发生高钾血症。

（六）谷胱甘肽

（1）本药不宜与磺胺类、四环素类药物合用。

（2）谷胱甘肽可减轻丝裂霉素的毒副作用。

（七）精氨酸

（1）本药与谷氨酸钠、谷氨酸钾合用，可增加疗效。

（2）精氨酸可使细胞内的钾转移至细胞外，而螺内酯可减少肾脏的钾排泄量，两者联用时可引起高钾血症，特别是合并严重肝脏疾病的患者，可能会出现严重并可能致命的高钾血症。根据此作用的机制推测，这一相互作用也可能会见于其他保钾利尿剂（如氨苯蝶啶）。

（3）由于雌激素可诱导生长激素升高，故使用雌激素补充治疗或含雌激素的口服避孕药的患者应用精氨酸进行垂体功能测定时，可出现生长激素水平假性升高，从而干扰对垂体功能的判断。

五、循环系统用药

（一）多巴胺

（1）与其他正性肌力药、血管扩张药、利尿剂及心脏活性药合用，可产生比单用本药更有益的血流动力学反应。

（2）与单胺氧化酶抑制剂同用，可增强和延长本药的效应。

（3）与胍乙啶同用，可加强本药的升压效应，减弱胍乙啶的降压作用，可能导致高血压及心律失常。

（4）与三环类抗抑郁药合用，可增强多巴胺的心血管作用，引起心律失常、心动过速、高血压。

（5）与利尿剂同用可增强利尿效果。

（6）与全麻药（尤其是环丙烷或卤代碳氢化物）合用时，由于后者可使心肌对多巴胺异常敏感，可致室性心律失常。

（7）与苯妥英钠同时静脉注射可产生低血压与心动过缓，如用本药时需用苯妥英钠抗惊厥治疗，则需考虑两药交替使用。

（8）大剂量多巴胺与 α 受体阻滞剂同用，后者扩血管效应可被多巴胺的外周血管收缩作用拮抗。

（9）与 β 受体阻滞剂同用，可拮抗多巴胺对心脏 $β_1$ 受体作用。

（10）与硝酸酯类药同用，可减弱硝酸酯的抗心绞痛作用及多巴胺的升压效应。

（二）多巴酚丁胺

（1）与地高辛合用治疗心力衰竭有协同作用，但两药合用后易引起心律失常，故合用时应酌情减量。

（2）与依诺昔酮合用，具有协同扩血管作用。

（3）本药与硝普钠合用，可致心排血量微增，肺楔压略降。

（4）本药与三氯乙烯合用可避免有潜在性心功能不全者在麻醉过程中发生心力衰竭。

（5）本药与全麻药（尤其是环丙烷或氟烷）同用，室性心律失常发生的可能性增加。

（6）β 受体阻滞剂可拮抗本药对 $β_1$ 受体的作用，导致 α 受体作用占优势，外周血管的总阻力增大。

(三)单硝酸异山梨酯

(1)西地那非可增强硝酸盐类的降血压效应,严禁西地那非与本药合用。

(2)与降压药或扩张血管药同用时可使体位性降压作用增强。

(3)本药可加剧三环类抗抑郁药的致低血压和抗胆碱作用。

(4)与乙酰胆碱、组胺合用时,疗效可减弱。

(5)拟交感胺类药(如去氧肾上腺素、去甲肾上腺素、肾上腺素或麻黄碱)可降低本药的抗心绞痛效应。

(四)硝酸异山梨酯

本药可使双氢麦角碱的血药浓度升高,降压作用加强。其他参见单硝酸异山梨酯。

(五)硝酸甘油

(1)与降压药或扩血管药同用可使本药的致体位性降压作用增强。

(2)本药可加剧三环类抗抑郁药的致低血压和抗胆碱效应。

(3)与普萘洛尔合用有协同作用,并可抵消各自缺点。但后者可致冠脉血流量减少,应注意有一定危险。

(4)可使双氢麦角碱的血药浓度升高,降压作用加强。

(5)西地那非可增强硝酸盐类的降压效应,严禁西地那非与本药合用。

(6)本药可延长泮库溴铵的作用时间,两者一般不合用,必须合用时,应仔细调整泮库溴铵的剂量,并密切监测有无呼吸抑制或呼吸暂停。

(7)本药可降低肝素的抗凝作用,合用时肝素的剂量应相应增加。

(8)乙酰半胱氨酸可使本药扩张动脉效应增强,导致严重的低血压。

(9)与乙酰胆碱、组胺合用时,疗效可减弱。

(10)拟交感胺类药(如去甲肾上腺素、肾上腺素、去氧肾上腺素或麻黄碱)可降低本药的抗心绞痛效应。

(11)本药可增加肝脏血流量,故可使阿替普酶的消除率加快,血药浓度降低。两药合用可能引起冠状动脉再灌注减少,心肌梗死的可能性加大。

(12)与吲哚美辛合用可抑制前列腺素介导的血管扩张,降低冠脉血流量。

(六)二磷酸果糖

(1)本药与洋地黄有协同作用,两者合用可加强利尿作用,减慢心率。

(2)本药与抗酸剂考来替泊合用,会降低机体对磷的吸收率。

(七)降纤酶

(1)水杨酸类药物及抗凝血药均可加强本药作用而引起意外出血。

(2)抗纤溶药可抵消本药作用,不宜联用。

(八)奥扎格雷钠

本药与其他抑制血小板功能的药物合用时有协同作用,本药剂量应减小。

(九)磷酸肌酸

(1)咖啡因可影响肌酸的补充,抑制磷酸肌酸的再合成。

(2)由于肌酸代谢成肌酐,因此能干扰肌酐分泌的药物,如西咪替丁,可与肌酐竞争肾小管的分泌,从而增加本药发生不良反应的危险。

(3)酸代谢成肌酐,并通过肾脏排泄,因此脱水和损坏肾功能的药物(如利尿剂)可能增加肌酸的不良反应。

(4)非甾体抗炎药可减少肾脏血液灌注量,从而影响肾功能。因此两者若合用,可能增加肌酸的不良反应。

(5)丙磺舒是一种肾小管转运阻滞药,与肌酸合用可以增加肌酸的不良反应。

(6)甲氧苄啶可引起血肌酐升高,因此可增加肌酸的不良反应。

(十)尼麦角林

(1)能增强 α 受体阻滞剂或 β 受体阻滞剂(如普萘洛尔)对心脏的抑制作用,两者应禁止合用。

(2)与抗凝药或抗血小板药合用应慎重。

(十一)七叶皂苷钠

(1)使用七叶皂苷钠时,其他能与血浆蛋白结合的药物应少用或慎用。

(2)不宜与肾毒性较大的药物配伍使用。

(十二)三磷酸腺苷

(1)与冠状动脉扩张药合用可互相增强作用。

(2)侧柏叶与三磷酸腺苷(ATP)具有协同作用,可促进支气管纤毛运动,提高治疗支气管炎的疗效。

(3)双嘧达莫可阻断细胞对本药代谢产物腺苷的吸收,而提高腺苷的生理和药理作用,但也可能增加其不良反应;本药也可增强双嘧达莫扩张冠状动脉的作用。

(4)与阿托品合用,可防止发生严重的瞬间心律失常。

(5)与强心苷合用,可减轻强心苷的毒性反应,降低心律失常的发生率。

(6)茶碱、咖啡因可对抗腺苷的作用,从而降低本药的疗效。

(7)卡马西平可加重腺苷对心脏的阻滞作用,与本药合用时应注意。

(十三)甘氨酸

(1)本药与肝素合用可用于弥散性血管内凝血的晚期,以阻断继发性纤溶亢进症。

(2)服用避孕药或雌激素的妇女,应用本药可增加血栓形成的倾向。

(3)对患者同时给予高度激活的凝血酶原复合物和抗纤维蛋白溶解剂,有增加血栓形成的危险。

(十四)氨甲环酸

(1)口服避孕药、苯唑西林或雌激素与本药合用,有增加血栓形成的危险。

(2)与其他凝血因子(如因子Ⅸ)等合用,有形成血栓的可能。

(十五)酚磺乙胺

(1)与其他类型的止血药(如氨甲苯酸、维生素 K 等)合用,可增强其止血效果。

(2)甘氨酸含右旋糖酐,可抑制血小板聚集而拮抗本药,故不宜合用。

(十六)维生素 K_1

(1)口服抗凝药如双香豆素类可干扰本药的代谢,两药同用,作用相互抵消。

(2)较大剂量的水杨酸类药物、磺胺药、奎宁、奎尼丁、硫糖铝、考来烯胺、放线菌素等可影响本药效应。

(3)本药对金黄色葡萄球菌、大肠埃希菌、铜绿假单胞菌、肺炎双球菌等有抑制作用,与某些抗生素联用有协同作用。

六、神经系统用药——吡拉西坦

吡拉西坦与华法林等抗凝药联用,可延长凝血酶原时间,抑制血小板聚集。

七、电解质及全静脉营养药物

(一)氯化钾

(1)本药与库存血(库存 10 天以下含钾 30 mmol/L,库存 10 天以上含钾 65 mmol/L)、含钾药物和保钾利尿剂合用时,发生高钾血症的机会增多,尤其是有肾功能损害者。

(2)血管紧张素转换酶抑制剂和环孢素 A 能抑制醛固酮的分泌,使尿钾排泄减少,故与本药合用时易发生高钾血症。

(3)肝素能抑制醛固酮的合成,使尿钾排泄量减少,故与本药合用时易发生高钾血症。

(4)肾上腺皮质激素、肾上腺盐皮质激素和促肾上腺皮质激素因能促进尿钾排泄,故与本药合用时可降低钾盐疗效。

(5)缓释性钾盐能抑制肠道对维生素 B_{12} 的吸收。

(二)门冬氨酸钾镁

门冬氨酸钾镁不宜与保钾利尿剂合用。本药与戊四硝酯(长效硝酸甘油)类药物或脂类药物合用要注意稀释,谨防析出。

(三)硫酸镁

(1)本药可提高尿激酶溶栓疗效,缩小梗死面积,减少并发症,并有益于缺血-再灌注损伤的防治。

(2)与双氢吡啶类钙通道阻滞剂(如硝苯地平、非洛地平等)合用,可致降压作用和神经肌肉阻滞效应增强。

(3)本药可增强苯磺顺阿曲库铵的神经肌肉阻滞作用。

(4)本药与度骨化醇合用易致高镁血症。

(5)与滑石联用可发生镁过量中毒。

(6)保钾利尿剂可增加血清、淋巴细胞和肌肉中的镁和钾含量,合用时易致高镁血症和高钾血症。

(7)本药可降低氯氮䓬酮、氯丙嗪、双香豆素、地高辛或异烟肼等药的作用。

(8)有与拉贝洛尔合用时发生明显的心动过缓,停用本药后症状能得到缓解的报道。

(9)本药可促进甲芬那酸的吸收。

(10)与神经肌肉阻滞剂同用时,可发生严重的神经肌肉接头冲动传递停顿。

(11)与氨基糖苷类抗生素(如庆大霉素)合用可增加神经肌肉阻断作用。应避免两者合用;如必须应用,应考虑到其相互影响可能导致呼吸抑制,并备好人工呼吸设施。

(12)本药可消除顺铂所致的肾损害。

(13)已洋地黄化的患者应用本药时可发生严重的心脏传导阻滞甚至心搏骤停。

(14)同时静脉注射钙剂,可拮抗本药解除抽搐的效能。

(15)本药可拮抗氨茶碱所致的室外性心律失常。

(16)本药与肾上腺素 β 受体激动药利托君同时使用,心血管毒性增大。

(17)本药可使灰黄霉素吸收率减少,血药浓度降低。

(18)与活性炭配制口服吸附解毒剂,可减少毒物吸收率并加速排泄。

(19)本药可与氯化钡形成不溶性无毒硫酸钡排出体内,可用于口服氯化钡中毒治疗。

(20)与土霉素、加替沙星和诺氟沙星等合用,可形成不吸收性复合物,降低后者的吸收水平,使后者全身的血药浓度降低。

(21)本药可降低缩宫素刺激子宫的作用。

(22)本药可降低奎尼丁经肾的排泄率,其机制可能与尿液碱化有关。

(23)因三褶脉马兰(红管药)含有槲皮素,可与 Mg^{2+} 生成螯合物,合用时前者疗效降低。

(24)与牛黄消炎丸合用时,本药分解产生的微量硫酸,可使牛黄所含的硫化砷氧化,毒性增加。

(四)葡萄糖酸钙

(1)大量饮用含乙醇和咖啡因的饮料及大量吸烟,均会抑制口服钙剂的吸收。

(2)大量进食富含纤维素的食物,能抑制钙的吸收,因钙与纤维素结合成不易吸收的化合物。

(3)葡萄糖酸钙与苯妥英钠类及四环素同用,两者吸收均减低。

(4)维生素 D、避孕药、雌激素能增加钙的吸收。

(5)含铝的抗酸药与葡萄糖酸钙同服时,铝的吸收增多。

(6)与钙通道阻滞剂(如硝苯地平)同用,血钙可明显升高至正常以上,但盐酸维拉帕米等的作用则降低。

(7)葡萄糖酸钙与噻嗪类利尿剂合用时,易发生高钙血症(因增加肾小管对钙的重吸收)。

(8)葡萄糖酸钙与含钾药物合用时,应注意会出现心律失常。

(五)碳酸氢钠

(1)与四环素、异丙肾上腺素、重酒石酸间羟胺配伍可使疗效下降。

(2)本药能显著提高磺胺类药及乙酰化代谢产物的溶解度,避免或减少磺胺结晶的形成。

(3)本药可增加左旋多巴的口服吸收率。

(4)与氨基糖苷类药物合用时,可因 pH 升高而使氨基糖苷类药物药效增强。

(5)与肾上腺皮质激素(尤其是具有较强盐皮质激素作用者)、促肾上腺皮质激素、雄激素合用时,易发生高钠血症和水肿。

(6)与苯丙胺、奎尼丁合用,使后两者经肾脏排泄率减少,易蓄积中毒。

(7)本药可使尿液碱化,影响肾脏对麻黄碱的排泄作用,故合用时后者剂量应减少。

(8)与排钾利尿剂合用,增加发生低氯性碱中毒的危险性。

(9)与抗凝药(如华法林和 M-胆碱酯酶药等)或 H_2 受体拮抗剂(如西咪替丁、雷尼替丁等)合用,后两者的吸收减少。

(10)与胃蛋白酶合剂、维生素 C 等酸性药物合用可降低各自疗效,故不宜合用。

(11)本药可增加肾脏对弱酸性药物(如苯巴比妥、水杨酸制剂等)的排泄率,从而降低了后者的血清浓度。

(12)钠负荷增加使肾脏排泄锂增多,故本药与锂制剂合用时,锂制剂的药量应酌情调整。

(13)本药碱化尿液后能抑制乌洛托品转化为甲醛,从而抑制其治疗作用,故不宜与乌洛托品合用。

(六)葡萄糖

(1)呋塞米注射液不宜用葡萄糖液稀释后静脉注射,且注射速度不宜太快,因葡萄糖液 pH

低于 4 时可与呋塞米产生沉淀。

（2）葡萄糖液对氨苄西林的水解有催化作用,葡萄糖液浓度越高越易使其失效,故两者不宜混合静脉滴注。

（3）红霉素针剂与葡萄糖液配伍,经 2 小时可降效 30.1%,4 小时降效 51.2%;葡萄糖液 pH 越低,两者混合时间越长,红霉素效价越低。

（4）葡萄糖对青霉素的水解有催化作用,且随着葡萄糖浓度的增加而青霉素分解加速,故最适宜青霉素液静脉滴注的溶媒是生理盐水。

（5）肝素钠注射液 pH 为 7.0~8.5,在 pH 6.0~8.5 的溶液中比较稳定,在 pH<6 的溶液中会很快失效,故不宜与葡萄糖液混合静脉滴注。

（6）苯妥英钠针剂在葡萄糖液中可形成沉淀或微小结晶,在生理盐水中也可形成微小结晶;葡萄糖液在 pH≥4.0 时能溶解注射用苯妥英钠,在 pH≤3.2 时苯妥英钠不溶。

（7）不可配伍药物有硫喷妥钠、新生霉素、氯霉素(根据药物浓度而定)、磺胺类(不可浓度过高)。

（七）右旋糖酐-70

（1）血浆制品和抗血小板药能增强本药作用。

（2）与卡那霉素、庆大霉素和巴龙霉素合用,可增加后者的肾毒性。

（3）硫喷妥钠与本药同时使用能产生沉淀,降低本药药效。

（八）呋塞米

（1）本药与多巴胺合用,利尿作用加强。

（2）本药加强非去极化肌松药的作用,这与血钾浓度下降有关。

（3）本药与氯贝丁酯(安妥明)合用时,两药的作用均增强,并可出现肌肉酸痛、强直。

（4）本药有降低血压的作用,故合并用药时,降压药的用量应适当减少。

（5）本药与两性霉素、头孢霉素、氨基糖苷类等抗生素合用,肾毒性和耳毒性增加,尤其是原有肾功能损害时。

（6）本药与锂剂合用时肾毒性明显增加,应尽量避免合用。

（7）本药与抗组胺药物合用时耳毒性增加,并出现耳鸣、头晕、眩晕。

（8）服用水合氯醛后静脉注射本药可致出汗、面色潮红和血压升高,这与甲状腺素游离状态增多,从而导致分解代谢加强有关。

（9）本药与碳酸氢钠合用发生低氯性碱中毒的概率增大。

（10）本药与头孢噻啶、头孢噻酚和头孢西丁配伍应用时,能增加后 3 种的肾脏毒性,必须合并用药时以选用头孢西丁为宜。

（11）本药与巴比妥类药物、麻醉药合用时,易引起直立性低血压。

（12）本药易引起电解质紊乱、低钾血症,故与洋地黄类强心苷联用易致心律失常。

（13）本药与卡托普利合用偶可致肾功能恶化。

（14）肾上腺糖皮质激素、盐皮质激素、促肾上腺皮质激素及雌激素能降低本药的利尿作用,并增加电解质紊乱尤其是低钾血症的发生机会。

（15）非甾体抗炎药能降低本药的利尿作用,肾损害机会也增加,这与前者抑制前列腺素合成、减少肾血流量有关。

（16）本药与拟交感神经药物及抗惊厥药物合用时,利尿作用减弱。

（17）本药可使尿酸排泄减少，血中尿酸浓度升高，故与治疗痛风的药物合用时，后者的剂量应做适当调整。

（18）本药能降低降血糖药的疗效。

（19）本药能降低抗凝药物和抗纤溶药物的作用，这主要与利尿后血容量下降、血中凝血因子浓度升高，及肝脏血液供应改善、肝脏合成凝血因子增多有关。

（20）本药与苯妥英钠合用时，可降低本药的利尿效应达 50%。

（21）苯磺舒可减弱本药的利尿作用。

（九）人血清蛋白

（1）本药不能与血管收缩药同时应用。

（2）与含蛋白水解酶、氨基酸或乙醇的注射液混用，会导致蛋白质沉淀。

（十）维生素 C

（1）维生素 C 与维生素 B_{12} 有拮抗作用，大量服用维生素 C，可导致体内维生素 B_{12} 的缺乏。

（2）大剂量维生素 C 与红霉素同服，可降低红霉素的疗效。

（3）与新诺明同服，会增加新诺明对肾脏的损害，引起血尿、尿闭等症状。

（4）与庆大霉素同用，可抑制庆大霉素的抗菌活性。

（5）维生素 C 溶液在 0.1%～0.25% 浓度时即可还原高锰酸钾而使之失效，故可作为解毒剂，用于高锰酸钾中毒时的洗胃，并可防止高锰酸钾引起的组织损伤。

（6）可使高毒性 6 价铬盐还原成低毒性 3 价铬盐，故可用为解毒剂。

（7）维生素 C 促进去铁胺对铁的螯合，使铁排出加速。

（8）糖皮质激素与维生素 C 合用，可降低激素代谢，使激素作用增强。

（9）重金属解毒剂（二巯丙醇等）与维生素 C 联用可增强解毒作用。

（10）维生素 C 可增强抗精神病药物（如氟哌啶醇）的多巴胺受体作用。

（11）四环素类抗生素、氯化铵、氨茶碱、磺胺类、巴比妥类及水杨酸类药物（如阿司匹林）可增加维生素 C 的排泄，长期用药时应适量补给维生素 C。但维生素 C 能加快阿司匹林的吸收，促使后者发挥作用，并预防阿司匹林引起的胃肠黏膜损伤。

（12）与巴比妥或扑米酮等合用，可促使维生素 C 的排泄增加。

（13）纤维素磷酸钠可促使维生素 C 的排泄增加。

（14）维生素 K_3、碘剂及含有铜、铁等的肝制剂有氧化性，与维生素 C 可产生氧化还原反应，合用则疗效减弱或消失。

（15）大剂量维生素 C 可促使磺胺药、钙剂在肾脏形成结晶，应避免同服。

（16）维生素 C 与去铁铵合用可增加尿铁排出。

（十一）维生素 B_6

（1）维生素 B_1 与维生素 B_6 联用有较强的止痛作用，维生素 B_{12} 可增强两者联用的止痛效果，缓解外周神经疾病和脊髓疾病引起的疼痛。

（2）维生素 B_6 能增强非甾体抗炎药的止痛作用。

（3）维生素 B_6 可减轻秋水仙碱的毒副作用。

（4）维生素 B_6 可减轻环磷酰胺所引起的肝脏、胃肠道毒副作用，两药联用尚可治疗支气管哮喘持续状态。

（5）维生素 B_6 可消除氟哌啶醇的消化系统不良反应。

(6)维生素 B_6 可抑制乌头碱所致的心律失常。

(7)维生素 B_6 可预防多潘立酮所致的泌乳反应,减轻其不良反应,并且对铋剂所致的泌乳也可能有预防作用。

(8)左旋多巴与小剂量维生素 B_6(5 mg/d)合用,即可拮抗左旋多巴的抗震颤作用,但同时加用脱羧酶抑制剂如卡比多巴时,则对左旋多巴无影响。

(9)氯霉素、环丝氨酸、乙硫异烟胺、肼屈嗪、免疫抑制剂(包括肾上腺皮质激素、环磷酰胺、环孢素、异烟肼、青霉胺等药物)可拮抗维生素 B_6 或增加维生素 B_6 经肾排泄率,可引起贫血或周围神经炎。长期服用上述药物的患者应适当补充维生素 B_6。

(十二)复方水溶性维生素

(1)维生素 B_6 能降低左旋多巴的作用。

(2)叶酸可降低苯妥英钠的血药浓度和掩盖其所致恶性贫血的表现。

(3)维生素 B_{12} 对大剂量羟钴铵治疗某些视神经疾病有不利影响。

(十三)复方脂溶性维生素

本药所含维生素 K_1 能与双香豆素类抗凝血药发生作用,故不宜合用。

八、抗肿瘤药物

(一)环磷酰胺

(1)氯霉素可降低环磷酰胺活性,降低抗肿瘤作用,并加重骨髓抑制。

(2)环磷酰胺可损害小肠黏膜,使地高辛吸收速度减慢或减少吸收量。

(3)吗啡、哌替啶可使环磷酰胺毒性增加。

(4)神经肌肉阻断药与环磷酰胺合用,氯琥珀胆碱的作用增加并延长,患者可发生呼吸功能不全及呼吸暂停时间延长。

(5)多柔比星与环磷酰胺联用可能增强对膀胱的损害作用。

(6)丹参与小剂量环磷酰胺联用有一定的增效作用,但可能促进恶性肿瘤转移。

(7)本药可增加血清尿酸水平,与抗痛风药别嘌醇、秋水仙碱、丙磺舒等同用,应调整抗痛风药的剂量,使高尿酸血症与痛风能得到控制;另外别嘌醇可增加本药的骨髓毒性,如必须同用应密切观察其毒性作用。

(8)与药酶诱导剂如巴比妥、皮质激素等合用时,可使本药等代谢物活性增加,有时可导致中毒。

(9)与多柔比星同用时,两者心脏毒性增加。

(10)可抑制胆碱酯酶,延缓可卡因的代谢,因此可延长可卡因的作用并增加毒性。

(11)可降低血浆中假胆碱酯酶的浓度,而致氯琥珀胆碱的神经肌肉的阻滞作用加强,可使呼吸暂停延长。

(二)异环磷酰胺

(1)参见环磷酰胺。

(2)顺铂可导致异环磷酰胺代谢物清除减少,加重神经毒性、骨髓抑制和肾毒性。

(三)甲氨蝶呤

(1)水杨酸钠、苯妥英钠、磺胺类、四环素类、氯霉素可降低甲氨蝶呤排泄率或置换蛋白结合位置,使其血药浓度升高 $1\sim3$ 倍,易发生甲氨蝶呤中毒。

(2)氨苯砜与甲氨蝶呤联用易发生严重中毒反应。

(3)糖皮质激素可使甲氨蝶呤的血药浓度升高,加重毒性反应;两药联用应减少甲氨蝶呤用量。两药长期联用可引起膀胱移行细胞癌,应定期检查尿常规。

(4)甲氨蝶呤与下列药物注射剂存在配伍禁忌:阿糖胞苷、泼尼松龙磷酸钠。

(5)利尿剂与甲氨蝶呤联用可加重骨髓抑制作用。

(6)用本药前24小时或10分钟后使用阿糖胞苷,可增加本药的抗癌活性。

(7)因为水杨酸、保泰松、磺胺类、苯妥类、四环类、氯霉素及氨苯甲酸等药物与甲氨蝶呤竞争结合血清蛋白,故合用时可导致本药毒性增加。甲氨蝶呤(常为高剂量)与某些非甾体抗炎药合用,常见的不良反应为腹泻及溃疡性口腔炎,此时需终止治疗,否则患者可发生出血性肠炎,并可能导致肠穿孔。

(8)与青霉素合用时,甲氨蝶呤从体内排泄量可明显减少,可导致甲氨蝶呤中毒。

(9)骨髓抑制剂(金制剂、青霉胺等)与甲氨蝶呤合用可加重骨髓抑制。

(10)巴比妥类可加重甲氨蝶呤引起的脱发。氧化亚氮可加重甲氨蝶呤引起的口腔炎和其他毒性反应。

(11)氨苯蝶啶、乙胺嘧啶等药物均有抗叶酸作用,合用时可增加本药的不良反应。

(12)与氟尿嘧啶同用,或先用氟尿嘧啶后用本药,均可产生拮抗作用;如果先用本药,4~6小时后再用氟尿嘧啶则可产生协同作用。

(13)与门冬酰胺同用可致本药减效,如果使用天冬酰胺酶10天后给予本药或24小时内给予天冬酰胺酶,则可增效且可减少胃肠道及骨髓毒副作用。

(14)与先锋霉素、博来霉素、卡那霉素、羟基脲、硫嘌呤合用可降低本药疗效。

(15)胺碘酮可加重本药的毒性反应。

(16)与维生素C合用,可消除本药化疗引起的恶心,但对其在尿中的排泄无明显影响。

(17)考来烯胺可降低甲氨蝶呤静脉滴注时的血药浓度。

(18)与丙磺舒合用时,可延长甲氨蝶呤的半衰期。

(19)口服不吸收抗生素(如新霉素等)可减少甲氨蝶呤的口服吸收率达30%,降低其生物利用度。

(20)本药可增加抗凝血作用,甚至引起肝脏凝血因子的缺少和/或血小板减少,因此与其他抗凝药合用时宜谨慎。

(21)阿维A酯与甲氨蝶呤合用可治疗银屑病,但易发生严重的中毒性肝炎。

(四)氟尿嘧啶

(1)维生素C和叶酸可增加氟尿嘧啶的毒性。

(2)氟尿嘧啶与下列药物存在配伍禁忌:林格氏液、长春碱、柔红霉素、四环素、甲氯酚酯、双嘧达莫。

(3)与亚叶酸钙联合给药可以增强氟尿嘧啶的疗效,但某些患者可能会出现氟尿嘧啶的毒性反应。在癌症的治疗中,常规联合使用氟尿嘧啶和亚叶酸钙,应监测患者,特别是老年人的毒性反应。

(4)与亚叶酸合用,能增强氟尿嘧啶抑制细胞分裂的作用。

(5)与α-干扰素合用,可增加氟尿嘧啶的胃肠道毒性。

(6)与甲硝唑或硝氯丙唑联合用药,可明显降低氟尿嘧啶的清除率,导致更严重的氟尿嘧啶不良反应,且不能提高治疗效果。

(7)西咪替丁将使氟尿嘧啶的血浆峰值浓度升高,药-时曲线下面积增加,与氟尿嘧啶联用1个月,使后者血药浓度升高75%,从而增加氟尿嘧啶的毒性。其机制可能为西咪替丁阻止了氟尿嘧啶的代谢。

(8)与氢氯噻嗪合用,可以增强抗肿瘤药物的骨髓抑制作用。如需联合用药,必须定期查血象以监测骨髓抑制情况。

(9)与左旋咪唑合用,将明显增高肝脏毒性。但是此反应可逆、轻度,常无症状。

(10)与他莫昔芬合用,治疗绝经后妇女的乳腺癌,将增加血栓栓塞的危险。

(11)长春瑞滨可以增加氟尿嘧啶的毒性,特别是氟尿嘧啶与亚叶酸钙合用时。

(12)华法林与本药合用时,将延长凝血时间,故需调整华法林的剂量。

(13)与活疫苗(如轮状病毒疫苗)合用,将增加活疫苗感染的风险。接受免疫抑制化疗的患者不能接种这种活疫苗。缓解期白血病患者,至少要停止化疗3个月,才允许接种这种活疫苗。

(五)顺铂

(1)氨基糖苷类抗生素可加重顺铂毒性反应。顺铂联用庆大霉素或妥布霉素,可发生急性肾衰竭。

(2)抗高血压药与顺铂联用可引起肾衰竭。

(3)呋塞米可减轻顺铂引起的肾功能损害,但两药联用时增加耳毒性,因为2种药对听力均有损伤,故用药时应予注意。

(4)顺铂可以提高血液中尿酸的水平,与秋水仙碱、丙磺舒或磺吡酮合用时,必须调节其剂量,以控制高尿酸血症与痛风。

(5)抗组胺药、吩噻嗪类药或噻吨类药与顺铂合用,可能掩盖本药的耳毒性症状,如耳鸣、眩晕等。

(6)顺铂诱发的肾功能损害可导致博来霉素(甚至小剂量)的毒性反应增加,由于此两药常合并应用,尤应注意。

(7)与各种骨髓抑制剂或放射治疗药物同用,可增加毒性反应,用量应减少。

(8)与抗惊厥药如卡马西平、磷苯妥英、苯妥英钠合用,可降低抗惊厥药的血药浓度。在合用抗惊厥药时应密切监测,可适当增加抗惊厥药的用量。

(9)与多柔比星合用,可能引起白血病,合用时应十分谨慎。

(10)与活疫苗(如轮状病毒疫苗)合用,可增加疫苗感染的危险性,用本药时禁止注射活疫苗。处于缓解期的白血病患者,化疗结束后间隔至少3个月才能接种活疫苗。

(11)与锂剂合用,可改变锂的药动学参数,应密切监测锂的血药浓度水平。

(12)在用过顺铂后使用紫杉醇可使紫杉醇的清除率降低33%,可产生严重的骨髓抑制。

(13)与免疫制剂合用,可加重免疫制剂的肾毒性,若必需合用,应密切监测肾功能。

(14)与硫辛酸(保肝药)可使顺铂药效下降,若必需合用,应密切监测患者对顺铂的反应。

(15)与妥布霉素合用,可能引起肾衰,若必需合用,应密切监测患者的肾功能和听力。

(六)卡铂

参见顺铂,其他如下。

(1)本药与环孢素合用,可增加免疫抑制作用,在出现耐药性的一些肿瘤患者中可合用。

(2)阿米卡星、庆大霉素、卡那霉素、奈替米星、链霉素、妥布霉素等氨基糖苷类抗生素与本药合用时耳毒性增加。

(3)本药与苯妥英钠合用,可使苯妥英的胃肠道吸收率减少,作用降低。

(七)依托泊苷

(1)环孢素与依托泊苷联用,可有效地治疗急性淋巴细胞白血病,但其不良反应也很严重,精神错乱、肝肾毒性增加,严重者可致呼吸衰竭。

(2)与阿糖胞苷、环磷酰胺、卡莫司汀有协同作用。

(3)与其他抗肿瘤药物合用,可能加重骨髓抑制的不良反应。

(4)与环孢素合用,当环孢素的血药浓度＞2 000 ng/mL 时,可增加本药的分布容积并降低其清除率,从而使本药的毒性增加。

(5)与伐司朴达合用时,可导致本药的清除率明显降低(40%～60%),合用时应减少本药用量的 66%。

(6)与他莫昔芬合用,可增加本药的毒性,但原因不明。

(7)本药血浆蛋白结合率高,故凡可与血浆蛋白结合的药物都可影响本药的排泄。

(8)使用本药时,将增加活疫苗所致感染的危险。故禁止同时接种活疫苗(如轮状病毒疫苗)。处于缓解期白血病患者,化疗后间隔至少 3 个月才能接种活疫苗。

(八)达卡巴嗪

达卡巴嗪可加强多柔比星的不良反应,使心肌病的发生率增高。

(九)多柔比星

(1)普萘洛尔与多柔比星联用心脏毒性可能增加。

(2)环磷酰胺及其他心脏毒性的抗肿瘤抗生素(如丝裂霉素)可加重多柔比星介导的心力衰竭和心脏毒性。

(3)维拉帕米可增加多柔比星在细胞内的积蓄,降低其清除率,两药联用时可使心功能减退。

(4)庆大霉素与多柔比星及阿糖胞苷联用可引起低血镁。

(5)巴比妥类药物可降低多柔比星的作用。

(6)细胞毒性药物可以使机体免疫反应受到抑制,应用活疫苗免疫效果降低,并可能发生全身感染,用药期间应慎用疫苗。

(7)与环磷酰胺、氟尿嘧啶、甲氨蝶呤、顺铂及亚硝脲类药物同用,有良好的协同作用,合用时应减少本药剂量。

(8)本药如与链佐星同用,半衰期可延长,因此本药剂量应酌减。

(9)与任何可能导致肝脏损害的药物合用,可增加本药的肝毒性。

(10)与阿糖胞苷同用可导致坏死性结肠炎。

(11)辅酶 Q_{10}、维生素 C、维生素 E 等可清除自由基,降低本药所致心脏毒性。

(十)阿糖胞苷

(1)四氢尿苷可抑制脱氨酶,延长阿糖胞苷的血浆半衰期、提高血药浓度,有增效作用。胞苷也有类似增效作用。

(2)柔红霉素、多柔比星、环磷酰胺及亚硝脲类药物可以使本药增效。

(3)阿糖胞苷能抑制氟胞嘧啶的抗真菌作用,降低氟胞嘧啶的效应。

(4)与活疫苗(如轮状病毒疫苗)合用,将增加活疫苗感染的风险。接受免疫抑制化疗的患者不能接种这种活疫苗。缓解期白血病患者,至少要停止化疗 3 个月,才允许接种这种活疫苗。

(十一)柔红霉素

(1)与氧烯洛尔合用可加重心脏毒性。

(2)对心脏或肝脏有毒性的药物不能与本药同用。

(3)和大多数抗癌药一样,使用本药期间,接种活疫苗将增加活疫苗所致感染的危险,故用药期间不能接种活疫苗。化疗停止至少3个月后才能接种活疫苗。

(十二)丝裂霉素

(1)国外资料提示,与他莫昔芬合用可增加溶血性尿毒症发生的风险。

(2)国外资料报道,与长春碱、长春瑞滨合用可致突发性肺毒性。合用时,应监测患者的是否有支气管痉挛现象。

(3)与多柔比星同时应用可增加心脏毒性,建议多柔比星的总量限制在 450 mg/m^2 以下。

(4)与维生素 C、维生素 B_1、维生素 B_6 等静脉合用时,可使本药疗效显著下降。

(5)和大多数抗癌药一样,使用本药期间,接种活疫苗将增加活疫苗所致感染的危险,故用药期间不能接种活疫苗。化疗停止至少3个月后才能接种活疫苗。

(十三)高三尖杉酯碱

(1)本药与阿糖胞苷、α-干扰素合用,在体外显示可协同抑制慢性粒细胞白血病慢性期的白血病细胞生长。

(2)本药与其他可能抑制骨髓功能的抗癌药合用可加重毒性,故合用时应调整本药的剂量及疗程。与蒽醌类的抗癌药合用,可增加心脏毒性。应避免在已使用多柔比星或柔红霉素等蒽醌类药物治疗的患者中使用本药。

(十四)硫酸长春新碱

(1)本药可阻止甲氨蝶呤从细胞内渗出而提高其细胞内浓度、故常先注射本药再用甲氨蝶呤。

(2)与门冬酰胺酶、异烟肼合用可加重神经系统毒性;与非格司亭、沙莫司亭合用,可能产生严重的周围神经病。

(3)国外资料报道,可增加本药毒性的药物有奎宁、齐多夫定,合用时可能需要调整本药剂量。

(4)本药可改变地高辛的吸收率,降低其作用。

(5)卡马西平、磷苯妥英、苯妥英钠可增加本药的清除而降低其效力。

(6)国外资料提示,伊曲康唑可抑制细胞色素 P450 介导的代谢及 P-糖蛋白泵,从而可增加本药所致的神经毒性和麻痹性肠梗阻发生的风险。

(7)国外资料报道,使用本药时接种活疫苗(如轮状病毒疫苗),可增加活疫苗感染的风险。故使用本药时禁止接种这种活疫苗。处于缓解期的白血病患者,化疗后间隔至少3个月才能接种活疫苗。

(十五)紫杉醇

(1)由于奎奴普丁-达福普汀是细胞色素 P450-3A4 酶抑制剂,同时给药可增加本药血药浓度。

(2)与曲妥珠单抗合用,曲妥珠单抗的血清谷浓度水平增加约1.5倍。临床试验证明两者合用效果较好。

(3)顺铂可使本药的清除率降低约1/3,若使用顺铂后再给本药,可产生更为严重的骨髓抑制。

（4）与多柔比星合用，研究表明先给本药 24 小时持续滴注，再给多柔比星 48 小时持续滴注，可明显降低多柔比星的清除率，加重中性粒细胞减少和口腔炎。

（5）使用本药后立即给予表柔比星，可增加本药毒性。

（6）酮康唑可抑制本药的代谢。

（7）磷苯妥英、苯妥英钠可通过诱导细胞色素 P450 而降低本药作用。

（8）使用本药时接种活疫苗（如轮状病毒疫苗），可增加活疫苗感染的风险。国外资料建议使用本药时禁止接种活疫苗，缓解期白血病患者化疗后间隔至少 3 个月才能接种活疫苗。

（十六）门冬酰胺酶

（1）泼尼松、促皮质激素或长春新碱与本药同用时，会增加本药的致高血糖作用，并可能增加本药引起的神经病变及红细胞生成紊乱的危险性。

（2）本药与硫唑嘌呤、苯丁酸氮芥、环磷酰胺、环孢素、硫嘌呤、抗 CD33 单克隆抗体或放射疗法同用时疗效可提高，因而应考虑减少化疗药物、免疫抑制剂或放射疗法的剂量。

（3）本药与甲氨蝶呤同用时，可通过抑制细胞复制的作用而阻断甲氨蝶呤的抗肿瘤作用。有研究说明门冬酰胺酶在给甲氨蝶呤 9～10 天前应用或在给甲氨蝶呤后 24 小时内应用，可避免产生抑制甲氨蝶呤的抗肿瘤作用，并可减少甲氨蝶呤对胃肠道血液系统的不良反应。

（4）本药与活疫苗合用时，可增加疫苗感染的危险性，故在接受本药治疗的 3 个月内不宜接受活疫苗接种。

（十七）米托蒽醌

（1）与多柔比星同用可加重心脏毒性。

（2）本药与丝裂霉素、长春新碱、氟尿嘧啶、环磷酰胺、他莫昔芬等其他抗肿瘤药合用可提高药效，减少不良反应，但若合用应注意用药剂量。

（3）用药期间接种活疫苗，会增加被活疫苗感染的风险。处于缓解期的白血病患者，可在化疗停止后间隔至少 3 个月再接种活疫苗。

（十八）氟胞嘧啶

（1）与两性霉素 B 联合应用有协同作用，两性霉素 B 也可增强氟胞嘧啶的毒性，此与两性霉素 B 使真菌细胞摄入药物量增加及肾排泄受损有关。

（2）与其他骨髓抑制药物同时应用可增加毒性反应，尤其是造血系统的不良反应。

（十九）前列地尔

（1）与磷酸二酯酶抑制药（如双嘧达莫）合用时，可相互加强疗效，使细胞内环磷酸腺苷的浓度倍增。

（2）可增强抗高血压药物、血管扩张剂和治疗冠心病药的药效，合用时应密切检测心功能。

（3）与抗凝剂、血小板凝集抑制剂（如华法林、肝素）等延迟血液凝固的药物合用，可增加患者的出血倾向。

（4）棉酚与小剂量本药合用，可降低棉酚的抑制生精作用。但大剂量本药与棉酚有协同性抑制生精作用。

（5）非甾体抗炎药（如阿司匹林）与本药有药理性拮抗作用，不宜合用。

（吴炳敏）

第三节　无 菌 药 品

一、药品配置洁净室(区)的空气洁净度

药品配置洁净室(区)的空气洁净度划分为 4 个级别,见表 10-1。

表 10-1　洁净室(区)空气洁净度级别表

洁净度级别	尘粒最大允许数/m³		微生物最大允许数	
	≥0.5 μm	≥5 μm	浮游菌/m³	沉降菌/皿
100 级	3 500	0	5	1
1 万级	350 000	2 000	100	3
10 万级	3 500 000	20 000	500	10
30 万级	10 500 000	60 000	1 000	15

二、洁净室(区)的管理要求

(1)洁净室(区)内人员数量应严格控制。其工作人员(包括维修、辅助人员)应定期进行卫生和微生物学基础知识、洁净作业等方面的培训及考核;对进入洁净室(区)的临时外来人员应进行指导和监督。

(2)洁净室(区)与非洁净室(区)之间必须设置缓冲区域,人流、物流走向合理。

(3)100 级洁净室(区)内不得设置地漏,操作人员不应裸手操作。

(4)1 万级洁净室(区)使用的传输设备不得穿越较低级别区域。

(5)10 万级以上区域的洁净工作服应在洁净室(区)内洗涤、干燥、整理,必要时应按要求灭菌。

(6)洁净室(区)内设备保温层表面应平整、光洁,不得有颗粒性物质脱落。

(7)洁净室(区)内应使用无脱落物、易清洗、易消毒的卫生工具,卫生工具要存放于对产品不造成污染的指定地点,并应限定使用区域。

(8)洁净室(区)在静态条件下检测的尘埃粒子数、浮游菌数或沉降菌数必须符合规定,应定期监控动态条件下的洁净状况。

(9)洁净室(区)的净化空气如可循环使用,应采取有效措施避免污染和交叉污染。

(10)空气净化系统应按规定清洁、维修、保养并做记录。

三、无菌药品配置

它是指法定药品标准中列有无菌检查项目的配置。

(1)无菌药品配置环境的空气洁净度级别要求:①100 级或 1 万级背景下局部 100 级。②配置前不需除菌滤过的药液配置。③注射剂的配置、分装。④直接接触药品的包装材料最终处理后的暴露环境。

（2）与药液接触的设备、容器具、各型号注射空针，应符合国家要求标准。

（3）直接接触药品的注射空针不得回收使用。

（4）成品批的划分原则：①每天配置的药品要根据药物稳定性及临床要求分批送往临床。②第一批成品，一般为抗生素、主要治疗药及配置后稳定性较差的药物。③第二批一般为全静脉营养液及一般普通药物。④第三批一般为续液，大多为配置后稳定性较长的药物及空瓶（无须加药）。⑤第四批为2次/天的治疗药、普通药。⑥第五批为续液。⑦如有临时医嘱可根据临床需要临时配置。

（吴炳敏）

参 考 文 献

[1] 徐凤杰,郝园园,陈萃,等.护理实践与护理技能[M].上海:上海交通大学出版社,2023.

[2] 秦倩.常见疾病基础护理[M].武汉:湖北科学技术出版社,2022.

[3] 高淑平.专科护理技术操作规范[M].北京:中国纺织出版社,2021.

[4] 刘丹,徐艳,计红苹.护理理论与护理实践[M].北京:中国纺织出版社,2023.

[5] 郑紫妍.常见疾病护理操作[M].武汉:湖北科学技术出版社,2022.

[6] 吴雯婷.实用临床护理技术与护理管理[M].北京:中国纺织出版社,2021.

[7] 刁咏梅.现代基础护理与疾病护理[M].青岛:中国海洋大学出版社,2023.

[8] 李艳.临床常见病护理精要[M].西安:陕西科学技术出版社,2022.

[9] 孙璇,王雪芬,范慧.医院护理技术及护理管理[M].武汉:湖北科学技术出版社,2021.

[10] 宋桂珍,吴小霞,刘莎,等.现代护理理论与专科护理[M].上海:上海交通大学出版社,2023.

[11] 史永霞,王云霞,杨艳云.常见病临床护理实践[M].武汉:湖北科学技术出版社,2022.

[12] 董桂银,卢唤鸽.临床常见急危重症护理研究[M].北京:中国纺织出版社,2021.

[13] 梁艳,甄慧,刘晓静,等.临床护理常规与护理实践[M].上海:上海交通大学出版社,2023.

[14] 刘晶,马洪艳,荆兆娟.现代全科护理[M].武汉:湖北科学技术出版社,2022.

[15] 李娟,郭颖,彭骄英.临床疾病的诊疗与综合护理[M].武汉:湖北科学技术出版社,2021.

[16] 李阿平.临床护理实践与护理管理[M].上海:上海交通大学出版社,2023.

[17] 夏五妹.现代疾病专科护理[M].南昌:江西科学技术出版社,2022.

[18] 张秀兰.现代医学护理要点[M].武汉:湖北科学技术出版社,2021.

[19] 王燕,韩春梅,张静,等.实用常见病护理进展[M].青岛:中国海洋大学出版社,2023.

[20] 吴艳丽.常见疾病护理管理[M].武汉:湖北科学技术出版社,2022.

[21] 谭锦风.临床专科护理实践[M].南昌:江西科学技术出版社,2021.

[22] 程艳华.临床常见病护理进展[M].上海:上海交通大学出版社,2023.

[23] 高本梅.临床护理与操作规范[M].武汉:湖北科学技术出版社,2022.

[24] 董彬.现代医学护理实践与临床应用[M].南昌:江西科学技术出版社,2021.

[25] 曹娟.常见疾病规范化护理[M].青岛:中国海洋大学出版社,2023.

[26] 张海燕,陈艳梅,侯丽红.现代实用临床护理[M].武汉:湖北科学技术出版社,2022.

[27] 张文娇,宗娜,梁文静,等.临床护理规范与护理管理[M].哈尔滨:黑龙江科学技术出版社,2021.

[28] 王建敏.实用内科常见疾病护理[M].上海:上海交通大学出版社,2023.

[29] 吴晓珩.临床护理理论与实践[M].武汉:湖北科学技术出版社,2022.

[30] 刘敏,袁巍,王慧.临床护理技术与常见疾病护理[M].长春:吉林科学技术出版社,2021.

[31] 程艳华.实用临床常见病护理[M].上海:上海交通大学出版社,2023.

[32] 于翠翠.实用护理学基础与各科护理实践[M].北京:中国纺织出版社,2022.

[33] 宋鑫,孙利锋,王倩,等.常见疾病护理技术与护理规范[M].哈尔滨:黑龙江科学技术出版社,2021.

[34] 刘丛丛,戴永花,匙国静,等.外科疾病诊断治疗与护理[M].成都:四川科学技术出版社,2023.

[35] 郑泽华.现代临床常见病护理方案[M].南昌:江西科学技术出版社,2022.

[36] 王蕾,臧小英.家属协同护理管理模式结合多媒体健康宣教对老年肺结核患者的应用效果[J].中国老年学杂志,2022,42(18):4607-4610.

[37] 胡宏美,杨聪,黎巧玲,等.分级肺康复护理方案预防脑卒中相关性肺炎的效果[J].护理研究,2023,37(21):3917-3924.

[38] 李淑媛,于艳,郑绍杰,等.全程护理干预对重症肺炎治疗效果及并发症发生率的影响[J].中国老年学杂志,2022,42(20):4980-4982.

[39] 郭建星,吕定超,张玉平.健康教育联合心脏康复在心绞痛病人围术期护理中的应用[J].护理研究,2022,36(7):1248-1251.

[40] 刘志新,刘琼,王静.循证－情志护理模式对老年高血压合并冠心病病人心理状态及治疗依从性的影响[J].护理研究,2023,37(9):1682-1685.